D1718346

Hans-Harald Sedlacek und Hermann Erich Karges

Multiples Organversagen

Hans-Harald Sedlacek,
Hermann Erich Karges

Multiples Organversagen

Ursachen, Diagnostik, Behandlungsstrategien und Prävention

DE GRUYTER

Autoren
Prof. Dr. Hans-Harald Sedlacek
Sonnenhang 3
35041 Marburg

Dr. Hermann Erich Karges
Sonnenweg 32
35041 Marburg

ISBN: 978-3-11-053555-6
e-ISBN (PDF): 978-3-11-053652-2
e-ISBN (EPUB): 978-3-11-53563-1

Library of Congress Cataloging-in-Publication data
Names: Sedlacek, H. H., author. | Karges, H. E., author.
Title: Multiples Organversagen : Ursachen, Diagnostik, Behandlungsstrategien, und Pravention / Hans-Harald Sedlacek, Hermann Erich Karges.
Description: Berlin ; Boston : De Gruyter, [2018] | In German.
Identifiers: LCCN 2018021082 | ISBN 9783110535556 (print) | ISBN 9783110535631 (e-book (epub) | ISBN 9783110536522 (e-book (pdf)
Subjects: LCSH: Multiple organ failure.
Classification: LCC RB150.M84 S425 2018 | DDC 616/.0475--dc23 LC record available at https://lccn.loc.gov/2018021082

Bibliografische Information der Deutschen Nationalbibliothek
Die Deutsche Nationalbibliothek verzeichnet diese Publikation in der Deutschen Nationalbibliographie; detaillierte bibliografische Daten sind im Internet über http://dnb.d-nb.de abrufbar.

Einbandabbildung: www.science-photo.de
Satz/Datenkonvertierung: Meta Systems Publishing & Printservices GmbH, Wustermark
Druck und Bindung: CPI books GmbH, Leck

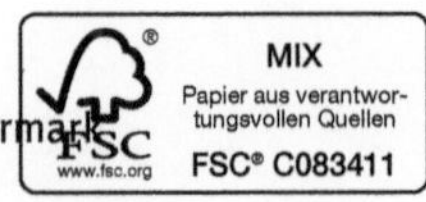

www.degruyter.com

Vorwort

Das multiple Organversagen (Multi Organ Dysfunction Syndrom/MODS) gehört in den Industrieländern bereits seit Jahrzehnten zu den häufigsten Todesursachen, – neben den Herz-Kreislauferkrankungen und den vielfältigen Krebserkrankungen. In Deutschland sind dem multiplen Organversagen mehr als 70 000 Todesopfer/Jahr zuzuschreiben. Die häufigsten Ursachen sind Sepsis, Polytraumata, kritisch verlaufende Virusinfektionen, dekompensierte internistische Erkrankungen, allergische Schockzustände, wie auch toxische Einwirkungen. Alleine die Sepsis gilt heutzutage als häufigste Einzel-Todesursache weltweit.[1]

Ausgangspunkt des multiplen Organversagens ist eine Zellschädigung gleich in welchem Organ, die primär zu einer lokalen Aktivierung der unspezifischen und spezifischen Immunabwehr führt. Wesentliche Aufgabe der Immunabwehr ist dabei

- die Vernichtung von Infektionserregern,
- die Beseitigung von Fremdstoffen, zerstörten körpereigenen Zellen und Geweben und
- die lokale Begrenzung und Ausheilung der ursprünglichen Schädigung.

Beteiligt an diesem Prozess sind das Kinin-, das Komplement-, das Gerinnungs- und das Fibrinolyse-System.

Gefahr droht, wenn die Immunabwehr durch das Schadensereignis absolut oder relativ überfordert ist, sodass die Schäden persistieren oder sich ausweiten können und hierdurch eine sich selbstverstärkende Aktivierungsspirale – einen Teufelskreis – in Gang setzen, welcher

- die lokal eindämmenden Regulationsmechanismen durchbricht,
- zu einer körperweiten Aktivierung des Immun-, des Gerinnungs- und des Fibrinolysesystems führt,
- Schäden durch Entzündungen, Mikrothromben und Blutungen in dem primär betroffenen Organ wie auch in weiteren Organen bewirkt und
- letztlich in eine Funktionsunfähigkeit der betroffenen Organe mündet, welche im multiplen Organversagen meist katastrophal endet.

Möglichkeiten der Verhinderung dieser Kaskade von Ereignissen bis hin zum multiplen Organversagen bieten sich nach derzeitigem Wissen

- durch eine frühe Diagnose und schnelle und bestmögliche Entfernung von Infektionsquellen und Vernichtung möglicher Infektionserreger,
- durch eine schnelle Erfassung und Unterstützung der Funktionsfähigkeit des Blutkreislaufes,
- durch eine Ermittlung der Aktivierungsstadien der Immunabwehr und des Gerinnungs- und Fibrinolysesystems und

---

1 Singer M, Deutschman CS, Seymour CW, Shankar-Hari M, Annane D, Bauer M, Bellomo R, Bernard GR, Chiche JD, Coopersmith CM, Hotchkiss RS, Levy MM, Marshall JC, Martin GS, Opal SM, Rubenfeld GD, van der Poll T, Vincent JL, Angus DC. The Third International Consensus Definitions for Sepsis and Septic Shock (Sepsis-3). JAMA. 2016;315(8):801–10.

https://doi.org/10.1515/9783110536522-202

- durch eine gezielte pharmakotherapeutische Behebung der festgestellten Ungleichgewichte.

Derzeit wird eine optimale Diagnose, Prophylaxe und Therapie des multiplen Organversagens durch verschiedene Faktoren beeinträchtigt. Wie im Leitlinienvorhaben „Sepsis" dargelegt, gehören zu den wesentlichen Gründen:[2]

- „Das Expertenwissen über die verschiedenen Aspekte der Sepsis ist über viele Fachdisziplinen hinweg verstreut; eine feste Zuordnung zu einer medizinischen Disziplin fehlt.
- Patienten mit schwerer Sepsis finden sich in den verschiedensten Fachdisziplinen mit unterschiedlich hoher Inzidenz.
- Die ausgeprägte Interdisziplinarität hat negative Auswirkungen auf die Lehre an den Universitäten, denn keine einzelne Fachdisziplin fühlt sich für die diesbezügliche Ausbildung der Ärzte und Medizinstudenten verantwortlich, dies gilt auch für die Fort- und Weiterbildung.
- Unkenntnis und Unsicherheit bedingen nicht selten Verzögern und Verkennen der Diagnose der Sepsis sowie den Einsatz von nicht gesicherten bzw. fragwürdigen Therapieverfahren.
- Auch die unterschiedliche Behandlungsqualität der Einrichtungen, in denen Intensivtherapie angeboten wird, beeinflusst die Prognose von Patienten mit schwerer Sepsis."

Daher hat das vorliegende Buch zum Ziel, für alle in medizinischen Berufen Tätige näher darzustellen

- die Entwicklung des multiplen Organversagens über die bisher bekannten Stufen. Diese umfassen
  - die Freisetzung von pathogenen molekularen Strukturmustern durch Zellschädigungen, die von infektiösen und nichtinfektiösen Ursachen in den unterschiedlichen Organen ausgehen,
  - die primär lokale Aktivierung der unterschiedlichen Abwehrsysteme des Immunsystems,
  - die sekundär eintretende systemische Ausbreitung der Immunaktivierung in Folge mangelhafter Kontrollmechanismen,
  - die systemische Aktivierung des Gerinnungs- und/oder Fibrinolysesystems,
  - das Auftreten unstillbarer Blutungen und/oder
  - die multiplen Organ-Schädigungen durch Mikrothromben,
- die Möglichkeiten der Diagnostik,

---

2 Brunkhorst FM. Deutsche Sepsisgesellschaft e.V.; Angemeldetes Leitlinienvorhaben 2015.01.31: Sepsis-Prävention, Diagnose, Therapie und Nachsorge: http://www.awmf.org/leitlinien/detail/anmeldung/1/ll/079-001.html.

- die Therapieverfahren, welche,
  - symptomatisch-palliativ wirken wie auch
  - die Ursachen des Organversagens kausal zu beheben versuchen,
    - wobei bei diesem Krankheitsgeschehen der Bedeutung der systemischen Entzündung wie auch der systemischen Gerinnung und Fibrinolyse im besonderen Maße Rechnung getragen wird.

Marburg, im Juni 2018

Hans Harald Sedlacek
Hermann Erich Karges

Inhalt

1 Einleitung: das ungelöste Problem des multiplen Organversagens

Paul Ehrlich hatte die Reaktion des Körpers gegen sich selbst, von ihm „Horror autotoxicus“ genannt, praktisch ausgeschlossen.[3, 4] Mit der fortschreitenden Kenntnis der an Entzündungen entscheidend beteiligten humoralen (Komplement, Gerinnung, Fibrinolyse, Kinine, Zytokine, Antikörper) und zellulären (Mastzellen, Thrombozyten, Granulozyten, Makrophagen, Dentritischen Zellen, Lymphozyten, Endothelzellen) Komponenten der Immunabwehr entwickelte sich jedoch die Erkenntnis, dass der „Horror autotoxicus“ ein tatsächlich vorkommender pathophysiologischer Prozess ist, welcher

- sich aus einer lokalen Entzündung entwickeln kann, wenn
  - bei einem lokalen Entzündungsprozess die Ausschüttung und Aktivierung proinflammatorischer Mediatoren selbstverstärkend zunimmt,
  - sich die Entzündung lokal aufschaukeln kann, weil ein absoluter oder relativer Mangel an antiinflammatorischen Inhibitoren besteht und
  - die lokalen Gewebegrenzen überschritten werden,
- sich über den gesamten Körper ausbreitet,
  - als Systemisches Immunreaktives Syndrom (SIRS) unter Beteiligung der angeborenen, aber auch der erworbenen Immunabwehr,
  - mit körperweiter Aktivierung des Gerinnungs- und Fibrinolyse-Systems und hierdurch bedingt
  - mit unstillbaren Blutungen und/oder
  - mit Mikrothromben in den Venolen und Arteriolen und welcher
- den eigenen Körper bis zu dessen Vernichtung durch Organversagen schädigen kann.

Als auslösende Erkrankungen sind beispielsweise bekannt (siehe Tab. 1.1)

- durch Traumata verursachte, primär lokal begrenzte Zellschädigungen,
- Infektionen durch Bakterien, Viren oder Pilze wie auch Parasitenerkrankungen,
- Autoimmunreaktionen,
  - welche gerichtet sind gegen körpereigene Organ-Strukturen und
  - welche die Funktion des jeweiligen Organs direkt stimulieren oder direkt oder über eine lokale Entzündung blockieren und/oder schädigen,
- allergische Immunreaktionen,
  - welche gerichtet sind gegen Allergene und
  - welche zu lokalen oder auch zu systemischen Entzündungen bis hin zum lebensbedrohlichen allergischen Schock führen können,

---

3 J. H. T. Horror autotoxicus and other concepts of Paul Ehrlich, JAMA. 1961;176(1):50–51. http://jamanetwork.com/journals/jama/article-abstract/330833.

4 Silverstein A. Autoimmunity versus horror autotoxicus: The struggle for recognition. Nature Immunology. 2001;2:279–281.

https://doi.org/10.1515/9783110536522-001

- Metabolische Erkrankungen in Folge von Übergewicht und Adipositas
  - bei welchen die aktivierten Fettzellen proinflammatorische Mediatoren (Adipokine) ausschütten,
  - welche das Immunsystem des Körpers systemisch aktivieren,
- chronische nicht-infektionsbedingte oder infektionsbedingte Entzündungen in Geweben und Organen
- extreme, nicht kompensierte Stressbelastungen,
  - welche dauerhaft zu einer erhöhten Ausschüttung von Glucocorticoiden führen,
  - welche das Immunsystem drastisch hemmen,
- hormonelle Fehlsteuerungen,
  - durch welche das Immunsystem dauerhaft aktiviert oder supprimiert wird,
- Tumorerkrankungen,
- Schäden durch Toxine, Strahlen, Suchtmittel oder Arzneimittel.

Ein beträchtlicher Teil dieser Ausgangserkrankungen kann im Grundsatz vermieden oder therapeutisch beherrscht werden.

Wird jedoch eine wirksame Prophylaxe und/oder Therapie versäumt bzw. zu spät begonnen oder erweist sich die gewählte Therapie als unzulänglich, kann sich aus Gründen, welche in allen Einzelheiten immer noch nicht verstanden sind, eine Kaskade von den ganzen Körper einnehmenden schweren Krankheitsstadien entwickeln (siehe Tab. 1.1). Stufen dieser Kaskade sind

- das Systemisch Immunreaktive Syndrom (SIRS),
- die Sepsis, welche ein durch Infektionen verursachtes Systemisches Immunreaktives Syndrom (SIRS) darstellt und in den Septischen Schock münden kann, wobei folgende klinische Definition gilt:[5, 6]
  - Sepsis ist eine lebensbedrohliche Organdysfunktion verursacht durch eine dysregulierte Antwort des Patienten auf eine Infektion und
  - Septischer Schock stellt die Entwicklung einer Sepsis dar, welche Dysfunktionen des Blutkreislaufes und zellulär-metabolische Störungen aufweist und mit einer erhöhten Mortalität einhergeht,
- die Disseminierte Intravaskuläre Gerinnung (DIC)
  - mit Mikrothromben in den Arteriolen und Venolen,
  - mit einer systemischen Fibrinolyse und/oder
  - mit einer Verbrauchskoagulopathie und
- das im Wesentlichen durch Mikrothromben verursachte multiple Organversagen.

5 De Backer D, Dorman T. Surviving Sepsis Guidelines A Continuous Move Toward Better Care of Patients With Sepsis. JAMA. 2017;317(8):807–808.

6 Surviving sepsis campaign: International guidelines for management of Sepsis and septic shock: 2016; Society of critical care medicine; European society of intensive care medicine; http://www.survivingsepsis.org/Guidelines/Pages/default.aspx.

Tab. 1.1: Kaskade von Entzündungsreaktionen, welche durch multiples Oganversagen zum Tode führen können.

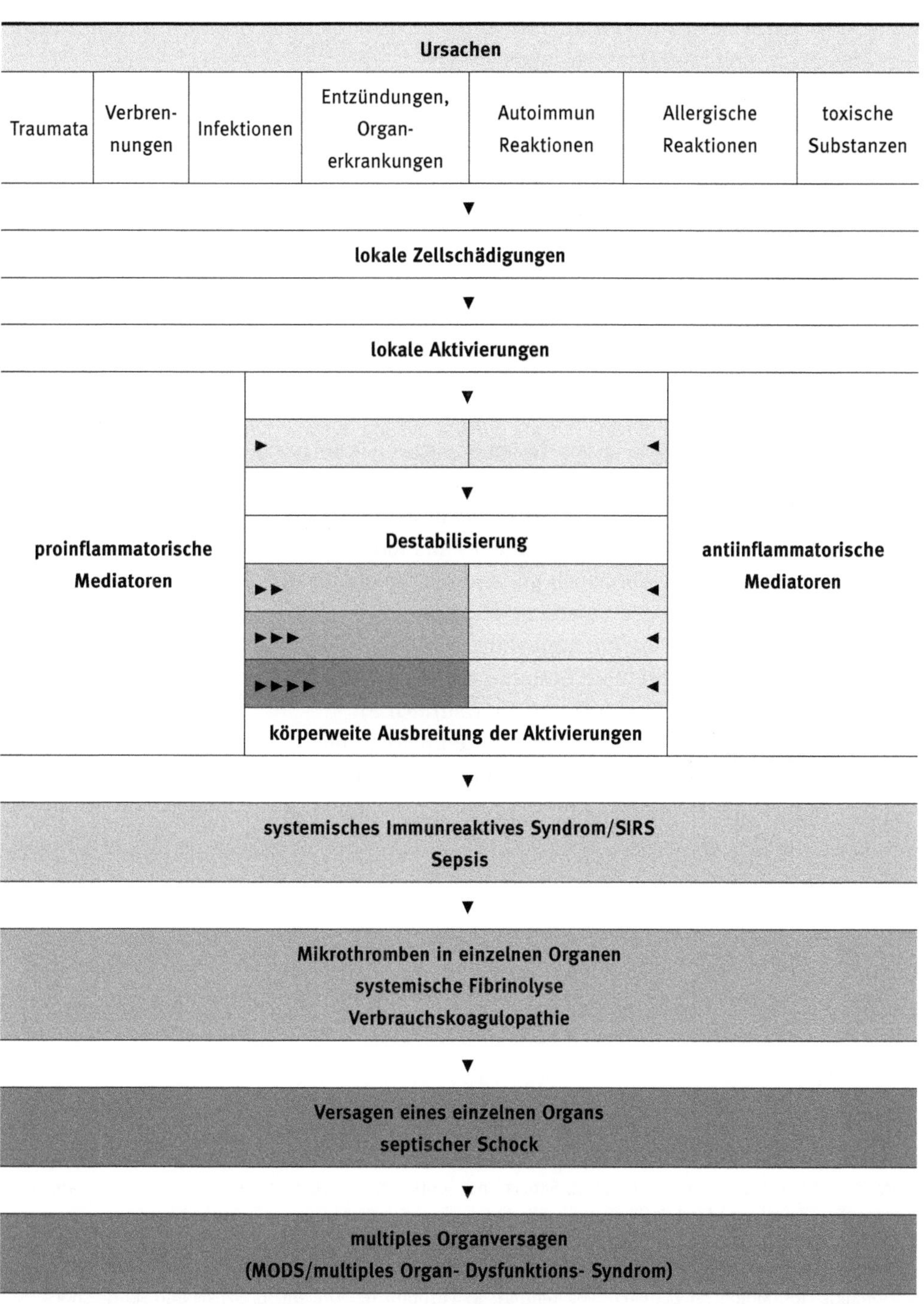

Ursachen						
Traumata	Verbren-nungen	Infektionen	Entzündungen, Organ-erkrankungen	Autoimmun Reaktionen	Allergische Reaktionen	toxische Substanzen
▼						
lokale Zellschädigungen						
▼						
lokale Aktivierungen						

proinflammatorische Mediatoren	▼		**antiinflammatorische Mediatoren**
	►	◄	
	▼		
	Destabilisierung		
	►►	◄	
	►►►	◄	
	►►►►	◄	
	körperweite Ausbreitung der Aktivierungen		

▼
systemisches Immunreaktives Syndrom/SIRS **Sepsis**
▼
Mikrothromben in einzelnen Organen **systemische Fibrinolyse** **Verbrauchskoagulopathie**
▼
Versagen eines einzelnen Organs **septischer Schock**
▼
multiples Organversagen **(MODS/multiples Organ- Dysfunktions- Syndrom)**
▼
Tod

Alleine die Sepsis tritt heute noch bei geschätzt 10 von 1 000 Krankenhaus-Patienten auf. Dabei entwickelt sich bei etwa 30 % der Sepsis-Patienten ein Multiples Organversagen. Etwa 20 % der Sepsis-Patienten und 60–80 % der Patienten mit Septischem Schock sterben an diesem multiplen Organversagen.[7, 8]
In den industrialisierten Ländern ist die Häufigkeit der Sepsis je nach Land deutlich unterschiedlich. Sie liegt[9]

- in Australien bei 0,19 auf 1 000 Einwohner,
- in Deutschland bei 0,34 auf 1 000 Einwohner,
  - wobei allein zwischen 2007 und 2013 der Anteil an schweren Sepsisfällen von 27 % auf 41 % anstieg,
- in den USA bei 0,58 auf 1 000 Einwohner.

Die weltweite Zahl der Toten durch Sepsis kann mangels genauer epidemiologischer Daten nur durch Extrapolation der Daten aus den industrialisierten Ländern geschätzt werden.[10]

Insgesamt ergeben sich jedoch aus diesen Schätzungen folgende Folgerungen:

- pro Jahr treten weltweit etwa 31,5 Millionen Sepsisfälle auf, davon münden ca. 19,4 Millionen in die schwere Sepsis bzw. in den Septischen Schock,
  - hiervon enden ca. 5,3 Millionen der Fälle tödlich,
- als häufigste Ursache der Sepsis gelten Infektionen mit HIV, Dengue-Virus, Salmonellen, Streptococcus pneumoniae und Malaria;
- Sepsis, das Systemische Immunreaktive Syndrom (SIRS) und die hierdurch bedingte Disseminierte Intravaskuläre Gerinnung (DIC) mit der Folge des multiplen Organversagens (Multi Organ Dysfunction Syndrom/MODS)
  - sind bislang nur unzulänglich zu therapieren und
  - gehören weltweit zu den häufigsten Todesursachen des Menschen.

---

7 Polat G, Ugan RA, Cadirci E, Halici Z. Sepsis and Septic Shock: Current Treatment Strategies and New Approaches. Eurasian J Med. 2017;49(1):53–58.

8 Hotchkiss RS, Moldawer LL, Opal SM, Reinhart K, Turnbull IR, Vincent JL. Sepsis and septic shock. Nat Rev Dis Primers. 2016;2:16045. doi: 10.1038/nrdp.2016.45.

9 Hotchkiss RS, Moldawer LL, Opal SM, Reinhart K, Turnbull IR, Vincent JL. Sepsis and septic shock. Nat Rev Dis Primers. 2016;2:16045. doi: 10.1038/nrdp.2016.45.

10 Hotchkiss RS, Moldawer LL, Opal SM, Reinhart K, Turnbull IR, Vincent JL. Sepsis and septic shock. Nat Rev Dis Primers. 2016;2:16045. doi: 10.1038/nrdp.2016.45.

2 Zell- und Gewebeschädigungen als Ausgangspunkt

Ursache des Systemischen Immunreaktiven Syndroms (SIRS) sind Zellbestandteile

- von geschädigten und/oder sterbenden Zellen, d. h., körpereigene und pathogene
  - **Detritus Assoziierte Molekulare Produkte** (**DAMPs**/Damage-Associated Molecular Patterns oder Danger-Associated Molecular Patterns; siehe Kap. 2.2) und/oder
- von Infektionserregern, genannt
  - **Pathogen Assoziierte Molekulare Produkte** (**PAMPs**/Pathogen associated Molecular Patterns; siehe Kap. 2.3).

Diese Zellbestandteile können[11]

- humorale Systeme der Immunabwehr aktivieren (wie z. B. das Komplementsystem, das Gerinnungssystem oder das Kininsystem) und/oder
- Zellen der Immunabwehr stimulieren durch Bindung an Rezeptoren für pathogene Strukturmuster, den PRRs (Pathogen Recognition Receptors).

2.1 Formen der Zellschädigungen

Gewebenekrosen sind im Regelfall makroskopisch erkennbar. Sie werden unterteilt (siehe Tab. 2.1)

- morphologisch in Koagulationsnekrosen, in Kolliquationsnekrosen und in Mischformen von beiden, wobei diesen Gruppen jeweils hinzuzurechnen sind
  - fibrinoide Nekrosen und gangränöse Nekrosen,
  - Fettgewebsnekrosen,
  - käsige Nekrosen, infizierte gangränöse Nekrosen und Tumor-Nekrosen;
- nach den Ursachen in
  - ischämische und hämorrhagische Nekrosen,
  - lytische (Kolliquations-) Nekrosen, bedingt durch lytische Enzyme von bakteriellen Infektionserregern (im besonderen Staphylococcus aureus), welche zur Abszess-Bildung führen können,
    - mit einer zentralen, durch die Nekrose von Gewebezellen und Leukozyten (im besonderen neutrophile Granulozyten) entstandene (nicht präformierte) Körperhöhle, die mehr oder weniger Eiter enthält und
    - einer äußeren Abszessmembran aus Granulations- und Narbengewebe;
  - Gumma (gummi-artige) – Granulome,
    - im Besonderen bei Syphilis (Treponema pallidum) aber auch
    - bei Haut-Tuberkulose (Mycobacterium tuberculosis) und
    - bei Pilzinfektionen wie Sporotrichose (Sporothrix schenckii)

11 Huber-Lang M, Lambris JD, Ward PA. Innate immune response to trauma. Nature Immunology. 2018;19:327–341.

https://doi.org/10.1515/9783110536522-002

- käsige Nekrosen,
  - im Besonderen bei Tuberkulose (Mycobacterium tuberculosis) und
  - bei Pilzinfektionen wie Histoplasmose (Histoplasma capsulatum), Blastomykose/Cryptococcus-Mykose (Cryptococcus bacillisporus) und Kokzidioidomykose (Coccidioides immitis)
- Tumor-Nekrosen.

Tab 2.1: Nekrosen von Geweben.

<table>
<tr><th>Morphologie</th><th>Ursachen</th><th colspan="2">besonderes Vorkommen</th></tr>
<tr><td colspan="4">Koagulations- (Gerinnungs-) Nekrosen[12, 13, 14, 15, 16, 17, 18]</td></tr>
<tr><td rowspan="5">geronnene Eiweiße führen zu einer gelartig veränderten Struktur des Gewebes;

grobe Architektur des Gewebes ist erhalten</td><td>Ischämie/Hypoxie-Nekrosen (arterielle Infarkte)</td><td rowspan="5">Gewebe mit hohem Eiweiß-Gehalt</td><td>Herz, Niere, Nebenniere</td></tr>
<tr><td>Hämorrrhagische Nekrosen (Venenthrombosen)</td><td>Niere</td></tr>
<tr><td>Fibrinoide Nekrosen (arterieller Infarkt; Ulcus, Antigen-Antikörper-Immunkomplexe)</td><td>Herz, Magen/Duodenum, Arteriolen, Kapillaren</td></tr>
<tr><td>Gangränöse Nekrosen (Infarkte, Toxine, Säuren, Salze, Verbrennungen; Strahlen)</td><td>Haut; Gliedmaßen, Magen-Darm</td></tr>
<tr><td>Gumma- Granulome (Treponema pallidum-Infektionen)</td><td>Haut, Leber, Herz, Hirn, Knochen, Hoden</td></tr>
<tr><td colspan="4">Kolliquations- (Verflüssigungs-) Nekrosen[19, 20, 21, 22]</td></tr>
<tr><td rowspan="5">Zerstörung des Gewebes durch Verflüssigung ggfs. mit nachfolgender Verkalkung und/oder Abszessbildung</td><td>Ischämie/Hypoxie-Nekrosen/arterielle Infarkte (Autolyse durch Freisetzung von Lipasen)</td><td rowspan="3">Gewebe mit hohem Fettanteil</td><td>Gehirn, Fettgewebe</td></tr>
<tr><td>Autolyse durch Freisetzung von Lipasen bei Pankreatitis)</td><td>Pankreas, Peritoneal-Höhle, Fettgewebe</td></tr>
<tr><td>Fettgewebsnekrosen (Quetschungen, Knochenbrüche, Erfrierungen, Injektionen)</td><td>Fettgewebe</td></tr>
<tr><td>Laugen-Einwirkung (z. B. NaOH, KOH)</td><td rowspan="2">Gewebe mit hohem Eiweiß-Gehalt</td><td>Speiseröhre, Haut</td></tr>
<tr><td>Bakterien-Infektionen und/oder Pilzinfektionen (lysierende Bakterienenzyme von A-Streptokokken, Staphylococcus aureus)
lysierende Leukozyten-Enzyme</td><td>Haut, Unterhaut</td></tr>
</table>

<table>
<tr><th>Morphologie</th><th>Ursachen</th><th colspan="2">besonderes Vorkommen</th></tr>
<tr><td colspan="4">Kombination von Koagulations- und Kolliquations-Nekrose[23, 24, 25, 26, 27]</td></tr>
<tr><td>Verkäsung
(zentrale amorphe granuläre Struktur mit Entzündungs-rand)</td><td>Käsige Nekrose
Infektionen mit Mykobakterien (Tuberkulose) oder Pilzen (Histoplasmose, Blastomykose Kokzidoidomykose)</td><td rowspan="3">Gewebe mit hohem Eiweiß-Gehalt</td><td>Lunge,
Lymphknoten,
andere Organe</td></tr>
<tr><td>teilweise oder gänzliche Verflüssigung von Koagulations-nekrosen</td><td>infizierte Gangränöse Nekrosen (lysierende Bakterienenzyme von A-Streptokokken, Staphylococcus aureus und/oder lysierende Leukozyten-Enzyme)</td><td>Haut; Gliedmaßen, Magen-Darm</td></tr>
<tr><td>zentrale Verflüs-sigung, gelartige Strukturen oder amorphe granuläre Strukturen mit Tumorzellrand</td><td>Tumornekrose
(Koagulation und Autolyse durch eine zentrale Hypoxie im Tumorknoten)</td><td>Karzinome und Sarkome</td></tr>
</table>

12 Valk PE, Dillon WP. Radiation injury of the brain. AJNR Am J Neuroradiol. 1991;12(1):45–62.

13 Baroldi G. Anatomy and quantification of myocardial cell death. Methods Achiev Exp Pathol. 1988;13:87–113.

14 Leone A. Myocardial Infarction. Pathological Relevance and Relationship with Coronary Risk Factors. Curr Pharm Des. 2017 Mar 17. doi: 10.2174/1381612823666170317123426.

15 Schaberg KB, Kambham N, Sibley RK, Higgins JPT. Adenovirus Hepatitis: Clinicopathologic Analysis of 12 Consecutive Cases From a Single Institution. Am J Surg Pathol. 2017;41(6):810–819.

16 Rosenblum WI. Fibrinoid necrosis of small brain arteries and arterioles and miliary aneurysms as causes of hypertensive hemorrhage: a critical reappraisal, Acta Neuropathol. 2008;116(4):361–9.

17 Byard RW. Caustic ingestion-a forensic overview. J Forensic Sci. 2015;60(3):812–5.

18 Chatha N, Fortin D, Bosma KJ. Management of necrotizing pneumonia and pulmonary gangrene: a case series and review of the literature. Can Respir J. 2014;21(4):239–45.

19 Lee PC, Howard JM. Fat necrosis. Surg Gynecol Obstet. 1979;148(5):785–9.

20 Filin VI, Krasnorogov VB, Aganezov SA, Vashetko RV, Lektorov VN. Pathogenesis and clinical significance of fat necrosis in acute pancreatitis. Vestn Khir Im I I Grek. 1987;139(8):40–5.

21 Tiscornia OM, Celener D, Vaccaro MI, Cresta MA, Waisman H. Acute pancreatitis: physiopathogenic hypothesis of fat necrosis. Medicina (B Aires). 1988;48(5):530–42.

22 Härb H, Kissler F, Kyrle P. Colliquation necrosis, abscess, fistulas and pseudocysts as complications following pancreatic inflammation. Wien Klin Wochenschr. 1965;77(25):463–5.

23 Caruso RA, Branca G, Fedele F, Irato E, Finocchiaro G, Parisi A, Ieni A. Mechanisms of coagulative necrosis in malignant epithelial tumors (Review). Oncol Lett. 2014;8(4):1397–1402.

24 Cossel L. Electronmicroscopic findings in intravital necrosis of liver epithelial cells: (Contribution to the knowledge of colliquation and coagulation necrosis). Beitr Pathol Anat. 1966;133(2):156–85.

25 Ail DA, Bhayekar P, Joshi A, Pandya N, Nasare A, Lengare P, Narkhede KA. Clinical and Cytological Spectrum of Granulomatous Mastitis and Utility of FNAC in Picking up Tubercular Mastitis: An Eight-Year Study. J Clin Diagn Res. 2017;11(3):EC45-EC49. doi: 10.7860/JCDR/2017/25635.9591.

26 Omar AE, Hussein MR. Clinically unsuspected neuritic leprosy with caseation necrosis. Ultrastruct Pathol. 2012;36(6):377–80.

27 Hunter RL. Pathology of post primary tuberculosis of the lung: an illustrated critical review. Tuberculosis (Edinb). 2011;91(6):497–509.

Ursache der Gewebenekrosen sind zum Zelltod führende Zellschädigungen. Zellen können sterben (siehe Tab. 2.2)

- passiv durch einen unkontrollierten Einfluss (accidental cell death/**ACD**) wie z. B.
  - bei der unregulierten Nekrose,
- aktiv im Zuge eines kontrollierten Sterbevorgangs (regulated cell death/**RCD**). Hierzu gehören
  - die unterschiedlichen Formen der regulierten Nekrose wie Nekroptose und die durch MPTPs (Mitochondrial Permeability Transition Pore) verursachte Nekrose,
  - die Autophagozytose und die Entose,
  - die Apoptose (intrinsisch, extrinsisch), die Anoikis und das Parthanatos,
  - der mit speziellen Ursachen und Reaktionsabläufen verbundene Zelltod wie Pyroptose, Ferroptose und die Netose.

Die Sterbevorgänge werden ausgelöst (siehe Tab. 2.2)

- durch Lyse der Zellmembranen, durch lysosomale Enzyme, lytische Komplementkomplexe und/oder endogene oder exogene lytische Enzyme,
- durch Aktivierung der apoptotischen zellulären Caspase-Kaskade und der hierdurch verursachten Fragmentierung des Chromatins,
- durch Aktivierung von proinflammatorischen zellulären Caspasen und/oder
- durch Schädigung der Mitochondrien.

Tab. 2.2: Unterschiedliche Formen des Zelltodes.

endogene Ursachen	exogene Ursachen	Verlauf und Mechanismen	Sekundärreaktion
Nekrose[28] (unkontrolliert, passiv, Accidental Cell Death/ACD)			
Sauerstoffmangel, lytische Enzyme (Proteasen, Lipasen, Glycosidasen), Lytische Komplexe (Komplement-System[a]), Lytische Proteine (Perforin, Granzym)	Toxine, Säuren, Laugen, Traumata, ionisierende Strahlen, Infektionen (Viren, Bakterien, Pilze); Antigen/Immunreaktionen lytische Proteine und Chemikalien	Schwellung der Zelle, Zerstörung der Zellmembranen; Schwellung und Degeneration der Organellen/Mitochondrien; Verklumpung und Fragmentierung des Zellkernes, Zell-Lyse	

28 Galluzzi L, Bravo-San Pedro JM, Vitale I, Aaronson SA, Abrams JM, Adam D, Alnemri ES, Altucci L, Andrews D, Annicchiarico-Petruzzelli M, Baehrecke EH, Bazan NG, Bertrand MJ, Bianchi K, Blagosklonny MV, Blomgren K, Borner C, Bredesen DE, Brenner C, Campanella M, Candi E, Cecconi F, Chan FK, Chandel NS, Cheng EH, Chipuk JE, Cidlowski JA, Ciechanover A, Dawson TM, Dawson VL, De Laurenzi V, De Maria R, Debatin KM, Di Daniele N, Dixit VM, Dynlacht BD, El-Deiry WS, Fimia GM, Flavell RA, Fulda S, Garrido C, Gougeon ML, Green DR, Gronemeyer H, Hajnoczky G, Hardwick JM, Hengartner MO, Ichijo H, Joseph B, Jost PJ, Kaufmann T, Kepp O, Klionsky DJ, Knight RA, Kumar S, Lemasters JJ, Levine B, Linkermann A, Lipton SA, Lockshin RA, Lopez-Otin C, Lugli E, Madeo F, Malorni W, Marine JC, Martin SJ, Martinou JC,

endogene Ursachen	exogene Ursachen	Verlauf und Mechanismen	Sekundärreaktion
Nekroptose[29, 30, 31] (kontrolliert, Regulated Cell Death/RCD)			Entzündung durch Freisetzung von zytotoxischen und proinflammatorischen Faktoren (damage-associated molecular patterns/DAMPs, im Besonderen High-Mobility-Group-Protein B1/HMGB1)
Zellstress; Bildung von radikalen Sauerstoffmolekülen; Aktivierung von Todes-(TNF-) Rezeptoren durch Todesliganden (TNF-Familie)	Hungerzustände, Verminderung von ATP Toxine, Infektionen/Immunreaktionen	Caspase unabhängig; Aktivierung der Rezeptor interagierenden Protein Kinasen (RIP Proteine) und von proapoptotischem Bax/Bak, welches die mitochondrialen Permeabilitäts-Transition Poren öffnet; Zelltod durch den zytoplasmatischen RIP -death-inducing signaling complex termed complex II	
MPTP (Mitochondrial Permeability Transition Pore) mediierte Nekrose[32, 33]			
Sauerstoffmangel (Herzinfarkt, Schlaganfall, Niereninfarkt, Lungenembolie)	Traumata (Niere, Leber, Lunge), Toxine Glucocorticosteroide	Ca-Ionen dringen durch mitochondrialen Calcium Uniporter Complex (MCU/MCUR1) in die Mitochondrien; Calcium Überschuss öffnet die MPTP. Durch MPTP strömt Zytoplasma/Wasser osmotisch in die Mitochondrien, was zum Anschwellen und Platzen der Mitochondrien und durch deren Ausfall (Energieverlust) zur Zellnekrose führt.	

Medema JP, Meier P, Melino S, Mizushima N, Moll U, Munoz-Pinedo C, Nunez G, Oberst A, Panaretakis T, Penninger JM, Peter ME, Piacentini M, Pinton P, Prehn JH, Puthalakath H, Rabinovich GA, Ravichandran KS, Rizzuto R, Rodrigues CM, Rubinsztein DC, Rudel T, Shi Y, Simon HU, Stockwell BR, Szabadkai G, Tait SW, Tang HL, Tavernarakis N, Tsujimoto Y, Vanden Berghe T, Vandenabeele P, Villunger A, Wagner EF, Walczak H, White E, Wood WG, Yuan J, Zakeri Z, Zhivotovsky B, Melino G, Kroemer G. Essential versus accessory aspects of cell death: recommendations of the NCCD 2015. Cell Death Differ. 2015;22(1):58–73.

29 Ying Y, Padanilam BJ. Regulation of necrotic cell death p53, PARP1 and Cyclophilin D – overlapping pathways of regulated necrosis? Cell Mol Life Sci. 2016 Jun;73(11–12):2309–2324.

30 Karch J, Molkentin JD. Regulated necrotic cell death: the passive aggressive side of Bax and Bak. Circ Res. 2015;116(11):1800–9.

31 Moriwaki K, Ka-Ming Chan F. RIP3: a molecular switch for necrosis and inflammation Genes Dev. 2013;27(15):1640–1649.

32 Ying Y, Padanilam BJ. Regulation of necrotic cell death p53, PARP1 and Cyclophilin D – overlapping pathways of regulated necrosis? Cell Mol Life Sci. 2016 Jun;73(11–12):2309–2324.

33 Zhen YF, Wang GD, Zhu LQ, Tan SP, Zhang FY, Zhou XZ, Wang XD. P53 dependent mitochondrial permeability transition pore opening is required for dexamethasone-induced death of osteoblasts. J Cell Physiol. 2014;229(10):1475–83.

endogene Ursachen	exogene Ursachen	Verlauf und Mechanismen	Sekundär-reaktion
Autophagozytose[34, 35] (kontrolliert, Regulated Cell Death/RCD)			
Mangel an ATP, NADH Glucose, Aminosäuren, Acetyl-Coenzym A, Eisen; Anreicherung von Fettsäuren/Palmitin-/Ölsäure; Ammoniak, anderen Metaboliten,	Hungerzustände, Hypoxie, Zytostatika, Salizylsäure; Virusinfektionen, intrazelluläre Bakterien-Infektionen	Aktivierung der zellulären Signaltransduktion (Schlüssel-kinasen TAK1, AMPK), sodass letztlich zelluläre Bestandteile (Organellen, Fettkügelchen, Proteinaggregate, Zytoplasma, Infektionserreger) in Phagosomen aufgenommen und in Autophagolysosomen verdaut und wiederverwendet werden. Kann zur kontrollierten Nekrose bzw. Apoptose führen; ein Defekt zur Tumorzellproliferation	Entzündung, wenn Nekrose und Freisetzung von zytotoxi-schen und proinflammato-rischen Faktoren (DAMPs) und Zytokinen auftreten
Entosis[36, 37]			
Phagozytose unter gleichen Zellen (meist Epithelzellen); Ablösung (Opferzelle) von der Matrix wirkt stimulierend		Caspase unabhängig; Expression von E-cadherin (Täterzelle), und α-Catenin und RhoA/ROCK induzierte Actomyosin-Expression (Opferzelle) führen zur Invasion/Phagozytose und zum Zelltod (Opferzelle) durch lysosomale Enzyme.	meist keine Entzündung

34 Galluzzi L, Pietrocola F, Levine B, Kroemer G. Metabolic Control of Autophagy. Cell. 2014 Dec 4; 159(6):1263–1276.

35 Yin Z, Pascual C, Klionsky DJ. Autophagy: machinery and regulation. Microb Cell. 2016;3(12):588–596.

36 Martins I, Raza SQ, Voisin L, Dakhli H, Law F, De Jong D, Allouch A, Thoreau M, Brenner C, Deutsch E, Perfettini JL. Entosis: The emerging face of non-cell-autonomous type IV programmed death. Biomed J. 2017;40(3):133–140.

37 Krishna S, Overholtzer M. Mechanisms and consequences of entosis. Cell Mol Life Sci. 2016;73(11–12):2379–86.

endogene Ursachen	exogene Ursachen	Verlauf und Mechanismen	Sekundär-reaktion
Apoptose[38, 39, 40] (kontrolliert, Regulated Cell Death/RCD)			
extrinsisch: Aktivierung von Todes-(TNF-) Rezeptoren durch Todesliganden (TNF-Familie)		ATP-abhängige zellinterne Aktivierung der Caspasen – Kaskade (Initiator-Caspasen-2, -8, -9, -10, welche die Effector-Caspasen-3, -6, -7 aktivieren) zur Aktivierung von CAD/DNAse und zur Proteolyse von Lamin (Kernmembran), Aktin (Zytoskelett) und von DNA-Reparatur-Proteinen. Ergebnis: Schrumpfung (Zelle/Organellen), Blasenbildung der Zellmembran, Kondensation der Chromosomen, Bildung von Apoptosekörpern (in denen toxische, enzymatisch aktive und/oder immunogene Zelldebris eingeschlossen sind)[41] und Elimination durch Phagozytose; die Apoptose von Granulozyten erfolgt im Ganzen und ohne Bildung von Apoptose-Körperchen[42]	Phagozytose der Apoptosekörper; ggfs. Ausbreitung der Apoptose in der direkten Nachbarschaft. Durch die schnelle Phagozytose von kleinen Apoptose-Körperchen ist die Entzündung (bei Erythrozyten die Hämolyse) meist gering[43]
intrinsisch: zellinterner Stress; Anstieg reaktiver Sauerstoff Spezies (ROS), Entzug von Wachstumsfaktoren oder Hormonen; Aktivierung von proapoptotischen Bcl2-Molekülen; Schädigung der Mitochondrien und oder der DNA; Mitoseblock	Zytostatika, Glucocorticosteroide, Antioestrogene, Antiandrogene, LHRH-Agonisten/ Antagonisten, Kastrationen		

38 Sedlacek HH. Onkologie. Die Tumorerkrankungen des Menschen. de Gruyter. 2013:173–200.

39 Pérez-Garijo A, Steller H. Spreading the word: non-autonomous effects of apoptosis during development, regeneration and disease. Development. 2015;142(19):3253–3262.

40 Watson EC, Grant ZL, Coultas L. Endothelial cell apoptosis in angiogenesis and vessel regression. Cell Mol Life Sci. 2017 Jun 23. doi: 10.1007/s00018-017-2577-y.

41 Taylor RC, Cullen SP, Martin SJ. Apoptosis: controlled demolition at the cellular level. Nat Rev Mol Cell Biol. 2008;9(3):231–41.

42 Witko-Sarsat V, Pederzoli-Ribeil M, Hirsch E, Sozzani S, Cassatella MA. Regulating neutrophil apoptosis: New players enter the game. Trends Immunol. 2011;32:117–124.

43 Kalra H, Drummen GPC, Mathivanan S. Focus on Extracellular Vesicles: Introducing the Next Small Big Thing. Int J Mol Sci. 2016;17(2):170. doi: 10.3390/ijms17020170.

endogene Ursachen	exogene Ursachen	Verlauf und Mechanismen	Sekundär-reaktion
Eryptosis[44, 45] (kontrolliert, Regulated Cell Death/RCD)			Entzündung dann, wenn es zur Ausschüttung von DAMPs (im Besonderen Histone, DNA und HMGB1) kommt.
bei Erythrozyten Hyperosmolarität, oxidativer Stress, Hyperthermie/Fieber, Urämie, Diabetes	Energie-, Eisen-, und/ oder Phosphat-Mangel, Toxine	cytosolische Ca(2+) Aktivität (↑) z. B. durch PGE(2)-aktivierte Ca(2+)-Kanäle; Zellschrumpfung, Membran-Blasenbildung, Phosphatidylserin-Exposition; Makrophagen-Phagozytose	
Anoikis[46, 47] (kontrolliert; Regulated Cell Death/RCD)			
extrinsisch/intrinsisch: bei Epithelzellen Verlust des Kontaktes mit der Basalmembran/ extrazellulären Matrix	Kanzerogene ionisierende Strahlen	intrinsische und extrinsische, Caspase abhängige Apoptose durch Verlust der Wachstums-stimulation (Integrin, E-Cadherin, EGF, TGF)	
Parthanatos[48, 49] (kontrolliert; Regulated Cell Death/RCD)			
intrinsisch: Überexpression der Poly (ADP-Ribose) – Polmerase 1 (PARP1) bei Diabetes, Schlag-anfall, Neurodegene-ration	Zytostatika (besonders DNA-alkylie-rende Substanzen)	Caspase unabhängige Apoptose durch Überexpression und Aktivierung der poly (ADP-Ribose)-polymerase (PARP), Depolarisation der Mitochondrien-Membran, Freisetzung den mitochondrial-associated apoptosis-inducing factor (AIF), der in den Zellkern transloziert und DNA-Fragmen-tation, Chromatin-Kondensation und Zelltod verursacht	

44 Lang F, Gulbins E, Lerche H, Huber SM, Kempe DS, Foller M. Eryptosis, a window to systemic disease. Cell Physiol Biochem. 2008;22(5–6):373–80.

45 Lang E, Qadri SM, Lang F. Killing me softly – suicidal erythrocyte death. Int J Biochem Cell Biol. 2012;44(8):1236–43.

46 Malagobadan S, Nagoor NH. Evaluation of MicroRNAs Regulating Anoikis Pathways and Its Therapeutic Potential. Biomed Res Int. 2015;2015:716816. doi: 10.1155/2015/716816, PMCID: PMC4637442.

47 Kumar S, Park SH, Cieply B, Schupp J, Killiam E, Zhang F, Rimm DL, Frisch SM. A Pathway for the Control of Anoikis Sensitivity by E-Cadherin and Epithelial-to-Mesenchymal Transition. Mol Cell Biol. 2011;31(19):4036–4051.

48 Fatokun AA, Dawson V, Dawson TM. Parthanatos: mitochondrial-linked mechanisms and therapeutic opportunities. Br J Pharmacol. 2014;171(8):2000–2016.

49 Heeres JT, Hergenrother PJ. Poly(ADP-ribose) makes a date with death. Curr Opin Chem Biol. 2007;11(6):644–53.

endogene Ursachen	exogene Ursachen	Verlauf und Mechanismen	Sekundärreaktion
Pyroptose[50, 51, 52] (kontrolliert, Regulated Cell Death/RCD)			
intrazelluläre Bildung von Inflammasomen (Nod-like receptors/ NLRs, AIM2-like receptors/ALRs, Pyrin) als Reaktion auf Infektionen	intrazellulär sich vermehrende Bakterien (z. B. Salmonellen, Listerien in Makrophagen und Dentritischen Zellen)	Inflammasomen aktivieren durch ihre Caspase-Aktivierung und Rekrutierungsdomäne/CARD inflammatorische Caspasen (Caspase-1, -4, -5), welche IL-1β und IL-18 proteolytisch aktivieren und die Zellmembran der infizierten Zellen auflösen	Entzündung durch IL-1, IL-18, durch DAMPs und durch Exozytose lysosomaler Enzyme bei der Phagozytose der freiwerdenden Bakterien
Ferroptosis[53, 54] (kontrolliert, Regulated Cell Death/RCD)			
Anreicherung von Eisen, reaktiven Sauerstoffmolekülen/ROS und Lipidoxydationsprodukten	Schmerzmittel Acetaminophen/ Paracetamol, Sulfasalazin, Kinaseinhibitor Surafenib (Inhibitoren sind Vitamin E, β-Karotin, Glutathion)	Inhibition des Cystin/Glutamat Antiporter, Verminderung der Cystin-Aufnahme, von GSH, der Glutathion-Peroxidase 4/GPX4 und erhöhte Oxidation von NADPH und Lipiden; Schrumpfung und Membranrisse der Mitochondrien	Entzündung durch Freisetzung von DAMPs inklusiv HMGB1 und Arachidonsäure-Mediatoren (11-HETE; 15-HETE)

50 Jorgensen I, Miao EA. Pyroptotic cell death defends against intracellular pathogens. Immunol Rev. 2015;265(1):130–142.

51 de Vasconcelos NM, Van Opdenbosch N, Lamkanfi M. Inflammasomes as polyvalent cell death platforms. Cell Mol Life Sci. 2016;73(11–12):2335–47.

52 Galluzzi L, Kepp O, Kroemer G. Mitochondrial regulation of cell death: a phylogenetically conserved control. Microb Cell. 2016;3(3):101–108.

53 Cao JY, Dixon SJ. Mechanisms of ferroptosis. Cell Mol Life Sci. 2016;73(11–12):2195–209.

54 Xie Y, Hou W, Song X, Yu Y, Huang J, Sun X, Kang R, Tang D. Ferroptosis: process and function, Cell Death Differ. 2016 Mar;23(3):369–379.

endogene Ursachen	exogene Ursachen	Verlauf und Mechanismen	Sekundärreaktion
Netose[55, 56]			
zelluläre Kontakt über Selctine zwischen Neutrophilen Granulozyten und Endothelzellen und/oder Thrombozyten) führt zu NETS	Bakterien-Infektionen; Hyperoxide; Cytokine;	Phagozytose der NETS induziert Zelltod in M1-Makrophagen und aktiviert M2 Makrophagen	Entzündung durch DAMPs wie auch durch Mediatoren ausgeschüttet von Makrophagen

	proinflammatorisch		eher antiinflammatorisch

a) lytischer Komplement-Komplex C5678 -(9)xn; AMPK = AMP-aktivierte Kinase; GSH = γ-L-Glutamyl-L-cysteinylglycin/Glutathion; TNF = Tumor-Nekrosis-Faktor; Caspase= Cysteinyl-Aspartate-Cleaving-Protease; CAD = Caspase aktivierte DNAse; DAMPs = Damage Associated Molecular Patterns; NETS = extrazelluläre Netze neutrophiler Granulozyten aus DNA und Histonen; MPTP = Mitochondrial Permeability Transition Pore; NADH = Nicotinamidadenindinukleotid (reduziert); PGE_2= Prostaglandin E2; RhoA/Rock = RhoA-GTPase und Rhokinasen I und II (ROCKI/II); Rock = Rho-associated protein kinase; TAK1 = Transforming growth factor beta-activated kinase 1;

2.2 Detritus Assoziierte Molekulare Produkte (DAMPs)

Aktivierte, geschädigte und sterbende Zellen sondern Zellbestandteile ab, die Detritus Assoziierten Molekularen Produkte (**DAMPs**/Damage-Associated Molecular Patterns bzw. Danger-Associated Molecular Patterns).

Diese **„DAMPs“** binden an und aktivieren (ähnlich wie die Pathogen-assoziierten molekularen Strukturen von Infektionserregern, genannt „Pathogen Associated Molecular Pattern“ oder PAMPs, siehe Kap. 2.3) Rezeptoren für pathogene Strukturmuster, den **„Pattern Recognition Receptors“** oder **„PRR“**, welche besonders auf den Zellen des Immunsystems zu finden sind.

Zu den DAMPs zählen extrazelluläre Vesikel/EV, Zell- und Gewebedebris. Als Ursache ihrer Entstehung gelten

- direkte Zellschädigungen durch Verletzungen/Traumata, Toxine, zytotoxische Substanzen, energiereiche Strahlen etc.,
- indirekt bedingte Zellschädigungen, z. B. durch Schock, Ischämie und Reperfusion.

55 Kazzaz NM, Sule G, Knight JS. Intercellular Interactions as Regulators of NETosis. Front Immunol. 2016;7:453.

56 Pieterse E, Rother N, Yanginlar C, Hilbrands LB, van der Vlag J. Neutrophils Discriminate between Lipopolysaccharides of Different Bacterial Sources and Selectively Release Neutrophil Extracellular Traps. Front Immunol. 2016;7:484.

Extrazelluläre Vesikel (EV)

Den extrazellulären Vesikeln/EV ist gemeinsam,[57, 58, 59, 60]

- eine Phospholipid-Doppelschicht (Bilayer) als äußere Membran, welche das innere der Vesikel vor enzymatischem Abbau schützt,
- Phosphatidylserine in der äußeren Zellmembran, welche von der inneren Zellmembran nach außen transloziert sind, sodass die EV
  - von Makrophagen erkannt werden und diese zur Phagozytose und Elimination der Vesikel stimulieren und/oder
  - von nicht phagozytierenden Empfängerzellen besser endozytiert werden können,
    - was den interzellulären Austausch von Substanzen der Ursprungszelle zu einer Empfängerzelle erleichtert,
  - durch Bindung von C1q die Komplementkaskade aktivieren (siehe Kap. 4.3) wie auch
  - die Gerinnungskaskade anstoßen (siehe Kap. 4.4),
- Bestandteile der Ursprungszelle als Transport- und Transfergut
  - integriert in die Phospholipid-Doppelschicht wie z. B.
    - Transmembran-Proteine, -Glykoproteine und -Lipoproteine, darunter auch
    - Membran-Rezeptoren aus der ursprünglichen Zellmembran,
  - innerhalb des Vesikels
    - Proteine, Lipide, RNA, DNA, Metabolite oder auch Zelldebris,
  - wodurch EV als „Sekretionshilfe" jenseits des klassischen Sekretionsweges für eine Reihe von Proteinen dienen können, so z. B.
    - für einzelne Zytokine und Wachstumsfaktoren.

Drei unterschiedliche Typen von extrazellulären Vesikel/EV werden unterschieden und zwar

- **Apoptotische Körper** (apoptotic bodies), welche durch Blasenbildung (Bubbling/Zeiosis) der Zellmembran im Zuge des apoptotischen Prozesses[61] entstehen. Folgende Eigenschaften zeichnen sie aus:
  - ihr Durchmesser liegt im Bereich von 1 bis 5 µm und sie besitzen eine heterologe Morphologie,
  - sie enthalten alle Bestandteile der ursprünglichen Zellmembran und des Zytoplasmas, wie z. B. ggfs. auch funktionsfähige Organellen und Kernfragmente,

---

57 Zaborowski MP, Balaj L, Breakefield XO, Lai CP. Extracellular Vesicles: Composition, Biological Relevance, and Methods of Study. Bioscience. 2015;65(8):783–797.

58 Kanada M, Bachmann MH, Hardy JW, Frimannson DO, Bronsart L, Wang A, Sylvester MD, Schmidt TL, Kaspar RL, Butte MJ, Matin AC, Contag CH. Differential fates of biomolecules delivered to target cells via extracellular vesicles. Proc Natl Acad Sci U S A. 2015;112(12):E1433–42.

59 Than UTT, Guanzon D, Leavesley D, Parker T. Association of Extracellular Membrane Vesicles with Cutaneous Wound Healing. Int J Mol Sci. 2017;18(5). pii: E956. doi: 10.3390/ijms18050956.

60 Kalra H, Drummen GPC, Mathivanan S. Focus on Extracellular Vesicles: Introducing the Next Small Big Thing. Int J Mol Sci. 2016;17(2):170. doi: 10.3390/ijms17020170.

61 Sedlacek HH. Onkologie. Die Tumorerkrankungen des Menschen. de Gruyter. 2013:173–195.

- sie dienen dem Schutz des Körpers vor schädlichen und inflammatorischen Auswirkungen der eingeschlossenen Zelldebris (Toxine, Enzyme, Immunogene, Mediatoren),
  - zum einen durch die äußere Phospholipidmembran,
  - zum anderen durch das membranständige Phosphatidylserin, welches Makrophagen stimuliert zur schnellen Phagozytose und Elimination der apoptotischen Körper durch Verdau,
- sie können proinflammatorisch wirken, wenn membranständig z. B. exprimiert werden
  - Phosphatidylserine, welche die Gerinnungskaskade und/oder die Komplementkaskade aktivieren,
  - Tissue Factor-Moleküle, welche direkt die Gerinnungskaskade und indirekt die Komplementkaskade aktivieren wie auch
  - proinflammatorische Zytokine und Chemokine (z. B. CX3CL1/Fractalkin[62]);
- sie können dem interzellulären Transfer von Zellbestandteilen dienen, indem sie
  - von Empfängerzellen endozytotisch aufgenommen werden,
  - sich durch Vesikel-Zellmembran-Fusion in die Struktur der Empfängerzelle integrieren;

- **Ektosome**, welche sich von der Zellmembran im Rahmen des „Budding" als „shedding Microvesicels" loslösen und
  - einen Durchmesser von etwa 100 bis 1000 nm aufweisen,
  - das Ergebnis eines dynamischen Prozesses von Phospholipid Umverteilung und der Kontraktion der Zytoskelett-Proteine darstellen,
  - über Phosphatidylserin Makrophagen stimulieren zur Phagozytose und zum Verdau oder
  - von Empfängerzellen endozytotisch aufgenommen werden, in denen dann durch Vesikel-Zellmembran-Fusion die Integration und ggfs. die Expression des Transportgutes stattfinden kann;
- **Exosome**, welche über die Exozytose freigesetzt werden und
  - einen Durchmesser von etwa 40–100 nm aufweisen,
  - über die Stufen Transportvesikel, frühe Endosomen und deren Fusion zu „Multi-Vesicular Bodies (MVBs)" gebildet werden und hierbei
  - über einen endozytotischen Prozess Makromoleküle, Plasmakomponenten und/oder Partikel wie z. B. Zellpartikel der Ursprungszelle eingeschlossen haben,
  - nach Fusion (der MVBs) mit der Zellmembran exozytiert werden und hierdurch
    - als „Sekretionshilfe" jenseits des klassischen Weges für eine Reihe von Proteinen dienen, wie z. B. für Zytokine wie IL-1β,[63] IL-6,[64] IL-18,[65] IL-32,[66] TNFα[67] wie auch für Wachstumsfaktoren, z. B. TGFβ,[68]

---

62 Truman LA, Ford CA, Pasikowska M, Pound JD, Wilkinson SJ, Dumitriu IE, et al. CX3CL1/fractalkine is released from apoptotic lymphocytes to stimulate macrophage chemotaxis. Blood. 2008;112:5026–36.

63 Pizzirani C, Ferrari D, Chiozzi P, Adinolfi E, Sandona D, Savaglio E, et al. Stimulation of P2 receptors causes release of IL-1beta-loaded microvesicles from human dendritic cells. Blood. 2007;109:3856–64.

- besondere „Fähren“ darstellen für den interzellulären Austausch zellulärer Bestandteile von der Ursprungszelle zur Empfängerzelle, indem sie
    - von Empfängerzellen endozytotisch aufgenommen werden, in denen dann durch Vesikel-Zellmembran-Fusion die Integration und ggfs. Expression des Transportgutes stattfinden kann.

Aktivierte wie auch sterbende Zellen sind somit durch die Bildung von extrazellulären Vesikeln in der Lage

- Bestandteile ihrer Zellmembran (Rezeptoren und Rezeptorassoziierte Moleküle), ihres Zytoplasmas (z. B. Proteine, Enzyme, Lipide), ihrer Mitochondrien (z. B. mtDNA) und ihres Zellkernes (z. B. DNA, mRNA, miRNA, Histone) von Zelle zu Zelle (horizontal) zu übertragen,
- Phänotyp und Funktion der Empfängerzellen zu verändern (Beispiele siehe Tab. 2.3) und im Besonderen
- lokal wie auch systemisch Entzündungs- und Immunreaktionen auszulösen und/oder zu beeinflussen.

Tab. 2.3: Beispiele für den interzellulären Austausch von Zellbestandteilen durch extrazelluläre Vesikel/EV.

Ursprungszelle			**Empfängerzelle/Zielsystem**		
extrazellul. Vesikel	**Transportgut**	**Kontakt durch**	**Aufnahme**	**Zelltyp**	**Ergebnis**
apoptotische Körper (apoptotic bodies)					
apoptotische/ nekrotische Zelle[69]	Zelldebris	Phosphatidylserin Phospholipide	Phago- zytose	Makro- phage	EV-Elimination durch Verdau
			C1q-Bindung, Aktivierung der Komplementkaskade		
		Tissue Factor/TF[70]	Aktivierung der Gerinnung		

64 Kandere-Grzybowska K, Letourneau R, Kempuraj D, Donelan J, Poplawski S, Boucher W, et al. IL-1 induces vesicular secretion of IL-6 without degranulation from human mast cells. J Immunol. 2003;171:4830–6.

65 Gulinelli S, Salaro E, Vuerich M, Bozzato D, Pizzirani C, Bolognesi G, et al. IL-18 associates to microvesicles shed from human macrophages by a LPS/TLR-4 independent mechanism in response to P2X receptor stimulation. Eur J Immunol. 2012;42:3334–45.

66 Hasegawa H, Thomas HJ, Schooley K, Born TL. Native IL-32 is released from intestinal epithelial cells via a non-classical secretory pathway as a membrane-associated protein. Cytokine. 2011;53:74–83.

67 Zhang HG, Liu C, Su K, Yu S, Zhang L, Zhang S, et al. A membrane form of TNF-alpha presented by exosomes delays T cell activation-induced cell death. J Immunol. 2006;176:7385–93.

68 Wang GJ, Liu Y, Qin A, Shah SV, Deng ZB, Xiang X, et al. Thymus exosomes-like particles induce regulatory T cells. J Immunol. 2008;181:5242–8.

69 Kalra H, Drummen GPC, Mathivanan S. Focus on Extracellular Vesicles: Introducing the Next Small Big Thing. Int J Mol Sci. 2016;17(2):170. doi: 10.3390/ijms17020170.

70 Morel O, Toti F, Hugel B, Bakouboula B, Camoin-Jau L, Dignat-George F, Freyssinet JM. Procoagulant microparticles: disrupting the vascular homeostasis equation? Arterioscler Thromb Vasc Biol. 2006;26(12): 2594–604.

Ursprungszelle				Empfängerzelle/Zielsystem		
extrazellul. Vesikel	**Transportgut**	**Kontakt durch**		**Aufnahme**	**Zelltyp**	**Ergebnis**
Transfizierte Fibroblasten[71]	H-ras c-myc	Phosphatidylserin Phospholipide	►	Endozytose Vesikel-Zell M.-Fusion	Fibroblasten	Expression; maligne Transformation
Lymphozyten	EBV-DNA[72]				Fibroblasten Makrophagen Endothelzelle	Expression der EBV-Gene EBER + EBNA1
Endothelzellen	prä-IL-1α[73]			in vivo: MCP-1 (↑); IL-8 (↑); Neutrophile Granulozyten (↑) Entzündung (↑)		
Ektosome (Shedding MicroVesicles/SMV)						
Dentritische Zellen	MHC-II[74]	Antigen		T-Zell-rezeptor (TCR)	T-Lymphozyten	TCR-Blockade
neutrophile Granulozyten[75]	MAC1[76]	MAC1		GPIbalpha	Thrombozyten	Aktivierung
	PSGL-1	PSGL-1		P-Selectin		
	MMP[77]	Phosphatidylserin Phospholipide		Endozytose, Vesikel-Zell M.-Fusion	Epithelzellen, Mesenchymzellen	Anoikis, Zell-Lyse
Makrophagen	MMP[78]					
	Tissue Factor/ TF[79]	P-Selectin Glycoprotein Ligand-1 (PSGL-1)	►	P-selectin	Thrombozyten	Gerinnungsaktivierung durch TF-FVIIa[80]
	Mitochondrien[81]	Phosphatidylserin Phospholipide		Endozytose		
	Interleukin/ IL-1β[82]	Sekretion durch EV		aktives IL-1β		
Tumorzellen (Breast-CA)	tTG + (kreuzvernetztes) Fibronectin/ FN[83]	Phosphatidylserin Phospholipide		Endozytose Vesikel-Zell-M.-Fusion	Fibroblasten; Epithelzellen	Integration von tTG + FN, malignes Wachstum (Adhäsion (↓))

71 Bergsmedh A, Szeles A, Henriksson M, Bratt A, Folkman MJ, Spetz AL, Holmgren L. Horizontal transfer of oncogenes by uptake of apoptotic bodies. Proc Natl Acad Sci U S A. 2001;98(11):6407–6411.

72 Bergsmedh A, Szeles A, Henriksson M, Bratt A, Folkman MJ, Spetz AL, Holmgren L. Horizontal transfer of oncogenes by uptake of apoptotic bodies. Proc Natl Acad Sci U S A. 2001;98(11):6407–6411.

Ursprungszelle				Empfängerzelle/Zielsystem		
extrazellul. Vesikel	**Transportgut**	**Kontakt durch**		**Aufnahme**	**Zelltyp**	**Ergebnis**
Exosome						
Retikulozyten	Transferrin-rezeptor[84]					
T-Lymphozyten	miRNA[85]	TCR	►	MHC-II	APC	Inhibition der Aktivierung
NK-Zellen	Fas-Ligand, Perforin				aktivierte Lympho-zyten	Integration und Zelltod

73 Berda-Haddad Y, Robert S, Salers P, Zekraoui L, Farnarier C, Dinarello CA, et al. Sterile inflammation of endothelial cell-derived apoptotic bodies is mediated by interleukin-1 alpha. Proc Natl Acad Sci U S A. 2011;108:20684–9.

74 Nolte EN, Buschow SI, Anderton SM, Stoorvogel W, Wauben M. H. Activated T cells recruit exosomes secreted by dendritic cells via LFA-1. Blood. 2009;113:1977–1981.

75 Stein JM, Luzio JP. Ectocytosis caused by sublytic autologous complement attack on human neutrophils. The sorting of endogenous plasma-membrane proteins and lipids into shed vesicles. Biochem. J. 1991;274: 381–386.

76 Pluskota E, Woody NM, Szpak D, Ballantyne CM, Soloviev DA, Simon DI, Plow EF. Expression, activation, and function of integrin alphaMbeta2 (Mac-1) on neutrophil-derived microparticles. Blood. 2008; 112(6):2327–35.

77 Gasser O, Hess C, Miot S, Deon C, Sanchez JC, Schifferli JA. Characterisation and properties of ectosomes released by human polymorphonuclear neutrophils. Exp. Cell Res. 2003;285:243–257.

78 Li CJ, Liu Y, Chen Y, Yu D, Williams KJ, Liu ML. Novel proteolytic microvesicles released from human macrophages after exposure to tobacco smoke. Am. J. Pathol. 2013;182:1552–1562.

79 Del Conde I, Shrimpton CN, Thiagarajan P, Lopez JA. Tissue-factor-bearing microvesicles arise from lipid rafts and fuse with activated platelets to initiate coagulation. Blood. 2005;106:1604–1611.

80 Mackman N. The Role of Tissue Factor and Factor VIIa in Hemostasis. Anesth Analg. 2009;108(5):1447–1452.

81 Bernimoulin M, Waters EK, Foy M, Steele BM, Sullivan M, Falet H, Walsh MT, Barteneva N, Geng JG, Hartwig JH. Differential stimulation of monocytic cells results in distinct populations of microparticles. J. Thromb. Haemost. 2009;7:1019–1028.

82 MacKenzie A, Wilson HL, Kiss-Toth E, Dower SK, North RA, Surprenant A. Rapid secretion of interleukin-1beta by microvesicle shedding. Immunity. 2001;15(5):825–835.

83 Antonyak MA, Li B, Boroughs LK, Johnson JL, Druso JE, Bryant KL, Holowka DA, Cerione RA. Cancer cell-derived microvesicles induce transformation by transferring tissue transglutaminase and fibronectin to recipient cells. Proc Natl Acad Sci U S A. 2011;108(12):4852–4857.

84 Johnstone RM, Adam M, Hammond JR, Orr L, Turbide C. Vesicle formation during reticulocyte maturation. Association of plasma membrane activities with released vesicles (exosomes). J. Biol. Chem. 1987;262: 9412–9420.

85 Mittelbrunn M, Gutiérrez-Vázquez C, Villarroya-Beltri C, González S, Sánchez-Cabo F, González MÁ, Bernad A, Sánchez-Madrid F. Unidirectional transfer of microRNA-loaded exosomes from T cells to antigen-presenting cells. Nat Commun. 2011;2:282. doi: 10.1038/ncomms1285.

Ursprungszelle				Empfängerzelle/Zielsystem		
extrazellul. Vesikel	**Transportgut**	**Kontakt durch**		**Aufnahme**	**Zelltyp**	**Ergebnis**
Mastzellen	mRNA; miRNA[86]	Phosphatidylserin Phospholipide		Endo- zytose, Vesikel- Zell-M- Fusion	Mastzelle	Peptid- Expression
basophile Leukämiezellen (RBL-2H3- Zell-Linie)[87]	Prosta- glandin/ PGE2; Arachidon- säure Phospholi- pasen		►		Normal- zelle, z. B. Lymphozyt	Immun- suppression
Tumorzellen	EGFRvIII[88]	Phosphatidylserin Phospholipide			Tumorzelle	Onkogenes Potential (↑)
	RNA[89] ssDNA (*cMyc*)[90] mtDNA[91]				Normal- zelle	Peptid/Protein- Expression
Mesotheliom	TGFbeta[92]			Endo- zytose, Vesikel- Zell-M- Fusion	Lympho- zyten	NKG2D (↓) IFNγ (↓) NK-Killing (↓)

	proinflammatorisch		eher antiinflammatorisch

Anoikis = Zelltod bei Verlust des Zellmatrix-Kontaktes; APC = Antigenpräsentierende Zelle; MVB = Multi-Vesicular-Bodies; MHC-II = Major Histocompatibility Complex-II; MMP = Matrix-Metallo-Proteasen; TF = Tissue Factor; ssDNA = single stranded DNA; mtDNA = mitochondriale DNA; MAC1 = integrin alpha(M)beta(2) (CD11b/18); mRNA = messenger RNA; miRNA = mikroRNA; Vesikel-Zell-M.-Fusion = Vesikel-Zellmembran-Fusion; MCP-1 = monocyte chemotactic protein-1; NKG2D = Natural Killer Group 2D Receptor;

---

86 Valadi H, Ekstrom K, Bossios A, Sjostrand M, Lee JJ, Lotvall JO. Exosome-mediated transfer of mRNAs and microRNAs is a novel mechanism of genetic exchange between cells. Nat Cell Biol. 2007;9(6):654–659.

87 Subra C, Grand D, Laulagnier K, Stella A, Lambeau G, Paillasse M, De Medina P, Monsarrat B, Perret B, Silvente-Poirot S, Poirot M, Record M. Exosomes account for vesicle-mediated transcellular transport of activatable phospholipases and prostaglandins. J Lipid Res. 2010;51(8):2105–20.

88 Al-Nedawi K, Meehan B, Micallef J, Lhotak V, May L, Guha A, Rak J. Intercellular transfer of the oncogenic receptor EGFRvIII by microvesicles derived from tumour cells. Nat. Cell Biol. 2008;10:619–624.

89 Valadi H, Ekström K, Bossios A, Sjöstrand M, Lee JJ, Lötvall JO. Exosome-mediated transfer of mRNAs and microRNAs is a novel mechanism of genetic exchange between cells. Nat. Cell Biol. 2007;9:654–659.

90 Balaj L, Lessard R, Dai L, Cho YJ, Pomeroy SL, Breakefield XO, Skog J. Tumour microvesicles contain retrotransposon elements and amplified oncogene sequences. Nat Commun. 2011;2:180. doi: 10.1038/ncomms1180.

91 Guescini M, Genedani S, Stocchi V, Agnati LF. Astrocytes and Glioblastoma cells release exosomes carrying mtDNA. J Neural Transm (Vienna). 2010;117(1):1–4.

92 Clayton A, Mitchell JP, Court J, Linnane S, Mason MD, Tabi Z. Human tumor-derived exosomes down-modulate NKG2D expression. J Immunol. 2008;180:7249–58.

Zelldebris

Zelldebris kann beinhalten

- Zellmembranfragmente, soweit diese nicht extrazelluläre Vesikel/EV (siehe oben) gebildet haben,
- Organellen, umschlossen von Membranen wie z. B.
  - Golgi, Mitochondrien, Endoplasmatisches Retikulum, Lysosome, Peroxisome, Endosome, Zellkerne,
- Strukturelle Bestandteile der Zelle, soweit sie nicht umschlossen sind von Membranen. Hierzu gehören
  - Mikrotubuli, Ribosomen, Zentriolen, Nukleoli,
- Makro- und Mikro-Moleküle der Zelle, welche zuzuordnen sind
  - den Proteinen, Glykoproteinen, Lipiden, Lipoproteinen, Glykolipiden,
  - den Nukleotiden wie DNA aus den Mitochondrien (mtDNA) und dem Zellkern wie auch RNA,
- Gemische und Fragmente der aufgeführten zellulären Bestandteile.

Ein Großteil der Zelldebris-Komponenten ist in der Lage, das Immunsystem derart zu aktivieren, dass eine (sterile) Entzündung entsteht und aufrecht erhalten wird (siehe Tab. 2.4).

Tab. 2.4: Beispiele für Zelldebris als Ursache für sterile Entzündungen.

<table>
<tr><th rowspan="2">Zelldebris</th><th>Auslöser</th><th colspan="3">zelluläre Reaktionen</th><th>Ergebnis</th></tr>
<tr><th></th><th>Rezeptoren</th><th colspan="2">aktivierte Zellen</th><th></th></tr>
<tr><td rowspan="3">Myelin-Lipide (Cholesterol, Glycosphingolipide (Galactosylceramid- und Glucosylceramid-Derivate), Phospholipide)[93]</td><td rowspan="3">Verletzungen der Myelinscheide der Axone (z. B. durch Rückenmark-Verletzungen)</td><td>NLRP3[94] (Inflammasom) CD36 (Lipid-Rezeptor)[95, 96]</td><td>Makrophagen[97]</td><td>M1, falls M2 (s. u.)</td><td>Entzündung (↑), Gewebeschaden (↑) durch Sekretion von proinflammatorischen Zytokinen (IL-1β, Il-6, IL-12, IL-23; TNFα) und Chemokinen (CCL2–4, CXCL8–12) (↑), reaktive Oxygen Species (ROS) und NO (↑); Phagozytose (↑)</td></tr>
<tr><td rowspan="2">CD1[98] Lipid-präsentierendes Glykoprotein</td><td colspan="2" rowspan="2">APC/ Dentritische Zellen</td><td>T-Lymphozyten-Reaktion (↑)</td></tr>
<tr><td>Antikörper-Reaktion (↑)</td></tr>
</table>

93 Podbielska M, Banik NL, Kurowska E, Hogan EL. Myelin Recovery in Multiple Sclerosis: The Challenge of Remyelination. Brain Sci. 2013;3(3):1282–1324.

94 Grebe A, Hoss F, Latz E., NLRP3 Inflammasome and the IL-1 Pathway in Atherosclerosis. Circ Res. 2018;122(12):1722–1740.

95 Neculai D, Schwake M, Ravichandran M, Zunke F, Collins RF, Peters J, Neculai M, Plumb J, Loppnau P, Pizarro JC, Seitova A, Trimble WS, Saftig P, Grinstein S, Dhe-Paganon S. Structure of LIMP-2 provides functional insights with implications for SR-BI and CD36. Nature. 2013;504(7478):172–6.

96 Stewart CR, Stuart LM, Wilkinson K, van Gils JM, Deng J, Halle A, Rayner KJ, Boyer L, Zhong R, Frazier WA, Lacy-Hulbert A, El Khoury J, Golenbock DT, Moore KJ. CD36 ligands promote sterile inflammation through assembly of a Toll-like receptor 4 and 6 heterodimer. Nature, Immunology. 2010;11(2):155–61.

Zelldebris	Auslöser	zelluläre Reaktionen			Ergebnis
		Rezeptoren	aktivierte Zellen		
Myelin-Proteine (PLP, MBP, MAG, MOG, CNP)[99]		NLRP3, CD36	Makrophagen[100]	M2, falls M1 (s. o.)	Wundheilung (↑) Geweberegeneration (↑) durch Sekretion von antiinflammatorischem IL-10 (↑) und proinflammatorischen Zytokinen (↓)
		MHC-II	APC/ Dentritische Zellen		**T-Lymphozyten-Reaktion (↑)**
					***Antikörper-Reaktion* (↑)**
S100 Proteine[101, 102, 103]	Gehirn-Trauma	RAGE	Mikroglia-Zellen		**proinflammatorische Zytokine (↑); neuronaler Zelltod (↑)**
SAP 130 [104, 105]	Traumata	mincle	Neuronen		**Freisetzung von TNF (↑) Apoptose (↑)**
			Makrophagen		**Aktivierung zu M1 (siehe oben)**
Phosphatidylserin[106, 107]	jede Zellschädigung	Thrombin (↑)	Endothelzellen, Thrombozyten, Makrophagen		**Aktivierung (↑)**

---

97 Wang X, Cao K, Sun X, Chen Y, Duan Z, Sun L, Guo L, Bai P, Sun D, Fan J, He X, Young W, Ren Y. Macrophages in spinal cord injury: phenotypic and functional change from exposure to myelin debris. Glia. 2015;63(4):635–51.

98 Lassmann H. Mechanisms of inflammation induced tissue injury in multiple sclerosis. J Neurol Sci. 2008;274(1–2):45–7.

99 Podbielska M, Banik NL, Kurowska E, Hogan EL. Myelin Recovery in Multiple Sclerosis: The Challenge of Remyelination. Brain Sci. 2013;3(3):1282–1324.

100 Wang X, Cao K, Sun X, Chen Y, Duan Z, Sun L, Guo L, Bai P, Sun D, Fan J, He X, Young W, Ren Y. Macrophages in spinal cord injury: phenotypic and functional change from exposure to myelin debris. Glia. 2015;63(4):635–51.

101 Villarreal A, Seoane R, González Torres A, Rosciszewski G, Angelo MF, Rossi A, Barker PA, Ramos AJ. S100B protein activates a RAGE-dependent autocrine loop in astrocytes: implications for its role in the propagation of reactive gliosis. J Neurochem. 2014;131(2):190–205.

102 Chong ZZ, Changyaleket B, Xu H, Dull RO, Schwartz DE. Identifying S100B as a Biomarker and a Therapeutic Target For Brain Injury and Multiple Diseases. Curr Med Chem. 2016;23(15):1571–96.

103 Koh SX, Lee JK. S100B as a marker for brain damage and blood-brain barrier disruption following exercise. Sports Med. 2014;44(3):369–85.

104 de Rivero Vaccari JC, Brand FJ 3rd, Berti AF, Alonso OF, Bullock MR, de Rivero Vaccari JP. Mincle signaling in the innate immune response after traumatic brain injury. J Neurotrauma. 2015;32(4):228–36.

105 Ostrop J, Jozefowski K, Zimmermann S, Hofmann K, Strasser E, Lepenies B, Lang R. Contribution of MINCLE-SYK Signaling to Activation of Primary Human APCs by Mycobacterial Cord Factor and the Novel Adjuvant TDB. J Immunol. 2015;195(5):2417–28.

106 Tripisciano C, Weiss R, Eichhorn T, Spittler A, Heuser T, Fischer MB, Weber V. Different Potential of Extracellular Vesicles to Support Thrombin Generation: Contributions of Phosphatidylserine, Tissue Factor, and Cellular Origin. Sci Rep. 2017;7(1):6522. doi: 10.1038/s41598-017-03262-2.

107 Zhang Y, Meng H, Ma R, He Z, Wu X, Cao M, Yao Z, Zhao L, Li T, Deng R, Dong Z, Tian Y, Bi Y, Kou J, Thatte HS, Zhou J, Shi J. Circulating microparticles, blood cells, and endothelium induce procoagulant activity in sepsis through phosphatidylserine exposure. Shock. 2016;45(3):299–307.

Zelldebris	Auslöser	zelluläre Reaktionen			Ergebnis
		Rezeptoren	aktivierte Zellen		
Plazenta Debris[108] (SNA/Syncytiale nucleäre Aggregate)	Schwangerschaft	(Endozytose)	Endothelzellen		**Transfektion und Expression von human placental lactogen/hPL; Chorion Gonadotropin/αHCG; Insulin-like growth factor 2/IGF2**
Lipoproteine[109]	Auge, Maculadegeneration		Makrophagen	M2	Phagozytose (↓)
					C1q-Bindung (↑), Komplementaktivierung (↑) Degeneration Aderhaut/Chorioidea; Neovaskulierung
Cholesterol		NLRP3, CD36	Granulozyten/PMN[110, 111, 112]		**Aktivierung (↑), HNP 1–3 (↑); HBP (↑); HNP und HBP prägen M1-Makrophagen**
			Makrophagen	M1	**Aktivierung (siehe oben)**
Cholesterin-Kristalle[113]					**Apoptose/apoptotische Körperchen (↑)**
Formylpeptide (N-Formylmethionin-Oligopeptide)	Zell- und Gewebeschädigungen	FPR-1, -2, -3	Granulozyten/PMN		**Phospholipase C/PLC (↑), Zerstörung der Phospholipidmembran**

108 Wei J, Lau SY, Blenkiron C, Chen Q, James JL, Kleffmann T, Wise M, Stone PR, Chamley LW. Trophoblastic debris modifies endothelial cell transcriptome in vitro: a mechanism by which fetal cells might control maternal responses to pregnancy. Sci Rep. 2016; 6: 30632. doi: 10.1038/srep30632.

109 McHarg S, Clark SJ, Day AJ, Bishop PN. Age-related macular degeneration and the role of the complement system. Mol Immunol. 2015;67:43–50.

110 Soehnlein O, Kai-Larsen Y, Frithiof R, Sorensen OE, Kenne E, Scharffetter-Kochanek K, Eriksson EE, Herwald H, Agerberth B, Lindbom L. Neutrophil primary granule proteins HBP and HNP1–3 boost bacterial phagocytosis by human and murine macrophages. J Clin Invest. 2008;118(10):3491–502.

111 Alard JE, Ortega-Gomez A, Wichapong K, Bongiovanni D, Horckmans M, Megens RT, Leoni G, Ferraro B, Rossaint J, Paulin N, Ng J, Ippel H, Suylen D, Hinkel R, Blanchet X, Gaillard F, D'Amico M, von Hundelshausen P, Zarbock A, Scheiermann C, Hackeng TM, Steffens S, Kupatt C, Nicolaes GA, Weber C, Soehnlein O. Recruitment of classical monocytes can be inhibited by disturbing heteromers of neutrophil HNP1 and platelet CCL5. Sci Transl Med. 2015;7(317):317ra196. doi: 10.1126/scitranslmed.aad5330.

112 Paulin N, Döring Y, Kooijman S, Blanchet X, Viola JR, de Jong R, Mandl M, Hendrikse J, Schiener M, von Hundelshausen P, Vogt A, Weber C, Bdeir K, Hofmann SM, Rensen PC, Drechsler M, Soehnlein O. Human Neutrophil Peptide 1 Limits Hypercholesterolemia-induced Atherosclerosis by Increasing Hepatic LDL Clearance. EBioMedicine. 2017;16:204–211.

113 Geng YJ, Phillips JE, Mason RP, Casscells SW. Cholesterol crystallization and macrophage apoptosis: implication for atherosclerotic plaque instability and rupture. Biochem Pharmacol. 2003;66(8):1485–92.

Zelldebris	Auslöser	zelluläre Reaktionen		Ergebnis
		Rezeptoren	aktivierte Zellen	
Hitze Schock-Proteine (HSP) 114, 115, 116	Zellstress durch z. B. Hypoxie; Hyperthermie;	TLR-2, TLR-4, CD91, CD24, CD14, CD40	Makrophagen	produktive Entzündung/ Wundheilung (↑)
HMGB1 117, 118, 119	Zell-schädigungen	TLR-2, TLR-4, TLR-9, RAGE, CD24	Granulozyten/ PMN	**sterile Entzündungen, Nekrosen**
Histone 120, 121	Trauma, Infarkt, Sepsis, Zellstress, Schäden der Epidermis und Epithelien (IL-33); Infektionen	TLR-2, TLR-4 NLRP3; CD36	Makrophagen Granulozyten/ PMN	**M1 Makrophagen (↑; siehe oben) Expression von TF**
proIL-1α, IL-18[123, 124]		IL-1R-Myd88		**Freisetzung von IL-1α, -β; IL-18**[122]
IL-33[125, 126]		ST2	Mastzellen, Granulozyten/ PMB Granulozyten/ PME	**sterile Entzündungen Proinflammatorische Zytokine (↑)**

---

114 Zitvogel L, Kepp O, Kroemer G. Decoding cell death signals in inflammation and immunity. Cell. 2010;140(6):798–804.

115 Chen GY, Nunez G. Sterile inflammation: sensing and reacting to damage. Nat Rev Immunol. 2010;10(12):826–837.

116 Ren B, Zou G, Huang Y, Xu G, Xu F, He J, Zhu H, Yu P. Serum levels of HSP70 and other DAMP proteins can aid in patient diagnosis after traumatic injury. Cell Stress Chaperones. 2016;21(4):677–86.

117 Woolbright BL, Jaeschke H. Sterile inflammation in acute liver injury: myth or mystery?, Expert Rev Gastroenterol Hepatol. 2015;9(8):1027–9.

118 Huebener P, Pradere JP, Hernandez C, Gwak GY, Caviglia JM, Mu X, Loike JD, Jenkins RE, Antoine DJ, Schwabe RF. The HMGB1/RAGE axis triggers neutrophil-mediated injury amplification following necrosis. J Clin Invest. 2015;125(2):539–50.

119 Pugin J. How tissue injury alarms the immune system and causes a systemic inflammatory response syndrome. Ann Intensive Care. 2012;2:27. doi: 10.1186/2110-5820-2-27.

120 Allam R, Darisipudi MN, Tschopp J, Anders HJ. Histones trigger sterile inflammation by activating the NLRP3 inflammasome. Eur J Immunol. 2013;43(12):3336–42.

121 Gould TJ, Lysov Z, Swystun LL, Dwivedi DJ, Zarychanski R, Fox-Robichaud AE, Liaw PC. Canadian Critical Care Translational Biology Group. Extracellular Histones Increase Tissue Factor Activity and Enhance Thrombin Generation by Human Blood Monocytes. Shock. 2016;46(6):655–662.

122 Chen CJ, Kono H, Golenbock D, Reed G, Akira S, Rock KL. Identification of a key pathway required for the sterile inflammatory response triggered by dying cells. Nat Med. 2007;13(7):851–6.

123 Chen CJ, Kono H, Golenbock D, Reed G, Akira S, Rock KL. Identification of a key pathway required for the sterile inflammatory response triggered by dying cells. Nat Med. 2007;13(7):851–6.

124 Iyer S, Pulskens W, Sadler J, Butter L, Teske G, Ulland T, et al. Necrotic cells trigger a sterile inflammatory response through the Nlrp3 inflammasome. Proc Natl Acad Sci U S A. 2009;106:20388–20393.

125 Johnston LK, Bryce PJ. Understanding Interleukin 33 and Its Roles in Eosinophil Development. Front Med (Lausanne). 2017;4:51. doi: 10.3389/fmed.2017.00051.

126 Xu H, Turnquist HR, Hoffman R, Billiar TR. Role of the IL-33-ST2 axis in sepsis. Mil Med Res. 2017;4:3. doi: 10.1186/s40779-017-0115-8.

Zelldebris	Auslöser	zelluläre Reaktionen		Ergebnis
		Rezeptoren	aktivierte Zellen	
Mitochondrien 127, 128		NLRP3		
MAVS 129, 130		RIG-I-like R		Typ 1 Interferone (↑)
mtDNA 131, 132, 133 (hypomethyliert) wie bakt. DNA)		TLR-9, AIM2	Immunzellen (über TLR-9)	**sterile Entzündungen**
dsDNA[134, 135]	Chemotherapie (z. B. irinotecan (CPT-11)	AIM2, NLRP3/ Inflammasom[136]	Makrophagen	**Expression von IL-1 und IL-18 (↑) Aktivierung/ sterile Entzündung (↑)**
extrazelluläre DNA 137, 138, 139, 140	Zellnekrose			**Gerinnung (↑); Plasminbedingte Fibrinspaltung (↓), Fibrinolyse (↓)**

127 Maeda A, Fadeel B. Mitochondria released by cells undergoing TNF-α-induced necroptosis act as danger signals. Cell Death Dis. 2014;5(7):e1312. doi: 10.1038/cddis.2014.277.

128 Mills EL, Kelly B, O'Neill LAJ. Mitochondria are the powerhouses of immunity. Nat Immunol. 2017;18(5): 488–498.

129 Qi N, Shi Y, Zhang R, Zhu W, Yuan B, Li X, Wang C, Zhang X, Hou F. Multiple truncated isoforms of MAVS prevent its spontaneous aggregation in antiviral innate immune signalling. Nat Commun. 2017;8: 15676. doi: 10.1038/ncomms15676.

130 Mills EL, Kelly B, O'Neill LAJ. Mitochondria are the powerhouses of immunity. Nat Immunol. 2017;18(5):488–498.

131 Boyapati RK, Tamborska A, Dorward DA, Ho GT. Advances in the understanding of mitochondrial DNA as a pathogenic factor in inflammatory diseases. F1000Res. 2017;6:169. doi: 10.12688/f1000research.10397.1.

132 Boyapati RK, Tamborska A, Dorward DA, Ho GT. Advances in the understanding of mitochondrial DNA as a pathogenic factor in inflammatory diseases. F1000Res. 2017;6:169. doi: 10.12688/f1000research.10397.1.

133 Harrington JS, Choi AMK, Nakahira K. Mitochondrial DNA in Sepsis. Curr Opin Crit Care. 2017;23(4): 284–290.

134 Lian Q, Xu J, Yan S, Huang M, Ding H, Sun X, Bi A, Ding J, Sun B, Geng M. Chemotherapy-induced intestinal inflammatory responses are mediated by exosome secretion of double-strand DNA via AIM2 inflammasome activation. Cell Res. 2017; 27(6):784–800.

135 Man SM, Karki R, Kanneganti TD. AIM2 inflammasome in infection, cancer, and autoimmunity: Role in DNA sensing, inflammation, and innate immunity. Eur J Immunol. 2016;46(2):269–80.

136 Muruve DA, Petrilli V, Zaiss AK, White LR, Clark SA, Ross PJ, Parks RJ, Tschopp J. The inflammasome recognizes cytosolic microbial and host DNA and triggers an innate immune response. Nature. 2008,452:103–7.

137 Schneck E, Samara O, Koch C, Hecker A, Padberg W, Lichtenstern C, Weigand MA, Uhle F. Plasma DNA and RNA differentially impact coagulation during abdominal sepsis-an explorative study. J Surg Res. 2017;210:231–243.

138 Gould TJ, Vu TT, Stafford AR, Dwivedi DJ, Kim PY, Fox-Robichaud AE, Weitz JI, Liaw PC. Cell-Free DNA Modulates Clot Structure and Impairs Fibrinolysis in Sepsis. Arterioscler Thromb Vasc Biol. 2015;35(12): 2544–53.

Zelldebris	Auslöser	zelluläre Reaktionen		Ergebnis
		Rezeptoren	aktivierte Zellen	
extrazelluläre RNA[141, 142]		TLR-7	Makrophagen Endothelzellen	**M1 Makrophagen (↑; siehe oben) Aktivierung Endothelzellen (↑)**
miRNA[143, 144] (miR-146a, miR-146b, miR-155)			Makrophagen Endothelzellen, Epithelzellen	Bindung und Spaltung der mRNA, Inhibition der Translation von Cyclooxygenase-2 (COX-2) und IL-1; sterile Entzündung (↓)
dsRNA[145, 146]		TLR-3	Endothelzellen	**Aktivierung/sterile Entzündung (↑)**
ATP[147, 148]		Purinergische Rezeptoren		
		NLRP3 Inflammasom	Makrophagen	**Aktivierung/sterile Entzündung (↑)**
β-Amyloid[149]				

(dunkel)	**Stimulation zelluläre Reaktion**
(mittel)	***Stimulation Antikörperreaktion***
(hell)	antiinflammatorisch

AIM2 = absent in melanoma 2-Inflammasom; CNP = 2′3′-cyclic-nucleotide 3′-phosphodiesterase; dsDNA = Doppelstrang-DNA; dsRNA = Doppelstrang-RNA; FPR = Formylpeptide Receptors; HMGB1 = high-mobility group box 1 protein; IL-1R-Myd88 = Interleukin-1-Rezeptor-Myd88/myeloid differentiation primary response gene 88-Protein-Signalweg; HBP = Heparin-bindendes Protein; HNP1–3 = humane neutrophile Peptide; MAG = myelin-associated glycoprotein; MAVS = Mitochondrial antiviral-signaling protein; MBP = myelin basic protein; Mincle = macrophage-inducible C-type lectin; mRNA = messenger RNA; miRNA = mikroRNA; MOG = myelin oligodendrocyte glycoprotein; mtDNA = mitochondriale DNA; NLRP3 = Nucleotide – binding oligomerization domain (NOD)-like receptors (Purin-Domäne); NLRP3-Inflammasom = Komplex aus NLRP3/nucleotide-binding domain leucine-rich repeat containing protein + ASC/Adaptor for Caspase activation and recruitment domains/CARD + Caspase 1; PLP = myelin proteolipid protein; PMN = Polymorphkernige neutrophile Granulozyten; PMB = Polymorphkernige basophile Granulozyten; PME = Polymorphkernige eosinophile Granulozyten; RAGE = Receptor for Advanced Glycation Endproducts; RIG-I-like R = retinoic acid-inducible gene I-like Receptors; SAP = Sin3A-associated protein; SNA = syncytial nuclear aggregates; ST2 = receptor suppression of tumorigenicity 2; TLR = Toll-like Rezeptoren; TF = Tissue Factor

---

139 Breitbach S, Tug S, Simon P. Circulating cell-free DNA: an up-coming molecular marker in exercise physiology. Sports Med. 2012;42(7):565–86.

140 Suzuki K, Nakaji S, Yamada M, Totsuka M, Sato K, Sugawara K. Systemic inflammatory response to exhaustive exercise. Cytokine kinetics. Exerc Immunol Rev. 2002;8:6–48.

141 Schneck E, Samara O, Koch C, Hecker A, Padberg W, Lichtenstern C, Weigand MA, Uhle F. Plasma DNA and RNA differentially impact coagulation during abdominal sepsis-an explorative study. J Surg Res. 2017;210:231–243.

Gewebedebris

Gewebedebris stellt weitgehend Bestandteile und Fragmente der Extrazellulären Matrix/ ECM dar. Zu diesen gehören (siehe Tab. 2.5)

- Hyaluronan, Heparansulfat und Heparanase,
- Proteoglycane wie Biglycan und Versican,
- Stoffwechselprodukte wie Harnsäure und Cholesterol.

Exogene Substanzen

Ähnlich wie DAMPs wirken auch einige exogene Substanzen immunstimulierend. Besondere Bedeutung haben hierbei erlangt (siehe Tab. 2.5)

- Aluminiumhydroxyd/$Al(OH)_3$ in Vakzinen,
- Siliziumdioxyd/Si $(OH)_2$ bei beruflicher Exposition (Inhalation),
- Asbestfasern bei beruflicher Exposition (Inhalation),
- Abrieb von Polyethylen/UHMWPE (ultra-high molecular weight polyethylene wear debris) bei künstlichen Gelenken.

---

142 Zernecke A, Preissner KT. Extracellular Ribonucleic Acids (RNA) Enter the Stage in Cardiovascular Disease. Circ Res. 2016;118(3):469–79.

143 Pfeiffer D, Roßmanith E, Lang I, Falkenhagen D. miR-146a, miR-146b, and miR-155 increase expression of IL-6 and IL-8 and support HSP10 in an In vitro sepsis model. PLoS One. 2017;12(6):e0179850. doi: 10.1371.

144 Comer BS, Camoretti-Mercado B, Kogut PC, Halayko AJ, Solway J, Gerthoffer WT. MicroRNA-146a and microRNA-146b expression and antiinflammatory function in human airway smooth muscle. Am J Physiol Lung Cell Mol Physiol. 2014;307(9):L727–34.

145 Pirher N, Pohar J, Manček-Keber M, Benčina M, Jerala R. Activation of cell membrane-localized Toll-like receptor 3 by siRNA. Immunol Lett. 2017. pii: S0165-2478(17)30087-1. doi: 10.1016/j.imlet.2017.03.019.

146 Botos I, Liu L, Wang Y, Segal DM, Davies DR. The toll-like receptor 3:dsRNA signaling complex. Biochim Biophys Acta. 2009;1789(9–10):667–74.

147 Mariathasan S, Weiss DS, Newton K, McBride J, O'Rourke K, Roose, Girma M, Lee WP, Weinrauch Y, Monack DM, Dixit VM. 2006. Cryopyrin activates the inflammasome in response to toxins and ATP. Nature. 2006;440:228–32.

148 Kurashima Y, Amiya T, Nochi T, Fujisawa K, Haraguchi T, Iba H, Tsutsui H, Sato S, Nakajima S, Iijima H, Kubo M, Kunisawa J, Kiyono H. Extracellular ATP mediates mast cell-dependent intestinal inflammation through P2X7 purinoceptors. Nat Commun. 2012;3:1034. doi: 10.1038/ncomms2023.

149 Halle A, Hornung V, Petzold GC, Stewart CR, Monks BG, Reinheckel T, Fitzgerald KA, Latz E, Moore KJ, Golenbock DT. The NALP3 inflammasome is involved in the innate immune response to amyloid-beta. Nat Immunol. 2008;9:857–65.

Tab. 2.5: Beispiele für extrazelluläre Substanzen als Ursache für sterile Entzündungen.

Substanzen	Auslöser	zelluläre Reaktion			Ergebnis
		Rezeptoren	Zellen		
endogene Gewebedebris					
ECM aus Schleimhäuten[150]	Verletzungen, Infektionen (nach Erhöhung von IL-4, IL-13, IL-10; Gabe von Glucocorticoiden)		Makrophagen	M2	Wundheilung (↑) Geweberegeneration (↑) durch Sekretion von antiinflammatorischem IL-10 (↑) und Verminderung proinflammatorischer Zytokine (↓);
ECM der Haut[151, 152]	Verletzungen, Infektionen, Infarkte, Sepsis		Makrophagen	M1	**Entzündung (↑), Gewebeschaden (↑) durch Sekretion von proinflammatorischen Zytokinen (IL-1β, Il-6, IL-12, IL-23; TNFα) und Chemokinen (CCL2–4, CXCL8–12) (↑), reaktive Oxygen Species (ROS) und NO (↑)**
Hyaluronan [153, 154, 155, 156]		TLR-2, TLR-4, CD44, NLRP3[157] (Inflammasom)	Makrophagen	M1	
Heparansulfat [158, 159, 160]		TLR-4	Makrophagen	M1	

150 Dziki JL, Wang DS, Pineda C, Sicari BM, Rausch T, Badylak SF. Solubilized extracellular matrix bioscaffolds derived from diverse source tissues differentially influence macrophage phenotype.

151 Londono R, Dziki JL, Haljasmaa E, Turner NJ, Leifer CA, Badylak SF. The effect of cell debris within biologic scaffolds upon the macrophage response. J Biomed Mater Res A. 2017;105(8):2109–2118.

152 Dziki JL, Wang DS, Pineda C, Sicari BM, Rausch T, Badylak SF. Solubilized extracellular matrix bioscaffolds derived from diverse source tissues differentially influence macrophage phenotype.

153 Jiang D, Liang J, Fan J, Yu S, Chen S, Luo Y, Prestwich GD, Mascarenhas MM, Garg HG, Quinn DA, Homer RJ, Goldstein DR, Bucala R, Lee PJ, Medzhitov R, Noble PW. Regulation of lung injury and repair by Toll-like receptors and hyaluronan. Nat Med. 2005;11(11):1173–9.

154 Scheibner KA, Lutz MA, Boodoo S, Fenton MJ, Powell JD, Horton MR. Hyaluronan fragments act as an endogenous danger signal by engaging TLR2. J Immunol. 2006 Jul 15;177(2):1272–81.

155 Braun M, Vaibhav K, Saad NM, Fatima S, Vender JR, Baban B, Hoda MN, Dhandapani KM. White matter damage after traumatic brain injury: A role for damage associated molecular patterns. Biochim Biophys Acta. 2017. pii: S0925-4439(17)30157-6. doi: 10.1016/j.bbadis.2017.05.020.

156 Rios de la Rosa JM, Tirella A, Gennari A, Stratford IJ, Tirelli N. The CD44-Mediated Uptake of Hyaluronic Acid-Based Carriers in Macrophages. Adv Health Mater. 2017;6(4). doi: 10.1002/adhm.201601012.

157 Yamasaki K, Muto J, Taylor KR, Cogen AL, Audish D, Bertin J, Grant EP, Coyle AJ, Misaghi A, Hoffman HM, Gallo RL. NLRP3/cryopyrin is necessary for interleukin-1beta (IL-1beta) release in response to hyaluronan, an endogenous trigger of inflammation in response to injury. J Biol Chem. 2009;284:12762–71.

158 Martin L, Gombert A, Chen J, Liebens J, Verleger J, Kalder J, Marx G, Jacobs M, Thiemermann C, Schuerholz T. The β-d-Endoglucuronidase Heparanase Is a Danger Molecule That Drives Systemic Inflammation and Correlates with Clinical Course after Open and Endovascular Thoracoabdominal Aortic Aneurysm Repair: Lessons Learnt from Mice and Men. Front Immunol. 2017;8:681. doi: 10.3389/fimmu.2017.00681.

159 Martin L, Peters C, Schmitz S, Moellmann J, Martincuks A, Heussen N, Lehrke M, Müller-Newen G, Marx G, Schuerholz T. Soluble Heparan Sulfate in Serum of Septic Shock Patients Induces Mitochondrial Dysfunction in Murine Cardiomyocytes. Shock. 2015;44(6):569–77.

160 Nelson A, Berkestedt I, Bodelsson M. Circulating glycosaminoglycan species in septic shock. Acta Anaesthesiol Scand. 2014;58(1):36–43.

Substanzen	Auslöser	zelluläre Reaktion		Ergebnis
		Rezeptoren	Zellen	
Heparanase [161, 162]				
Glycosaminoglycane (Hyaluronsäure, Heparin, Chondroitinsulfat, Keratansulfat),		SR-J/RAGE		
Biglycan[163, 164] (SLRP)		TLR-2, TLR-4	Mastzellen	Abbau von DAMPs durch Chymase
Versican[165, 166] (LPG)	Verletzungen, Infektionen besonders des CNS[167]	TLR-2, TLR-6 Integrin-Rezeptoren	Makrophagen; Lymphozyten	**Aktivierung (↑), Expression proinflammatorischer Zytokine (↑), Komplementaktivierung (↑) durch Aggrecan**
Bersican		TLR-2, TLR-4		
Aggrecan				
Neurecan				
endogene Stoffwechselprodukte				
Harnsäure[168]	Störung des Purinstoffwechsels	NLRP3 Inflammasom	Makrophagen (M1)	**sterile Entzündungen (↑) in Gelenken und in der Niere**
Cholesterol	siehe Tab. 2.4			**sterile Entzündungen (↑) in Blutgefäßen**

161 Martin L, Gombert A, Chen J, Liebens J, Verleger J, Kalder J, Marx G, Jacobs M, Thiemermann C, Schuerholz T. The β-d-Endoglucuronidase Heparanase Is a Danger Molecule That Drives Systemic Inflammation and Correlates with Clinical Course after Open and Endovascular Thoracoabdominal Aortic Aneurysm Repair: Lessons Learnt from Mice and Men. Front Immunol. 2017;8:681. doi: 10.3389/fimmu.2017.00681.

162 Chen S, He Y, Hu Z, Lu S, Yin X, Ma X, Lv C, Jin G. Heparanase Mediates Intestinal Inflammation and Injury in a Mouse Model of Sepsis. J Histochem Cytochem. 2017;65(4):241–249.

163 Babelova A, Moreth K, Tsalastra-Greul W, Zeng-Brouwers J, Eickelberg O, Young MF, Bruckner P, Pfeilschifter J, Schaefer RM, Gröne HJ, Schaefer L. Biglycan, a danger signal that activates the NLRP3 inflammasome via toll-like and P2X receptors. J Biol Chem. 2009;284(36):24035–48.

164 Roy A, Ganesh G, Sippola H, Bolin S, Sawesi O, Dagälv A, Schlenner SM, Feyerabend T, Rodewald HR, Kjellén L, Hellman L, Åbrink M. Mast cell chymase degrades the alarmins heat shock protein 70, biglycan, HMGB1, and interleukin-33 (IL-33) and limits danger-induced inflammation. J Biol Chem. 2014;289(1):237–50.

165 Wight TN, Frevert CW, Debley JS, Reeves SR, Parks WC, Ziegler SF. Interplay of extracellular matrix and leukocytes in lung inflammation. Cell Immunol. 2017;312:1–14.

166 Wight TN, Kang I, Merrilees MJ. Versican and the control of inflammation. Matrix Biol. 2014;35:152–61.

167 Gaudet AD, Popovich PG. Extracellular matrix regulation of inflammation in the healthy and injured spinal cord. Exp Neurol. 2014;0:24–34. doi: 10.1016/j.expneurol.2013.11.020.

168 Martinon F, Petrilli V, Mayor A, Tardivel A, Tschopp J. Gout-associated uric acid crystals activate the NALP3 inflammasome. Nature. 2006;440:237–41.

<table>
<tr><th rowspan="2">Substanzen</th><th rowspan="2">Auslöser</th><th colspan="3">zelluläre Reaktion</th><th rowspan="2">Ergebnis</th></tr>
<tr><th>Rezeptoren</th><th colspan="2">Zellen</th></tr>
<tr><td colspan="6">exogene/xenogene Substanzen</td></tr>
<tr><td>Aluminium-hydroxyd[169]</td><td>Adjuvans in Vakzinen</td><td rowspan="3">NLRP3 Inflammasom</td><td colspan="2" rowspan="3">Makrophagen (M1)
PMN-Granulozyten
Endothelzellen</td><td rowspan="3">sterile Entzündung (↑)</td></tr>
<tr><td>Asbestfasern[170]</td><td rowspan="2">beruflliche Exposition</td></tr>
<tr><td>Silizium-dioxyd[171]</td></tr>
<tr><td>Abrieb von hoch molekularem Polyethylen/ UHMWPE[172]</td><td>künstliche Gelenke</td><td></td><td>Makro-phagen</td><td>M1</td><td>Differenzierung zu Osteoklasten (↑) durch/mit Sekretion von proinflammatorischen Zytokinen (IL-1β, Il-6, IL-12, IL-23; TNFα) und Chemokinen (CCL2–4, CXCL8–12) (↑), reaktiven Oxygen Species (ROS) und NO (↑)</td></tr>
</table>

	proinflammatorisch		eher antiinflammatorisch

ECM = Extrazelluläre Matrix; SLRP = Kleine Leucin-reiche Proteoglycane wie Decorin, Biglycan, Fibromodulin, Lumican; LPG = Große Proteoglycane wie Aggrecan, Versican; NLRP3-Inflammasom = Komplex aus NLRP3/nucleotide-binding domain leucine-rich repeat containing protein + ASC/Adaptor for Caspase activation and recruitment domains/CARD + Caspase 1; SR-J/RAGE = Scavenger receptor class J/ Receptor for advanced glycation endproducts; TLR = Toll-like Rezeptoren; UHMWPE = ultra-high molecular weight polyethylene wear debris Ø 0.5 µm;

2.3 Pathogen Assoziierte Molekulare Produkte (PAMPs)

Pathogen Assoziierte Molekulare Produkte (**PAMPs**/Pathogen Associated Molecular Patterns), auch Mikroben Assoziierte Molekulare Produkte (**MAMPs**) genannt, stellen Komponenten der Infektionserreger (Bakterien, Viren, Pilze, Parasiten) dar (Beispiele siehe Tab. 2.6), welche

169 Hornung V, Bauernfeind F, Halle A, Samstad EO, Kono H, Rock KL, Fitzgerald KA, Latz E. Silica crystals and aluminium salts activate the NALP3 inflammasome through phagosomal destabilization. Nat Immunol. 2008;9:847–56.

170 Dostert C, Petrilli V, Van Bruggen R, Steele C, Mossman BT, Tschopp J. Innate immune activation through Nalp3 inflammasome sensing of asbestos and silica. Science. 2008;320:674–7.

171 Cassel SL, Eisenbarth SC, Iyer SS, Sadler JJ, Colegio OR, Tephly LA, Carter AB, Rothman PB, Flavell RA, Sutterwala FS. The Nalp3 inflammasome is essential for the development of silicosis. Proc Natl Acad Sci U S A. 2008;105:9035–40.

172 Nich C, Takakubo Y, Pajarinen J, Ainola M, Salem A, Sillat T, Rao AJ, Raska M, Tamaki Y, Takagi M, Konttinen YT, Goodman SB, Gallo J. Macrophages-Key cells in the response to wear debris from joint replacements. J Biomed Mater Res A. 2013;101(10):3033–45.

- fremd sind für den menschlichen Organismus,
- direkt an Rezeptoren für pathogene Strukturmuster, den **PRR** (Pattern Recognition Receptors) auf den Zellen der angeborenen Immunabwehr binden (siehe Kap. 3) und hierdurch
  - die Zellen der angeborenen Immunabwehr aktivieren,
  - die Phagozytose und den Verdau der Mikroben bzw. der PAMPs stimulieren,
  - die Bildung von Opsoninen auslösen bzw. stimulieren können,
- an Opsonine und an, von der Zellmembran proteolytisch abgespaltene, lösliche Rezeptoren für pathogene Strukturmuster binden (siehe Kap. 3), wodurch verstärkt werden
  - die Bindung der PAMPs bzw. der PAMPs exponierenden Infektionserreger an Rezeptoren für Opsonine auf den Fresszellen der angeborenen Immunabwehr,
  - die Phagozytose und der Verdau der opsonierten PAMPs durch Fresszellen,
- die Komplement-, Kinin- und Gerinnungssysteme aktivieren können und
- Entzündungen auslösen
  - durch direkte Aktivierung der PRR auf den Zellen des Immunsystems,
  - indirekt über die Komplexbildung mit Opsoninen und die Bindung dieser Komplexe an Rezeptoren für gebundene Opsonine auf den Zellen des Immunsystems und/oder
  - durch direkte Aktivierung des Komplement-, Kinin- und Gerinnungssystems.

Tab. 2.6: Beispiele für PAMPs/MAMPs.

Bakterien		Gram(–)	Gram (+)	Mykobacterien	Mykoplasmen
	außen	Lipopolysacharid/LPS (Lipoglycan/Endotoxin)	Lipoteichonsäure/LTA	Lipide	
		Cor-Oligosaccharid (OS)		Trehalosedimykolat	
		Lipid A		Lipoarabinomannan/LAM	
		O-Polysaccharid		Glykopeptan	
		Hüllproteine (S-Layer)			
		Flagellin (bei begeißelten Bakterien)			
		Lipoproteine			
		Diacyl- bzw. -Triacyl-Lipopeptide			Diacyl-Lipopeptide
		Peptidoglycan (Murein)			
		Glycosylphosphatidylinositol		Glycosylphosphatidylinositolmannan	
	innen	demethylierte DNA/CpG-Oligomere			
		dsRNA, ssRNA, 5′-triphosphat-RNA			

Pilze		**Candida**			
	außen	Zymosan			
		Phospholipomannan; Mannan			
Viren		**Influenza, Masern**	**RNA-Viren**	**Reovirus**	**DNA-Viren**
	außen	Hämagglutinin	Capsid-Proteine		Capsid-Proteine
	innen	ssRNA	ssRNA; dsRNA	dsRNA	dsDNA; ssDNA
					demethylierte DNA/ CpG-Oligomere
Parasiten		**Trypanosomen**	**Plasmodium**		
	außen	Glycosylphosphatidyl-Inositol-Mucin	Hemozoin		

dsRNA/dsDNA = Doppelstrang-RNA/DNA; MAMPs = Microbs associated molecular pattern; PAMPs = Pathogen associated molecular patteren; ssRNA/ssDNA = Einzelstrang-RNA/DNA; CpG = Cytosin Guanin

3 Zelluläre Rezeptoren für pathogene Strukturmuster (DAMPs und PAMPs)

Der Körper ist in der Lage, auf das Auftreten von pathogenen molekularen Strukturmustern, auf PAMPs wie auch auf DAMPs mit Hilfe von zellulären Rezeptoren für pathogene Strukturmuster (PRR/Pathogen Recognition Receptors) zu reagieren. Je nach dem Ort des Auftretens der DAMPs und PAMPs erfolgt diese Reaktion[173]

- im extrazellulären/phagolysosomalen/endosomalen Bereich
  - durch Toll-like receptors (TLRs), C-Typ-Lektine und Scavenger-Rezeptoren,
- im zytosolischen Bereich
  - durch Nod-like Rezeptoren (NLRs), RIG-I-like Rezeptoren (RLRs) und AIM2-like Rezeptoren (ALRs).

Zu den **PRR/Pattern Recognition Receptors** gehören

- die **TLR/Toll-like Rezeptoren** (siehe Tab. 3.1), wobei beim Menschen zu unterscheiden sind
  - zellmembranständige Rezeptoren,
    - wie TLR-1, TLR-2, TLR-4, TLR-5, TLR-6, TLR-10,
    - welche durch extrazelluläre Liganden (DAMPs; PAMPS) aktiviert werden,
  - intrazelluläre/endosomale Rezeptoren
    - wie TLR-3, TLR-7, TLR-8, TLR-9,
    - welche durch intrazelluläre Liganden (im besonderen RNA und/oder DNA) aktiviert werden,
  - Rezeptoren, welche nach Bindung ihres Liganden die Mutterzelle
    - aktivieren; hierzu gehören TLR-1 bis TLR-9 oder
    - inhibieren; hierzu gehört TLR-10;
- **zellmembranständige Lectine** (siehe Tab. 3.2),
  - deren Charakteristikum mindestens eine extrazelluläre Binderegion für ein Kohlenhydrat (Carbohydrate-Recognition Domäne/CRD) darstellt,
  - wobei zu unterscheiden sind (siehe Tab. 3.2)
    - C-Typ-Lectine, welche Ca-Ionen für die Bindung der CRD an den Kohlenhydratliganden benötigen; hierzu gehören Decti-2, Mincle, DC-Sign, CLECSF8, SIGNR1, SIGNR1, SIGNR3, MGL, DCIR, MR und DEC-205,
    - Ca-Ionen unabhängige Lectine; zu diesen gehören Dectin-1, CLEC5A und DNGR-/CLEC9A;
  - an welche vorwiegend binden
    - endogene Glycane (Glykopeptide/Glykolipide) auf der Oberfläche von Zellen oder in Form von DAMPs auf Zellvesikeln oder im Zelldetritus und/oder
    - exogene Glycane der Mikroorganismen (Bakterien, Viren, Pilze, Parasiten) wie PAMPs/MAMPs;

---

173 Guo H, Callaway JB, Ting JPY. Inflammasomes: mechanism of action, role in disease, and therapeutics, Nature Medicine. 2015;21:677–687.

https://doi.org/10.1515/9783110536522-003

   - die zu unterscheiden sind von Lectinen, welche nach Bindung ihres Liganden die Mutterzelle
      - aktivieren oder
      - hemmen; hierzu gehören BDCA-2, DCIR und PLA_2R;
- **Scavenger Rezeptoren** (siehe Tab. 3.3)
   - welche geschädigte Proteine, Lipoproteine, und Glykoproteine binden (Straßenfegerfunktion),
   - die breit gefächerte chemische Strukturen aufweisen, welche eingeteilt werden in die Klassen A, B, D, E, F, G, H, I und J (siehe Tab. 3.3) und
   - welche vorwiegend DAMPs, aber auch PAMPs entweder direkt (durch Einleitung der Endozytose bzw. der Phagozytose und des endosomalen bzw. phagolysosomalen Verdaus) oder indirekt durch Stimulation der erworbenen Immunantwort eliminieren;
- **zytosolische Helikasen/RNA-dependent ATPases** (siehe Tab. 3.4),
   - zu denen gehören
      - RIG-I (Retinoic acid inducible gene I) ähnliche Rezeptoren wie RIG-I,
      - MDA-5 (Melanoma differentiation associated antigen),
      - LGP-2 (laboratory of genetics and physiology 2) und
   - welche bevorzugt durch virale RNA aktiviert werden;
- **intrazelluläre Nukleotid-bindende Oligomerisations-Domäne-ähnliche Rezeptoren**
   - zu denen gehören (siehe Tab. 3.4)
      - NOD (Nukleotid-bindende Oligomerisationsdomäne) ähnliche Rezeptoren wie NOD1 und NOD2,
      - NALP (NACHT, LRR und PYD Domänen enthaltende Rezeptoren) -1 bis 14,
   - welche aktiviert werden
      - durch Peptidoglycane und deren Spaltprodukte Muramyldipeptid und meso-DAP besonders von intrazellulär sich vermehrenden Bakterien,
      - durch virale dsDNA;
- **zytosolische virale DNA Sensoren**
   - zu denen zahlreiche Mitglieder gehören, wie z. B. (siehe Tab. 3.4)
      - cyclic GMP-AMP Synthase, RNA polymerase III, DNA-dependent activator of IFN regulatory factors, IFNγ inducible protein 16, Leucine rich repeat protein FLII interacting protein, DEAD box polypeptide 41, Meiotic recombination 11 homolog, member of LSm protein family, DNA-protein kinase catalytic subunit,
   - welche aktiviert werden durch zytosolische DNA
      - von fakultativ oder obligat intrazellulär sich vermehrenden Bakterien oder
      - von DNA-Viren.

PRR werden besonders häufig und vermehrt exprimiert
- von Zellen des Immunsystems wie z. B. von
   - Granulozyten, im Besonderen von Neutrophilen Granulozyten
   - Monozyten und Makrophagen

  - Dentritischen Zellen,
  - B-Lymphozyten, seltener von T-Lymphozyten
- von Endothelzellen und
- von Epithelzellen.

Die Aktivierung der PRR kann unterschiedliche Folgen haben:

- Stimulierung der angeborenen zellulären Immunantwort und einer akuten Entzündung
  - durch Aktivierung von Granulozyten, Monozyten, Makrophagen und Natürlichen Killerzellen zur Expression von proinflammatorischen Zytokinen (siehe Kap. 7) wie z. B.
    - Interleukine (z. B. IL-1, IL-2, IL-6, IL-12, IL-16, IL-18, IL-22, IL-23),
    - Interferon-γ,
    - Tumornekrosefaktor TNFα und -β;
  - durch Bildung von Inflammasomen- (Caspase 1) Komplexen zur proteolytischen Aktivierung z. B. von IL-1 und IL-18 (siehe Kap. 6.3), aber auch
  - durch Stimulierung der Phagozytose bzw. Endozytose durch Makrophagen und Granulozyten
    - mit Abtötung der Infektionserreger, endosomalem bzw. phagolysosomalem Verdau und intrazellulärer Entsorgung von PAMPs und DAMPs,
    - mit Freisetzung von proinflammatorischen lysosomalen Enzymen, Leukotrienen und Mediatoren;
  - durch Aktivierung von Endothelzellen,
  - mit Kontrolle der akuten Entzündung durch Aktivierung von hemmend wirkenden PRR wie z. B. TLR-10 (siehe Tab. 3.1) oder den Lectinen BDCA-2, DCIR und PLA_2R (siehe Tab. 3.2);
- Stimulierung der erworbenen Immunantwort (siehe Kap. 5)
  - durch Aktivierung von Antigen-präsentierenden Zellen/APC wie Dentritische Zellen und B-Lymphozyten wie auch von Makrophagen und Endothelzellen
    - zum endosomalen bzw. phagolysosomalen Verdau von PAMPs und DAMPs,
    - zur anschließenden Präsentation der in den verdauten PAMPs und/oder DAMPs enthaltenen Antigene auf MHC-II- (Major Histocompatibility Complex) Molekülen und
  - durch Bildung von antigenspezifischen immunologischen Synapsen zwischen den APC und T-Lymphozyten zur Verstärkung
    - der zellulären entzündlichen und zytotoxischen antigenspezifischen Reaktion von T-Lymphozyten,
    - der Bildung hochaffiner Antikörper gegen Antigene in den PAMPs und DAMPs durch B-Lymphozyten und Plasmazellen;
- Abwehr von Virusinfektionen durch die verstärkte intrazelluläre Bildung von Interferonen (IFN α und β, siehe Kap. 6.4), aber auch
- Erleichterung von Virusinfektionen durch die Pinozytose von Virus/PRR-Komplexen.

Tab. 3.1: Toll-Like Rezeptoren/TLR des Menschen*.[174, 175, 176, 177, 178, 179]

PRR/Pathogen Recognition Receptors			**Liganden**		
Rezeptor (Ko-Rez.)	**Lokalisation/ Zelle (Adapter-Mol.)**	**Trans-kriptions-Faktor**	**Strukturen**	**PAMPs/MAMPs**	**DAMPs**
TLR-1 (TLR-2)	Zell-Membran Makr, DC, B-Ly; T-Ly** (Mal, MyD88)	NF-κB	Triacyl-Lipopeptide Peptidoglucane	Gram(+) Bakterien; Mycobakterien	
TLR-2 (TLR-1, TLR-6, TLR-10, CD36, RP105)	Zell-Membran Makr, Dz, Mastz, Mikroglia, B-Ly, T-Ly (Mal, MyD88)		Diacyl-/Triacyl-Lipopeptide Lipoarabino-mannan/LAM, Mycolylarabinogalactan, STF, PSM; OspA-L, Lipoteichonsäure, Peptidoglycane	Gram(+) Bakterien, Mycobakterien, Borrelien, Neisserien, Yersinien, Leptospiren, Chlamydien	Zellen, HSP, HMGB1, Histone, Hyaluran, Biglycan, Versican oxydierte LD-Lipoproteine
			Zymosan; Phospholipomannan	Aspergillus, Candida Saccharomyces	
			Haemagglutinin Hüllproteine	Masern HSV	
			Glycosyl-phosphophatidyl-Inositol-Mucin; Lysophosphatidylserin; Lipophosphoglycan	Trypanosomen, Schistosomen, Leishmanien, Plasmodien	
TLR-3	Endosom Dz, B-Ly (TRIF)	NF-κB IRF3,7	dsRNA	ssRNA Viren (z. B. WNV, RSV) dsRNA-Viren, z. B., Retroviren)	dsRNA

174 Kumar H, Kawai T, Akira S. Toll-like receptors and innate immunity, Biochem. Biophys. Res. Commun. 2009;388/4:621–625.

175 Kawai T, Akira S. The role of pattern-recognition receptors in innate immunity: update on Toll-like receptors. Nat. Immunol. 2010;11/5:373–84.

176 Kumar H, Kawai T, Akira S. Pathogen Recognition by the Innate Immune System. International Reviews of Immunology. 2011;30:16–34.

177 Hasan U, Chaffois C, Gaillard C, Saulnier V, Merck E, Tancredi S, Guiet C, Brière F, Vlach J, Lebecque S, Trinchieri G, Bates EEM. Human TLR10 is a functional receptor, expressed by B cells and plasmacytoid dendritic cells, which activates gene transcription through MyD88, J. Immunol. 2005;174/5:2942–50.

178 Guan Y, Ranoa DRE, Jiang S, Mutha SK, Li X, Baudry J, Tapping RI. Human TLRs 10 and 1 share common mechanisms of innate immune sensing but not signaling. J. Immunol. 2010;184/9:5094–103.

179 Dunston CR, Griffiths HR. The effect of aging on macrophage Toll-like receptor- mediated responses in the fight against pathogens. Clin Exp Immunol. 2010;161/3:407–416.

PRR/Pathogen Recognition Receptors			Liganden		
Rezeptor (Ko-Rez.)	**Lokalisation/ Zelle (Adapter-Mol.)**	**Trans-kriptions-Faktor**	**Strukturen**	**PAMPs/MAMPs**	**DAMPs**
TLR-4 (MD2, CD14, LBP, RP105)	Zell-Membran Makr, Dz, Mastz, Epz/Co (Mal, MyD88, TRAM, TRIF)	NF-κB IRF3,7	LPS/Lipopolysaccharid	Gram(–) Bakterien	Zellen; HSP, HMGB1, Histone, Hyaluran, Heparansulfat, Biglycan oxydierte LD-Lipoproteine
			Mannan	Candida	
			Caspsid-Proteine	umhüllte Viren (z. B. RSV)	
			Glycoinositolphospho-lipide	Trypanosomen	
TLR-5	Zell-Membran Makr, Dz, Epz/Co (MyD88)	NF-κB	Flagellin	begeißelte Bakterien	
TLR-6 (TLR-2)	Zell-Membran Makr, Mastz, BLy (Mal, MyD88)	NF-κB	Diacyl- und Triacyl-Lipopeptide (MALP-2)	Mycoplasmen	oxydierte LD-Lipoproteine, β-Amyloid 42,
			Lipoteichonsäure/LTA	Gram(+) Bakterien (Streptococcen)	
			STF, PSM	Mycobakterien	
			OspA-L	Borrelien	
			Zymosan	Saccharomyces; Candida	
TLR-7	Endosom Makr, Dz, Ly, Granuloz. (MyD88)	NF-κB IRF7	ssRNA	ssRNA-Viren, z. B. Influenza, Cocksackie B, HIV, HCV; GU-reiche ssRNA[180]	
TLR-8	Endosom Makr, Dz, Mastz (MyD88)		ssRNA		
TLR-9	Endosom Dz, Bly,Makro, NK-Zellen; Keratinoz., (MyD88)		demethylierte DNA/CpG-Sequenzen-Oligomere	Gram(+) und Gram(–) Bakterien	mtDNA
			dsDNA Viren	dsDNA-Viren (z. B. HSV; CMV, EBV, HPV)[181]	
			Hemozoin	Plasmodium	

180 Heil F, Hemmi H, Hochrein H, Ampenberger F, Kirschning C, Akira S, Lipford G, Wagner H, Bauer S. Species-specific recognition of single-stranded RNA via toll-like receptor 7 and 8. Science. 2004;303(5663): 1526–9.

181 Martínez-Campos C, Burguete-García AI, Madrid-Marina V. Role of TLR9 in Oncogenic Virus-Produced Cancer. Viral Immunol. 2017;30(2):98–105.

PRR/Pathogen Recognition Receptors			Liganden		
Rezeptor (Ko-Rez.)	**Lokalisation/ Zelle (Adapter-Mol.)**	**Trans-kriptions-Faktor**	**Strukturen**	**PAMPs/MAMPs**	**DAMPs**
TLR-10 (TLR-2)	Zell-Membran Dz, Makr, B-Ly, Granuloz., (MyD88)		?		
			Aktivierung hemmt die Immunstimulierung durch andere TLR[182, 183]		

	proinflammatorische Rezeptoren		antiinflammatorische Rezeptoren

*) TLR1-TLR9 wurden auch und TLR-11, TLR-12 und TLR-13 wurden nur bei Mäusen nachgewiesen
Kleinschrift = Ko-Rezeptoren

B-ly = B-Lymphozyten; Dz = Dentritische Zellen; Makr = Makrophagen; Mastz = Mastzellen; Epz/Co = Epithelzellen/Colon; Granuloz. = Granulozyten

CD36 = platelet glycoprotein 4; CpG = Cytosin Guanin; dsDNA = Doppelstrang-DNA; dsRNA = Doppelstrang-RNA; GU = Guanosin und Uridin; HMGB1 = high-mobility group box 1 protein; HSP = Heat Shock Protein; IRF = Interferon regulierender Faktor; Ko-Rez. = Ko-Rezeptoren; LBP = LPS-bindendes Protein; Mal = MyD88 Adapter-like; MALP-2 = Mycoplasmal macrophage-activating lipopeptide-2kD; STF = soluble tuberculosis factor; PSM = phenol-soluble modulin; OSPA-L = burgdorferi outer surface protein A lipoprotein; MyD88 = Myeloid differentiation primary response gene 88; MAMP = Microbes Associated Molecular Pattern; mtDNA = mitochondriale DNA; NF = Nuklearer Faktor; PAMP = Pathogen Associated Molecular Pattern; RP105 = Rezeptor-Protein 105; RSV = Respiratorische Synzytial-Virus; ssRNA = Einzelstrang-RNA; TIRAP = TIR domain containing Adaptor Protein; TLR = Toll-Like Rezeptor; TRAF = Tumor Nekrosis Faktor-Receptor assoziierter Faktor; TRAM = TRIF-related Adaptor Molekül; TRIF = TIR-domain-containing adaptor inducing IFN-β; TRIF = Toll/interleukin-1 Rezeptor Domäne; WNV = West-Nil-Virus;

182 Hess NJ, Felicelli C, Grage J, Tapping RI. TLR10 suppresses the activation and differentiation of monocytes with effects on DC-mediated adaptive immune responses. J Leukoc Biol. 2017;101(5):1245–1252.
183 Jiang S, Li X, Hess NJ, Guan Y, Tapping RI. TLR10 Is a Negative Regulator of Both MyD88-Dependent and -Independent TLR Signaling. J Immunol. 2016;196(9):3834–41.

Tab. 3.2: Zellmembran-Lectine mit PRR-Funktionen.[184, 185, 186, 187, 188, 189]

<table>
<tr><th colspan="2">PRR</th><th colspan="3">Liganden</th></tr>
<tr><th>C-abhängige Lectine</th><th>Vorkommen/Zellen (Korezept/ Signalübertr)</th><th>Strukturen</th><th>PAMPS</th><th>DAMPs</th></tr>
<tr><td>ASGPR 1/2
Asialoglycoprotein Rec.[190]</td><td>Hepatozyten, Makrophagen, Granulozyten,</td><td>Galactose; Nacetyl-galactosamin, Glucose</td><td></td><td rowspan="2">desialylisierte Glykoproteine und Glykolipide</td></tr>
<tr><td rowspan="2">MGL-1
Macrophage Galactose Type C Lectin</td><td rowspan="3">Makrophagen, Dentritische Zellen, (LSP1/TLR)</td><td rowspan="2">Galactose; N-acetyl-galactosamin</td><td>Umhüllte Viren EbolaV</td></tr>
<tr><td>Trypanosomen Trematoden Cestoden</td><td></td></tr>
<tr><td>MGL-2</td><td>α-L-Fuc-(1→3)-[β-D-Gal-(1→4)]-D-GlcNAc</td><td></td><td>Lewis^{x}-Trisaccharide</td></tr>
<tr><td rowspan="2">Mincle
macrophage-inducible C-type lectin[191]</td><td rowspan="2">Makrophagen, Dentritische Zellen, Granulozyten, B-Lymphozyten (FcRγ/Syk)</td><td rowspan="2">α-Mannose/ N-acetyl-glucosamin, Mannitol-Glycero-Glycolipide, Mannosyl-Glycolipide Trehalosedimy-colat</td><td>Klebsiellen, Mykobakterien,</td><td rowspan="2">SAP 130 spliceosome-associated protein 130;</td></tr>
<tr><td>Candida, Malassezia</td></tr>
</table>

184 Drickamer K, Taylor ME. Recent insights into structures and functions of C-type lectins in the immune system. Curr Opin Struct Biol. 2015;34:26–34.

185 Vâzquez-Mendoza A, Carrero JC, Rodriguez-Sosa M. Parasitic Infections: A Role for C-Type Lectins Receptors. Biomed Res Int. 2013;2013:456352. doi: 10.1155/2013/456352.

186 Sattler S, Ghadially H, Hofer E. Evolution of the C-Type Lectin-Like Receptor Genes of the DECTIN-1 Cluster in the NK Gene Complex. Scientific World Journal. 2012;931386. doi: 10.1100/2012/931386.

187 Kerrigan AM, Brown GD. C-type lectins and phagocytosis. Immunobiology. 2009;214(7):562–575.

188 Hoving JC, Wilson GJ, Brown GD. Signalling C-Type lectin receptors, microbial recognition and immunity. Cell Microbiol. 2014;16(2):185–194.

189 Monteiro JT, Lepenies B. Myeloid C-Type Lectin Receptors in Viral Recognition and Antiviral Immunity. Viruses. 2017;9(3):59, doi: 10.3390/v9030059.

190 D'Souza AA, Devarajan PV. Asialoglycoprotein receptor mediated hepatocyte targeting – strategies and applications. J Control Release. 2015;203:126–39.

191 Richardson MB, Williams SJ. MCL and Mincle: C-Type Lectin Receptors That Sense Damaged Self and Pathogen-Associated Molecular Patterns. Front Immunol. 2014;5:288. doi: 10.3389/fimmu.2014.00288.

PRR		Liganden		
C-abhängige Lectine	**Vorkommen/Zellen** (Korezept/ Signalübertr)	**Strukturen**	**PAMPS**	**DAMPs**
MCL Macrophage C-Type Lectin[192]			Mycobakterien Malassezia	körpereigene Mannosyl-, Galactosyl oder Fucosyl-Konjugate
Dectin-2 dentritisches Cell-Lectin-2[193]	Makrophagen, Dentritische Zellen, Granulozyten (FcRγ/Syk)	α-Mannan; O-Manno-biosereiche Glykoproteine	Mycobakterien Candida, Malassezia Schistosomen Hausstaubmilben	
BDCA-2 Blood dentritic cell antigen[194]	plasmazytoide Dentritische Zellen (FcRγ/Syk)	β1–3- und β1–4-Galactose; asialo-Galactosyl-Oligosaccharide	HIV-1 gp120; HCV E2 *proinflammat. Cytokine* (↓)	
DCIR Dendritic Cell Immuno-receptor C-type lectin 6/CLECSF6[195]	Makrophagen, Dentritische Zellen, Granulozyten, B-Lymphozyten (ITIM)	Mannose, Fucose, N-Glycane	HIV-1 gp120; HCV E2 Plasmodium *proinflammat. Cytokine* (↓)	
DC-SIGN dentritic cell specific ICAM-3 grabbing non Integrin[196]	Makrophagen, Dentritische Zellen (LSP1/TLR)	Mannose-Glucan; Fucose-Glucan; Lewis^x-Trisaccharide; Surface layer A Protein	Mycobacterien; Helicobacter pylori, Lactobacillus umhüllte Viren* Influenza A; HIV, EbolaV Leishmania Trematoden Schistosomen Cestoden	Lewis^x ICAM-3

192 Richardson MB, Williams SJ. MCL and Mincle: C-Type Lectin Receptors That Sense Damaged Self and Pathogen-Associated Molecular Patterns. Front Immunol. 2014;5:288. doi: 10.3389/fimmu.2014.00288.

193 Kerscher B, Willment JA, Brown GD. The Dectin-2 family of C-type lectin-like receptors: an update. Int Immunol. 2013;25(5):271–7.

194 Kerscher B, Willment JA, Brown GD. The Dectin-2 family of C-type lectin-like receptors: an update. Int Immunol. 2013;25(5):271–7.

195 Kerscher B, Willment JA, Brown GD. The Dectin-2 family of C-type lectin-like receptors: an update. Int Immunol. 2013;25(5):271–7.

196 Goncalves AR, Moraz ML, Pasquato A, Helenius A, Lozach PY, Kunz S. Role of DC-SIGN in Lassa Virus Entry into Human Dendritic Cells. J Virol. 2013;87(21):11504–11515.

PRR		Liganden		
C-abhängige Lectine	**Vorkommen/Zellen** (Korezept/ Signalübertr)	**Strukturen**	**PAMPS**	**DAMPs**
DC-SIGNR-1 DC-SIGN-Related 1 L-DC-SIGN[197]	sinusoidale Endothelzellen der Lymphknoten und der Leber	Mannose-Oligosaccharide	Bakterien umhüllte Viren*	
		Zymosan	Hefen	
DNGR-1 Dentritic cell natural killer lectin group receptor 1; C-type lectin domain containing9A/CLEC9A[198, 199, 200]	Dentritische Zellen	F-Actin	Vaccinia V. Herpes Simplex V	F-Actin sterbender/toter Zellen
Langerin CD207[201]	Langerhans-Zellen, Dentritische Zellen, Makrophagen	Mannose-Glucan, Fucose-Glucan, *N*-acetyl-glucosamin, sulfatierte Galactose;	Mycobacterien Candida, Malassezia HIV, HSV, MasernV.	desialylisierte Glycoproteine/ Blutgruppen-antigene
Layilin[202, 203, 204]	Chondrozyten, Synoviazellen			Hyaluran; Zytoskelett-proteine (Merlin, Radixin, Talin)

197 dos Santos A, Hadjivasiliou A, Ossa F, Lim NK, Turgut A, Taylor ME. Drickamer K. Oligomerization domains in the glycan-binding receptors DC-SIGN and DC-SIGNR: Sequence variation and stability differences. Protein Sci. 2017;26(2):306–316.

198 Hanč P, Fujii T, Iborra S, Yamada Y, Huotari J, Schulz O, Ahrens S, Kjær S, Way M, Sancho D, Namba K, Reis E, Sousa C. Structure of the Complex of F-Actin and DNGR-1, a C-Type Lectin Receptor Involved in Dendritic Cell Cross-Presentation of Dead Cell-Associated Antigens. Immunity. 2015;42(5):839–849.

199 Zelenay S, Keller AM, Whitney PG, Schraml BU, Deddouche S, Rogers NC, Schulz O, Sancho D, Reis E, Sousa C. The dendritic cell receptor DNGR-1 controls endocytic handling of necrotic cell antigens to favor cross-priming of CTLs in virus-infected mice. J Clin Invest. 2012;122(5):1615–27.

200 Helft J, Anjos-Afonso F, van der Veen AG, Chakravarty P, Bonnet D, Reis E, Sousa C. Dendritic Cell Lineage Potential in Human Early Hematopoietic Progenitors. Cell Rep. 2017;20(3):529–537.

201 Feinberg H, Rowntree TJW, Tan SLW, Drickamer K, Weis WI, Taylor ME. Common Polymorphisms in Human Langerin Change Specificity for Glycan Ligands. J Biol Chem. 2013;288(52):36762–36771.

202 Borowsky ML, Hynes RO. Layilin, a novel talin-binding transmembrane protein homologous with C-type lectins, is localized in membrane ruffles. J. Cell Biol. 1998;143(2):429–42.

203 Asano K, Arito M, Kurokawa MS, Omoteyama K, Okamoto K, Suematsu N, Yudoh K, Nakamura H, Beppu M, Kato T. Secretion of inflammatory factors from chondrocytes by layilin signaling. Biochem Biophys Res Commun. 2014;452(1):85–90.

204 Weigel PH. Planning, evaluating and vetting receptor signaling studies to assess hyaluronan size-dependence and specificity. Glycobiology. 2017;27(9):796–799.

PRR			Liganden		
C-abhängige Lectine		**Vorkommen/Zellen** (Korezept/ Signalübertr)	**Strukturen**	**PAMPS**	**DAMPs**
LSECtin Liver and lymph node sinusoidal endothelial cell C-type lectin; C-type lectin superfamily 4g/CLEC4G		Endothelzellen der Sinusoide in Leber, Lnn, Knochenmark; Kupfersche Sternzellen	Mannose-Glucane, Fucose-Glucane, *N*-acetyl-glucosamin	EbolaV	
Prolectin		B-Lymphozyten (ITAM)	α-Mannose, Fucose (Lewis^a, Lewis^x, Lewis^y)		Lewis^x-Trisaccharide
SR-E/Lox1 Scavenger receptor class E/β-Glucan Receptor		Makrophagen, Dentritische Zellen, Granulozyten, B-Lymphozyten, NK-Zellen	β-Glucane	Candida	
Selectine 205	**E-Selectin**	Endothelzellen	Fucosilierte und sulfatierte *N*- und *O*-Glycane		körpereigene Mannosyl-, Galactosyl oder Fucosyl-Konjugate
	L-Selectin	Makrophagen, Granulozyten, Lymphozyten	sialysiertes Lewis^X-O-Glucane		
	P-Selectin	Thrombozyten			
Mannose Rezeptoren 206, 207	**MRC1** CD206[208]	Makrophagen, Dentritische Zellen, Endothelzellen (Leber)	Mannose Glucane, Fucose-Glucane, N-acetylglucosamin, Glucose-Glucane, sulfatierte Galactose/ GalNAc-4-SO_4, mannolysiertes Lipoarabinomannan	Mycobakterien, Klebsiellen, Yersinia, Pneumokokken, umhüllte Viren* Candida Leishmanien, Trypanosomen, Schistosomen, Nematoden, Hausstaubmilben	Mannose-Glykoproteine; Mannose-Glykolipide,

205 McEver RP. Selectins: initiators of leucocyte adhesion and signalling at the vascular wall. Cardiovasc Res. 2015;107(3):331–339.

206 Staines K, Hunt LG, Young JR, Butter C. Evolution of an Expanded Mannose Receptor Gene Family. PLoS One. 2014;9(11):e110330. doi: 10.1371/journal.pone.0110330.

207 Martinez-Pomares L. The mannose receptor. J. Leukoc. Biol. 2012;92:1177–1186.

208 Azad AK, Rajaram MV, Schlesinger LS. Exploitation of the Macrophage Mannose Receptor (CD206) in Infectious Disease Diagnostics and Therapeutics. J Cytol Mol Biol. 2014 Jan 10;1(1). pii: 1000003.

PRR		Liganden		
C-abhängige Lectine	**Vorkommen/Zellen** (Korezept/ Signalübertr)	**Strukturen**	**PAMPS**	**DAMPs**
MRC2 Endotel80, CD280 209, 210, 211, 212, 213, 214	Makrophagen, Dentritische Zellen	Mannose, Fucose, N-acetyl-glucosamin		Collagene Collagen Typ I, IV
PLA_2R Phospholipase A2-Receptor, Clec13c 215, 216, 217	Makrophagen, Granulozyten, Epithelzellen			Phospholipase/ PLA_2
				Arachidonsäure/ Entzündung (↓), *Apoptosis* (↑)[218]
DEC-205 CD205 219, 220, 221	Dentritische Zellen inklusiv Langerhans-Zellen, B-Lymphozyten, Makrophagen	CpG-DNA-Sequenzen, β-Glucane	Bakterien (über Kooperation mit TLR bzw. Lectin-Rezeptoren)[222, 223]	apoptotische Zellen/ Körperchen; Keratin

209 Wu K, Yuan J, Lasky LA. Characterization of a novel member of the macrophage mannose receptor type C lectin family. J Biol Chem. 1996;271(35):21323–30.

210 Engelholm LH, List K, Netzel-Arnett S, Cukierman E, Mitola DJ, Aaronson H, Kjøller L, Larsen JK, Yamada KM, Strickland DK, Holmbeck K, Danø K, Birkedal-Hansen H, Behrendt N, Bugge TH. uPARAP/Endo180 is essential for cellular uptake of collagen and promotes fibroblast collagen adhesion. J Cell Biol. 2003;160(7): 1009–15.

211 Martinez-Pomares L, Wienke D, Stillion R, McKenzie EJ, Arnold JN, Harris J, McGreal E, Sim RB, Isacke CM, Gordon S. Carbohydrate-independent recognition of collagens by the macrophage mannose receptor. Eur J Immunol. 2006;36(5):1074–82.

212 East L, Rushton S, Taylor MT, Isacke CM. Characterization of Sugar Binding by the Mannose Receptor Family Member, Endo180. The Journal of Biological Chemistry. 2002;277:50469–50475.

213 Thomas EK, Nakamura M, Wienke D, Isacke CM, Pozzi A, Liang P. Endo180 binds to the C-terminal region of type I collagen. J Biol Chem. 2005;280(24):22596–605.

214 Martinez-Pomares L, Wienke D, Stillion R, McKenzie EJ, Arnold JN, Harris J, McGreal E, Sim RB, Isacke CM, Gordon S. Carbohydrate-independent recognition of collagens by the macrophage mannose receptor. Eur J Immunol. 2006;36(5):1074–82.

215 Murakami M, Sato H, Miki Y, Yamamoto K, Taketomi Y. A new era of secreted phospholipase A_2. J Lipid Res. 2015;56(7):1248–1261.

216 Menschikowski M, Hagelgans A, Nacke B, Jandeck C, Sukocheva O, Siegert G. Epigenetic control of phospholipase A_2 receptor expression in mammary cancer cells. BMC Cancer. 2015;15:971. doi: 10.1186/ s12885-015-1937-y.

217 Pan Y, Wan J, Liu Y, Yang Q, Liang W, Singhal PC, Saleem MA, Ding G. sPLA2 IB induces human podocyte apoptosis via the M-type phospholipase A2 receptor. Sci Rep. 2014;4:6660, doi: 10.1038/srep06660.

218 Pan Y, Wan J, Liu Y, Yang Q, Liang W, Singhal PC, Saleem MA, Ding G. sPLA2 IB induces human podocyte apoptosis via the M-type phospholipase A2 receptor. Sci Rep. 2014;4:6660, doi: 10.1038/srep06660.

219 Shrimpton RE, Butler M, Morel AS, Eren E, Hue SS, Ritter MA. CD205 (DEC-205): A recognition receptor for apoptotic and necrotic self. Mol Immunol. 2009;46(6):1229–1239.

PRR		Liganden		
C-abhängige Lectine	**Vorkommen/Zellen** (Korezept/ Signalübertr)	**Strukturen**	**PAMPS**	**DAMPs**
Dectin-1 dentritisches Cell-Lectin-1[224, 225]	Makrophagen, Dentritische Zellen, Granulozyten, Epithel-Zellen/Lunge (ITAM/Grb2/Syk)	β-Glucane	Mycobacterien; Hämophilus influenzae	
			Candida, Aspergillus	
MDL-1 myeloid DAP-12-associating lectin; CLEC5A	Monozyten, Makrophagen, Granulozyten (DAP-12, Syk)	Glycan? Hämagglutinin	InfluenzaV, DengueV, JapEncV/JEV	

	proinflammatorische Rezeptoren		antiinflammatorische Rezeptoren

Kleinschrift = Vollnamen / Synonyme / Funktionen; B-Ly = B-Lymphozyten; Ez = Endothelzellen; Granuloz. = Granulozyten; Makr. = Makrophagen; ITAM = Immune Tyrosine activation Motive im zellinternen Teil des Rezeptors; ITIM = Immune Tyrosine inhibition Motive im zellinternen Teil des Rezeptors; NK-Z = Natürliche Killerzellen; SAP = Sin3A-associated protein; TLR = Toll-Like-Rezeptoren,

*) umhüllte Viren: z. B. HIV-1, Filo-Viren (Ebola-V., Marburg-V.), Corona-Viren, Flavi-Viren (Dengue-V., West Nil-V.) Arena-Viren (Lassa-V.)

220 Yong L, Li M, Gao Y, Deng Y, Liu W, Huang D, Ren C, Liu M, Shen J, Hou X. Identification of proinflammatory CD205+ macrophages in livers of hepatitis B virus transgenic mice and patients with chronic hepatitis B. Sci Rep. 2017;7:46765. doi: 10.1038/srep46765.

221 Cao L, Chang H, Shi X, Peng C, He Y. Keratin mediates the recognition of apoptotic and necrotic cells through dendritic cell receptor DEC205/CD205. Proc Natl Acad Sci U S A. 2016;113(47):13438–13443.

222 Yong L, Li M, Gao Y, Deng Y, Liu W, Huang D, Ren C, Liu M, Shen J, Hou X. Identification of proinflammatory CD205+ macrophages in livers of hepatitis B virus transgenic mice and patients with chronic hepatitis B. Sci Rep. 2017 Apr 24;7:46765. doi: 10.1038/srep46765.

223 Hou X, Hao X, Zheng M, Xu C, Wang J, Zhou R, Tian Z. CD205-TLR9-IL-12 axis contributes to CpG-induced oversensitive liver injury in HBsAg transgenic mice by promoting the interaction of NKT cells with Kupffer cells. Cell Mol Immunol. 2017;14(8):675–684.

224 Brown GD. Dectin-1: a signalling non-TLR pattern-recognition receptor. Nature Reviews Immunology 2006;6:33–43.

225 Heyl KA, Klassert TE, Heinrich A, Müller MM, Klaile E, Dienemann H, Grünewald C, Bals R, Singer BB, Slevogt H. Dectin-1 Is Expressed in Human Lung and Mediates the Proinflammatory Immune Response to Nontypeable *Haemophilus influenza*. mBio. 2014;5(5):e01492–14. doi: 10.1128/mBio.01492-14.

Tab. 3.3: Scavenger-Rezeptoren mit PRR-Funktionen.[226, 227, 228]

PRR		**Liganden**		
Scavenger Rezeptoren	**Vorkommen/ Zellen**	**Strukturen**	**PAMPs**	**DAMPs**
SR-A1/SCAR-A1 Scavenger receptor class A1, MSR1/macrophage scavenger receptor 1, CD204	Makrophagen, Dentritische Zellen, Mastzellen	unmethylierte DNA/CpG Sequenzen, Lipopolysaccharid Lipoteichonsäure	Gram(–) Gram(+) Bakterien dsDNA (HBV) ssDNA (HCV)	oxydierte oder acetylierte Lipoproteine, HSP, β-Amyloid dsRNA, dsDNA mtDNA
SR-A3/SCAR-A3 Scavenger receptor class A3; cellular stress response/CSR	Epithelzellen			reaktive Sauerstoff-Moleküle
SR-A4/SCAR-A4 Scavenger receptor class A4; collectin placenta 1/CL-P1	Endothelzellen			oxydierte LDL
SR-A5/SCAR-A5 Scavenger receptor class A5	Epithelzellen	Polyanionische Liganden	Gram(–) und (+) Bakterien (E. coli, Staphylococcus aureus)	
SR-A6/MARCO Scavenger receptor class A6; Macrophage receptor with collagenous structure	Makrophagen (Lunge, Milz, Lnn), Dentritische Zellen	Lipopolysaccharid Lipoteichonsäure, oxydierte Lipoproteine;	oydierte Zellmembranen/ Gram(+), Gram(–) Bakterien	oxydierte Lipoproteine, oxydierte Zellmembranen
SR-B1 Scavenger receptor class B1	viele Zelltypen (z. B. Leber, Nebennieren, Gonaden)	oxydierte/ acetylierte Lipoproteine;		modifizierte Lipoproteine, HDL-Cholesterylester
SR-B2 Scavenger receptor class B2, Thrombospondin-Rezeptor, CD36	Monozyten, Makrophagen, Thrombozyten Endothelzellen, Epithelzellen	Polyanionische Liganden	(Staphylococcus aureus) Hefen Plasmodien	oxydierte Lipoproteine, oxydierte Phospholipide; Amyloid; apoptotische Körperchen

226 Yu X, Guo C, Fisher PB, Subjeck JR, Wang XW. Scavenger Receptors: Emerging Roles in Cancer Biology and Immunology. Adv Cancer Res. 2015;128:309–364.

227 PrabhuDas M, Bowdish D, Drickamer K, Febbraio M, Herz J, Kobzik L, Krieger M, Loike J, Means TK, Moestrup SK, Post S, Sawamura T, Silverstein S, Wang XY, El Khoury J. Standardizing Scavenger Receptor Nomenclature. J Immunol. 2014;192(5):1997–2006.

228 Zani IA, Stephen SL, Mughal NA, Russell D, Homer-Vanniasinkam S, Wheatcroft SB, Ponnambalam S. Scavenger Receptor Structure and Function in Health and Disease. Cells. 2015;4(2):178–201.

PRR		**Liganden**		
Scavenger Rezeptoren	**Vorkommen/ Zellen**	**Strukturen**	**PAMPs**	**DAMPs**
SR-D Scavenger receptor class D, CD68, Macrosialin	Makr., Dz., Osteokl., Mikrogliaz.	oxydierte Lipoproteine		oxydiertes LDL, apoptotische Zellen/ Körperchen
SR-E/LOX-1 Scavenger receptor class E/ Lectin-like oxidized LDL receptor 1; oxidized low-density lipoprotein receptor 1/OLR1	Endoz., Makr., Dz., B-Ly, Adipoz., glatte Muskelz., Thromboz.,	oxydierte Lipoproteine	Lipoproteine, Glykolipide	oxydiertes LDL, HSP60/70; apoptotische Zellen/ Körperchen, Ketoamine (advanced glycation endproducts/AGEs) Akut-Phasen-Proteine (z. B. C-reaktives Protein)
SR-E/Dectin-1 Scavenger receptor class E/ β-Glucan Receptor (siehe Tab. 2.8 Lectin-Rezeptoren)	Makr., Dz., Granuloz., B-Ly, NK-Zellen	β-Glucane	Bakterienwände Candida	
SR-F1/SCAR-F1 Scavenger receptor class F1, Scavenger receptor expressed by endothelial cells-I/SREC-I	Endothelzellen, Makrophagen, Dentritische Zellen	Makromoleküle mit stark negativer Ladung	HCV-Virus (in Kooperation mit SR-A1 und TLR-2)	oxydiertes (acetyliertes) Lipoprotein; apoptotische Zellen/Körperchen; HSP-70, -90, -110, Grp170, Calreticulin
SR-F3/MEGF 10 Scavenger receptor class F3, multiple epidermal growth factor (EGF) – like domains	Mikrogliazellen			β-Amyloid
SR-G/SR-PSOX Scavenger receptor class G, Scavenger receptor für Phosphatidylserin und oxydiertes Lipoprotein (CXC chemokine ligand)	Makrophagen, Dentritische Zellen, B-Lymphozyten, Endothelzellen (Leber-Sinusoide)	Makromoleküle mit stark negativer Ladung, Lipopolysaccharid Lipoteichonsäure oxydierte Lipoproteine	(Gram(–) und Gram(+) Bakterien)	oxydiertes Lipoprotein, Phosphatidylserin
SR-H1/Stabilin-1 Scavenger receptor class H1, Fasciclin, EGF-like and lamin type EGF-like domain-containing scavenger receptor-/FEEL-1; common lymphatic endothelial and vascular endothelial receptor-1/ CLEVER-1	Makrophagen, Endothelzellen	Makromoleküle mit stark negativer Ladung, Phosphatidylserin oxydierte/ acetylierte Lipoproteine		oxydiertes LDL, acetyliertes LDL, Hyaluronan, Heparin, matricelluläre Proteine wie secreted protein acidic and rich in cysteine/SPARC, HSP70, geschädigte/gealterte Erythrozyten (über Phosphatidylserin)
SR-H2/Stabilin-2 Scavenger receptor class H2; FEEL-2	Endothelzellen (Lnn, Leber-Sinusoide)			

PRR		Liganden		
Scavenger Rezeptoren	**Vorkommen/ Zellen**	**Strukturen**	**PAMPs**	**DAMPs**
SR-I/CD163 Scavenger receptor class I	Monozyten, Makro-phagen (bevorzugt M-2)		Staphylo-coccus aureus (Phagozytose durch (lösliches) sCD163	Haptoglobin-Hämoglobin-Komplexe, TNF-like weak inducer of apoptosis/TWEAK
SR-J/RAGE Scavenger receptor class J; Receptor for advanced glycation endproducts	Monozyten, Makro-phagen	Glycosamino-glycane, Ketoamine		Ketoamine (advanced glycation end products/ AGEs), high mobility group Proteine (e.g., HMGB1, amphoterin), (Hyaluron-säure, Heparin, Chondroitin-sulfat, Keratansulfat), Amyloid A Peptide, β-amyloid; S100/calgra-nulin, Kollagen I und IV, Integrin Mac-1, Complement C3

	proinflammatorische Rezeptoren
Kleinschrift = Vollnamen / Synonyme	

Tab. 3.4: Zytosolische Rezeptoren mit PRR-Funktionen.

PRR		Liganden		
Rezeptoren	**Vorkommen**	**Strukturen** (Signalübertragung)	**PAMPs**	**DAMPs**
zytoplasmatische Helicasen/RNA-dependent ATPases				
RIG-1 Retinoic acid inducible gene I[229, 230]		5'pppds RNA oder 5'pp RNA (RIG1/ASC/Caspase 1-Inflammasom und/oder CARD9, Bcl-10, MAVS; TF: IRF3 und NF-κB)	RNA-Viren: z. B.: Sendai V., influenza A- + B-V., Vesicular Stomatitis V., Masern V., Ebola V., Dengue V, Hepatitis CV. DNA-Viren (über RNA polymerase III) z. B. herpes simplex V., Epstein-Barr V., Vaccinia V., Adeno V.,	

229 Ablasser A, Bauernfeind F, Hartmann G, Latz E, Fitzgerald KA, Hornung V. RIG-I-dependent sensing of poly(dA:dT) through the induction of an RNA polymerase III-transcribed RNA intermediate. Nature immunology. 2009;10/10:1065–1072.

230 Liu Y, Olagnier D, Lin R. Host and Viral Modulation of RIG-I-Mediated Antiviral Immunity. Front Immunol. 2016;7:662. doi: 10.3389/fimmu.2016.00662.

PRR		Liganden		
Rezeptoren	**Vorkommen**	**Strukturen (Signalübertragung)**	**PAMPs**	**DAMPs**
MDA-5 Melanoma differentiation associated antigen[231]	in fast allen Zelltypen inklusive Immunzellen	dsRNA (MDA-5: geringe Bindung an dsRNA, besitzt CARD-Domäne; LGP2: starke Bindung an dsRNA, besitzt kein CARD-Domäne; Kooperation LGP2/MDA-5 (oder RIG1) ermöglicht vermehrte Bindung von dsRNA und verstärkte Aktivierung/Signaltransduktion durch MDA-5 über CARD9, Bcl-10, MAVS) (TF: IRF3 und NF-κB[232])		
LGP2 laboratory of genetics and physiology 2[233]			RNA-Viren: z. B.: Corona-V., West-Nil-V., Dengue V.,	
Nukleotid-bindende Oligomerisation Domain-ähnliche Rezeptoren				
NOD1 Nukleotid-bindende Oligomerisations-domäne[234]	Makrophagen	Peptidoglycane Muramyldipeptid, mesoDAP dsDNA (CARD)	Gram(+) und Gram(–) Bakterien (Salmonella)[235]	
NOD2[237]	Makrophagen, Epithelzellen		CMV (über Adapterprotein RIPK2/ Receptor-interacting serine/ threonine-protein kinase 2)[236]	
			Gram(+) und Gram(–) Bakterien	

231 Louber J, Brunel J, Uchikawa E, Cusack S, Gerlier D. Kinetic discrimination of self/non-self RNA by the ATPase activity of RIG-I and MDA5. BMC Biol. 2015;13:54. doi: 10.1186/s12915-015-0166-9.

232 Bruns AM, Leser GP, Lamb RA, Horvath CM. The innate immune sensor LGP2 activates antiviral signaling by regulating MDA5-RNA interaction and filament assembly. Mol Cell. 2014;55(5):771–781.

233 Satoh T, Kato H, Kumagai Y, Yoneyama M, Sato S, Matsushita K, Tsujimura T, Fujita T, Akira S, Takeuchi O. LGP2 is a positive regulator of RIG-I and MDA5-mediated antiviral responses. Proc Natl Acad Sci U S A. 2010;107(4):1512–1517.

234 Kanneganti TD, Lamkanfi M, Núñez G. Intracellular NOD-like receptors in host defense and disease. Immunity. 2007;27(4):549–59.

235 Geddes K, Rubino S, Streutker C, Cho JH, Magalhaes JG, Le Bourhis L, Selvanantham T, Girardin SE, Philpott DJ. Nod1 and Nod2 regulation of inflammation in the Salmonella colitis model. Infect Immun. 2010;78(12):5107–15.

236 Fan YH, Roy S, Mukhopadhyay R, Kapoor A, Duggal P, Wojcik GL, Pass RF, Arav-Boger R. Role of nucleotide-binding oligomerization domain 1 (NOD1) and its variants in human cytomegalovirus control in vitro and in vivo. Proc Natl Acad Sci U S A. 2016;113(48):7818–7827.

237 Zurek B, Proell M, Wagner RN, Schwarzenbacher R, Kufer TA. Mutational analysis of human NOD1 and NOD2 NACHT domains reveals different modes of activation. Innate Immun. 2012;18(1):100–11.

PRR		Liganden		
Rezeptoren	**Vorkommen**	**Strukturen** (Signalübertragung)	**PAMPs**	**DAMPs**
NALP-1, -2, -12 Nacht, LRR und PYD Domänen enthaltende Rezeptoren (1–14)[238, 239, 240]	Makrophagen, Monozyten, Dentritische Zellen, Endothelzellen, Granulozyten, B-Ly, T-Ly, Keratinozyten, Mikrogliazellen, Neuronen[241]	(bilden Inflammasome mit ASC und der Procaspase-1)	Gram(+) und Gram(−) Bakterien	β-Amyloid[242] Prionen[243]
zytosolische virale DNA Sensoren				
cGAMP Synthase und weitere *)[244]		zytosolische DNA ssDNA dsDN	fakultativ oder obligat intrazellulär sich vermehrende Bakterien[245, 246]	
			DNA-Viren	

proinflammatorische Rezeptoren

*) cGAMP-Synthase = Cyclic GMP-AMP synthase; RNA polymerase III; DAI = DNA-dependent activator of IFN regulatory factors; IFI16 = IFNγ inducible protein 16; LRRFIP1 = Leucine rich repeat protein FLII interacting protein; DDX41 = DEAD box polypeptide 41; MRE11 = Meiotic recombination 11 homolog; LSm14A = member of LSm protein family; DNA-PKcs = DNA-protein kinase catalytic subunit
Kleinschrift = Vollnamen / Synonyme

ASC = Apoptosis-associated speck-like protein containing a CARD; CARD = C-terminal caspase-recruitment domain; LRR = leucine-rich repeat; MAVS = Mitochondrial Antiviral Signaling Protein; NACHT = Nucleotid-bindende Domaine; 5'pppdsRNA = 5'Triphosphat-DoppelstrangRNA; PYD = Pyrin-Domäne; TF = Transkriptionsfaktor;

238 Proell M, Riedl SJ, Fritz JH, Rojas AM, Schwarzenbacher R. The Nod-Like Receptor (NLR) Family: A Tale of Similarities and DifferencesPLoS ONE. 2008;3(4):e2119, doi: 10.1371/journal.pone.0002119.

239 Martinon F, Gaide O, Pétrilli V, Mayor A, Tschopp J. NALP inflammasomes: a central role in innate immunity. Semin Immunopathol. 2007;29(3):213–29.

240 Kolly L, Busso N, Palmer G, Talabot-Ayer D, Chobaz V, So A. Expression and function of the NALP3 inflammasome in rheumatoid synovium. Immunology. 2010;129(2):178–185.

241 Chen L, Li X, Huang L, Wu Q, Chen L, Wan Q. Chemical stimulation of the intracranial dura activates NALP3 inflammasome in trigeminal ganglia neurons. Brain Res. 2014;1566:1–11.

242 Salminen A, Ojala J, Suuronen T, Kaarniranta K, Kauppinen A. Amyloid-beta oligomers set fire to inflammasomes and induce Alzheimer's pathology. J Cell Mol Med. 2008;12(6A):2255–62.

243 Shi F, Yang L, Kouadir M, Yang Y, Wang J, Zhou X, Yin X, Zhao D. The NALP3 inflammasome is involved in neurotoxic prion peptide-induced microglial activation. J Neuroinflammation. 2012;9:73. doi: 10.1186/1742-2094-9-73.

244 Zhang Y, Yeruva L, Marinov A, Prantner D, Wyrick P, Lupashin V, Nagarajan UM. The DNA sensor, cyclic GMP-AMP synthase (cGAS) is essential for induction of IFN beta during *Chlamydia trachomatis* infection. J Immunol. 2014;193(5):2394–2404.

245 Sedlacek HH. Immunologie. Die Immunabwehr des Menschen. de Gruyter. 2014:137–140.

246 Zhang Y, Yeruva L, Marinov A, Prantner D, Wyrick P, Lupashin V, Nagarajan UM. The DNA sensor, cyclic GMP-AMP synthase (cGAS) is essential for induction of IFN beta during *Chlamydia trachomatis* infection. J Immunol. 2014;193(5):2394–2404.

Durch PAMPs und DAMPs werden Rezeptoren für pathogene Strukturmuster (PRR) vor allen Dingen auf Epithelzellen, Mastzellen, Granulozyten, Makrophagen, Fibroblasten, Dentritischen Zellen und B-Lymphozyten aktiviert. Diese Aktivierung hat für die betroffenen Zellen zur Folge

- eine Funktionssteigerung,
- die Exozytose von lysosomalen Enzymen,
- die Sekretion von Mediatoren und
- die Ausschüttung von Zytokinen und Chemokinen.

4 Entzündungen durch Sofortreaktion der angeborenen Immunabwehr

Die Sofortreaktion der angeborenen Immunabwehr dient der schnellen Zerstörung von pathogenen Strukturen und wird gefolgt

- von dem Aufräum-Prozess, in welchem tote oder sterbende Zellen, zerstörte extrazelluläre Matrix und Zelldebris entfernt werden müssen und
- von dem anschließenden Heilungsprozess.

Die Zerstörung von pathogenen Strukturen kann durch die angeborene Immunabwehr[247] sofort und ohne eine vorhergegangene spezifische Prägung erfolgen. Entscheidend für diese Reaktion auf einen Fremdstoff (PAMP) oder pathogenen körpereigenen Stoff (DAMP) sind,

- die Aktivierung der (angeborenen) Rezeptoren für pathogene Strukturmuster (PRRs/ Pattern recognition receptors, siehe Kap. 3) durch DAMPs und PAMPs,
- die hierdurch bewirkte Stimulierung der Immunzellen zur Freisetzung von Entzündungsmediatoren und Immunmediatoren wie auch zur Phagozytose und Zytotoxizität; dieses betrifft besonders
  - Mastzellen und basophile Granulozyten,
  - neutrophile und eosinophile Granulozyten,
  - Monozyten und Makrophagen,
  - Natürliche Killerzellen,
  - Epithelzellen, Fibroblasten und Endothelzellen (siehe Kap. 6);
- die durch die PAMPs und/oder DAMPs entweder direkt oder indirekt bewirkte Freisetzung von Entzündungsmediatoren aus den humoralen Abwehrsystemen. Hierzu zählen
  - das Komplementsystem (Bildung von Anaphylatoxinen und des lytischen Komplexes zur Abtötung von infizierten Zellen),
  - das Kininsystem (Freisetzung von Kininen),
  - das Gerinnungssystem (Aktivierung des Hagemanfaktors, Freisetzung des Tissue Factors, Bildung von Thrombin und Fibrin, Aktivierung von Thrombozyten, Aktivierung der Fibrinolyse mit der Bildung von Plasmin).

Das Ergebnis dieser Aktivierung ist (siehe Kap. 4.6)

- eine lokale Entzündung mit den klinischen Symptomen „Rötung, Schwellung, Temperaturerhöhung, Schmerz und eingeschränkte Funktion"
  - durch die freigesetzten proinflammatorischen Wirkstoffe (Histamin, Serotonin, Interleukine, Chemokine, Interferone, Leukotriene, Prostaglandine, Enzyme und Wachstumsfaktoren),
  - wodurch weitere Granulozyten, Makrophagen und Natürliche Killerzellen angelockt und aktiviert werden;

---

247 Sedlacek HH. Immunologie. Die Immunabwehr des Menschen. de Gruyter. 2014:144–160.

https://doi.org/10.1515/9783110536522-004

- die Zerstörung und Entfernung der Fremdsubstanz durch
  - zytotoxische Wirkstoffe (reaktive Sauerstoff- und Stickstoffverbindungen, TNFα, TNFβ, IFNα, IFNγ, Perforine, Granzyme, Cathepsine, lysosomale degradative Enzyme),
  - Extrazelluläre „Traps" (z. B. MCET/Mastcell-extracellular Trap oder NET/Neutrophil extracellular Trap), welche
    - Komplexe darstellen aus DNA, Histonen, neutrophile Elastase, Cathepsin G, Myeloperoxidase, Gelatinase und Lactoferrin,
    - extrazellulär infektiöse Keime umschließen und hierdurch
    - die Verbreitung von Keimen physikalisch verhindern,
    - Keime neutralisieren und mit Hilfe der in den NETs enthaltenen Wirksubstanzen, im Besonderen Enzymen abtöten,
    - die Phagozytose von Keimen durch Granulozyten oder Makrophagen erleichtern.
  - Phagozytose, intrazelluläre Abtötung und Verdau (im Besonderen bewirkt durch neutrophile Granulozyten und Makrophagen);
- die Regeneration bzw. Reparatur des Entzündungsgebietes, bewerkstelligt durch Wachstumsfaktoren, ausgeschüttet besonders von Makrophagen und Bindegewebezellen (VEGF, FGF, TGFα, TGFβ) mit
  - der Abräumung des toten fremden und körpereigenen Zellmaterials, erst durch Granulozyten, später durch Makrophagen,
  - der Stimulation der Blutgefäßneubildung (Angiogenese) aus den angrenzenden Blutkapillaren und
  - der Narbenbildung aus dem Wachstum der Bindegewebszellen und ggfs. der angrenzenden Epithelschicht.

4.1 Aktivierung von Mastzellen, Granulozyten, Monozyten/Makrophagen, Natürlichen Killerzellen, myeloiden Suppressorzellen

Von zentraler Bedeutung für die Entzündungsreaktion ist die Aktivierung der Zellen der angeborenen Immunabwehr.

Mastzellen

Mastzellen befinden sich vorwiegend im Bindegewebe der Haut und der Schleimhäute in Nachbarschaft zu Blutgefäßen/Kapillaren, stehen an vorderster Front der angeborenen Immunabwehr und sind zugleich afferent wie auch efferent beteiligt an der erworbenen Immunabwehr (siehe Tabelle 4.1). Nach dem Protease-Gehalt ihrer Granula werden Mastzellen in drei Gruppen eingeteilt:

- der Mastzell Tryptase/Chymase/Carboxypeptidase Typ (MC_{TC}), welcher
  - lokalisiert ist in der Haut, den Lymphknoten und den Schleimhäuten und
  - Rezeptoren für Anaphyllatoxine wie C5a (C5aR) besitzt,

- der Mastzell Tryptase Typ (MC_T), welcher
  - sich vorwiegend in den Schleimhäuten des Intestinums und der Lunge befindet und
- der Mastzell Tryptase/Carboxypeptidase A3 Typ (MC_{TCP}).

Mastzellen stellen gemeinsam mit den basophilen Granulozyten die maßgeblichen Effektorzellen dar für die allergische Reaktion vom Soforttyp, indem Entzündungsmediatoren durch „Degranulation“ der Granula-förmigen Speichervesikel freigesetzt werden. Sowohl bei den Mastzellen wie auch bei basophilen Granulozyten wird diese Degranulation ausgelöst durch[248]

- Allergene, welche allergenspezifische IgE-Antikörper vernetzen, die wiederum gebunden sind an zellmembranständige hochaffine Rezeptoren für das Fc-Teil von IgE (FcεRI),
- Histamin-liberierende Faktoren; zu diesen gehören
  - Chemokine CXCL-1, -5, -7, -8, -14, CX_3CL-1, CCL-2, -3, -4, -5, -11, welche eigenständig die Degranulation auslösen wie auch die Allergen-induzierte IgE-mediierte Degranulation verstärken können (siehe Kap. 6.1),
  - Anaphylatoxine C3a, C4a, C5a (entstanden durch Aktivierung der Komplementkaskade) durch Aktivierung des C3a-Rezeptors (für C3a, C4a) bzw. des C5a-Rezeptors (siehe Kap. 4.3),
  - kationische Proteine wie MBP (Major Basic Protein) durch Bindung an Heparansulfate bzw. Proteoglykane,
  - Neurotransmitter und Neuropeptide durch Aktivierung der zugehörigen Rezeptoren, wie im Besonderen
    - Adrenalin und Acetylcholin
    - Tachykinin, ANP, Oxytocin, Corticoliberin und ACTH
- Defensine und Cathelicidine,[249, 250]
- physikalische Reize (Druck, Wärme, Kälte, schnelle Temperaturwechsel, Licht, Röntgenstrahlung),
- DAMPs und PAMPs, welche PRR (Pathogen Recognition Receptors) aktivieren, wie z. B.
  - LPS (Lipopolysaccharid) von Gram(–)-Bakterien,
  - Flagellen-Proteine,
- Toxine wie z. B.
  - Toxin A und Toxin B von Clostridium diffizile (Aktivierung der Kinase MAPK),
  - Streptolysin von Streptococcus pyogenes (Zytolyse der Mastzellen),
  - Toxine von Insekten wie Bienen, Wespen, Hornissen, Hummeln,
- Lebensmittel-Inhaltsstoffe, wie z. B. Gewürze (Capsacain) oder Geschmacksverstärker (Glutamat),

---

248 Sedlacek HH. Immunologie. Die Immunabwehr des Menschen. de Gruyter. 2014:105–107, 573–605.

249 Niyonsaba F, Kiatsurayanon C, Ogawa H. The role of human β-defensins in allergic diseases. Clin Exp Allergy. 2016;46(12):1522–1530.

250 Agier J, Efenberger M, Brzezińska-Błaszczyk E. Cathelicidin impact on inflammatory cells. Cent Eur J Immunol. 2015;40(2):225–35.

- Arzneimittel, welche
  - direkt degranulieren können wie z. B. Morphin, Codein, ACTH, Salizylate oder
  - über die Aktivierung von Komplement Anaphylatoxine (C3a, C4a, C5a) erzeugen
    - direkt wie z. B. Jod-haltige Kontrastmittel, galenische Hilfsmittel (amphophile Lipide, amphophile Polymere) oder
    - indirekt erst nach Bildung von Arzneimittel-Antikörper-Immunkomplexen wie Dextran, Penicillin, tierische Immunglobuline.

Die Wirkstoffe, ausgeschüttet von Mastzellen sind zum überwiegenden Teil proinflammatorisch (siehe Tab. 4.1). Von besonderer Bedeutung für die allergische Sofortreaktion sind

- Histamin, welches bewirkt
  - über H1- und H2-Rezeptoren auf Endothelzellen die Freisetzung von NO mit Erweiterung der Kapillaren, Hautrötung, Nesselsucht und erhöhter Gefäßpermeabilität,
  - über H1-Rezeptoren die Kontraktion glatter Muskelzellen in Bronchien, Darm und großen Blutgefäßen,
  - über H3-Rezeptoren im ZNS eine Hemmung der Ausschüttung von Histamin, Noradrenalin, Acetylcholin, und Somastatin,
  - über H4-Rezeptoren die Chemotaxie und Aktivierung von basophilen Granulozyten und von T-Lymphozyten
- Serotonin, welches über eine Vielzahl unterschiedlicher Rezeptoren (5HT1 bis 5HT7) unterschiedliche Wirkungen entfaltet:
  - im zentralen Nervensystem überwiegt die antidepressive und Angst-lösende Wirkung und
  - in Endothelzellen erfolgt über Aktivierung des 5-HT1B-Rezeptors die Bildung von NO mit Erweiterung der Kapillaren und Hautrötung,[251]
- Proteoglycane, im Besonderen Heparin,
  - welches durch Bindung an Antithrombin III dessen inhibitorische Wirkung auf Thombin und Faktor Xa verstärkt und dadurch die Gerinnung hemmt,

Weitere proinflammatorische Wirkstoffe der Mastzellen umfassen

- Zytokine, welche
  - direkt zytotoxisch wirken wie z. B. TNFα,
  - die Proliferation bzw. Differenzierung von Granulozyten und Mastzellen wie auch von T-Lymphozyten, B-Lymphozyten stimulieren (wie z. B. IL-3, IL-4, IL-5, IL-6, IL-10, IL-13, IL-16, GM-CSF),
  - in B-Lymphozyten die Bildung von Immunglobulinen und den Isotypenwechsel (sogenannter Isotyp Switch) zu IgE Antikörpern und damit allergische Reaktionen fördern (wie im Besonderen IL-4, IL-5, IL-6, IL-13);
- Phospholipide wie z. B. PAF (Plättchen Aktivierender Faktor), welcher Thrombozyten aktiviert und dadurch die Gerinnung fördert,

251 McDuffie JE, Motley ED, Limbird LE, Maleque MA. 5-hydroxytryptamine stimulates phosphorylation of p44/p42 mitogen-activated protein kinase activation in bovine aortic endothelial cell cultures. J Cardiovasc Pharmacol. 2000;35(3):398–402.

- Prostaglandine und Leukotriene,
  - welche die Kontraktion der glatten Muskulatur u. a. in Bronchien und Blutgefäßen auslösen (wie z. B. PGD2, LTC4),
  - besonders neutrophile Granulozyten zur Chemotaxie, Phagozytose und Exozytose stimulieren (wie z. B. LTB4),
- kationische Proteine wie das Major Basic Protein (MBP), welche (nach Abspaltung des inaktivierenden Glutamins und des Asparaginsäure-haltigen Teilstücks) an Heparansulfat-Proteoglycan binden und hierdurch wirken
  - toxisch auf Parasiten, Bakterien und Säugerzellen,
  - verstärkend auf die Degranulation und damit Histaminausschüttung durch Mastzellen und basophile Granulozyten,
  - aktivierend auf neutrophile Granulozyten und Makrophagen und
  - als Auslöser für Bronchospasmen;
- lysosomale Enzyme, welche aktivieren
  - das Komplementsystem mit Freisetzung der Anaphyllatoxine C3a, C4a, C5a,
  - das Gerinnungssystem und hierdurch die Thrombozyten und Gefäßendothelzellen und
  - das Kininsystem mit Reizung der Schmerzfasern durch Bradykinin und Kallidin,
  - den Abbau der extrazellulären Matrix;
- Wachstumsfaktoren wie z. B. VEGF, bFGF, welche Endothelzellen und Fibroblasten aktivieren zur Gefäßneubildung.

Die durch Aktivierung von Mastzellen ausgehende allergische Reaktion vom Soforttyp kann je nach Ausdehnung
- harmlos und lokal beschränkt sein oder
- systemisch den gesamten Körper in Mitleidenschaft ziehen, aber kontrolliert bleiben oder unkontrolliert sich selbst verstärken und zum anaphylaktischen Schock führen.

Tab. 4.1: Beispiele für pro- und antiinflammatorische Wirkstoffe von Mastzellen.[252, 253, 254, 255]

Mastzellen aktivierende Substanzen	**Freisetzung von Wirkstoffen**	**proinflammatorische Wirkstoffe**		**Wirkung**
			antiinflammatorische Wirkstoffe	
IegE + spezifisches Allergen		**Histamin, Heparin, Serotonin, Dopamin, Chondroitinsulfat**		**allergische Reaktionen**

252 Arinobu Y, Iwasaki H, Akashi K. Origin of basophils and mast cells. Allergol Int. 2009;58:21–28.
253 St John AL, Abraham SN. Innate immunity and its regulation by mast cells. J Immunol. 2013 May 1;190(9):4458–63.
254 Voehringer D. Protective and pathological roles of mast cells and basophils. Nat Rev Immunol. 2013 May;13(5):362–75.
255 da Silva EZ, Jamur MC, Oliver C. Mast cell function: a new vision of an old cell. J Histochem Cytochem. 2014;62(10):698–738.

Mastzellen aktivierende Substanzen	**Freisetzung von Wirkstoffen**	**proinflammatorische Wirkstoffe**	antiinflammatorische Wirkstoffe	**Wirkung**
pathogene molekulare Strukturmuster/ Pathogen assoziierte Molekulare „Pattern“ (PAMPs + DAMPs) **Komplement-Faktoren Anaphylatoxine** (C3a, C4a, C5a), **Zytokine** (IL-3, IL-4, IL-6, IL-9, IL-10, IL-33, SCF, GM-CSF, TGFβ, NGF, NT-3) **Chemokine** (CXCL-1, -5, -7, -8, -14, CX_3CL-1, CCL-2, -3, -4, -5, -11)	durch Degranulation	**Histamin, Heparin, Serotonin, Dopamin, Chondroitinsulfat**		**allergische Reaktionen**
		lysosomale Enzyme: β-Hexosaminidase, β-Glucuronidase, β-D-Galactosidase, Arylsulphatase A, Cathepsine C, B, L, D, E,		**Gewebezerstörung**
		Proteasen: Chymase, Tryptase, Carboxypeptidase A, Cathepsin G, Granzyme B, Matrix Metalloproteinasen)		**Aktivierung von Zymogenen, Gewebezerstörung**
		Major Basic Protein (MBP), Reaktive Sauerstoff-Spezies (ROS)		**Zytotoxizität**
		Chemokine: CCL2, CCL5, CCL7, CCL11, CXCL8		**Chemotaxie (↑), z. B. eosinophiler Granulozyten Chemotaxie (↑)**
			Carboxypeptidase	Inaktivierung proinflammatorischer Proteine/Anaphylatoxine (↑)
			Peroxidase	Inaktivierung von ROS (↑)
			Arylsulfatase	Inaktivierung von Leukotrienen (↑)
Neuropeptide (Adrenalin und Acetylcholin Tachykinin, ANP, Oxytocin, Corticoliberin ACTH)	nach Aktivierung	**ROS (Reactive Oxygen Species) RNS (Reactive Nitrogen-Species)**		**Zytotoxizität (Zellen, Bakterien) (↑)**
		MCETs* (Mastcell Extracellular Trap)[256]		**Entzündungen (↑) durch verstärkte Phagozytose von Parasiten, Bakterien/Pilzen und Exozytose**
			MCETs (Mastcell Extracellular Trap)	Entzündungen (↓) durch Neutralisation, Opsonierung (↑), Eliminierung von Keimen (↑)

256 Naqvi N, Ahuja K, Selvapandiyan A, Dey R, Nakhasi H, Puri N. Role of Mast Cells in clearance of Leishmania through extracellular trap formation. Sci Rep. 2017;7(1):13240. doi: 10.1038/s41598-017-12753-1.

Mastzellen aktivierende Substanzen	Freisetzung von Wirkstoffen	proinflammatorische Wirkstoffe / antiinflammatorische Wirkstoffe	Wirkung
		Wachstumsfaktoren: SCF, GM-CSF, β-FGF, NGF, PDGF, TGFβ, VEGF, bFGF	Mastzellen/myeloische Zellen: Proliferation (↑), Differenzierung (↑), Apoptose-Resistenz (↑); Endothelzellen: Proliferation (↑)
		Prostaglandine PGD_2	Bronchokonstriktion (↑), Vasodilatation (↑)
		Leukotrien LTC4	Bronchokonstriktion (↑), Vasodilatation (↑), Schleimsekretion (↑); eosin. Granulozyten Chemotaxie (↑)
Major Basic Protein (MBP) **Toxine, Lebensmittel-Inhaltsstoffe, Arzneimittel**		Leukotrien LTB4	neutro. + eosin. Granulozyten, Makrophagen, *Dentritische Zellen, T-(TH1, TH17) Lymphozyten:* Chemotaxie/ Aktivierung (↑) Dentritische Zellen, *TH2-Lymphozyten Chemotaxie/ Aktivierung* (↑)
Thrombozytenfaktoren – Platelet Factor 4 (PF4), – Basophil Histamine releasing Substance (BHRS), – Platelet activating Factor (PAF), – Permeability Factor		Platelet Activating Factor (PAF)	Thrombozyten: Aktivierung (↑) Endothelzellen: Aktivierung/ Permeabilität (↑) Granulozyten: Adhäsion (↑) Monozyten: Expression IL-1β, IL-6, IL-8, TNFα (↑) *T-Lymphozyten: IL-10* (↓), *TH17-Ly.: Differenzierung* (↑)
		antiinflammatorisch: PAF	Granulozyten: Bildung von ROS (↓) *T-Lymph.: Expression IFNγ, IL-2* (↓)
		Zytokine: IL-1, IL-2, IL-3, IL-5, IL-6, IL-9, IL-12, IL-16, IL-17, IL-33, TNFα,	Makrophagen, Granulozyten, NK-Zellen: Aktivierung (↑) *TH1-, TH17, CTL-Lymphozyten: Differenzierung/Prägung* (↑)
		Zytokine: IL-4, IL-10, IL-13	*B-Lymphozyten: Isotypenwechsel von IgM nach IgE* (↑); *Allergische Reaktionen* (↑)

Mastzellen aktivierende Substanzen	**Freisetzung von Wirkstoffen**	**proinflammatorische Wirkstoffe**		**Wirkung**
			antiinflammatorische Wirkstoffe	
			Zytokine: IFNα, IFNβ	Immunzellen Aktivierung (↓)
			Zytokine: IL-4, IL-10, IL-13	***TH2-Ly: Differenzierung/ Prägung (↑)***
			VEGF, bFGF, TGFβ	Wundheilung (↑)
			TGFβ	Zellproliferation (↓) *Treg Differenzierung (↑)*

	Stimulation zelluläre Antwort
	Stimulation Antikörperantwort
	antiinflammatorisch

kursive Schrift: erworbene Immunreaktion;

MCET = MastCell Extrazellular Trap (Komplexe aus DNA, Histonen, neutrophile Elastase, Cathepsin G, Myeloperoxidase, Gelatinase Lactoferrin, Tryptase); ROS = Reactive Oxygen Species (z. B. Superoxid, Hydrogenperoxid, 5-OH-Radikale, Hypohalit, Chloramin); RNS = Reactive Nitrogen-Species (z. B.: NO, Nitrite, Nitrate);

Granulozyten

Granulozyten sind charakterisiert durch einen segmentierten Zellkern und zytoplasmatische Vesikel, welche nach Anfärbung mit Hämatoxylin und Eosin als unterschiedliche Granula in Erscheinung treten und die Unterscheidung ermöglichen zwischen

- neutrophilen Granulozyten
- eosinophilen Granulozyten und
- basophilen Granulozyten.

Alle Granulozyten stammen von der myeloischen Stammzelle ab, aus welcher sich entwickeln

- die Vorläuferzellen für neutrophile Granulozyten
  - unter dem Einfluss besonders von IL-3, IL-5, GM-CSF wie auch G-CSF
- die gemeinsamen Vorläuferzellen für eosinophile und basophile Granulozyten
  - unter dem Einfluss besonders von IL-3, IL-5, GM-CSF und TGFβ
  - wobei TGFβ
    - die Entwicklung von eosinophilen Granulozyten hemmt,
    - dagegen die Entwicklung von basophilen Granulozyten fördert.

Im Körper entstehen etwa 100 Millionen Granulozyten/Tag. Ihre Überlebensdauer liegt bei etwa 24–28 Stunden, das Absterben erfolgt überwiegend durch Apoptose und die Beseitigung des apoptotischen Zellmaterials durch Phagozytose der Makrophagen in Milz und Leber.

Allen Granulozyten ist gemeinsam, dass sie nach Aktivierung

- zahlreiche, meist proinflammatorische wie auch zytotoxische Wirkstoffe freisetzen können (siehe Tab. 4.2), wobei
  - Art und Menge der freigesetzten Wirkstoffe je nach Art des Granulozyten unterschiedlich sind,
  - diese Unterschiede einhergehen mit den Unterschieden in den Granulozytenfunktionen (siehe Tab. 4.2),
- schnell in das Entzündungsgebiet (siehe Kap. 4.3) einwandern können,
  - entweder aus dem Blut transendothelial in das Gewebe,
  - oder erst transendothelial in das Gewebe und nachfolgend aus dem Gewebe transepithelial in und durch das Epithel auf die Schleimhaut,
- partikuläre PAMPs und DAMPs schnell phagozytieren können (siehe Kap. 4.2), wobei
  - sich auch in der Ausprägung dieser Fähigkeit die Granulozyten-Arten unterscheiden,
  - Neutrophile Granulozyten spezialisiert sind für die Phagozytose.
- im Rahmen des Phagozytose-Prozesses lysosomale Enzyme in die zelluläre Umgebung exozytieren, welche den Entzündungsprozess verstärken, indem sie
  - das Komplementsystem aktivieren und
    - über die freigesetzten Anaphylatoxine (C3a, C4a und C5a) Mastzellen, basophile Granulozyten und Endothelzellen aktivieren,
    - mit Hilfe von C1q und C3b als Opsonine die Phagozytose und damit auch die Exozytose lysosomaler Enzyme verstärken,
  - das Kinin- und Gerinnungssystem wie auch die Fibrinolyse aktivieren,
  - die extrazelluläre Matrix zerstören.

Tab. 4.2: Beispiele für pro- und antiinflammatorische Wirkstoffe der Granulozyten.[257, 258, 259, 260, 261, 262, 263, 264, 265, 266, 267, 268]

Wirkstoff-Gruppe	neutrophile Granulozyten	eosinophile Granulozyten	basophile Granulozyten	proinflammatorische Wirkung antiinflammatorische Wirkung
Radikale	reaktive Sauerstoff Spezies/ROS reaktive Stickstoff-Spezies/RNS			**zytotoxisch; toxisch für Bakterien, Pilze, Viren; PAMPs (↑)**

257 Kelesidis T, Papakonstantinou V, Detopoulou P, Fragopoulou E, Chini M, Lazanas MC, Antonopoulou S. The Role of Platelet-Activating Factor in Chronic Inflammation, Immune Activation, and Comorbidities Associated with HIV Infection. AIDS Rev. 2015;17(4):191–201.

258 Laidlaw TM, Cutler AJ, Kidder MS, Liu T, Cardet JC, Chhay H, Feng C, Boyce JA. Prostaglandin E2 resistance in granulocytes from patients with aspirin-exacerbated respiratory disease. J Allergy Clin Immunol. 2014;133(6):1692–701.

259 Yokomizo T. Two distinct leukotriene B4 receptors, BLT1 and BLT2. J Biochem. 2015;157(2):65–71.

Wirkstoff-Gruppe	neutrophile Granulozyten	eosinophile Granulozyten	basophile Granulozyten	proinflammatorische Wirkung	antiinflammatorische Wirkung
Nukleasen	RNAse, DNAse			**Zerstörung von Viren (↑); PAMPs (↑)**	
anti-infektiöse Proteine/ Komplexe	Defensine	Defensine		**toxisch für Bakterien, Pilze, umhüllte Viren; PAMPs (↑)**	
	Cathelicidin		Cathelicidin	**toxisch für Bakterien; PAMPs (↑)**	
	Lysozym, Myeloperoxydase, Lactoferrin			**toxisch für Bakterien; PAMPs (↑)**	
	NETs (Neutrophil Extrazellular Traps)			**Entzündungen (↑) durch verstärkte Phagozytose von Bakterien/Pilzen und Exozytose**	Entzündung (↓) durch lokale Bindung/Neutralisation/Zerstörung von Bakterien und deren Proteasen
Kationische Proteine	*(Nur geringe Mengen von EDN und ECP)*	MBP ECP EDN (RNAse) EPO (RNAse)	MBP *(Nur geringe Mengen von ECP EDN und EPO)*	**Zytotoxizität (↑) für Zellen (u. a. Bronchialepithel, Nervenzellen) und Parasiten (Helminthen) MBP: Aktivierung von Mastzellen und basophilen Granulozyten (↑) RNAsen: Virusinaktivierung (↑)**	
		EDN		***Immunzellen: Aktivierung/Proliferation (↑)***	

260 Ohnishi H, Miyahara N, Gelfand EW. The role of leukotriene B(4) in allergic diseases. Allergol Int. 2008;57(4):291–8.

261 Claar D, Hartert TV, Peebles RS Jr. The role of prostaglandins in allergic lung inflammation and asthma. Expert Rev Respir Med. 2015;9(1):55–72.

262 Ricciotti E, FitzGerald GA. Prostaglandins and Inflammation. Arterioscler Thromb Vasc Biol. 2011;31(5): 986–1000.

263 Sedlacek HH. Immunologie. Die Immunabwehr des Menschen, Schutz, Gefahren, Erkrankungen. de Gruyter. 2014:111–117.

264 Shamri R, Xenakis JJ, Spencer LA. Eosinophils in innate immunity: an evolving story. Cell Tissue Res. 2011;343(1):57–83.

265 Steiner M, Huber S, Harrer A, Himly M. The Evolution of Human Basophil Biology from Neglect towards Understanding of Their Immune Functions. Biomed Res Int. 2016;2016:8232830. doi: 10.1155/2016/8232830.

266 Mayadas TN, Cullere X, Lowell CA. The multifaceted functions of neutrophils. Annu Rev Pathol. 2014;9:181–218.

267 Kita H. Eosinophils: multifunctional and distinctive properties. Int Arch Allergy Immunol. 2013;161(0 2): 3–9.

268 Cugno M, Marzano AV, Lorini M, Carbonelli V, Tedeschi A. Enhanced Tissue Factor Expression by Blood Eosinophils from Patients with Hypereosinophilia: A Possible Link with Thrombosis. PLoS One. 2014;9(11): e111862.

Wirkstoff-Gruppe	neutrophile Granulozyten	eosinophile Granulozyten	basophile Granulozyten	proinflammatorische Wirkung	antiinflammatorische Wirkung
Cytokine	IL-1, IL-6, IL-18 TNFα, GM-CSF	IL-1, IL-2, IL-3, IL5, IL-6, IL-16, IL-18, IL-25, GM-CSF, SCF, IFNγ, TNFα	IL-1, IL-3, IL-4, IL-5, IL-6, TNFα	**TNFα/Zytotoxizität (↑) neutr. + eos. Granulozyten, Makrophagen, Natürliche Killerzellen, Endothelzellen, Epithelzellen: Aktivierung und Proliferation (↑)** ***T- und B-Lymphozyten Proliferation*** **(↑)**	
		IL-4, IL-10, IL-13,	IL-4, IL-13, IL-25	***TH2-Lymphozyten: Differenzierung/ Prägung*** **(↑)**	
		IFNα, -β, TGFβ			Immunzellen: Aktivierung/ Proliferation (↓)
		TGFα, TGFβ,		**Epithelzellen, Fibroblasten: Aktivierung (↑)**	Aufbau extrazellulärer Matrix, Wundheilung (↑)
Chemokine	CCL3, CCL4	CCL-2 bis CCL-9, -11, -13, CXCL-1, -12, -13	CCL-3, -5, CXCL-8, -10	**Granulozyten/Makrophagen/ Lymphozyten: Chemotaxie (↑)**	
Wachstumsfaktoren	VEGF A bis D, HBP	VEGF A bis D, PDGFA bis C, AB	VEGFA	**Endothelzellen: Aktivierung + Proliferation (↑)**	
			BAFF	***B-Lymphozyten: Proliferation*** **(↑)**	
			TSLP, NGF	**basoph. Granulozyten, Mastzellen: Degranulierung/Histamin (↑)**	
Gewebshormone/ Mediatoren		Histamin	Histamin, Serotonin,	**Blutgefäße: Erweiterungen (↑), Durchlässigkeit (↑), Urtikaria (↑)**	
			Heparin	**Gerinnung (↓): Inhibition von Thrombin/ Faktor Xa (↑)**	
	PAF	PAF	PAF	**Thrombozyten: Aktivierung und Aggregation (↑) Endothelzellen: Aktivierung/ Permeabilität (↑) Granulozyten: Adhäsion (↑); Monozyten: Expres-sion IL-1β, IL-6, IL-8, TNFα (↑);** ***T-Lymphozyten: IL-10*** **(↓),** ***TH17-Lymph. Differenzierung*** **(↑)**	Granulozyten: Bildung von ROS (↓) *T-Lymphozyten: Expression IFNγ, IL-2* (↓)

Wirkstoff-Gruppe	neutrophile Granulozyten	eosinophile Granulozyten	basophile Granulozyten	proinflammatorische Wirkung	antiinflammatorische Wirkung
Gerinnungsfaktoren		TF		Gerinnung (↑): Alternativer Weg (↑)	
Leukotriene		LTC_4/LTD_4	LTC_4/LTD_4	SRSA: Bronchokonstriktion (↑), Vasodilatation (↑), Schleimsekretion (↑) eosin. Granulozyten Chemotaxie (↑)	
	LTB_4	LTB_4		neutro. + eosin. Granulozyten Chemotaxie/Aktivierung (↑), Makrophagen: Aktivierung (↑), *Dentritische Zellen, T-(TH1, TH17) Lymphozyten Aktivierung* (↑) *Dentritische Zellen, TH2-Lymphozyten Aktivierung* (↑)	
Prostaglandine	PGF_2			Bronchokonstriktion (↑)	
	PGI_2,			Gefäßpermeabilität (↑); Schmerz/ Aktivierung nozizeptiver Rezeptoren (↑)	Thrombozytenagreggation (↓)
	PGE_2	$PGE_{1,2}$		*TH2-Lymphozyten: Differenzierung/ Prägung* (↑)	Bronchokonstriktion (↓); Synthese von LTB4 (↓) und LTC4 (↓); Mastzellen: Aktivierung (↓); glatte Muskelzellen: Aktivierung (↓), eosin. Granulozyten Migration + Apoptose (↓); *Migration/Aktivierung von Dentritischen Zellen* (↓); *Differenzierung/Aktivierung TH1-Ly* (↓)
		PGD_2	PGD_2	Bronchokonstriktion (↑), Vasodilatation (↑); eosin. + basoph. Granulozyten, Epithelzellen, Endothelzellen, *Dentritische Zellen:* Chemotaxie/ Aktivierung (↑) *TH2-Lymphozyten: Chemotaxie/ Aktivierung* (↑)	
	Thromboxan B2			Thrombozyten: Aggregation (↑)	

Wirkstoff-Gruppe	neutrophile Granulozyten	eosinophile Granulozyten	basophile Granulozyten	proinflammatorische Wirkung	antiinflammatorische Wirkung
(lysosomale) Enzyme	Phosphatasen, Nukleasen, Proteasen, Lipasen, Glykosidasen			**Aktivierung von Zymogenen (↑); Aktivierung des Komplement- und Gerinnungssystems (↑), Freisetzung von Anaphylatoxinen (↑), Zerstörung der extrazellulären Matrix/ECM (↑)**	
	intrazellulär (Phagolysosom) + extrazellulär (Exozytose) z. B. MMP8,9,25	Bevorzugt extrazellulär (Exozytose)	Bevorzugt extrazellulär (Exozytose) z. B. MMP9		Inaktivierung von Immunmediatoren (↑), Verdau von PAMPs und DAMPs (↑)
		IDO			Zell-Proliferation (↓)
				TH1-Lymphozyten: Apoptose (↓)	
	neutrophil Elastase[269]	Elastase		**Spaltung von Elastin/Abbau der Extrazellulären Matrix (↑)**	
		Carboxypeptidase	Carboxypeptidase		Inaktivierung von Anaphyllatoxinen/C3a, C4a, C5a
		Histaminase			Inaktivierung von Histamin
		Aryl-Sulfatase			Inaktivierung von Leukotrienen/SRSA
		Phospholipase			Inaktivierung von Platelet activating factor

Legende	
(dunkelgrau)	**Stimulation zelluläre Antwort**
(dunkelgrau)	***Stimulation Antikörperantwort***
(hellgrau)	antiinflammatorisch

kursive Schrift: erworbene Immunreaktion;
Kleinschrift = Vollnamen / ergänzende Bemerkungen

BAFF = B-Cell Activating Factor; ECP = Eosinophilic cationic Protein; EDN = Eosinophil Derived Neurotoxin; EPO = Eosinophil Peroxydase; HBP = neutrophil-derived Heparin-Binding Protein; IDO = Indolamin 2,3-Dioxygenase; LT = Leukotrien; MBP = Major basic Protein; MMP = Matrix Metallo-Proteinase; NET = Neutrophil extracellular traps (DNA+ neutrophile Elastase, Cathepsin G, Myeloperoxidase, Gelatinase, Lactoferrin); NGF = Nerve Growth Factor; PAF = Platelet Activating Factor; PG = Prostaglandin; ROS = Reactive Oxygen Species (z. B. Superoxid, Hydrogenperoxyd, 5-OH-Radikale, Hypohalit, Chloramin); RNS = Reactive Nitrogen-Species (z. B.: NO, Nitrite, Nitrate); SRSA = Slow Reacting Substance of Anaphylaxis; TSLP = Thymic Stromal Lymphopoietin

Neutrophile Granulozyten sind mit einem Anteil von 50–70 % die größte Gruppe der Leukozyten.

Ein Großteil der Neutrophilen Granulozyten kreist im „immunologischen Ruhestand“ im Blut,

269 Bieth JG. The elastases. J Soc Biol. 2001;195(2):173–9.

- Für eine transendotheliale und ggfs. für eine nachfolgende transepitheliale Migration aus dem Blut in das Entzündungsgebiet benötigen die neutrophilen Granulozyten eine initiale Aktivierung z. B. durch PAMPs, DAMPs, Zytokine, Chemokine, Immunmediatoren, Komplementfaktoren oder Immunkomplexe.
- Ihre volle Funktion erreichen neutrophile Granulozyten im Regelfall erst in einem mehrstufigen Prozess wiederholter Aktivierungen durch proinflammatorische Stimuli am Ort des Entzündungsherdes.

Zu den Funktionen neutrophiler Granulozyten gehören (siehe Tab. 4.2)
- die Freisetzung der proinflammatorischen und zytotoxischen Inhaltsstoffe der Granula,
- die Bildung von zytotoxischen reaktiven Sauerstoff- und Stickstoff-Spezies,
- die Expression von Zytokinen, Chemokinen und Wachstumsfaktoren,
- die Freisetzung von proinflammatorischen Leukotrienen und proinflammatorisch wie auch antiinflammatorisch wirkenden Prostaglandinen,
- die Phagozytose von partikulären DAMPs und PAMPs und die damit verbundene Exozytose von proinflammatorisch wirkenden lysosomalen Enzymen,
- die verstärkte Exozytose lysosomaler Enzyme bei „frustrierter“ Phagozytose, d. h. wenn
  - das Phagolysosom nicht nach außen hin geschlossen werden kann, z. B. wenn
  - infektiöse Keime und Keimagglomerate auf Grund ihrer Größe das Schließen des Phagolysosoms nicht erlauben,
- die Bildung von **NETs** (Neutrophil Extracellular Traps), welche
  - Komplexe darstellen aus DNA, Histonen, neutrophiler Elastase, Cathepsin G, Myeloperoxidase, Gelatinase und Lactoferrin und welche
  - extrazellulär Keime umschließen und hierdurch
    - deren Verbreitung physikalisch verhindern,
    - diese neutralisieren und mit Hilfe der in den NETs enthaltenen Wirksubstanzen abtöten,
    - deren Phagozytose durch Granulozyten oder Makrophagen erleichtern.

Eosinophile Granulozyten zeichnen sich aus durch eine ausgeprägte proinflammatorische Aktivität, im Besonderen in der chronischen Phase der allergischen Reaktion vom Typ 1.[270]

Diese proinflammatorische Aktivität ist charakterisiert durch die Expression von (siehe Tab. 4.2)
- Chemokin-Rezeptoren für „eosinophile“ Chemokine wie z. B. für die Eotaxine CCL11, CCL24, CCL26 (siehe Kap. 6.3), durch welche sie spezifisch zu Chemotaxie stimuliert werden können,
- vergleichsweise großen Mengen **kationischer Proteine** (siehe Tab. 4.2), gespeichert in den Granula, im Besonderen

270 Sedlacek HH. Immunologie. Die Immunabwehr des Menschen, Schutz, Gefahren, Erkrankungen, de Gruyter 2014:111–117, 582–585.

- **MBP** (Major Basic Protein),
  - welches Mastzellen und basophile Granulozyten degranuliert und durch das freigesetzte Histamin allergische Reaktionen auslöst,
  - das zytotoxisch wirkt auf Epithelien, im Besonderen das Bronchialepithel, und hierdurch mitwirkt an der Entstehung von chronischem Asthma;
- **EPO** (Eosinophilic Peroxydase)
  - das zytotoxisch wirkt auf Epithelien und hierdurch die Wirkung von MBP auf das Bronchialepithel und die Entstehung von chronischem Asthma verstärkt,
- **EDN** (Eosinophilic Derived Neurotoxin)
  - welches toxisch wirkt auf die Myelinscheide von Nerven und
  - das durch seine RNAse-Aktivität Viren inaktivieren kann,
- **ECP** (Eosinophilic Cationic Protein)
  - das die Proliferation von Endothelzellen und damit die Angiogenese stimuliert und
  - welches ähnlich wie EDN durch seine RNAse Aktivität antiviral wirkt,
- in der Kombination mit Proteasen, speziell Serinproteasen,
  - zur Inaktivierung und Abtötung von Parasiten besonders von Helminthen,
- in der Kombination mit radikalen Sauerstoff- und Stickstoff-Spezies zur Verstärkung ihrer Zytotoxizität z. B. auf das Bronchialepithel,

▪ **ECF-A** (eosinophile chemotaktische Faktoren der Anaphylaxie)
  - im Wesentlichen die Tetrapeptide Ala-Gly-Ser-Glu und Val-Gly-Ser-Glu
▪ Leukotrienen (LTC4, LTB4), von Prostaglandinen (PGD2) und von PAF (Platelet Activating Factor), welche direkt oder indirekt (siehe Tab. 4.2)
  - durch Chemotaxie (LTC4, LTB4, PAF) die Infiltration von neutrophilen und eosinophilen Granulozyten und von Makrophagen in das Entzündungsgebiet verstärken,
  - die Gefäßdurchlässigkeit, Schleimsekretion und Muskelkontraktion besonders in den Bronchien erhöhen (PGD2),
  - Thrombozyten aktivieren (PAF) und hierdurch die Gerinnung fördern;
▪ proinflammatorischen Zytokinen, im Besonderen
  - IL-3, IL-5 und GM-CSF, welche autokrin wie auch parakrin das Wachstum von eosinophilen Granulozyten stimulieren,
  - IL-1, IL-6, TNFα, die u. a. Makrophagen und Endothelzellen aktivieren.
▪ beträchtlichen Mengen an lysosomalen Enzymen,
  - welche bei der Bildung von Phagolysosomen im Zuge der Phagozytose durch Exozytose ausgeschüttet werden,
  - die deutlich größer sind als diejenigen, welche z. B. bei der Exozytose durch neutrophile Granulozyten freigesetzt werden,
  - welche die Entzündungreaktionen drastisch verstärken.

Andererseits wirken eosinophile Granulozyten auch antientzündlich, so z. B.

▪ durch die Ausschüttung von Enzymen, welche die Mediatoren der akuten allergischen Reaktion zerstören, wie z. B.
  - Histaminase (Abbau von Histamin),

  - Arylsulfatase (Abbau von Leukotrienen) und
  - Phospholipase D (Abbau von PAF/Plättchen Aktivierende Faktor),
- durch die Expression von TGFα und TGFβ, welche
  - die Proliferation von Epithelzellen (TGFα) und von Fibroblasten (TGFβ) stimulieren und
  - durch die Organisation von Blutgefäßen in der Endphase der Angiogenese und durch den Aufbau der extrazellulären Matrix die Wundheilung aber auch Verschwartungen der Schleimhaut fördern,
- durch die Expression des antiinflammatorischen PGE2 (siehe Tab. 4.2).

Basophile Granulozyte unterscheiden sich von Mastzellen im Werdegang.[271, 272] Basophile Granulozyten
- proliferieren und durchlaufen ihre Reifungsstufen unter dem Einfluss von IL-3 und TSLP (Thymic Stroma Lymphopoietin) zum größten Teil im Knochenmark, Mastzellen dagegen im peripheren Gewebe und
- besitzen in der Peripherie eine Lebendsdauer von 1–2 Tagen, Mastzellen sind dagegen langlebig.

Andererseits sind basophile Granulozyten in ähnlicher Weise wie Mastzellen beteiligt an der allergischen Reaktion vom Soforttyp.[273, 274, 275] So bestehen keine wesentlichen Unterschiede
- bei den auslösenden Ursachen der Aktivierung und Degranulation,
  - zentrale Bedeutung hat somit die Allergen bedingte, IgE und FcεRI mediierte Degranulation,
- bei den Wirkstoffen, welche ausgeschüttet werden (siehe Tab. 4.1 und 4.2).

Im Vergleich zu Mastzellen exprimieren basophile Granulozyten jedoch eine deutlich größere Menge an IL-4, wodurch sie
- autokrin und parakrin die Proliferation und Differenzierung von basophilen Granulozyten stimulieren,
- Mastzellen und Makrophagen aktivieren,
- die Differenzierung zu TH2-Lymphozyten fördern und
- in B-Lymphozyten den Antikörperwechsel von IgM nach IgE prägen und hierdurch
- die allergische Reaktion vom Soforttyp in besonderen Maße fördern.

---

271 Siracusa MC, Kim BS, Spergel JM, Artis D. Basophils and allergic inflammation. J Allergy Clin Immunol. 2013;132(4):789–788.

272 Steiner M, Huber S, Harrer A, Himly M. The Evolution of Human Basophil Biology from Neglect towards Understanding of Their Immune Functions. Biomed Res Int. 2016;2016:8232830. doi: 10.1155/2016/8232830.

273 Otsuka A, Kabashima K. Contribution of Basophils to Cutaneous Immune Reactions and Th2-Mediated Allergic Responses. Front Immunol. 2015;6:393. doi: 10.3389/fimmu.2015.00393.

274 Schwartz C, Eberle JU, Voehringer D. Basophils in inflammation. Eur J Pharmacol. 2016;778:90–5.

275 Sedlacek HH. Immunologie. Die Immunabwehr des Menschen. de Gruyter Verlag. 2014:573–582.

Monozyten und Makrophagen

Das mononukleäre Phagozytose-System (MPS) spielt eine entscheidende Rolle bei der angeborenen Immunabwehr. Unter dem Begriff MPS werden verstanden die Vorläuferzellen für Makrophagen und Dentritische Zellen (common Macrophage-Dentritic Cell Precursor/MDP), die Monozyten, Makrophagen, die Mikroglia und die unterschiedlichen Dentritischen Zellen. Proliferation, Differenzierung direkt aus den MDPs oder aus den Monozyten und Funktion dieser Zellen werden durch Wachstumsfaktoren geregelt, im Besonderen durch M-CSF, GM-CSF und/oder IL-34 (siehe Kap. 6.4).

Bei den Monozyten werden unterschieden[276]

- der klassische Typ (LPS/LBP Rezeptor/CD14 positiv), welcher
  - ca. 90 % aller Monozyten umfasst,
  - den Chemokin-Rezeptor CCR2 für die Migration in Entzündungsgebiete exprimiert und
  - wahrscheinlich den Vorläufer den Makrophagen darstellt,
  - proinflammatorische Eigenschaften aufweist,
  - sich primär in den M1-Typ-Makrophagen entwickelt und/oder
  - Antigen-präsentierende Eigenschaften nach Wanderung in Lymphknoten („tissue monocytes") aufweisen kann,
- der nichtklassische Typ (FC-IgG-Rezeptor Typ IIb/CD16 positiv), welcher
  - den Chemokin-Rezeptor CX3CR1 exprimiert, dessen Ligand von Endothelzellen und Gewebezellen gebildet wird und
  - möglicherweise an der Kontrolle der Integrität der Endothelzellschicht im Gefäßsystem beteiligt ist,
- wobei ein Wechsel vom klassischen zum nichtklassischen Typ möglich erscheint.

Monozyten sind im Blut, in der Milz und im Knochenmark nachweisbar. Im Blut zirkulierende Monozyten dringen in Gewebe ein und sorgen dort unter homeostatischen Bedingungen und unter dem Einfluss von M-CSF (und/oder GM-CSF) für den Makrophagen-Pool.

Makrophagen zeichnen sich aus

- durch eine beträchtliche Beweglichkeit in Form von Diapedese und Chemotaxie, welche
  - ausgelöst wird besonders durch Makrophagen-spezifische Chemokine wie z. B. CCL-2, -3, -4, -5, -7, -8, -13, -19, -20 und welche
  - zu einer verzögerten Ansammlung (etwa 24–28 h später als bei Granulozyten) am Ort der Chemokin-Quelle führt;
- durch eine ausgeprägte **Plastizität**, welche sich offenbart
  - in dem Erwerb von Gewebe-spezifischen Eigenschaften in Abhängigkeit von dem Organ, in welchem sie sich angesiedelt haben, wie z. B.
    - Kupfferzellen in der Leber, Alveolar-Makrophagen in der Lunge, Mikroglia-Zellen im Gehirn, Osteoklasten und Osteoblasten im Knochengewebe,

---

276 Italiani P, Boraschi D. From Monocytes to M1/M2 Macrophages: Phenotypical vs. Functional Differentiation. Front Immunol. 2014;5:514. doi: 10.3389/fimmu.2014.00514.

- Langerhans-Zellen in Haut und
- Makrophagen des Fettgewebes und der Körperhöhlen.

– in der Spezialisierung und Polarisierung für die spezifischen Aufgaben in Abhängigkeit vom jeweiligen Umfeld und Einfluss.[277, 278, 279, 280]

So polarisieren Makrophagen, deren Rezeptoren für pathogene Strukturen (PRR) stimuliert werden, besonders von PAMPs (im Besonderen LPS, von Lipoproteinen oder von intrazellulären Pathogenen) und/oder unter dem Einfluss von proinflammatorischen Zytokinen (wie IFNγ, TNFα, GM-CSF und M-CSF) zum sogenannten M1-Typ **(M1-Makrophagen)**, welcher[281, 282]

- sich auf die extrazelluläre Abtötung, Phagozytose und den intrazellulären Abtötungsprozess (im Besonderen Bakterien und Viren) und den Verdau von Infektionserregern und deren PAMPs spezialisiert durch
  - Produktion von reaktiven Sauerstoff-Spezies (ROS) und reaktiven Stickstoff-Spezies (RNS), im Besonderen von NO,
  - durch lysosomale Enzyme im Phagolysosom;
- proinflammatorische Zytokine, im Besonderen IL-1β, IL-6, IL12, IL23, TNFα (siehe Kap. 6) exprimiert, die autokrin und parakrin wiederum die Polarisierung zum M1-Typ verstärken,
- Chemokine in breiter Vielfalt exprimiert (siehe Kap. 6.1), die neutrophile Granulozyten, Natürliche Killerzellen und T-lymphozyten heranlocken, welche ihrerseits durch die Expression von IL-12, IFNγ und TNFα den Entzündungsprozess wie auch die Polarisierung zu M1-Makrophagen verstärken,
- Antigene (Peptide, Lipopeptide, Glykopeptide) über membranständige MHC-II-Moleküle oder CD1 Moleküle präsentiert und hierdurch im Rahmen der Prägung der erworbenen Immunabwehr (siehe Kap. 5.2) unterstützend wirkt
  - bei der Differenzierung von TH0-Lymphozyten zu proinflammatorischen TH1 Lymphozyten und
  - bei der Differenzierung zu zytotoxischen T-Lymphozyten/CTL.

---

277 Malyshev I, Malyshev Y. Current Concept and Update of the Macrophage Plasticity Concept: Intracellular Mechanisms of Reprogramming and M3 Macrophage „Switch" Phenotype. Biomed Res Int. 2015;2015:341308. doi: 10.1155/2015/341308.

278 Melton DW, McManus LM, Gelfond JA, Shireman PK. Temporal phenotypic features distinguish polarized macrophages in vitro. Autoimmunity. 2015;48(3):161–76.

279 Italiani P, Boraschi D. From Monocytes to M1/M2 Macrophages: Phenotypical vs. Functional Differentiation. Front Immunol. 2014;5:514. doi: 10.3389/fimmu.2014.00514.

280 Rőszer T. Understanding the Mysterious M2 Macrophage through Activation Markers and Effector Mechanisms. Mediators Inflamm. 2015;2015:816460. doi: 10.1155/2015/816460, PMCID: PMC4452191.

281 Beyer M, Mallmann MR, Xue J, Staratschek-Jox A, Vorholt D, Krebs W, Sommer D, Sander J, Mertens C, Nino-Castro A, Schmidt SV, Schultze JL. High-resolution transcriptome of human macrophages. PLoS One. 2012;7(9):e45466. doi: 10.1371/journal.pone.0045466.

282 Italiani P, Boraschi D. From Monocytes to M1/M2 Macrophages: Phenotypical vs. Functional Differentiation. Front Immunol. 2014;5:514. doi: 10.3389/fimmu.2014.00514.

Makrophagen, welche dagegen stimuliert werden durch antiinflammatorische Zytokine (im Besonderen IL-4, IL-10, IL-13, TGFβ, sieh Kap. 6.4) und/oder durch Immunkomplexe, Komplementfaktoren, apoptotische Zellen/DAMPs, durch Parasiten-Antigene und/oder durch Pilz-Antigene polarisieren zum M2-Typ **(M2-Makrophagen),** welcher

- eine hohe Phagozytoseaktivität besonders für apoptotische Zellen aufweist,
- seinerseits antiinflammatorische Zytokine wie z. B. IL-4, IL-10, IL-13 und TGFβ exprimiert und hierdurch
  - autokrin oder parakrin weitere Makrophagen zum M2-Typ polarisiert,
  - eosinophile und basophile Granulozyten und Th2-Lymphozyten anlockt und zur Expression von IL-4 und IL-13 stimuliert,
  - in Makrophagen die Expression von proinflammatorischen Zytokinen und von reaktiven Sauerstoff und Stickstoff-Spezies hemmt und die Expression von antiinflammatorischen Zytokinen verstärkt,
  - die Expression von Komponenten der extrazellulären Matrix fördert,
  - die Differenzierung von TH2-Lymphozyten und die Aktivierung und Selektion von B-Lymphozyten verstärkt und damit die Expression von hochaffinen Antikörpern, den Antikörperwechsel nach IgE und die allergische Reaktion vom Soforttyp fördert,
- durch Expression von Wachstumsfaktoren (VEGF, FGF, TGFβ, TGFα) die Angiogenese, die Differenzierung der Endothelzellen und Fibroblasten und die Wundheilung unterstützt.

Die Plastizität von Makrophagen zeigt sich besonders bei der Reprogrammierung ihrer Polarisierung. So ist ein Wechsel vom M1-Typ zum alternativen M2-Typ oder umgekehrt abhängig von den äußeren Einflüssen und jederzeit möglich.

Das heißt auch, dass in einem lokalen oder systemischen proinflammatorischen Umfeld M2-Makrophagen zu M1-Makrophagen umprogrammiert werden und sich hierdurch Kaskaden von proinflammatorisch wirkenden Makrophagen und damit auch von aktivierten Granulozyten und Natürliche Killerzellen entwickeln können und proinflammatorische Zytokine und Chemokine ausgeschüttet werden.

Tab. 4.3: Beispiele für pro- und antiinflammatorische Wirkstoffe von Makrophagen.[283, 284, 285, 286, 287, 288]

Makrophagen				**proinflammatorische Wirkung**	
Wirkstoffe		**Polarisierung**			antiinflammatorische Wirkung
		M1	M2		
Radikale	ROS RNS	↑	↓	**Zytotoxisch für Zellen, Bakterien, Viren** **DAMPs (↑), PAMPs (↑)**	

283 Mills CD. M1 and M2 Macrophages: Oracles of Health and Disease, Critical reviews in immunology. 2012;32(6):463–488.

284 Malyshev I, Malyshev Y. Current Concept and Update of the Macrophage Plasticity Concept: Intracellular Mechanisms of Reprogramming and M3 Macrophage „Switch" Phenotype. Biomed Res Int. 2015;2015: 341308. doi: 10.1155/2015/341308.

Makrophagen				**proinflammatorische Wirkung**	
Wirkstoffe		**Polarisierung**			antiinflammatorische Wirkung
		M1	M2		
PRM (Pattern Recognition Molecules)	Ficolin 1,2,3[289]	↑		**Aktivierung des Komplementsystems/Lectinweg (↑)**	
	Collectine*[290] (collagen containing C-type lectins)	↑		**Aktivierung des Komplementsystems/Lectinweg (↑) DAMPs/PAMPs: Opsonierung (↑), Phagozytose (↑)**	
			↑		Bindung/Maskierung von LPS (↑); *Bindung/Maskierung von Allergenen* (↑)
anti-infektiöse Proteine	Defensine	↑	↓	**toxisch für Bakterien, Pilze, umhüllte Viren; PAMPS (↑)**	
	Cathelicidine Lysozym Lactoferrin	↑	↓	**toxisch für Bakterien; PAMPS (↑)**	
Zytokine	IL-1β, IL-6, IL12, IL23, TNFα, IFNγ, GM-CSF	↑	↓	**Makrophagen: Polarisierung zu M1 (↑): IL-12, TNFα (↑); Reprogrammierung von M2- zu M1-Makrophagen; ROS/RNS (↑); Natürliche Killerzellen: IFNγ (↑); *TH1-Lymphozyten: Differenzierung* (↑)**	
	IL-4, IL-10, IL-13, TGFβ	↓	↑	**Makrophagen: Polarisierung zu M2 (↑): IL-4, IL-10, IL-13 (↑); *TH2-Lymphozyten: Differenzierung* (↑);**	Makrophagen: Polarisierung zu M2 (↑): IL-4, IL-10, IL-13 (↑), TGFβ (↑); ROS/RNS (↓); Reprogrammierung von M1- zu M2-Makrophagen; Endothelzellen: Angiogenese, Wundheilung (↑);
	IFNα, IFNβ	↑	↑		Inaktivierung von Viren (↑)

285 Melton DW, McManus LM, Gelfond JA, Shireman PK. Temporal phenotypic features distinguish polarized macrophages in vitro. Autoimmunity. 2015;48(3):161–76.

286 Italiani P, Boraschi D. From Monocytes to M1/M2 Macrophages: Phenotypical vs. Functional Differentiation. Front Immunol. 2014;5:514. doi: 10.3389/fimmu.2014.00514.

287 Rőszer T. Understanding the Mysterious M2 Macrophage through Activation Markers and Effector Mechanisms. Mediators Inflamm. 2015;2015:816460. doi: 10.1155/2015/816460, PMCID: PMC4452191.

288 Semeraro F, Ammollo CT, Semeraro N, Colucci M. Tissue factor-expressing monocytes inhibit fibrinolysis through a TAFI-mediated mechanism, and make clots resistant to heparins. Haematologica. 2009;94(6): 819–826.

289 Matsushita M. Ficolins: complement-activating lectins involved in innate immunity. J Innate Immun. 2010;2(1):24–32.

Endo Y, Matsushita M, Fujita T. The role of ficolins in the lectin pathway of innate immunity. Int J Biochem Cell Biol. 2011;43(5):705–12.

290 Jakel A, Qaseem AS, Kishore U, Sim RB. Ligands and receptors of lung surfactant proteins SP-A and SP-D. Front Biosci (Landmark Ed). 2013;18:1129–40.

Pandit H, Madhukaran SP, Nayak A, Madan T. SP-A and SP-D in host defense against fungal infections and allergies. Front Biosci (Elite Ed). 2012;4:651–61.

Makrophagen					proinflammatorische Wirkung	
Wirkstoffe			**Polarisierung**			antiinflammatorische Wirkung
			M1	M2		
Chemokine		CCL-2, -3, -4, -5, -7, -8, -13, -19, -20	↑	↑	**Makrophagen, Granulozyten: Chemotaxie (↑)**	
Wachstumsfaktoren		GM-CSF, G-CSF, M-CSF,	↑	↓	**Makrophagen, Granulozyten: Proliferation/Aktivierung (↑)**	
		VEGF-A, -B, -C, -D PDGFA-C, AB; FGFa, FGFb	↑	↑	**Endothelzellen/Fibroblasten: Aktivierung/Proliferation (↑)**	
		TGFα, TGFβ	↓	↑		Endothelzellen/Epithelzellen: Differenzierung, Epithelisierung, Wundheilung (↑)
Komplementfaktoren		TF, C1, C4, C2, C3, C5, Faktoren B, D, P, I, H		↑		
	nach Aktivierung	Anaphylatoxine C3a, C4a, C5a	↑		**Allerg. Reakt.: Mastzellen/basoph. Granulozyten: Degranulation (↑); Granulozyten, Makrophagen: Chemotaxie/Aktivierung (↑)**	
		Opsonine C3b, C3bi, C3d			**Granulozyten/Makrophagen Phagozytose/Exozytose (↑)**	
		C5b678(nx9)			**Gewebezellen Aktivierung (↑); Zell-Lyse (↑); DAMPs/PAMPs (↑)**	
Gerinnungsfaktoren		Faktor V, VII, IX, X, Prothrombin/Faktor II	↑	↑	**Gerinnungsneigung/Thrombin/Fibrin (↑)**	
		uPA (urokinase-Plasmin-Aktivator)		↑	**Auflösung der ECM (↑); Migration (↑); Aktivierung von Zymogenen (↑)**	Abbau von Fibrin (↑); Auflösung von Gerinnseln (↑)
		PAI-1; PAI-2 (PA-Inhibitoren)	↑		**Aktivierung von Plasmin (↓), Embolien/Thrombosen (↑)**	
Leukotriene		LTC_4/LTD_4	↑	↑	**SRSA: Bronchokonstriktion (↑), Vasodilatation (↑), Schleimsekretion (↑), eosin. Granulozyten: Chemotaxie (↑)**	
		LTB4	↑	↓	**neutro. + eosin. Granulozyten, Makrophagen: Chemotaxie/Aktivierung (↑)** ***Dentritische Zellen, T-(TH1, TH17) Lymphozyten: Aktivierung (↑)***	
					Dentritische Zellen, TH2-Lymphozyten: Aktivierung (↑)	

Makrophagen					proinflammatorische Wirkung	
Wirkstoffe			Polarisierung			antiinflammatorische Wirkung
			M1	M2		
Prosta-glandine	PGF_2		↑	↑	**Bronchokonstriktion (↑)**	
	PGI2		↑		**Gefäßpermeabilität (↑); Schmerz/Aktivier. nozizeptiver Rezeptoren (↑)**	
				↑		**Thrombozyten Agreggation (↓)**
	PGD2		↑		**Bronchokonstriktion (↑), Vasodilatation (↑); eosin. + basoph. Granulozyten, Epithelzellen, Endothelzellen, *Dentritische Zellen:* Chemotaxie/Aktivierung (↑)**	
				↑	***TH2-Lymphozyten: Chemotaxie/Aktivierung* (↑)**	
	PGE2		↓	↑	***TH2-Lymphozyten Differenzierung/Aktivierung* (↑)**	
						Bronchokonstriktion (↓); Synthese von LTB4 (↓) und LTC4 (↓); Mastzellen Aktivierung/Degranulation (↓); glatte Muskelzellen: Aktivierung (↓), eosin. Granulozyten Migration + Apoptose (↓); *Dentritischen Zellen: Migration/Aktivierung* (↓); *TH1-Lymphozyten: Differenzierung/ Aktivierung* (↓),
	Thromboxan B2		↑	↓	**Thrombozyten Aggregation (↑)**	
lysosomale Enzyme	MMP9	+ TIMP[291]	↑	↑	**Abbau der ECM (↑); Zymogen-Aktivierung (↑)**	
						Angiogenese/Wundheilung (↑)
		+ TIMP	↑		**Wachstumsfaktoren/Zymogen-Aktivierung (↓); Angiogenese/Wundheilung (↓)**	
	Nukleasen		↑	↑	**Virusinaktivierung (↑)**	
	Phosphatasen Proteasen Glykosidasen Lipasen				**Tötung und Verdau von Infektionserregern/Toxinen/ Peptiden, Glykopeptiden, Lipopeptiden, Glykolipiden (↑); Abbau der extrazellulären Matrix (↑), DAMPs/ PAMPs (↑) Aktivierung von Zymogenen (↑),**	
	Carboxypeptidase					Inaktivierung von Immunmediatoren (↑) z. B. Inaktivierung der Anaphylatoxine C3a, C4a, C5a
	Arginase-1		↓	↑		NO-Synthase (↓) *T-Lymphozyten/B-Lymphozyten: Proliferation* (↓)

291 Zajac E, Schweighofer B, Kupriyanova TA, Juncker-Jensen A, Minder P, Quigley JP, Deryugina EI. Angiogenic capacity of M1- and M2-polarized macrophages is determined by the levels of TIMP-1 complexed with their secreted proMMP-9. Blood. 2013;122(25):4054–67.

Makrophagen				proinflammatorische Wirkung	
Wirkstoffe		Polarisierung			antiinflammatorische Wirkung
		M1	M2		
Enzym-Inhibitoren	α2-Makroglobulin, α1-Antitrypsin, TIMP	↑	↑		Inhibition degradativer/ proinflammatorischer Enzyme
	α2-Antiplasmin, PA-Inhibitoren/PAI	↑	↑	**Aktivierung von Plasmin (↓), Embolien/Thrombosen (↑)**	

	Stimulation zelluläre Antwort
	Stimulation Antikörperantwort
	antiinflammatorisch

kursive Schrift: erworbene Immunreaktion;
Kleinschrift = Vollnamen

*) Collectine: MBL = mannan-binding lectin, SP-A = surfactant protein A, SP-D = surfactant protein D, CL-L1 = collectin liver 1, CL-P1 = collectin placenta 1, CL-43 = conglutinin collectin 43 kDa, CL-46 = collectin 46 kDa, CL-K1 = collectin kidney 1, Conglutinin; TIMP = Tissue Inhibitor of Matrix-Metallo-Proteinasen; MMP = Matrix-Metallo-Proteinasen

ROS = Reactive Oxygen Species (z. B. Superoxid, Hydrogenperoxid, 5-OH-Radikale, Hypohalit, Chloramin); RNS = Reactive Nitrogen-Species (z. B.: NO, Nitrite, Nitrate)

Natürliche Killerzellen

Natürliche Killerzellen (NK-Lymphozyten) stellen Lymphozyten dar, welche als Teil der angeborenen Immunabwehr ohne vorherige Immunisierungs- und Prägungsphase und unabhängig von der erworbenen Immunabwehr Zielzellen zerstören können.

Natürliche Killerzellen entwickeln sich aus hämatopoetischen Stammzellen, wobei[292, 293]

- für die Prägung der Vorstufen hin zur reifen NK-Zelle entscheidend sind
  - die Zytokine FMS-like tyrosine kinase 3 ligand (FLT3L), Stem Cell Factor (SCF), IL-3, IL-7 und IL-15 (siehe Kap. 6.4),
- die reife NK-Zelle je nach Umfeld und Zytokinspektrum unterschiedlich und gegensätzlich polarisiert werden kann, wie z. B.
  - zur **zytotoxischen NK-Zelle** im Blut und in der Milz unter dem Einfluss von IL-2, IL-12, IL-15, IL-18 und IL-21, wobei
    - IL-2 und IL-15 die reife NK-Zelle zur Zytotoxizität hin ausrichten,
    - IL-12, IL-18 und IL-21 das zytotoxische Potential in der NK-Zelle verstärken;

292 Wu Y, Tian Z, Wei H. Developmental and Functional Control of Natural Killer Cells by Cytokines. Front Immunol. 2017;8:930. doi: 10.3389/fimmu.2017.00930.

293 Golden-Mason L, Rosen HR. Natural Killer cells: Multi-faceted players with key roles in Hepatitis C immunity. Immunol Rev. 2013;255(1):68–81.

- zur **tolerogenen NK-Zelle** in der Leber (gegenüber Fremdstoffen wie z. B. Bestandteilen von Nahrungsmitteln, Bakterien) unter dem Einfluss von TGFβ und IL-10, wobei
  - IL-10 die Synthese von Zytokinen inhibiert,
  - TGFβ die Synthese von IFNγ und von aktivierenden Rezeptoren (NKp30, NKG2D, siehe Tab. 3) der NK-Zelle vermindert;
- zur **regulativen NK-Zelle** im Uterus (gegenüber den väterlichen Antigenen des Fetus) unter der Einwirkung von TGFβ und IL-15, wobei
  - TGFβ die Synthese von IFNγ und von aktivierenden Rezeptoren (NKp30, NKG2D) in NK-Zellen inhibiert,
  - das nur noch in niedrigen Mengen exprimierte IFNγ die Funktion von proinflammatorischen TH17-Lymphozyten vermindert und die Prägung von regulatorischen T-Lymphozyten erhöht und
  - TGFβ und IL-15 in NK-Zellen die Expression GM-CSF, M-CSF, Angiopoietin-2, VEGF (Vascular Endothelial Cell Growth Factor) und PGF (Placental Growth Factor) stimulieren zur Kontrolle der Vaskularisierung und des Trophoblasten-Wachstums.

Zytotoxisch polarisierte NK-Zellen exprimieren[294]

- weder den T-Lymphozyten-Rezeptor/TCR noch den CD3-Komplex (im Gegensatz zu den **Natürlichen Killer T-Lymphozyten/NKT-Zellen**) noch den B-Lymphozyten-Rezeptor/BCR,
- FC-Rezeptoren, im Besonderen FcγRIII/CD16, welche die Antikörper-abhängige Zelluläre Zytotoxizität (**ADCC**) gegen Zielzellen ermöglicht,
  - falls Antikörper an der Zielzelle gebunden sind und
  - wenn diese Antikörper mit ihrem Fc-Teil die Fc-Rezeptoren auf NK-Zellen vernetzend stimulieren und dadurch NK-Zellen zur Zytotoxizität aktivieren,
- fördernde und hemmende Rezeptoren für die Auslösung einer Zytotoxizität gegen Zielzellen (siehe Tab. 4.4). Die Aktivierung dieser Rezeptoren auf NK-Zellen ist dabei abhängig von der Expression des Liganden auf der Zielzelle:
  - klassische MHC-I Moleküle auf der Zielzelle
    - aktivieren die hemmenden Rezeptoren der NK-Zellen (somit bleiben die eigenen Normalzellen von NK-Zellen verschont) aber
    - ermöglichen stattdessen die Antigen-spezifische Zytotoxizität durch zytotoxische T-Lymphozyten (CTL),
  - nicht-klassische MHC-I-Moleküle, das Fehlen von MHC-I-Molekülen oder die Expression von PAMPs (z. B. Virusantigene oder bakterielle Antigene) auf der Zielzelle
    - stimulieren die aktivierenden Rezeptoren der NK-Zellen,
    - machen jedoch die Zytotoxizität durch zytotoxische T-Lymphozyten unmöglich.

---

294 Kaur G, Trowsdale J, Fugger L. Natural killer cells and their receptors in multiple sclerosis. Brain. 2013;136(9):2657–2676.

Zytotoxisch polarisierte NK-Zellen können sich unter dem Einfluss von Zytokinen (besonders Il-2, IL-12, IL-15, IFNα, IFNβ) differenzieren in[295, 296]

- **zytotoxisch hoch aktive NK-Zellen** (ca. 90 % der NK-Zellen, Marker: $CD16^+$, $CD56^{niedrig}$),
  - deren Expression von Zytotoxizität auslösenden Rezeptoren (KIR) hoch, diejenige von Zytokinen jedoch niedrig ist,
  - wobei die Zytoxizität ermöglicht wird durch die Expression bzw. Ausschüttung von (siehe Kap. 4.2)
    - ROS (Reactive Oxygen Species),
    - Perforin und Granzyme,
    - IFNγ, welches zusätzlich proinflammatorisch wirkt durch Prägung von TH1-Lymphozyten und welches direkt antiviral, antifungal, antiparasitär und antibakteriell wirkt,
    - TNFα, TNFβ, FAS-Ligand oder TRAIL (TNF-Related Apoptosis Inducing Ligand), welche eine rezeptorabhängige Apoptose der Zielzelle induzieren,
- **zytotoxisch gering aktive NK-Zellen** (ca. 10 % der NK-Zellen, Marker: $CD16^-$, $CD56^{hoch}$),
  - deren Expression von Rezeptoren (KIR) relativ niedrig ist,
  - die jedoch verstärkt Zytokine ausschütten,
  - welche proinflammatorisch wirken durch
    - Verstärkung der Polarisation zu M1-Makrophagen (z. B. durch IFNγ),
    - Aktivierung von Granulozyten (z. B. durch GM-CSF, IL-5),
    - Förderung der Differenzierung zu TH1-Lymphozyten (z. B. durch IFNγ),
  - welche aber auch antiinflammatorisch wirken können durch
    - Verstärkung der Polarisation zu M2-Makrophagen (z. B. durch IL-13, IL-10),
    - Förderung der Differenzierung zu TH2-Lymphozyten und B-Lymphozyten (z. B. durch IL-10, IL-5, IL-13).

Tab. 4.4: Aktivierende und hemmende Rezeptoren auf zytotoxischen Natürlichen Killerzellen.

proinflammatorisch		antiinflammatorisch	
aktivierende Rezeptoren	**Liganden auf der Zielzelle**	**hemmende Rezeptoren**	**Liganden auf der Zielzelle**
Ig-Superfamilie*		**Ig-Superfamilie****	
NKp30	**BAT3, HCMVpp65, Malaria/DBL-1alpha Peptid**	KIR-2D-L1	HLA-C2 (Asn77, Lys80)

295 Biron CA, Nguyen KB, Pien GC, Cousens LP, Salazar-Mather TP. Natural killer cells in antiviral defense: function and regulation by innate cytokines. Annu Rev Immunol. 1999;17:189–220.

296 Wu Y, Tian Z, Wei H. Developmental and Functional Control of Natural Killer Cells by Cytokines. Front Immunol. 2017;8:930. doi: 10.3389/fimmu.2017.00930.

proinflammatorisch		antiinflammatorisch	
aktivierende Rezeptoren	**Liganden auf der Zielzelle**	**hemmende Rezeptoren**	**Liganden auf der Zielzelle**
NKp44	**virales Hämagglutinin, (Mycobacterien?, Pseudomonas?)**	KIR-2D-L2/-L3	HLA-C1 (Ser77, Asn 80) HLA-C2 HLA-B 4601, -7301
NKp46	**virales Hämagglutinin, Glykosaminoglykane (?)**	KIR-2D-L4	HLA-G
KIR-2DS1	**HLA-C2 (Lys 80)**	KIR-3D-L1	HLA-BW4, HLA-A23, -A24, -A32
KIR-2DS3, -S5	**?**	KIR-3D-L2	HLA-A3, HLA-A11 CpG/TLR9
KIR-2DS4	**HLA-A11, HLA-C**	KIR-3D-L3	?
KIR-3DS1	**?**	ILT2	HLA-Class I
C-Typ-Lektin-Familie*		**C-Typ-Lektin-Familie****	
NKG2C	**HLA-E/Qa-1**	NKG2A	HLA-E/Qa-1
NKG2E			
NKG2H		NKG2B	
NKG2D	**MIC-A, MIC-B ULBP-1, -2, -3**		

	proinflammatorisch		antiinflammatorisch

*) Aktivierung von Rezeptor (S = Short) assoziierten Proteinen, welche ITAM/Tyrosine-Based Activating Motive enthalten

**) Aktivierung von ITIM/Tyrosine-Based Inhibitory Motive im zellinternen Teil (L = Long) des Rezeptors

IG = Immunglobulin; KIR = Killer-cell immunoglobulin-like receptor; MICA/B = MHC class I polypeptide-related sequence A/B; NKp = Natürliches Killer-Protein; ULBP = UL-16 binding protein

Tab. 4.5: Funktion der unterschiedlich polarisierten NK-Zellen.

Zytokine	►	**Polarisierungen**			
		zytotoxische NK-Zellen			
	►		hoch zytotoxisch	**aktivierende KIR (↑) ROS; Perforin + Granzyme; IFNγ; TNFα, TNFβ; TRAIL; FasL(↑)**	**Abtötung von infizierten Zellen (↑) (Viren, Pilzen, Bakterien, Parasiten)**
				Zytokine (↓)	

IL-2, IL-12, IL-15, IL-18, IL-21	►	IFNα, IFNβ	gering zytotoxisch	**GM-CSF, IFNγ, IL-5 (↑)**	**M1-Makrophagen, Granulozyten (↑)** ***TH1-Lymphozyten* (↑)**
				IL-10, IL-5, IL-13 (↑)	**M2- Makrophagen (↑)** ***TH2-Lymphozyten* (↑)** ***B-Lymphozyten* (↑)**
				aktivierende KIR (↓) ROS; Perforin + Granzyme; IFNγ; TNFα, TNFβ; TRAIL; FasL (↓)	Abtötung von infizierten Zellen (↓) (Viren, Pilzen, Bakterien, Parasiten)
TGFβ, IL-10	►	**tolerogene NK-Zellen**		Zytokine/IFNγ (↓) aktivierende KIR (↓)	Toleranz gegen Lebensmittel-Bestandteile und Bakterien in der Leber (↑)
TGFβ, IL-15	►	**regulative NK-Zellen**		Zytokine/IFNγ (↓) aktivierende KIR (↓)	Toleranz der Mutter gegen väterliche Antigene im Fetus
				GM-CSF, M-CSF, PGF, Angiopoietin-2, VEGF	Kontrolle der Vaskulasierung und des Trophoblasten-Wachstums.

(dunkelgrau)	**Stimulation zelluläre Antwort**
(grau)	***Stimulation Antikörperantwort***
(hellgrau)	antiinflammatorisch

kursive Schrift: erworbene Immunreaktion;

KIR = Killer-Rezeptoren; ROS = Reactive Oxygen Species; PGF = Placenta Growth Factor;

Myeloide Suppressorzellen

Die Aktivierung und Funktion der Zellen der angeborenen Immunabwehr werden durch Myeloide Suppressor-Zellen (MDSC/myeloid derived suppressor cells) kontrolliert. MDSC stellen eine Mischung von myeloiden Zellen aus dem Knochenmark dar,[297, 298, 299]

- welche vermehrt auftreten
  - mit zunehmendem Alter, unter Stressbedingungen, bei Tumorerkrankungen,
  - nach Infektionen
    - mit Parasiten (z. B. Toxoplasmen, Leishmanien, Schistosomen, Echinococcen, Nippostronguli),

---

297 Ostrand-Rosenberg S. Tolerance and Immune Suppression in the Tumor Microenvironment. Cell Immunol. 2016 Jan;299:23–29.

298 Dorhoi A, Du Plessis N. Monocytic Myeloid-Derived Suppressor Cells in Chronic Infections. Front Immunol. 2017;8:1895. doi: 10.3389/fimmu.2017.01895.

299 Kumar V, Patel S, Tcyganov E, Gabrilovich DI. The nature of myeloid-derived suppressor cells in the tumor microenvironment. Trends Immunol. 2016;37(3):208–220.

  - Pilzen (z. B. Candida) und Bakterien (z. B. Mycobacterien, Staphylococcus aureus, Bacillus fragilis, Escherichia coli/LPS, Klebsiella pneumoniae, Helicobacter pylori,) und/oder
  - Viren (z. B. HIV, HCV, HBV, CMV),
- die zu unterteilen sind in
  - **mo-MDSC** (monozytäre Myeloide Suppressor-Zellen)
  - **gr-MDSC** (neutrophil-granulozytäre bzw. polymorphonukleäre Myeloide Suppressor-Zellen),
- welche verstärkt differenzieren unter dem Einfluss der Kombination
  - von antiinflammatorischen Zytokinen, wie IL-10, IL-13 und TGFβ,
  - von proinflammatorischen Zytokinen im Rahmen von Entzündungen, wie z. B. IL-1β, IL-6, IFNγ, TNFα, GM-CSF (Granulocyte-Macrophage-Colony Stimulating Factor) und G-CSF,
  - von regulatorischen B-Lymphozyten (Breg),
  - von Cyclooxygenase 2 (COX_2) und Prostaglandin E_2 (PGE_2),
- die durch Chemokine wie z. B. CCL2, CCL12, CXCL5, CXCL12 zu dem Ort der Entzündung bzw. Infektion oder des Tumors gelockt werden,
- welche inhibitorisch auf benachbarte Zellen der angeborenen wie auch der erworbenen Immunabwehr wirken,
  - durch die vermehrte Expression von Enzymen, die direkt oder indirekt antiproliferativ wirken, wie z. B.
    - NADPH-Oxidase, die zur Bildung von denaturierenden reaktiven Sauerstoff- und Stickstoffmolekülen (ROS/Reactive Oxygen Species und RNS (Reactive Nitrogen Species), im Besonderen Stickstoffmonoxid (NO) und Superoxid (O_2–) führt, welche jegliche Nachbarzelle schädigen,
    - Arginase-1, welche L-Arginin abbaut und das lokale Milieu an dieser essentiellen Aminosäure verarmen lässt,
    - Indolamin Dioxigenase (IDO), welche intrazellulär besonders in T-Lymphozyten Tryptophan zum zytotoxischen Kynurenin metabolisiert,
  - durch die verstärkte Aufnahme und Metabolisierung von Cystein, sodass durch den lokalen Mangel an Cystein Proliferation und Funktion von T-Lymphozyten gehemmt werden, da sie arm sind an Cystathionase für die intrazelluläre Konversion von Methionin in Cystein,
  - durch die Expression von antiinflammatorischen Zytokinen wie TGFβ und IL-10, was zur Folge hat
    - eine Polarisierung der Makrophagen zum M2-Typ, welcher vermehrt IL-10 produziert, welches wiederum die Differenzierung von MCSC verstärkt,
    - die Inhibition der Funktion von TH1-Lymphozyten,
    - die Reduktion der Expression von MHC-II, was die Antigen-Präsentation z. B. durch Dentritische Zellen, B-Lymphozyten und Makrophagen beeinträchtigt und damit die Entwicklung des TH1-abhängigen Entzündungsprozesses, von CTL und von Antikörpern inhibiert,

    - die Stimulierung der Differenzierung und Proliferation von regulativen T-Lymphozyten (Treg),
    - eine Blockade der natürlichen Killerzellen in ihrer Zytotoxizität und in der Produktion von IFNγ,
  - durch die Expression von Proteasen wie MMP-9 und
  - durch die Expression von VEGF, welches
    - die Differenzierung, Proliferation und Funktion von Dentritischen Zellen und TH1-Lymphozyten inhibiert und
    - die Expression von IL-10 steigern hilft.

Durch diese immunsuppressive Wirkung von Myeloiden Suppressorzellen steigt das Risiko
- dass Infektionserreger von der Immunabwehr nicht vernichtet werden können und sich eine chronische Infektion entwickelt und/oder eine Sepsis entsteht mit ihren fatalen Folgen und/oder
- dass Tumore unbehelligt von der Immunabwehr wachsen, ihrerseits die Immunabwehr zusätzlich hemmen (siehe Kap. 7.7) und schlussendlich fatale Infektionserkrankungen entstehen.

4.2 Diapedese, Migration, Phagozytose, Exozytose und Zytotoxizität

Diapedese und Migration

Die Diapedese von Leukozyten aus dem Blutkreislauf stellt eine wesentliche Voraussetzung dar, um im Rahmen einer Entzündung in den Körper eingedrungene Infektionserreger bzw. PAMPs oder physikalisch oder chemisch verursachte Gewebeschäden bzw. DAMPs (siehe Kap. 2) zu beheben bzw. zu beseitigen.

Zu unterscheiden ist die transendothelial und die transepitheliale Diapedese.

Ausgangspunkt der **transendothelialen Diapedese** von Leukozyten ist eine lokale Aktivierung des angeborenen Immunsystems in Nachbarschaft zum Gewebeschaden und außerhalb des Blutkreislaufes, d. h.
- der benachbarten gewebeständigen Mastzellen und Makrophagen (siehe Kap. 4.1) mit der lokalen Freisetzung von Chemokinen (im Besonderen IL-8), proinflammatorisch wirkenden Zytokinen (im Besonderen IL-1β und TNFα) und von Mediatoren (im Besonderen Histamin und Serotonin),
- der Endothelzellen in den benachbarten Kapillaren, den Arteriolen und postkapillären Venolen (siehe Kap. 4.7),
- des Komplementsystems (siehe Kap. 4.3) mit der lokalen Bildung von Anaphylatoxinen (C3a, C4a, C5a) und
- des Gerinnungssystems (siehe Kap. 4.4) mit der lokalen Bildung von Thrombin und Fibrin.

Die Folge dieser Freisetzung ist ein **Adhäsionsprozess** (Annäherung, Rollen, Aktivierung und Bindung) von Blut-Leukozyten an Endothelzellen, welcher folgende Stufen durchläuft:[300, 301, 302]

- Aktivierung der Endothelzellen in den benachbarten Kapillaren, den Arteriolen und postkapillären Venolen (im Besonderen durch die freigesetzen Anaphylatoxine, Chemokine, Zytokine und durch das Histamin und Thrombin), im Zuge dessen
  - die lokal ausgeschütteten Chemokine an die Glucosaminoglykane der Endothelzellen adsorbieren,
  - Adhäsionsmoleküle, im Besonderen Selectine (z. B. Selektin P, Selektin E) und Integrine (z. B. ICAM-1, VCAM-1, PCAM-1 und CD99/MIC2) von den Endothelzellen exprimiert werden und
  - die Endothelzellen sich abrunden und sich die Zell-zu Zell-Verbindungen und die Haftkomplexe (Zona occludens/tight junctions) zwischen den Endothelzellen auflösen,
- Verminderung der Fließgeschwindigkeit des Blutes in den lokalen Kapillaren, weil Blutplasma durch die geöffneten Endothelzell-Zwischenräume in das umliegende Gewebe ausströmen kann, wodurch
  - die Erythrozyten eine Geldrollen-Formation einnehmen, welche die Leukozyten an den äußeren Rand des Blutstromes drängt und
  - die Leukozyten dem Bereich der aktivierten, Selektine exprimierenden Endothelzellen nahe kommen, sich locker an das Selektin binden und daher über die Endothelzellen „rollen“,
- Aktivierung der Leukozyten durch die Chemokine gebunden an den aktivierten Endothelzellen, was bei den Leukozyten bewirkt
  - Liganden (z. B. PECAM-1, CD99L) und Rezeptoren (z. B. LFA-1, VLA-4) zu exprimieren, welche affin sind zu den Adhäsionsproteinen, gebildet von den aktivierten Endothelzellen und
  - eine festere Bindung an die aktivierten Endothelzellen einzugehen.

Dem Adhäsionsprozess folgt die **transendotheliale Migration** der Leukozyten[303]

- in Form der häufigen parazellulären Migration zwischen den Endothelzellen oder
- als eher seltene transzelluläre Migration durch die Endothelzellen hindurch.

Die **transendotheliale Migration** der Leukozyten und die nachfolgende Wanderung durch die subendotheliale Basalmembran und durch das Gewebe wird gesteuert durch die Einwirkung von Chemotaxinen und Chemokinen und durch die Expression von Proteasen, wie z. B. durch (siehe Tab. 4.6)

---

300 Muller W. Mechanisms of Leukocyte Transendothelial Migration. Annu Rev Pathol. 2011;6:323–344.

301 Muller WA. How Endothelial Cells Regulate Transmigration of Leukocytes in the Inflammatory Response. Am J Pathol. 2014;184(4):886–896.

302 Vestweber D, Wessel F, Nottebaum AF. Similarities and differences in the regulation of leukocyte extravasation and vascular permeability. Semin Immunopathol. 2014;36(2):177–92.

303 Mayadas TN, Cullere X, Lowell CA. The multifaceted functions of neutrophils. Annu Rev Pathol. 2014;9:181–218.

- die **MMP** (Zink-abhängige Matrix-Metallo-Proteinasen), welche mehr als 28 Mitglieder umfassen,
  - wobei zu ihnen zu zählen sind
    - Kollagenasen und Gelatinasen bzw. Typ IV-Kollagenasen,
    - Metalloelastasen und Stromelysine und
    - Membran-Typ-MMPs (MT-MMP),
  - deren Proenzyme größtenteils aktiviert werden durch aktivierte Metalloproteinasen und die ihrerseits wiederum Pro-Metalloproteinasen aktivieren,
  - welche zu einem beträchtlichen Teil zusätzlich
    - proinflammatorisch wirken durch Proteolyse von Enzyminhibitoren und von antiinflammatorischen Zytokinen und durch Aktivierung von proinflammatorischen Zytokinen, aber auch
    - antiinflammatorisch wirken können durch Zerstörung von Adhäsionsmolekülen und proinflammatorischen Zytokinen;
  - die inhibiert werden vorwiegend durch TIMP -1, -2, -3, -4 und α2-Makroglobulin
- die **ADAM** (A Disintegrin And Metalloproteinase Domain)-Proteinase Familie mit mehr als 30 Mitgliedern, die alle transmembrane Proteine darstellen,[304]
  - die nach proteolytischer Aktivierung besitzen
    - eine Zink-abhängige Metalloproteinase-Domäne,
    - eine Disintegrin-Domäne, welche an Integrine bindet für die Funktionen des Zell-zu-Zell- oder Zell-zu-Matrix-Kontaktes und der Migration,
    - eine Cystein-reiche EGF (Epidermal Growth-Factor)-Domäne für die Funktion der Zelladhäsion und Zellfusion,
    - eine Transmembran-Domäne und eine
    - zytoplasmatische Domäne für die intrazelluläre Signalübertragung;
  - welche alle durch die unterschiedlichen TIMPs (Tissue Inhibitor of Metallo-Proteases) gehemmt werden,
    - z. B. durch TIMP-1 (ADAM-10), TIMP-2 (ADAM-12), TIMP-3 (ADAM-12, -17, -28, -33) und TIMP-4 (ADAM-Ts-1, -4, -5, -2)
    - wobei TIMP-1 und -2 antiapoptotisch und TIMP-3 proapoptotisch wirken und
    - wobei alle TIMPs durch Blockade von VEGFR2 (Vascular Endothelial cell Growth Factor-Rezeptor 2) die Angiogenese hemmen;
- **Serinproteasen,** welche umfassen
  - die sogenannten Verdauungsenzyme (Trypsin, Chymotrypsin, Pepsin, Pankreas-Elastase/ELA-1) sowie Thrombin und Kallikreine und den C1qrs-Komplex des Komplementsystems;
  - die Plasminogen-Aktivatoren uPA (Urokinase like PA, gebildet von Leukozyten, Fibroblasten und Epithelzellen) und tPA (tissue PA, gebildet von Endothelzellen), wobei der uPA eine besondere Rolle einnimmt,[305] da er

---

304 Roychaudhuri R, Hergrueter AJ, Polverino F, Laucho-Contreras ME, Gupta K, Borregaard N, Owen CA. ADAM9 is a Novel Product of Polymorphonuclear Neutrophils: Regulation of Expression and Contributions to Extracellular Matrix Protein Degradation During Acute Lung Injury. J Immunol. 2014;193(5):2469–2482.

305 Tsubota Y, Frey JM, Tai PW, Welikson RE, Raines EW. Monocyte ADAM17 promotes diapedesis during transendo-thelial migration: identification of steps and substrates targeted by metalloproteinases. J Immunol. 2013;190(8):4236–44.

    - an spezifische Zellmembranrezeptoren derart gebunden ist, dass sein enzymatisches Zentrum nach außen zeigt und somit
    - in die Zielrichtung der Chemotaxie des Leukozyten und ohne Gefahr des Selbstverdaus das umgebende Plasminogen zu Plasmin aktivieren und Gewebe, z. B. die extrazelluläre Matrix, auflösen kann,
  - das Plasmin, welches als Plasminogen hauptsächlich von der Leber gebildet wird und durch uPA, tPA, und den Kallikreinen aktiviert werden kann,
  - die Leukozyten-Elastase-2/ELA-2,
  - die Cathepsine A und G,
- **Cystein-Proteasen**, zu denen gehören
  - die intrazellulär anzutreffenden Caspasen, deren Aktivierung entscheidend zur Apoptose beiträgt,
  - die CANP (Ca-Ionen Abhängige Neutrale Proteasen), welche im Zytoplasma regulatorische Aufgaben besitzen und
  - 11 Cathepsine (B, C, F, H, K, L, O, S, V, W, V, Z/X), von denen
    - alle, im Besonderen jedoch Cathepsin-B und -L in Phagolysosomen am Verdauungsprozess beteiligt sind, aber auch Pro-Matrix-Metallo-Proteinasen aktivieren und
    - die Cathepsine B, C, H, Z/X Exopeptidasen, die übrigen dagegen Endopeptidasen darstellen,
- **Aspartat-Proteasen**, wie z. B. Cathepsin D und E.

Innerhalb weniger Stunden können so z. B. Granulozyten aus den Blutgefäßen zielgerichtet entlang des Konzentrationsgradienten eines chemotaktischen Reizes dessen Entstehungsort im Gewebe erreichen.

Ausmaß und Geschwindigkeit dieser Migration werden bestimmt,
- durch die Konzentration der Chemotaxine und die Expression der Chemotaxin- bzw. Chemokin-Rezeptoren,
- von dem Ausmaß der Expression und Aktivierung von Proteasen,
- durch die Konzentration und Aktivität der jeweiligen Protease-Inhibitoren.

Eine **transepitheliale Leukozyten-Migration**[306] findet in Schleimhäuten (Luftwege, Magen-Darm, Harnwege) statt, wobei
- zuerst die transendotheliale Migration aus den Kapillaren und postkapillären Venolen in das Gewebe und danach die transepitheliale Migration aus dem Gewebe durch das Epithel an die Schleimhautoberfläche erfolgt,
- die Leukozyten stark aktiviert und die Epithelzellen bereits geschädigt sein müssen und
- nur die parazelluläre Migration stattfindet.

---

306 Mayadas TN, Cullere X, Lowell CA. The multifaceted functions of neutrophils. Annu Rev Pathol. 2014;9:181–218.

Tab. 4.6: Beispiele für das Bindegewebe/ECM auflösende Enzyme und deren Inhibitoren.

Enzyme	Aktivatoren	Kollagen-Substrate	weitere ECM-Substrate / *Entzündungsrelevante nicht ECM-Substrate*	Inhibitoren [307, 308, 309]
Matrix-Metallo-Proteinasen (MMP)[310, 311]				
MMP-1 Fibroblasten-Kollagenase	**MMP-3, -10**	**I, II, III, VII, VIII, X, Gelatine**	**Aggrecan, Casein, Nidogen, Serpine, Versican, Perlecan, Tenascin-C**	TIMP-1, -2, -3, -4; α2-Makro-globulin
		α2-Antiplasmin; α1-Antitrypsin; IL-1β; L-Selectin		
MMP-8 Granulozyten-Kollagenase	**MMP-3, -7, -8, -10**	**I, II, III, V, VII, VII, VII, X**	**Aggrecan, Laminin, Nidogen**	
		Pro-MMP-8; α2-Antiplasmin		
MMP-13 SMC-Kollagenase-3	**MMP-2, -13, -14, -15, -16, -24**	**I, II, II, IV**	**Aggrecan, Fibronectin, Laminin, Perlecan, Tenascin**	
		Pro-MMP-9, Pro-MMP-13; PAI-2		
MMP-2 Granulozyten-Gelatinase	**MMP-7, -14, -15, -16, -24, -25, -26**	**I, II, III, IV, V, VII, X, XI**	**Aggrecan, Fibronectin, Laminin, Elastin, Nidogen, Versican**	TIMP-1, -2, -3, -4; α2-Makro-globulin, RECK, soluble-β-Amyloid, PCPEP
		MMP-9, MMP-13, IL-1β, TGFβ		
MMP-9 Gelatinase B	**MMP-2, -3, -13**	**IV, V, VII, X, XIV**	**Fibronectin, Laminin, Nidogen, Versican**	
		Plasminogen, Pro-TNFα; TGFβ, IL-1β, CXCL5		
MMP-3 VSMC-Stromelysin-1	**Cathepsin L Cathepsin B**	**I, III, IV, IX, X, XI**	**Aggrecan, Casein, Decorin, Elastin, Fibronectin, Laminin, Nidogen, Perlecan, Versican, Proteoglykan**	
		Pro-MMP1, Pro-MMP-8, Pro-MMP-9, pro-TNFα, Pro-IL-1β, α1-Antitrypsin; α1-Anti-Proteinase-Inhib. ATIII, Fibrinogen, E-Cadherin, L-Selectin		

307 Brew K, Nagase H. The tissue inhibitors of metalloproteinases (TIMPs): An ancient family with structural and functional diversity, Biochim Biophys Acta. 2010;1803(1):55–71.

308 Murphy G, Nagase H. Progress in matrix metalloproteinase research, Mol Aspects Med. 2008 Oct;29(5): 290–308.

309 Giannandrea M, Parks WC. Diverse functions of matrix metalloproteinases during fibrosis, Dis Model Mech. 2014;7(2):193–203.

310 Sedlacek HH. Immunologie. Die Immunabwehr des Menschen. de Gruyter. 2014:93–96.

311 Benjamin MM, Khalil RA. Matrix Metalloproteinase Inhibitors as Investigative Tools in the Pathogenesis and Management of Vascular Disease. EXS. 2012;103:209–279. doi: 10.1007/978-3-0348-0364-9_7.

Enzyme	Aktivatoren	Kollagen-Substrate	weitere ECM-Substrate	Inhibitoren [307, 308, 309]
		Entzündungsrelevante nicht ECM-Substrate		
MMP-10 Uterin-Stromelysin-2	**MMP-10**	**III, IV, V**	**Fibronectin, Laminin, Nidogen**	TIMP-1, -2, -3, -4; α2-Makroglobulin
		Pro-MMP-1, Pro-MMP-8, Pro-MMP-10		
MMP-11 Endothelzell-Stromelysin-3	**Cathepsin L Cathepsin B**		**Laminin**	
		α1-Antitrypsin, α1-Proteinase-Inhibitor		
MMP-7 Uterin-Matrilysin-1	**MMP-7**	**IV, X**	**Aggrecan, Casein, Elastin, Enactin, Laminin,**	
		Pro-MMP-2, Pro-MMP-7, Pro-MMP-8, Pro-TNFα, Plasminogen, Fas-Ligand, Transferrin, Defensin, α2-Antiplasmin, E-Cadherin, β4-Integrin		
MMP-26 Mamma-Ca-Matrilysin 2	**Cathepsin L Cathepsin B**	**IV, Gelatine**	**Casein, Fibronectin**	
		Pro-MMP-2, Fibrinogen; Fibrin, β1-Proteinase-Inhibitor		
MMP-14 Fibroblasten/VSMC-Membran-MMP/MT-1		**I, II, III**	**Aggrecan, Dermatan, Proteoglycan, Fibronectin, Laminin, Nidogen, Perlecan, Tenascin, Vitronectin**	(TIMP-1) TIMP-2, -3, -4; α2-Makroglobulin RECK
		Pro-MMP-2, Pro-MMP13, pro-TNFα, $\alpha_v\beta_3$-Integrin		
MMP-15 Leukozyten/Fibroblasten Membran-MMP/MT2		**I**	**Aggrecan, Fibronectin, Laminin, Nidogen, Perlecan, Tenascin, Vitronectin**	TIMP-1, -2, -3, -4; α2-Makroglobulin
		Pro-MMP-2, Pro-MMP13		
MMP-16 Leukozyten Membran-MMP/MT-3		**I**	**Aggrecan, Casein, Fibronectin, Laminin, Perlecan, Vitronectin**	(TIMP-1) TIMP-2, -3, -4; α2-Makroglobulin
		Pro-MMP-2, Pro-MMP13		
MMP-24 Leukozyten-Membran-MMP/MT-5			**Chrondroitinsulfat, Dermatansulfat Fibronectin**	(TIMP-1) TIMP-2, -3, -4; α2-Makroglobulin
		Pro-MMP-2, Pro-MMP13		
MMP-25 Leukolysin Membran-MMP/MT-6		**IV, Gelatine**	**Fibronectin**	TIMP-1, -2, -3, -4; α2-Makroglobulin
		Pro-MMP-2, Fibrin		
MMP-12 Makrophagen-Elastase		**IV**	**Elastin**	
		Plasminogen		
MMP-19		**I, IV, Gelatine**	**Aggrecan, Casein, Fibronectin, Laminin, Nidogen, Tenascin**	(TIMP-1) TIMP-2, -3, -4; α2-Makroglobulin
MMP-20 Enamelysin			**Amelogenin, Aggrecan, Knorpel-Oligomere**	TIMP-1, -2, -3, -4; α2-Makroglobulin
MMP-21 Makrophagen Fibroblasten		*α1-Antitrypsin*		

Enzyme	Aktivatoren	Kollagen-Substr.	weitere ECM-Substrate	*Entzündungsrelevante nicht ECM-Substrate*	Inhibitoren [307, 308, 309]
Serin-Proteasen[312, 313]					
uPA Urokinase-PA **tPA** tissue PA	**Cathepsin-B, Cathepsin-L, Kallikrein, Plasmin, FXIIa, Trypsin PSA**			*Plasminogen*	PAI-1; PAI-2; Thrombin; Elastase α2-Makro-globulin; α2-Antiplasmin; α1-Antitrypsin; C1-Inaktivator; Neuroserpin
Plasmin	**uPA; tPA**		**Fibronectin, Vitronectin**	*Pro-MMPs; Pro-uPA; Pro-tPA; Pro-Peptidhormone; Proenzyme; FIa/Fibrin;*	AT-III; α2-Antiplasmin PN-1
Gewebs-Kallikreine KLK-1 bis -15 **Plasma-Kallikrein**	**FXIIa**			*Kininogen; Plasminogen*	C1-Inaktivator TIMP-1, -2, -3, -4 AT-III
Thrombin	**FXa/FVa/ PL/Ca^{++}**			*FI/Fibrinogen*	AT-III+ Heparin oder Heparan-sulfat; Thrombo-modulin, PN-1
ELA-2 Leukozyten-Elastase			**Elastin**	*IgA, IgG; CR1*	α2-Makro-globulin; α2-Antiplasmin; α1-Antitrypsin; C1-Inaktivator; AT-III

312 Antalis TM, Bugge T, Wu Q, M.D. Ph.D. Membrane-anchored serine proteases in health and disease. Prog Mol Biol Transl Sci. 2011;99:1–50.

313 Almonte AG, Sweatt JD. Serine proteases, serine protease inhibitors, and protease-activated receptors: roles in synaptic function and behavior. Brain Res. 2011 Aug 17;1407:107–122.

Enzyme	Aktivatoren	Kollagen-Substr.	weitere ECM-Substrate	Inhibitoren 307, 308, 309
		Entzündungsrelevante nicht ECM-Substrate		
Cystein-Proteasen[314, 315, 316]				
Cathepsin L	Cathepsin D	I, IV, XVIII	Elastin; Fibronectin, Laminin, Proteoglykane	α2-Makro-globulin
		Pro-MMPs, Pro-uPA; Pro-Enkephalin; Pro-ACTH; Pro-α-MSH; Pro-β-Endorphin; Trypsinogen; Trypsin		
Cathepsin B	Cathepsin D	I, II, IV, V, IX, XI	Laminin; Proteoglykane; Fibronectin; Tenascin C	
		Pro-MMPs; Pro-uPA, Trypsinogen; Plasminogen; tPA		
Asparaginsäure-Proteasen[317, 318]				
Cathepsin D		IV	Laminin; Fibronectin; Proteoglykane	α2-Makro-globulin
		Pro-Cathepsin L; Pro-Cathepsin B; Plasminogen		

	proinflammatorisch		antiinflammatorisch

AT-III = Antitrombin III; CR1 = Complement-Rezeptor 1; MMP = Matrix-Metallo-Proteinase; MT = Membran-Typ; IgA = Immunglobulin A; IgG = Immunglobulin G; PAI = Plasminogen-Aktivator-Inhibitor; RECK = Reversion-inducing Cysteine rich protein with Kazal motifs; PCPEP = Procollagen C-Proteinase Enhancer Protein; PN-1 = Protease-Nexin-1; PSA = Prostata-Spezifisches Antigen; TIMP = Tissue Inhibitor of MMP; tPA = tissue Plasminogen-Activator; uPA = urokinase like Plasminogen-Activator
Kleinschrift = Vollnamen / Synonyme

Phagozytose und Exozytose

Phagozytose stellt einen aktiven, Energie-verbrauchenden Prozess dar zur zellulären Aufnahme von Infektionserregern und Pathogenen (PAMPs) wie auch von Zell- und Gewebe-Debris und apoptotischen Zellen (DAMPs). Zu unterscheiden ist die Phagozytose von der Endozytose oder Pinozytose (siehe Tab. 4.7)[319]

---

314 Reiser J, Adair B, Reinheckel T. Specialized roles for cysteine cathepsins in health and disease. J Clin Invest. 2010;120(10):3421–3431.

315 Qin Y, Shi GP. Cysteinyl cathepsins and mast cell proteases in the pathogenesis and therapeutics of cardiovascular diseases. Pharmacol Ther. 2011;131(3):338–350.

316 Löser R, Pietzsch J. Cysteine cathepsins: their role in tumor progression and recent trends in the development of imaging probes. Front Chem. 2015;3:37. doi: 10.3389/fchem.2015.00037.

317 Pranjol MZI, Gutowski N, Hannemann M, Whatmore J. The Potential Role of the Proteases Cathepsin D and Cathepsin L in the Progression and Metastasis of Epithelial Ovarian Cancer. Biomolecules. 2015 Dec;5(4):3260–3279.

318 Benes P, Vetvicka V, Fusek M. Cathepsin D – many functions of one aspartic protease. Crit Rev Oncol Hematol. 2008;68(1):12–28.

319 Karavitis J, Kovacs EJ. Macrophage phagocytosis: effects of environmental pollutants, alcohol, cigarette smoke, and other external factors. J Leukoc Biol. 2011;90(6):1065–1078.

Tab. 4.7: Charakteristika von Phagozytose, Endozytose und Pinozytose.[320]

	Phagozytose	**Endozytose**	**Pinozytose**
physikalische Eigenschaften des aufzunehmenden Stoffes	Partikel Ø ≥ 0,5 µm	Partikel Ø ≤ 0,5 µm	–
	–	Flüssigkeiten + gelöste Substanzen	Flüssigkeiten + gelöste Substanzen
Rezeptoraktivierung zur Aufnahme	ja	ja und nein	nein
lokale Reorganisation von	Actin	Caveolin	Clathrin
Invagination der Zellmembran zur Bildung von	Phagosomen	Caveoli Endosomen	Vesikel
Fusion mit Lysosomen	Phagolysosom	sekundäre Lysosomen	–
Transzellulärer Transport	nein	möglich (Flüssigkeiten)	ja

Der Phagozytose-Prozess durchläuft mehrere Stufen:

- Ausgangspunkt ist die Bindung des zu phagozytierenden Materials an Rezeptoren auf Phagozyten (im Besonderen Granulozyten, Makrophagen, aber auch Antigen-präsentierende Zellen). Zu diesen Rezeptoren zählen
  - membranständige Rezeptoren für pathogene Strukturmuster (PRR/Pathogen Recognition Receptors, siehe Kap. 3), für PAMPs und DAMPs (siehe Kap. 3) und/oder
  - Komplement-Rezeptoren, Fc-Rezeptoren, Scavenger-Rezeptoren, Fibronectin-Rezeptoren und LPS/LBP-Rezeptoren für solche PAMPs und DAMPs, die komplexiert sind mit dem für den jeweiligen Rezeptor affinen Opsonin (siehe Tab. 4.8).
- Durch diese Bindung werden die jeweiligen Rezeptoren vernetzt und aktiviert. Die Aktivierung führt zu einer lokalen Reorganisation des Zytoskeletts, im Besonderen des Aktins mit Bildung
  - einer Einstülpung der Zellmembran an der Kontaktstelle zum Phagozytose-Material,
  - von Ausstülpungen (Pseudopodien) der Zellmembran an den Rändern der Einstülpung, wobei diese Pseudopodien das Phagozytosematerial umfassen, sich hinter dem Phagozytosematerial treffen und dort verschmelzen, sodass sich ein Vesikel im Zytoplasma ergibt, das unreife Phagosom,
    - dessen Innenmembran die ursprüngliche Außenmembran der Zelle darstellt,
    - welches das phagozytierte Material enthält und
    - welches reift mit Abnahme des inneren pH-Wertes auf etwa pH 4,5;

320 Karavitis J, Kovacs EJ. Macrophage phagocytosis: effects of environmental pollutants, alcohol, cigarette smoke, and other external factors. J Leukoc Biol. 2011;90(6):1065–1078.

- Bevorzugt fusionieren reife Phagolysosomen (pH 4,5) mit Lysosomen (pH 4,5) unter Bildung von Phagolysosomen, in welchen
  - reaktive Sauerstoff- und Stickstoff-Spezies (ROS, RNS) wie auch zytotoxische Proteine noch lebende Infektionserreger abtöten und
  - lysosomale Enzyme (siehe Tab. 4.6 und 4.9) das Phagozytose-Material verdauen.

Tab. 4.8: Opsonine für die Phagozytose durch Granulozyten und Makrophagen.[321]

<table>
<tr><th rowspan="2">Protein gruppe</th><th rowspan="2">Opsonin</th><th rowspan="2">Strukturen, die opsoniert werden</th><th colspan="2">Wirkung der Opsonine</th></tr>
<tr><th>Rezeptoraktivierung</th><th>Komplement-aktivierung</th></tr>
<tr><td rowspan="5">Komplement-Faktoren</td><td>C1q</td><td>akute Phasen-Proteine, gebunden an PAMPs oder DAMPs (DNA)</td><td>C1q-Rezeptor
CR1
(C3b-Rezeptor)
CR3, CR4
(iC3b-Rezeptor)</td><td rowspan="5">Bildung des Opsonin C3b,
dessen Spalt-produkte iC3b, C3d, C3dg von C3b,
Bildung von C4b und der Anaphyla-toxine C3a, C4a, C5a</td></tr>
<tr><td>C3b</td><td rowspan="3">Bakterien, Pilze (Polysacharide, Glykoproteine, Glykopeptide)</td><td>CR1
(C3b-Rezeptor)</td></tr>
<tr><td>iC3b</td><td>CR3, CR4
(iC3b-Rezeptor)</td></tr>
<tr><td>C3d; C3dg</td><td>CR2</td></tr>
<tr><td>C4b</td><td></td><td>CR1</td></tr>
<tr><td rowspan="4">akute Phasen-proteine</td><td>CRP</td><td>Bakterien, Pilze, DAMPs (DNA oder Phosphorylcholin)</td><td rowspan="4">CR3, CR4
(iC3b-Rezeptor)</td><td rowspan="5">Bindung von C1q, Fricolin und/oder Collectin-11;
Bildung der Opsonine C3b und iC3b, C3d, C3dg, C4b und der Anaphyla-toxine C3a, C4a, C5a</td></tr>
<tr><td>SAA-1, -4</td><td>DAMPs (DNA oder Phospholipide)</td></tr>
<tr><td>SAP</td><td>Bakterien, Pilze, DAMPs (DNA oder Phosphorlipide)</td></tr>
<tr><td>PTX3</td><td>Bakterien, Pilze, DAMPs (DNA oder Phosphorlipide)</td></tr>
<tr><td rowspan="3">Collectine</td><td>MBL</td><td>Bakterien; Bindung von Fricolin Collectin-11 Aktivierung von MASP</td><td>C1q-Rezeptor
CR1
(C3b-Rezeptor)
CR3, CR4
(iC3b-Rezeptor)</td></tr>
<tr><td>SP-A
SP-D</td><td>Bakterien, Viren;
Ummantelung</td><td>Scavenger Rezeptor
(Makrophagen)</td><td></td></tr>
<tr><td>Congluti-nin</td><td>Bakterien (Zymosan, gebundenes C3bi)</td><td>C1q-Rezeptor</td><td></td></tr>
</table>

321 Sedlacek HH. Immunologie. Die Immunabwehr des Menschen. de Gruyter. 2014:21–23.

<table>
<tr><th rowspan="2">Protein gruppe</th><th rowspan="2">Opsonin</th><th rowspan="2">Strukturen, die opsoniert werden</th><th colspan="3">Wirkung der Opsonine</th></tr>
<tr><th colspan="2">Rezeptoraktivierung</th><th>Komplement-aktivierung</th></tr>
<tr><td>Fibronectine</td><td>~20</td><td>Bakterien, Viren, Pilze (gebundenes Fibrin, Kollagen und/oder Heparin)</td><td colspan="2">Fibronectin-„Rezeptor“ (Bindemolekül)</td><td></td></tr>
<tr><td>Lipid-Transport-Protein</td><td>LBP</td><td>Gram(–) Bakterien (Lipopolysaccharide/LPS)</td><td colspan="2">CD14 (LPS/LBP-Rezeptor) TLR-4-Korezeptor</td><td rowspan="3">Bindung von C1q, Bildung der Opsonine C3b, der Spaltprodukte iC3b, C3d, C3dg von C3b, C4b und der Anaphylatoxine C3a, C4a, C5a</td></tr>
<tr><td rowspan="3">spezifische Antikörper</td><td>IgM</td><td rowspan="2">Bakterien, Viren, PAMPs, DAMPs (spezifische Membran-Antigene; spezifische freie Antigene mit Bildung von Immunkomplexen aus Antigenen und Antikörpern) gebundenes IgM, IgG-1, IgG-2 und IgG-3 aktiviert Komplement</td><td>FcμR (Fc-IgM-Rezeptor)</td><td rowspan="2">C1q-Rezeptor CR1 (C3b-Rez) CR3, CR4 (iC3b-Rez)</td></tr>
<tr><td>IgG-1 IgG-2 IgG-3 IgG-4</td><td>FcγRI, FcγRII, FcγRIII FcγRIV (Fc-IgG-Rezeptoren)</td></tr>
<tr><td>IgA</td><td>Bakterien; Parasiten (spezifische Membran-Antigene) spezifische freie Antigene (Bildung von Immunkomplexen aus Antigenen und Antikörpern)</td><td colspan="2">FcαR (Fc-IgA-Rezeptor)</td><td></td></tr>
</table>

(grau)	**proinflammatorisch**

kursive Schrift: erworbene Immunreaktion

Collectine = lösliche, Kollagen-enthaltende C-Typ/Ca-Ionen abhängige Lectine; CRP = C-Reaktives Protein; LBP = LPS-bindendes Protein; MASP = MLB-assoziierte Serinproteasen; MBL = Mannose-bindendes Lectin; PTX3 = Pentraxin 3; SAA = Serum Amyloid A; SAP = Serum Amyloid P; SP = Surfactant-Proteine;

Zumindest während dieses Phagozytoseprozesses wird die lokale Entzündung verstärkt[322]

- durch die Expression proinflammatorischer Mediatoren, Zytokinen und Wachstumsfaktoren durch die aktivierten Phagozyten (Granulozyten, Makrophagen, siehe Kap. 4.1),
- durch die Freisetzung von Anaphylatoxinen bei der Komplementaktivierung durch PAMPs und DAMPs wie auch durch opsonierte PAMPs und DAMPs, (siehe Tab. 4.8 und Kap. 4.3)

322 Samie MA, Xu H. Lysosomal exocytosis and lipid storage disorders. J Lipid Res. 2014;55(6):995–1009.

- durch die Aktivierung des Gerinnungssystems mit der Bildung von Thrombin (siehe Kap. 4.4)
- durch die Exozytose lysosomaler Enzyme,
  - welche bereits bei der Einstülpung der Rezeptor-aktivierten Zellmembran stattfinden kann,
  - wenn die Verschmelzung der Lysosome mit dem sich bildenden Phagosom schneller vorangeht als sich das Phagosom zu einem Vesikel schließen kann und aus dem nach außen hin noch offenen Phagolysosom lysosomale Enzyme in die Umgebung strömen,
  - wobei durch das breite Spektrum der pH-Optima (von pH 3,0 bis pH 7,0, siehe Tab. 4.9) die jeweiligen Enzyme wirken können
    - bei lokaler Azidose im Entzündungsgebiet aber auch
    - bei systemischer Azidose bedingt durch erhöhte Laktat-Konzentrationen im Blut und Gewebe als Folge unzureichender Sauerstoffversorgung und anaerober Glykolyse z. B. im Rahmen des septischen Schocks.[323]
  - wodurch sich im Entzündungsgebiet eine sich selbst verstärkende Reaktion entwickeln kann mit
    - der Aktivierung von weiteren Granulozyten, Makrophagen, Mastzellen,
    - der Aktivierung des Komplementsystems, des Gerinnungssystems und des Kininsystems,
    - der Aktivierung von Zymogenen proinflammatorischer Proteine, so z. B. der proinflammatorischen Mitglieder der IL-1-Familie und mit
    - einer breiteren Auflösung der extrazellulären Matrix und hierdurch
- zumindest bis zu dem Zeitpunkt, an welchem durch den Verdau die Vernichtung derjenigen PAMPs und DAMPs erfolgt ist, welche ursprünglich die Entzündung ausgelöst haben.

Ist jedoch Phagozytose und der Verdau von PAMPs und DAMPs im Phagolysosom gestört,
- weil die Phagozyten in ihrer Funktion z. B. durch Nebenwirkungen von Arzneimitteln gehemmt wurden,
- weil das Phagozytose-Material
  - qualitativ oder quantitativ nicht ausreichend opsoniert ist wie z. B. bei mangelhaft aviden Antikörpern und/oder
  - qualitativ (Größe, chemische Beschaffenheit) oder quantitativ die Kapazität der Phagozyten überfordert,
- dann entwickelt sich eine dauerhafte **„frustrierte" Exozytose**, die wesentlich zur chronischen Entzündung beiträgt, aber auch das Risiko der Entwicklung einer systemischen Entzündung beinhaltet.

---

323 Suetrong B, Walley KR. Lactic Acidosis in Sepsis: It's Not All Anaerobic: Implications for Diagnosis and Management. Chest. 2016;149(1):252–61.

Tab. 4.9: Spektrum des pH-Optimums lysosomaler Enzyme.[324]

Lysosomale Enzyme		pH-Optimum								
	3	3,5	4	4,5	5	5,5	6	6,5	7	7,5
β-Galactosidase-1		■								
β-Glucuronidase		■								
α-L-Iduronidase		■								
Napsin A		■								
Cathepsin-D, Cathepsin-X/Z		■								
Chitobiase		■								
α-Galactosidase A; GM1-β-Galactosidase			■							
α-N-Acetylgalactosaminidase;			■							
Heparanase			■							
Hyaluronidase 1			■							
β-Galactocerebrosidase			■							
Asparaginyl-Endopeptidase			■							
Lysosomale saure Lipase			■							
Galactosylceramidase				■						
α-N-Acetylglucosaminidase				■						
α-L-Fucosidase				■						
Hexosaminidase A				■						
Hyaluronidase 4				■						
α-Glucosidase				■						
Sialidase				■						
Cathepsin S				■						
Arylsulfatase A				■						
Sphingomyelinase					■					
Iduronate 2-Sulfatase					■					
Glucosamine (N-acetyl)-6-Sulfatase					■					
N-Acetylgalactosamine-6-Sulfatase					■					
Hexosaminidase B						■				
Klotho-β-Glucuronidase						■				
Cathepsin-A; Cathepsin-V						■				

324 Xiong J, Zhu MX. Regulation of lysosomal ion homeostasis by channels and transporters. Sci China Life Sci. 2016;59(8):777–791.

Lysosomale Enzyme	pH-Optimum									
	3	3,5	4	4,5	5	5,5	6	6,5	7	7,5
Arylsulfatase G						■				
Sulfamidase						■				
Glucosylceramidase							■			
Saure Ceramidase							■			
Chitotriosidase							■			
Cathepsin-B, -C, -L, -O							■			
Cathepsin-H, -K								■		
Arylsulfatase B								■		
β-Glucosidase					■	■	■	■	■	
Cathepsin-E	■	■	■	■	■	■	■	■	■	
Cathepsin-F						■	■	■		

Zytotoxizität

Voraussetzung einer wirkungsvollen Immunabwehr ist das Vermögen, pathogene Organismen oder erkrankte und/oder verfremdete eigene Körperzellen töten zu können. Für diese Tötung sind zytotoxische Abwehrstoffe notwendig.[325, 326, 327, 328, 329]

Zu unterscheiden sind (siehe Tab. 4.10)

- antiinfektiöse Substanzen,
  - welche chemisch-toxisch, als Enzym oder als Enzyminhibitor die Infektionserreger inaktivieren können und
  - die vorwiegend gebildet werden
    - von den Epithelien der Haut und der Schleimhaut und
    - von den Zellen der angeborenen Immunabwehr, im Besonderen von Granulozyten und Makrophagen;
- Poren-bildende Substanzen, welche in die Phospholipidschicht der Zellmembran eindringen und dort über Polymerbildung zytolytische Kanäle bilden; hierzu gehören

325 Sedlacek HH. Immunologie. Die Immunabwehr des Menschen. de Gruyter. 2014:18–20, 101–104, 128–134, 241–246.

326 Harris V, Jackson C, Cooper A. Review of Toxic Epidermal Necrolysis. Int J Mol Sci. 2016;17(12). pii: E2135. doi: 10.3390/ijms17122135.

327 Voskoboinik I, Whisstock JC, Trapani JA. Perforin and granzymes: function, dysfunction and human pathology. Nat Rev Immunol. 2015;15(6):388–400.

328 Liu WH, Kao PH, Chiou YL, Lin SR, Wu MJ, Chang LS. Catalytic activity-independent pathway is involved in phospholipase A(2)-induced apoptotic death of human leukemia U937 cells via Ca(2+)-mediated p38 MAPK activation and mitochondrial depolarization. Toxicol Lett. 2009;185(2):102–9.

329 Ginsburg I, Misgav R, Pinson A, Varani J, Ward PA, Kohen R. Synergism among oxidants, proteinases, phospholipases, microbial hemolysins, cationic proteins, and cytokines. Inflammation. 1992;16(5):519–38.

  - Perforine und Granulysin, gebildet besonders von NK-Zellen und zytotoxischen T-Lymphozyten wie auch
  - der Membran-Attackierende Complex/MAC (C5b678-9xn) des Komplementsystems,
- Enzyme, welche direkt oder indirekt intrinsische Caspasen aktivieren und hierdurch den intrinsichen Weg der Apoptose aktivieren, wie z. B.
  - Granzym A und K (Tryptasen), Granzym B und H (Chymasen), Granzym M (Metase),
  - Cathepsin B und C;
- Substanzen, welche Todes-Rezeptoren der TNF-Rezeptor-Familie aktivieren und den extrinsischen Weg der Apoptose induzieren wie z. B.
  - TNFα, TNFβ, Fas-Ligand und der Tumor Necrosis Factor Related Apoptosis Inducing Ligand/TRAIL.

Ergebnis der toxischen Wirkung auf Infektionserreger und auf infizierte oder verfremdete Zellen sind PAMPs und DAMPs, welche alleine für sich oder nach Bindung von Opsoninen wiederum Zellen der erworbenen Immunabwehr wie Mastzellen, Granulozyten, Makrophagen und NK-Zellen zur Expression von zytotoxischen Substanzen, Zytokinen, Chemokinen und Wachstumsfaktoren aktivieren und durch solcherart Amplifikationen
- einerseits den Abwehrkampf bis zur Vernichtung des Infektionserregers oder der verfremdeten Zelle erhöhen aber
- andererseits auch die Entzündung über den gesamten Zeitraum des Abwehrkampfes verstärken.

Ist jedoch die Immunabwehr qualitativ oder quantitativ nicht in der Lage, diesen Abwehrkampf zum Abschluss zu bringen, drohen chronische Entzündungen.

Tab. 4.10: Beispiele für Zytotoxine des Körpers.

Abwehr-stoffe (Zytotoxine)	**Wirk-Gruppe-Mechanismus**	**Ursprung**			**Abwehr-Ziele**			
		Epithelien	**zelluläre Immunabwehr**		**Baktr.**	**Viren**	**Pilze**	**Zellen**
			angeboren	**erworben**				
Kochsalz	Chlorid-Ionen	Schweißdrüsen						
Salzsäure	H-Ionen, Chlorid-Ionen	Magen						
Fettsäure	H-Ionen, Lipophilie	Talgdrüsen						
Lysozyme	Spaltung von Proteoglykanen	Darm, Bronchien, Harn, Speicheldrüse	Makrophagen, Granulozyten					

Abwehrstoffe (Zytotoxine)	Wirk-Gruppe-Mechanismus	Ursprung			Abwehr-Ziele			
		Epithelien	zelluläre Immunabwehr		Baktr.	Viren	Pilze	Zellen
			angeboren	erworben				
Defensine	α-Defensin-5, -6 HNP -1 bis 5	Darm	Makrophagen, Granulozyten			**)		
	β-Defensin-1, -3	Haut, Darm, Bronchien			*)	**)		
Cathelicidin		Haut	Granulozyten, Makrophagen					
Peroxydase	Lactoperoxydase	Darm, Bronchien, Drüsen	Granulozyten, Makrophagen					
ROS	$^0O_2^-$; H_2O^2; ^0OH		Granulozyten, Makrophagen					
RNS	NO; $ONOO^-$; $^0NO_2$							
Lipasen	Phospholipase A2		Granulozyten, Makrophagen					
Nukleasen	RNAse	zahlreiche Gewebe-Zellen	Granulozyten, Makrophagen					
	DNAse							
Psoriasin		Haut						
Lactoferrin	Bindung von Fe-Ionen	Schleimhäute, Drüsen, Blut						
Liganden der TNF-Rezeptor-Familie (Apopt.-Ind.)	TNFα		Granulozyten, Makrophagen, NK-Zellen	CTL Treg				
	TNFβ							
	Fas-Ligand							
	TRAIL							
Porenbildner	Perforin-1, -2		NK-Zellen	CTL				
	Granulysin		NK-Zellen	CTL				
	C5b678-9xn		Leber, Makrophagen, Fibroblasten					
	Antikörper + C5b678-9xn			B-Lymphozyten				

Abwehr-stoffe (Zytotoxine)	Wirk-Gruppe-Mechanismus	Ursprung			Abwehr-Ziele			
		Epithelien	zelluläre Immunabwehr		Baktr.	Viren	Pilze	Zellen
			angeboren	erworben				
Serinprote-asen (Apoptose.-Induktoren.)	Granzym A		Granulo-zyten, Makro-phagen, Nk-Zellen	CTL Treg				
	Granzym B							
	Granzym H, K, M							
lysosomale Enzyme (Apopt-Ind.)	Cathepsin B		Granulo-zyten, Makro-phagen					
	Cathepsin C							
		▲	▲		▼			▼
				◄	PAMPs			
					DAMPs			

	proinflammatorische Produkte

*) gram(–) und gram(+) Bakterien; **) = umhüllte Viren
Kleinschrift = Funktionen

Apopt-Ind. = Apoptose-Induktoren; C5678 9xn = hämolytischeter Komplex der Komplementaktivierung; CTL = Cytotoxic T-Lymphocytes; DAMPs = Damage-Associated Molecular Patterns; HNP = Humane neutrophile Peptide; PAMPs = Pathogen-Associated Molecular Patterns; RNS = Reactive Nitrogen Species; ROS = Reactive Oxygen Species; TRAIL = Tumor Necrosis Factor Related Apoptosis Inducing Ligand; Treg = regulatorische T-Lymphozyten

4.3 Aktivierung des Komplementsystems

Das Komplementsystem besteht aus einer Reihe von im Blut befindlichen Proenzymen (Zymogene), deren Enzymaktivitäten durch Spaltung oder Bildung von Proteinkomplexen in einer kaskadenförmigen Reihenfolge aktiviert werden.
Die Ergebnisse dieser Aktivierungskaskade sind Komplementprodukte, die folgende Eigenschaften haben

- Verklumpen von löslichen oder partikulären Fremdstoffen bzw. Antigenen mit und ohne Bindung von spezifischen Antikörpern,
- Vernetzung wie auch Auflösung von (Antigen-Antikörper)-Immunkomplexen,
- Verstärkung der Phagozytose von Fremdstoffen durch die gebildeten Opsonine (siehe Tab. 4.11)
- chemotaktische Wirkung auf Granulozyten und Makrophagen,
- Auslösung von Anaphylaxien (Gefäßerweiterung, Bronchokonstriktion, Chemotaxie, akute Entzündungsreaktionen) durch die Spaltprodukte C3a, C4a, C5a,

- Lyse von Zellen, gegen welche die erworbene Immunabwehr Antikörper gebildet hat durch Bildung des Membranangriffskomplexes (MAC/Membrane Attacking Complex).

Drei Wege der Komplementaktivierung[330, 331] sind von besonderer Bedeutung (siehe Tab. 4.11)

Der **klassische Weg** beinhaltet folgende Stufen
- Aktivierung von C1q vorzugsweise durch Bindung
  - an das Fc-Teil von IgG und/oder IgM in Antigen-Antikörperkomplexen (Immunkomplexen) und/oder
  - direkt an PAMPs (z. B. Lipopolysaccharide) oder DAMPs (z. B. Phosphatidylserin)
- Bildung von Komplexen von aktiviertem C1q mit den Serin-Proteasen C1r und C1s. Im Komplex C1q + C1r + C1s (C1qrs) sind C1r und C1s aktiviert.
- C1qrs spaltet
  - C2 in C2a und C2b und
  - C4 in C4a (Anaphylatoxin) und C4b (Opsonin)
- C4b bildet im Komplex mit C2b die C3-Konvertase C4bC2b,
- die C3-Konvertase C4bC2b
  - spaltet C3 in C3a (Anaphylatoxin) und C3b (Opsonin) und
  - bildet mit C3b die C5-Konvertase C4bC2bC3b.

Der **Mannose bindendes Lectin** (MBL)-Weg
- startet mit Ficolin und Collectin-11, welche binden
  - an Kohlenhydratstrukturen, die reich sind an D-Mannose und L-Fucose und/oder
  - an acetylierte Struktureinheiten auf PAMPs und DAMPs,
- das gebundene Ficolin und Collectin-11 bildet Komplexe mit MASP (MBL-assoziierte Serin-Protease). Hierdurch ist MASP aktiviert.
- MASP spaltet
  - C2 in C2a und C2b und
  - C4 in C4a (Anaphylatoxin) und C4b (Opsonin)
- C4b bildet im Komplex mit C2b die C3-Konvertase C4bC2b
- der weitere Verlauf folgt dem klassischen Weg.

Der **Alternative Weg** zur Bildung einer C5-Konvertase beinhaltet die
- Spaltung von C3 in C3a (Anaphylatoxin) und C3b (Opsonin)
  - spontan, z. B. auf Bakterienoberflächen,
  - durch Elastase, Proteasen, Plasmin, Faktor XII, aktiviert im Rahmen der Exozytose lysosomaler Enzyme oder (im Falle von Plasmin und Faktor XII) im Rahmen der Blutgerinnung und Fibrinolyse,

---

330 Sedlacek HH. Immunologie. Die Immunabwehr des Menschen. de Gruyter. 2014:23–30.

331 Ricklin D, Reis ES, Lambris JD. Complement in disease: a defence system turning offensive. Nat Rev Nephrol. 2016;12(7):383–401.

- Bindung von C3b (über die kurzlebige Thioestergruppe) an Oberflächen mit der Folge, dass sich bilden
  - der Komplex C3bB aus C3b mit der Protease Faktor B,
  - die alternative C3-Konvertase C3bBb, indem Faktor B im C3bB Komplex durch die Protease Faktor D in die Produkte Ba und Bb gespalten wird;
- Amplifikation der Aktivierung, indem
  - C3bBb durch Properdin (Faktor P) stabilisiert wird und
  - weitere C3 Moleküle durch die stabilisierte C3-Konvertase C3bBb gespalten werden können.
- Anreicherung von C3b und Bildung der (oberflächengebundenen) C5-Konvertase C3bBp3b.

Die **gemeinsame Endstrecke** der Komplementaktivierung umfasst
- Spaltung von C5 durch die C5-Konvertasen (C4bC2bC3b und C3bBp3b) in C5a (Anaphylatoxin) und C5b,
- Bindung von C6 und C7 an C5b; der Komplex C5b67 bildet den Membranangriffskomplex (Membrane Attacking Komplex/MAC) durch Assoziation mit C8 und einem Vielfachen von C9 (C5b678-nx9).

Unterschiedliche Proteasen (z. B. Plasmin, Kallikrein) können zusätzlich oder auch alternativ das Komplementsystem auf unterschiedlichen Stufen aktivieren, so z. B.
- durch die Aktivierung von C1q, C1r und C1s, die Bildung von C1qrs, die Spaltung von C4 und C2 und die Bildung der C3-Konvertase C4bC2bC3b (s. o.),
- durch die Spaltung von C3 in C3a und C3b und die Auslösung des alternativen Weges der Bildung einer C5-Konvertase,
- durch die Spaltung von C5 in C5a und C5b und die Bildung des MAC (C5b678-9xn).

Tab. 4.11: Wege der Komplementaktivierung.

	klassischer Weg	Lectin-Weg (MBL)	alternativer Weg	Anaphylatoxine	Opsonine
Auslöser	IgM, IgG (gebunden) DNA, Kollagen, CRP	D-Mannose, N-Acetylglucosamin, (Bakterien, Pilze, Viren, Protozoen)	Oberflächen Enzyme		
Primäre Bindung	C1q	Fricolin (F) Collectin-11 (C)	C3 → C3a + C3b	C3a	C1q; C3b, iC3b, C3dg, C3d
Reaktionsfolge ▼	C1q + C1r + C1s = C1qrs	F + C + MASP = F/C/MASP	C3b + FB = C3bB C3bB + FD = C3bBb + Ba C3bBb + FP = C3bBb(P)		
	C1qrs + C4 + C2 = C4bC2b	F/C/MASP + C4 + C2 = C4bC2b		C4a	C4b

	klassischer Weg	Lectin-Weg (MBL)	alternativer Weg	Anaphylatoxine	Opsonine
C3-Konvertase	C4bC2b		C3bBb (P)		
Reaktionsfolgen	C4bC2b + C3 = C3a + C3b		C3bBb(P) + C3 = C3a + C3b	**C3a**	**C3b** iC3b, C3dg, C3d
	C4bC2b + C3b = C4bC2bC3b		C3bBb(P) + C3b = C3bBb3b		
C5-Konvertase	C4bC2bC3b		C3bBb3b		
Reaktionsfolge ▼	C4bC2bC3b + C5 = C5a + C5b		C3bBb3b + C5 = C5a + C5b	**C5a**	
	C5b + C6 + C7 = C5b67				
Bildung des lytischen Komplexes (MAC)	(Zellmembran) + **C5b67 + C8 + C9xn = C5b678(nx9)**				

	proinflammatorische Produkte der Komplementaktivierung

iC3b, C3dg, C3d = Spaltprodukte von C3b

b = durch Faktor D aktivierter Faktor B; F = Fricolin; FB/B = Faktor B; FD = Faktor D; FP/P = Faktor P/Properdin; C = Collectin-11; MAC = Membrane Attacking Complex; MBL = Mannose bindendes Lectin;

Durch die Bildung von Anaphylatoxinen, von Opsoninen und von dem lytischen Komplex nimmt das Komplementsystem entscheidenden Einfluss auf die Entzündung (siehe Tab. 4.12).

Tab. 4.12: Proinflammatorische Wirkung der Komplementfaktoren.[332, 333, 334, 335, 336, 337, 338, 339]

Factor/ Komplex	Rezeptor	Rezeptor tragende Zelle	Förderung/Wirkung	Inhibitoren
C1q	cC1q-R (Calreticulin), gC1q-R	Makrophagen, neutr. + eosin. Granulozyten, Mastzellen, Thrombozyten, Endothelzellen, Fibroblasten, glatte Muskelzellen; *B-Lymphozyten*	**Aktivierung, Phagozytose, Chemotaxie; Expression von Zytokinen, Chemokinen, Wachstumsfaktoren**	C1-Inaktivator/ Faktor I (Inhibition der C1qrs-Bildung)

332 Zwirner J, Fayyazi A, Götze O. Expression of the anaphylatoxin C5a receptor in non-myeloid cells. Mol Immunol. 1999;36(13–14):877–84.

333 Dustin ML. Complement receptors in myeloid cell adhesion and phagocytosis. Microbiol Spectr. 2016;4(6):10.1128/microbiolspec.MCHD-0034-2016. doi: 10.1128/microbiolspec.MCHD-0034-2016.

Factor/ Komplex	Rezeptor	Rezeptor tragende Zelle	Förderung/Wirkung	Inhibitoren
C3b, C4b	CR1	Erythrozyten	Transport von Immunkomplexen aus dem Blut in die Leber (Phagozytose durch Kuppfersche Sternzellen)	Faktor I/C4BP, MCP, Faktor H (Kofaktoren der Serinprotease 1, inaktiviert C4b und C3b);
		Makrophagen, neutr. + eosin. Granulozyten, Mastzellen, *Dentritische Zellen; B-Lymphozyten, T-Lymphozyten*	**Aktivierung, Phagozytose**	
C3b	VSIG4/ CRIg	Makrophagen, *Dentritische Zellen*	**Aktivierung, Phagozytose**	
iC3b	CR3, CR4	Granulozyten, Makrophagen	**Aktivierung, Phagozytose**	
		T-Lymphozyten	**Aktivierung**	
C3d; C3dg	CR2	*B-Lymphozyten*	**Aktivierung (CR2 ist Rezeptor für EBV)**	
		neutr. + eosin. Granulozyten Makrophagen,	**Aktivierung, Chemotaxie, Exozytose lysosomaler Enzyme; Expression von Zytokinen, Chemokinen, Leukotrienen, Prostaglandinen**	

334 Peerschke EI, Ghebrehiwet B. cC1qR/CR and gC1qR/p33: observations in cancer. Mol Immunol. 2014; 61(2):100–9.

335 Vegh Z, Kew RR, Gruber BL, Ghebrehiwet B. Chemotaxis of human monocyte-derived dendritic cells to complement component C1q is mediated by the receptors gC1qR and cC1qR. Mol Immunol. 2006;43(9):1402–7.

336 Kim KH, Choi BK, Kim YH, Han C, Oh HS, Lee DG, Kwon BS. Extracellular stimulation of VSIG4/complement receptor Ig suppresses intracellular bacterial infection by inducing autophagy. Autophagy. 2016;12(9): 1647–59.

337 Ghebrehiwet B, CebadaMora C, Tantral L, Jesty J, Peerschke EI. gC1qR/p33 serves as a molecular bridge between the complement and contact activation systems and is an important catalyst in inflammation. Adv Exp Med Biol. 2006;586:95–105.

338 Ghebrehiwet B, Kaplan AP, Joseph K, Peerschke EI. The complement and contact activation systems: partnership in pathogenesis beyond angioedema. Immunol Rev. 2016;274(1):281–289.

339 Ghebrehiwet B, Peerschke EI. Purification of C1q receptors and functional analysis. Methods Mol Biol. 2014;1100:319–27.

Factor/ Komplex	Rezeptor	Rezeptor tragende Zelle	Förderung/Wirkung	Inhibitoren
C3a, C4a, C5a	C3aR, (C3a, C4a), C5aR	Mastzellen bas. Granulozyten	**Degranulation (Histamin, Serotonin); Expression von Zytokinen, Chemokinen Leukotrienen, Prostaglandin**	Carboxypeptidase (inaktiviert die C3a, C4a, C5a durch Abspaltung von Arginin)
		Endothelzellen	**Aktivierung, Auflösung der Haftkomplexe, Erhöhung der Permeabilität; Oedeme**	
		glatte Muskelzellen	**Kontraktion**	
MAC (C5b678-(nx9)		Erythrozyten	Hämolyse	Faktor I/C4BP, MCP, Faktor H (Kofaktoren der Serinprotease 1, inaktiviert C4b und C3b);
		Bakterien, Viren, Pilze, Protozoen	**Zytolyse, Abtötung, Freisetzung von PAMPs**	
		Kernhaltige Zellen	**selten Zytolyse, meist Aktivierung**	DAF (Inhibition der Bildung von C3bBb)
				Protein S, SP40/40 (Inhibition von C5b67)
				HRF65, HRF20, MIRL, Protectin (Blockade von C8 und C9)

	proinflammatorisch		antiinflammatorisch

cC1qR = Complement Component-C1q-Receptor; C4BP = C4-Bindendes Protein; CR = Complement-Rezeptor; DAF = Decay-Accelerating Factor; gC1qR = globular head C1q-Receptor; HRF = Homologous Restriction Factor; MAC = Membrane Attacking Complex; MCP = Membran-Cofaktor-Protein; MIRL = Membrane Inhibitor of Reactive Lysis; VSIG4 = V-set and immunoglobulin domain containing 4

Kleinschrift = Synonyme

4.4 Aktivierung der Gerinnung, der Fibrinolyse und des Kininsystems

Aktivierung der Gerinnung

Ähnlich wie das Komplementsystem besteht das Gerinnungssystem aus einer Reihe von Proenzymen, deren Enzymaktivitäten durch Spaltung und Anlagerung in kaskadenförmiger Reihenfolge aktiviert werden. Die Auslösung der Gerinnung erfolgt über zwei unterschiedliche Wege.

Der klassische **extrinsische Weg** verläuft über folgende charakteristische Stufen:[340]

- die Serin-Protease FVIIa und der zellmembranständige Gewebefaktor TF (Tissue Factor) als Regulatorprotein bilden Komplexe, wobei diese Komplexe die Protease-Aktivität von FVIIa drastisch verstärken; im Nebenschluss kann FVIIa
  - den FIX des **intrinsischen Weg**es aktivieren zu FIXa und in diesem
  - den FX (in Anwesenheit von FVIIIa als Kofaktor) aktivieren zur Prothrombinase FXa oder
  - im Komplex mit TF (FVIIa/TF) in Kombination mit PL und Ca^{2+} den FX zum FXa aktivieren,
- FXa wiederum aktiviert den gemeinsamen Weg der Gerinnungskaskade.

TF wird von vielen Zellen exprimiert,[341]

- so von Zellen der Adventitia von Gefäßen, den Perizyten und den glatten Muskelzellen und von Epithelzellen in der Haut, der Schleimhäute, der Drüsen und von Monozyten,
- jedoch nur gering von der Skelettmuskulatur, dem Synovialgewebe und von ruhenden Endothelzellen,
- durch proinflammatorische Zytokine, Immunmediatoren, freigesetzt im Rahmen von Entzündungsprozessen und/oder durch Hypoxie kann die Expression von TF deutlich ansteigen; dieses gilt beispielsweise[342, 343, 344]
  - für Endothelzellen und Thrombozyten,
  - für Monozyten und neutrophile wie auch eosinophile Granulozyten nach Stimulation z. B. mit Platelet-activating factor (PAF) und/oder Granulozyten-Makrophagen Kolonie-Stimulierendem Faktor (GM-CSF),
  - bei arteriosklerotischen Prozessen und bei der Sepsis.[345]

FVII wird als Zymogen von Leberzellen exprimiert und zirkuliert im Blut als Zymogen wie auch mit geringem Anteil als aktives FVIIa, wobei

- Proteasen wie z. B. FIXa, FXa, FXIIa, Thrombin, Plasmin oder der TF/FVIIa Komplex FVII zu FVIIa spalten,

---

340 Smith SA, Travers RJ, Morrissey JH. How it all starts: initiation of the clotting cascade. Crit Rev Biochem Mol Biol. 2015;50(4):326–336.

341 Pawlinski R, Mackman N. Cellular Sources of Tissue Factor in Endotoxemia and Sepsis. Thromb Res. 2010;125S1:S70–S73.

342 Moosbauer C, Morgenstern E, Cuvelier SL, Manukyan D, Bidzhekov K, Albrecht S, Lohse P, Patel KD, Engelmann B. Eosinophils are a major intravascular location for tissue factor storage and exposure. Blood. 2007;109(3):995–1002.

343 Todoroki H, Higure A, Okamoto K, Okazaki K, Nagafuchi Y, Takeda S, Katoh H, Itoh H, Ohsato K, Nakamura S. Possible role of platelet-activating factor in the in vivo expression of tissue factor in neutrophils. J Surg Res. 1998;80(2):149–55.

344 Giesen PL, Rauch U, Bohrmann B, Kling D, Roqué M, Fallon JT, Badimon JJ, Himber J, Riederer MA, Nemerson Y. Blood-borne tissue factor: another view of thrombosis. Proc Natl Acad Sci U S A. 1999;96(5): 2311–5.

345 Okamoto K, Tamura T, Sawatsubashi Y. Sepsis and disseminated intravascular coagulation. J Intensive Care. 2016;4:23. doi: 10.1186/s40560-016-0149-0.

- FVIIa wie auch FVII mit hoher Affinität an TF binden,
- die Protease-Aktivität von FVIIa im TF/FVIIa-Komplex durch die Bindung an Phospholipid-Membrane drastisch zunimmt,
- aktivierte oder geschädigte Zellen gleich welcher Art durch die verstärkte Expression von Phospholipiden somit die Gerinnungskaskade über den extrinsischen Weg auslösen und/oder verstärken können.

Inhibiert wird die Auslösung des extrinsischen Gerinnungsweges
- durch die Tissue Factor Pathway Inhibitoren TFPIα und TFPβ,[346]
  - die besonders von Endothelzellen wie auch von Megakaryozyten gebildet und nach Aktivierung (z. B. der Thrombozyten) freigesetzt werden,
  - welche FXa durch Bindung inhibieren und als Komplex (TFPI/FXa) wiederum TF/FVIIa durch Bildung des Komplexes TFPI/FVIIa/TF/FXa hemmen,
  - wobei TFPIα stärker inhibiert als TFPβ und Protein S wie auch Heparin diese Inhibition durch TFPIα verstärken,
- durch das Antithrombin III (ATIII) in Kombination mit Heparin bzw. Heparansulfat,
  - welches Thrombin, FXa wie auch den Komplex TF/FVIIa inhibiert,
- durch den Heparin-Cofaktor II (HCII) in Kombination mit Heparin oder Dermatansulfat,
  - welcher Thrombin inhibiert.

Der **intrinsische Weg** der Gerinnung (auch Kontaktweg genannt) beinhaltet folgenden Reaktionsweg:
- an einer Kontaktfläche werden in Gegenwart von Hoch-molekularem (HMW)-Kininogen (HMW-K)
  - geringe Mengen Prekallikrein zu Kallikrein aktiviert und
  - durch Kallikrein geringe Mengen von FXII zu FXIIa aktiviert,
- FXIIa wiederum aktiviert weiteres Prekallikrein zu Kallikrein und das entstandene Kallikrein weitere FXII Moleküle zu FXIIa;
  - somit entsteht ein Verstärkerkreislauf mit dem Ergebnis größerer Mengen FXIIa,
- der weitere Reaktionsweg beinhaltet
  - die Bildung von FXIa aus FXI durch FXIIa,
  - die Spaltung von FIX in FIXa durch FXIa und
  - die Bildung der „Tenase“ aus den Faktoren FIXa und FVIIIa, welche in Anwesenheit von Phospholipiden und Ca-Ionen den FX zu FXa aktiviert.

Ausgelöst wird der intrinsische Weg der Gerinnung, d. h. wird FXII gebunden und aktiviert
- durch DAMPs, im Besonderen durch
  - extrazelluläre Nukleinsäuren wie RNA und DNA,

346 van Doorn P, Rosing J, Wielders SJ, Hackeng TM, Castoldi E. The C-terminus of tissue factor pathway inhibitor-α inhibits factor V activation by protecting the Arg1545 cleavage site. J Thromb Haemost. 2017; 15(1):140–149.

  - anorganische, anionische lineare Polymere von Orthophosphat-Einheiten (polyP) besonders in den Granula von Thrombozyten und Mastzellen und in Lysosomen,
  - fehlgefaltete Proteine wie z. B. β-Amyloid,
- durch Endothelzellen, welche FXII z. B. über den C1q-Rezeptor, über Cytokeratin 1 und/oder über den Urokinase Plasminogen Aktivator Rezeptor (uPAR) binden und aktivieren,
- durch IgM/IgG-Aggregate oder IgM/IgG-Antigen-Immunkomplexe,
- durch Proteasen wie Kallikrein, Plasmin und FXIIa und
- durch PAMPs.

Der **gemeinsame Weg** der Gerinnung umfasst
- in Ergänzung zu dem extrinsischen und intrinsischem Weg die Bildung von Spuren von FIIa (Thrombin), welche aktivieren
  - den Faktor VIII zu FVIIIa als Kofaktor von Faktor IXa (zur Bildung der Tenase),
  - den Faktor V zu FVa (als Kofaktor der Prothrombinase),
- nachfolgend zu dem extrinsischen und intrinsischen Weg
  - die Bildung der „Prothrombinase“ aus den Faktoren FXa und FVa, welche in Anwesenheit von Phospholipiden und Ca-Ionen den FII in den FIIa (Thrombin) überführt,
  - durch Thrombin (FIIa)
    - die Bildung von Fibrin (FIa) aus dem Fibrinogen (FI) und
    - die Aktivierung des Fibrin-stabilisierenden Faktors (FXIII) zu FXIIIa,
  - die Stabilisierung des Fibrins durch den FXIIIa.

Tab. 4.13: Die Reaktionswege der Gerinnung und Fibrinolyse.[347]

Gerinnung					
	extrinsischer Weg	**gemeinsamer Weg**	**intrinsischer Weg**	**Produkte**	**Inhibitoren**
Auslöser	Gewebsschäden, aktivierte Endothelzellen, Monozyten, Makrophagen, Granulozyten		Kontaktflächen ECM, IgM/IgG-Aggregate/Antigen-Komplexe, Kallikrein, Plasmin, FXIIa	TF	FVIIai

347 Smith SA, Travers RJ, Morrissey JH. How it all starts: initiation of the clotting cascade. Crit Rev Biochem Mol Biol. 2015;50(4):326–336.

Gerinnung					
	extrinsischer Weg	**gemeinsamer Weg**	**intrinsischer Weg**	**Produkte**	**Inhibitoren**
	TF/Tissue Factor			**FXIIa**	C1-Inaktivator
	FVII + TF = **TF/FVIIa**		FXII + Kallikrein/ Proteasen = **FXIIa**	**TF/FVIIa**	FXa/TFPIα, FXa/TFPIβ, ATIII + Heparin oder HeparanS
	TF/FVIIa + Ca^{++} + FIX = **FIXa**	FIIa + FVIII = **FVIIIa**	FXIIa + FXI = **FXIa**	**FXIa**	
			FXIa + FIX = **FIXa**	**FIXa**	aPC + PS
		►			TFPIα, TFPIβ; ATIII + Heparin oder HeparanS
	▼	▼	▼		
	TF/FVIIa + Ca^{++} + FX = **FXa**		FIXa + FVIIIa + PF/PL + Ca^{++} + FX = **FXa**	**FXa**	
Reaktions-folge ▼	FIIa + FV = **FVa**			**FVa**	aPC
	FXa + FVa + PF3/PL + Ca^{++} + FII = **FIIa**			**FXa/FVa Prothrombinase**	aPC + PS
				FIIa Thrombin	ATIII + Heparin oder Heparan-Sulfat HCII + Heparin oder Dermatan-sulfat Thrombo-modulin
				22kDa Kringle-2	**VEGF**
	FIIa + FI = **FIa**			**FIa Fibrin**	
	FXIII + FIIa + Ca^{++} = **FXIIIa**				
	FIa + FXIIIa = **S-Fibrin**			**s-Fibrin vernetztes Fibrin**	

Gerinnung					
	extrinsischer Weg	**gemeinsamer Weg**	**intrinsischer Weg**	**Produkte**	**Inhibitoren**
Fibrinolyse					
Reaktions folge ▼	Plasminogen + Plasminogen-Aktivatoren (uPA, tPA) = **Plasmin**			Plasmin	**α2PI, PAI-1, PAI-2; TAFI**
				Angiosta-tin	**VEGF**
	Plasmin + S-Fibrin = **Fibrinspaltprodukte**				

	proinflammatorisch		antiinflammatorisch

aPC = aktiviertes Protein C; AT-III = Antithrombin III; α2PI = α2-Plasmin-Inhibitor; ECM = Extrazelluläre Matrix; FVIIai = inaktivierter FVIIa; HCII = Heparin-Cofaktor II; HeparanS = Heparansulfat; PAI = Plasmin-Aktivator-Inhibitor; PF3 = Plättchenfactor 3; PL = Phospholipide/Platelet Factor; PS = Protein-S; S-Fibrin = stabilisiertes/vernetztes Fibrin; TAFI = Thrombin Aktivierbarer Fibrinolyse-Inhibitor; TF = Tissue Factor; TFPI = Tissue Factor Pathway Inhibitor; VEGF = Vascular Endothelial Cell Growth Factor

Um die Gerinnung lokal auf die geschädigten Endothelien bzw. Gefäße zu begrenzen, greifen unterschiedliche Inhibitoren ein (siehe Tab. 4.12):

- FXIIa wird durch den C1-Inaktivator inhibiert,
- Proconvertin (FVIIa) und Prothrombinase (FXa) werden neutralisiert durch den Tissue Factor Pathway Inhibitor (TFPI),
- Faktor VIIIa und Faktor Va werden inaktiviert durch aktiviertes Protein C (aPC),
  - dessen Bildung durch Thrombin (FIIa) erheblich verstärkt wird und
  - das im Komplex mit Protein S seine volle Wirkung entfaltet,
- Thrombin (FIIa) wird inhibiert
  - durch das Antithrombin (ATIII) in Kombination mit Heparansulfat oder Heparin,
  - durch den Heparin-Cofaktor II (HCII) in Kombination mit Heparin oder Dermatansulfat,
  - durch das Thrombomodulin auf der Oberfläche der Endothelzellen,
- membranständige ADPasen der Endothelzellen verringern die Aktivierung und Funktion der Thrombozyten.

Die Fibrinolyse

Die Auflösung von Fibrin-Gerinnseln startet mit der Ausschüttung von Plasminogen-Aktivatoren.[348] Zu diesen zählen

- der Gewebe-PA (tissuePA/tPA), synthetisiert vorwiegend von Endothelzellen und
- der Urokinase-ähnliche PA (uPA), produziert von Monozyten, Makrophagen und dem Epithel des Harntraktes.

348 Chapin JC, Hajjar KA. Fibrinolysis and the control of blood coagulation. Blood Rev. 2015;29(1):17–24.

Die Plasminogen-Aktivatoren tPA und uPA spalten das Plasminogen zum aktiven Plasmin. Plasmin ist wiederum die entscheidende Protease für die Fibrinolyse. Diese wird gegenreguliert durch Inhibitoren wie

- PAI-1 und -2 (Plasminogen-Aktivator-Inhibitoren) und den
- α2-Plasmin-Inhibitor (α2PI), den schnellsten biologischen Inhibitor, der 50 % des gebildeten Plasmins in 10 Millisekunden hemmt, sowie
- TAFI (Thrombin Aktivierbarer Fibrinolyse-Inhibitor), welcher
  - durch Thrombin (FIIa) und andere Proteasen in eine aktive Carboxy-Peptidase B gespalten wird, die Plasminogen und tPA vom Fibrin entfernt und
  - hierdurch die Bildung von Plasmin und damit die Fibrinolyse hemmt.

Die ausgewogene Fibrinolyse, d. h. die gezielte physiologische Auflösung von Blutgerinnseln stellt einen lebenswichtigen Prozess dar.[349] Hyperfibrinolyse (siehe Kap. 8.4)

- führt zu unkontrollierten Blutungen,
- ist assoziiert mit multiplem Organversagen,
- ist lebensbedrohlich mit einer Mortalitätsrate von > 70 %,
- steht in der Häufigkeit jedoch nicht im Vordergrund.

Andererseits bewirkt eine Hypofibrinolyse,

- bedingt durch
  - überschießende Aktivierung der Gerinnung, besonders durch
  - einen relativen Plasminogen-Mangel oder
  - einen relativen Überschuss an α2-Plasmin-Inhibitor (α2PI) gegenüber Plasminogen,
- dass selbst kleine Gerinnsel in der Endstrombahn nicht aufgelöst werden können und
- dass sich eine Disseminierte Intravaskuläre Gerinnung (DIC) entwickelt, welche durch die Entstehung von Mikrothromben zum lebensbedrohlichen multiplen Organversagen führt (siehe Kap. 1).

Traumata können die Fibrinolyse in beträchtlichem Maße beeinflussen,[350, 351]

- und zwar fördern durch den Überschuss (im Vergleich zu den Inhibitoren PAI und TAFI) an exprimiertem tPA,[352]
- wobei die fibrinolytische Wirkung des tPA und Plasmins durch die entstandenen DAMPs derart moduliert wird,[353]

---

349 Moore HB, Moore EE, Gonzalez E, Hansen KC, Dzieciatkowska M, Chapman MP, Sauaia A, West B, Banerjee A, Silliman CC. Hemolysis exacerbates hyperfibrinolysis, whereas platelolysis shuts down fibrinolysis: evolving concepts of the spectrum of fibrinolysis in response to severe injury. Shock. 2015;43(1):39–46.

350 Gall LS, Brohi K, Davenport RA. Diagnosis and Treatment of Hyperfibrinolysis in Trauma (A European Perspective). Semin Thromb Hemost. 2017;43(2):224–234.

351 Chapin JC, Hajjar KA. Fibrinolysis and the control of blood coagulation. Blood Rev. 2015;29(1):17–24.

352 Chapman MP, Moore EE, Moore HB, Gonzalez E, Gamboni F, Chandler JG, Mitra S, Ghasabyan A, Chin TL, Sauaia A, Banerjee A, Silliman CC. Overwhelming tPA release, not PAI-1 degradation, is responsible for hyperfibrinolysis in severely injured trauma patients. J Trauma Acute Care Surg. 2016;80(1):16–23.

353 Moore HB, Moore EE, Gonzalez E, Hansen KC, Dzieciatkowska M, Chapman MP, Sauaia A, West B, Banerjee A, Silliman CC. Hemolysis exacerbates hyperfibrinolysis, whereas platelolysis shuts down fibrinolysis: evolving concepts of the spectrum of fibrinolysis in response to severe injury. Shock. 2015;43(1):39–46.

- dass Erythrozyten-Lysate, entstanden im Rahmen der Hämolyse, verstärkend wirken,
- dass dagegen Thrombozyten-Lysate die Fibrinolyse hemmen.

Der Entzündungsprozess wird durch die einzelnen Komponenten der Gerinnungskaskade in unterschiedlicher Weise beeinflusst (siehe Tab. 4.14)[354, 355, 356, 357]

- FXIIa (Hagemanfaktor) stimuliert zusätzlich zum Gerinnungssystem auch das Komplementsystem und das Kininsystem,
- der Gewebefaktor TF fördert über Bindung an PAR-2 und Integrine[358, 359]
  - die Endothelzell-Migration und Angiogenese,
- alle Serinproteasen der Gerinnungskaskade aktivieren (mit Ausnahme von FIXa) Protease aktivierbare Rezeptoren (PAR-1, -2, -3, -4),
  - welche selbst (ggfs. nach Dimerisierung) die Expression von proinflammatorischen Molekülen in die Wege leiten oder
  - welche benachbarte Tyrosin- oder Serin/Threonin-Kinase Rezeptoren transaktivieren können wie z. B. die Rezeptoren für EGF, TGFα, VEGF, PDGF, IGF und TGFβ,
- FVIIa bewirkt alleine über PAR-1 und im Komplex mit dem Gewebefaktor TF über PAR-2,
  - bei Epithelzellen eine Verstärkung der Migration,
  - bei Endothelzellen eher einen Schutz vor der Wirkung proinflammatorischer Zytokine,
- FXa schützt (ähnlich wie FVIIa) über PAR-2 Endothelzellen vor proinflammatorischen Zytokinen,
- FIIa (Thrombin) aktiviert über PAR-1, -3 und -4
  - Endothelzellen zur Expression von proinflammatorischen Zytokinen (z. B. IL-1, IL-6, TNFα) und Zelladhäsionsmolekülen (E-Selectin, P-Selectin, Intracellular Adhesion Molecule-1/ICAM-1 und Vascular Cell Adhesion Molecule 1/VCAM-1),
  - Thrombozyten zur Aggregation und Freisetzung von Zytokinen und Mediatoren (siehe Kap. 4.5)
- Faktor Ia (Fibrin) bildet Gerinnsel,
  - welche durch den aktivierten Fibrin-stabilisierenden Faktor (FXIIIa) stabilisiert werden und
  - bei lokalen Verletzungen und in Wechselwirkung mit aktivierten Thrombozyten Blutgefäße schließen können (plasmatische und zelluläre Hämostase).

---

354 Gieseler F, Ungefroren H, Settmacher U, Hollenberg MD, Kaufmann R. Proteinase-activated receptors (PARs) – focus on receptor-receptor-interactions and their physiological and pathophysiological impact. Cell Commun Signal. 2013;11:86. doi: 10.1186/1478-811X-11-86.

355 Krenzlin H, Lorenz V, Danckwardt S, Kempski O, Alessandri B. The Importance of Thrombin in Cerebral Injury and Disease. Int J Mol Sci. 2016;17(1):84. doi: 10.3390/ijms17010084.

356 Ossovskaya VS, Bunnett NW. Protease-activated receptors: contribution to physiology and disease. Physiol Rev. 2004;84(2):579–621.

357 Rezaie AR. Protease-activated Receptor Signaling by Coagulation Proteases in Endothelial Cells. Thromb Haemost. 2014;112(5):876–882.

358 Dorfleutner A, Hintermann E, Tarui T, Takada Y, Ruf W. Cross-talk of integrin alpha3beta1 and tissue factor in cell migration. Mol Biol Cell. 2004;15(10):4416–25.

359 Sánchez-Solana B, Motwani M, Li DQ, Eswaran J, Kumar R. p21-activated Kinase-1 Signaling Regulates Transcription of Tissue Factor and Tissue Factor Pathway Inhibitor. J Biol Chem. 2012;287(47):39291–39302.

Aktivierte Zellen des angeborenen Immunsystems wie Mastzellen, Monozyten, Makrophagen und Granulozyten (siehe Kap. 4.1) und Endothelzellen (siehe Kap. 4.7) fördern die Aktivierung der Gerinnung, der Fibrinolyse und des Komplementsystems. Hierdurch ist die Gefahr gegeben,

- dass sich die Aktivierungen wechselseitig aufschaukeln,
- dass lokale Aktivierungsprozesse durch Inhibitoren qualitativ und/oder quantitativ nicht mehr begrenzt werden können,
- dass es zu einer systemischen Ausweitung der Entzündung, der Komplementaktivierung, der Gerinnung und der Fibrinolyse kommt und
- dass sich unter der Beteiligung von Endothelzellen entwickeln:
  - das Systemische Immunreaktive Syndrom (SIRS, siehe Kap. 8),
  - eine Öffnung des kapillären Endstromgebietes durch Auflösung der Haftkomplexe zwischen den Endothelzellen (siehe Kap. 4.7),
  - eine Disseminierte Intravaskuläre Gerinnung (DIC, siehe Kap. 9.2)
    - mit systemischen Fibrinolysen und/oder
    - mit Mikrothromben in den Venolen und Arteriolen, z. B. in den Nieren, der Leber, der Lunge und
    - mit multiplem Organversagen.

Tab. 4.14: Einfluss der Gerinnungsfaktoren auf die Immunabwehr.[360, 361]

Faktor		Rezeptor	Substrat	Wirkung	
TF		Integrine		**Endothelzellen: Aktivierung (↑)**	
FVIIa/TF		PAR-2		**Epithelzellen: Migration (↑)**	Endothelzellen Aktivierung (↓)
FVIIa		PAR-1			
FXIIa			Pro-Kallikrein	**Aktivierung des Kininsystems (↑) Kallikreine, Kinine (↑)**	
			C3	**Aktivierung des Komplementsystems (↑)**	
	aPC	EPCR			Endothelzellen Aktivierung (↓)
FXa		PAR-2			
FII	FIIa (Thrombin)	PAR-1, -3, -4		**Endothelzellen: Aktivierung, Expression (↑) Zytokine (IL-1β, IL-6, TNFα), Ahäsionsmoleküle (E-Selectin, P-Selectin, ICAM-1, VCAM-1); Thrombozyten: Aktivierung (↑)**	

360 Ruf W, Disse J, Carneiro-Lobo TC, Yokota N, Schaffner F. Tissue Factor and Cell Signalling in Cancer Progression and Thrombosis. J Thromb Haemost. 2011;(Suppl 1):306–315.

361 Jennewein C, Tran N, Paulus P, Ellinghaus P, Eble JA, Zacharowski K. Novel Aspects of Fibrin(ogen) Fragments during Inflammation. Mol Med. 2011;17(5–6):568–573.

Faktor		Rezeptor	Substrat	Wirkung (proinflammatorisch)	Wirkung (antiinflammatorisch)
	22kDa Kringle-2				Endothelzellen Proliferation (↓), Angiogenese (↓)
FIa (Fibrin)		ICAM-1; Integrin-Rezeptor $\alpha_M\beta_2$		Endothelzellen + Monozyten; Aktivierung, Expression (↑) Zytokine (IL-1β, IL-6, TNFα) Chemokine (IL-8, MIP-1, -2, MCP-1); Monozyten: ROS (↑) Thrombozyten: Aktivierung (↑)	
FXIIIa			FIa	Bildung stabiler Fibrin-gerinnsel; Verschluss von Blut-Kapillaren, arteriellen/venösen Blutgefäßen; Förderung der Wundheilung über die Stimulierung des Fibroblastenwachstums	
Plas-minogen	Plasmin		FXII	Aktivierung des Kininsystems (↑) Kallikreine, Kinine (↑)	
			Fibrin		Fibrinolyse
	Angiostatin				Endothelzellen Proliferation (↓), Angiogenese (↓)
Fibrino-peptide	A + B			neutr. Granulozyten, Monozyten, Makrophagen: Chemotaxie (↑)	
Fibrin-fragmente	D			Monozyten: Expression (↑) von IL-1α, IL-1β, IL-6, uPA,	Monozyten: Expression (↑) PAI-2
	E	VE-Cadherin		Monozyten: Expression IL-6 (↑) Endothelzellen: Proliferation (↑)	
	Bβ 15–45			neutr. Granulozyten, Fibro-blasten Chemotaxie (↑)	

(dunkel)	**proinflammatorisch**	(hell)	antiinflammatorisch

EPCR = Endothelial Cell Protein C Receptor; ICAM = Intracellular Adhesion Molecule; PAR = Protease aktivierbare Rezeptoren; ROS = Reactive Oxygen Species; VCAM = Vascular Cell Adhesion Molecule; VE-Cadherin = Vascular-Endothelial-Cadherin

Das Kininsystem

Das Kininsystem besteht aus den Kallikrein-Serinproteasen, den Kininogenen und den Kininen (siehe Tab. 4.15).

- Kallikreine
  - setzen Kinine (Bradykinin und Kallidin) aus Kininogenen frei,
  - entstehen aus dem Präkallikrein durch Einwirkung von Serin-Proteasen wie z. B. durch den FXIIa (Hageman-Faktor) des klassischen Weges der Gerinnung,
  - spalten ihrerseits FXII in FXIIa und setzen damit eine Amplifikationsschleife (Kallikrein → FXIIa → Kallikrein) in Gang,
  - stimulieren über FXIIa (Hagemanfaktor)
    - den intrinsischen Weg der Gerinnung durch Spaltung von FXI in FXIa,
    - die Fibrinolyse durch Aktivierung von Urokinase (uPA) mit Spaltung von Plasminogen in Plasmin,
  - aktivieren Zellen der angeborenen Immunantwort wie z. B.
    - neutrophile Granulozyten zur Chemotaxie und zur Expression von Elastase,
    - Endothelzellen zur Freisetzung von NO und Kollagenase,
    - Epithelzellen zur Proliferation durch Aktivierung von EGF,
  - fördern die Entzündung im Nervensystem
    - durch Zerstörung der Blut-Hirnschranke,
    - durch Abau des Myelins
  - hemmen die Entzündung
    - durch Inhibition der Angiogenese,
    - durch Förderung des Abbaus von Amyloid in den Nervenzellen
- Kinine (Bradykinin und Kallidin)
  - wirken durch Aktivierung der Bradykinin-Rezeptoren (BR1 und BR2),
  - stimulieren Endothelzellen mit Expression von Stickstoff-Monoxyd/NO, Vasodilatation und Erhöhung der Gefäßpermeabilität,
  - bewirken Bronchokonstriktion,
  - steigern die Entzündungsreaktionen durch Stimulation der Prostaglandin- und Leukotrien-Synthese,
  - erhöhen die Schmerzempfindung.

Somit stellt das Kininsytem ein Mittler- und Verstärker-System dar zwischen den humoralen (Komplement, Gerinnung, Fibrinolyse) und zellulären Bestandteilen der angeborenen Immunantwort.

Tab. 4.15: Die Aktivierung und Wirkung von Kininen.[362, 363, 364, 365, 366, 367, 368]

Bildung von Prä-Kallikreinen		
Plasma-Prä-Kallikrein	◄	Leber, Niere, Nebenniere, Pankreas, Plazenta
Gewebe-Prä-Kallikrein		Makrophagen, Granulozyten, Mastzellen, Epithelzellen, Fibroblasten, Oligodendrozyten, Astrozyten, Pyramidal-Zellen, Gliazellen

362 Kayashima Y, Smithies O, Kakoki M. Kinins. The Kallikrein-Kinin System and Oxidative Stress. Curr Opin Nephrol Hypertens. 2012;21(1):92–96.

Bildung von Kallikreinen und Kininen

initiale Serinproteasen/SP		Reaktionsverlauf		Inhibitoren	Mechanismus
FXIIa PRCP	►	Plasma-Prä-Kallikrein + FXIIa = **Plasma-Kallikrein B1/KLKB1**	⊩	C1-Inaktivator	Hemmung der Spaltung von FXII in FXIIa
PRCP, Plasmin, tPA, uPA, Thrombin, FXa, KLKB1, MMP		Gewebe-Prä-Kallikrein + PRCP/weitere SP = **Gewebe-Kallikrein KLK-1 bis KLK-15**			
Autokatalyse				TIMP AT III	Inhibition der SP
		▼			
Plasma-Kallikrein	►	Plasma-Kallikrein + HMW-Kininogen = Nonapeptid: **Bradykinin**	⊩	Carboxypeptidase, ACE, NEP, ECE α1-Antitrypsin, α2-Makroglobulin, SPINK-5, -6, -9	Inhibition der Spaltung der Kininogene
Gewebe-Kallikreine		Gewebe-Kallikrein + LMW-Kininogen = Dekapeptid: **Lysyl-Bradykinin/Kallidin**			

Wirkung der Kallikreine und Kinine

Plasma-Kallikrein (KLKB1)	►	**Endothelzellen: Aktivierung/NO (↑) Typ IV-Kollagenase (↑), neutr. Granulozyten: Chemotaxie (↑)/Elastase (↑); Komplement-Aktivierung/klassisch/alternativ (↑); Gerinnung/Faktor XII/Factor XIIa (↑); Fibrinolyse/Pro-Urokinase/Urokinase (↑), Plasminogen/Plasmin (↑)**
Gewebe-Kallikreine (KLK-1–KLK-15)	►	**Epithelzellen: Aktivierung, Abschilferung Keratinozyten (↑), Expression Cathelicidin (↑), Aktivierung von IL-1β (↑); KLK-1: Aktivierung von EGF (↑), Hyperplasie/Metaplasie Bronchialepithel (↑); KLK-6: Degradierung von Myelin/MBP (↑), Zerstörung der Bluthirnschranke durch Degradierung von Fibronectin, Laminin, Kollagen (↑); Virusinfektionen (↑) durch proteolytische (KLK-5, -12) Reifung von Influenza-Virus-Hämagglutinin (↑), bzw. von (KLK-8) HPV-Major Capsid-Protein (↑)**

363 Shariat-Madar Z, Mahdi F, Schmaier AH. Recombinant prolylcarboxypeptidase activates plasma prekallikrein. Blood. 2004;103(12):4554–61.

364 Lauredo IT, Forteza RM, Botvinnikova Y, Abraham WM. Leukocytic cell sources of airway tissue kallikrein. Am J Physiol Lung Cell Mol Physiol. 2004;286(4):L734–L740.

365 Yoon H, Blaber SI, Li W, Scarisbrick IA, Blaber M. Activation profiles of human kallikrein-related peptidases by matrix metalloproteinases. Biol Chem. 2013;394(1):137–47.

366 Bryant JW, Shariat-Madar Z. Human plasma kallikrein-kinin system: Physiological and biochemical parameters. Cardiovasc Hematol Agents Med Chem. 2009 Jul;7(3):234–250.

367 Charest-Morin X, Raghavan A, Charles ML, Kolodka T, Bouthillier J, Jean M, Robbins MS, Marceau F. Pharmacological effects of recombinant human tissue kallikrein on bradykinin B2 receptors. Pharmacol Res Perspect. 2015;3(2):e00119. doi: 10.1002/prp2.119.

368 Kalinska M, Meyer-Hoffert U, Kantyka T, Potempa J. Kallikreins – the melting pot of activity and function. Biochimie. 2016 Mar;122:270–282.

		KLK-12: Angiogenese (↓) durch Inaktivierung von CCN-1, -2, -3; KLK-3/PSA: Sperma: Spaltung von Fibronectin, Semenogelin-1, -2 (↑) KLK-1: Amyloid-Metabolismus in Nervenzellen (↑)			
Bradykinin Kallidin	►	**Bradykinin-Rezeptor 1/BR1 (exprimiert nach Aktivierung)**	◄ ►		**Endothelzellen: Aktivierung (↑) Stickstoff-Monoxyd/NO (↑); Prostaglandine, Leukotriene (↑); Gefäßpermeabilität (↑); Vasodilatation (↑); Bronchokonstriktion (↑); Schmerzempfindung (↑)**
		Bradykinin-Rezeptor 2/BR2 (konstitutiv exprimiert)	►		
					ROS (↓)

	proinflammatorisch		antiinflammatorisch

ACE = Angiotensin Converting Enzyme; ATIII = Anti-Thrombin III; ECE = endothelin-converting enzyme; CCN-1, -2, -3 = Cysteine-rich angiogenic protein 61 + Connective tissue growth factor + Nephroblastoma overexpressed; HMW = High- Molecular-Weight; HPV = Humanes Papillom-Virus; KLK = Kallikrein; LMW = Low-Molekular-Weight; MBP = Myelin-Basisches Protein; MMP = Matrix-Metallo-Protease; NEP = Neprilysin; PRCP = Prolylcarboxypeptidase; SP = Serin-Protease; SPINK = Serine Proteinase Inhibitor Kazaltype; TIMP = Tissue Inhibitor of MMP; tPA = Tissue Plasminogen-Activator; uPA = Urokinase like Plasminogen-Activator

4.5 Aktivierung der Thrombozyten

Thrombozyten (Blutplättchen) stellen die zweithäufigste Blutzelle dar. Sie bilden sich durch zytoplasmatische Abschnürungen von Megakaryozyten, besitzen daher weder einen Zellkern noch DNA, sind somit Endzellen.

Thrombozyten werden aktiviert durch PAMPs, DAMPs, durch Mediatoren und/oder durch weitere Produkte freigesetzt im Zuge einer Stimulation der angeborenen und erworbenen Immunabwehr (siehe Tab. 4.16). Die Aktivierung erfolgt stufenweise in Form

- einer **primären Aktivierung** mit
  - Erhöhung der zellinternen Polyphosphoinositol-Hydrolyse und
  - Freisetzung von Ca-Ionen,
- einer **Transformation** im Anschluss an die Aktivierung mit der
  - Abrundung der Form und Zunahme der Adhärenz,
  - Bildung funktionsfähiger Fibrinogen-Rezeptoren durch Kopplung der Untereinheit GpIIIa mit der Untereinheit GpIIb zum Rezeptor GpIIbIIIa,
  - Bildung von Thrombozyten-Aggregaten und Ausbildung von Pseudopodien,
  - Ausbreitung auf Flächen und Zellen,
  - Ausschüttung der unterschiedlichen Wirkstoffe (siehe Tab. 4.16).

Aktivierte Thrombozyten sind beteiligt[369]

- an der sofortigen Stillung einer Blutung durch die Bildung eines hämostatischen Gerinnungspfropfes, indem Thrombozyten
  - unmittelbar nach dem Gefäßschaden besonders an das freigewordene Kollagen binden,
  - elektrochemisch proximal (d. h. zum Herzen hin) an der Arterienwand anhaften und den weißen Thrombus bilden,
  - durch Kollagen und von Thrombin und Fibrin (gebildet im Zuge der gleichzeitigen Aktivierung des Gerinnungssystems) aktiviert werden
    - zur Aggregation und Transformation,
    - zur Freisetzung von prothrombotischen Faktoren wie des Gewebefaktors TF, von Fibrinogen und von Willebrand-Faktor,
    - zur lokalen Aktivierung von weiteren Thrombozyten,
    - zur Freisetzung von prothrombotischen Mikropartikeln und
    - zur Stabilisierung und Retraktion des Gerinnungspfropfes;
- an der Verstärkung der Blutgerinnung durch Interaktion mit Monozyten, Makrophagen und Granulozyten, wie auch durch deren Aktivierung zur Expression von prokoagulatorischen Mediatoren,
- an Entzündungsreaktionen,
  - durch Ausschüttung der eigenen Entzündungsmediatoren,
  - durch Aktivierung und Transformierung bislang „ruhender“ Thrombozyten in der Nachbarschaft zum Aktivierungsort,
  - durch Aktivierung von Endothelzellen mit
    - Permeabilitätserhöhung der Blutgefäße,
    - Auflösung der extrazellulären Matrix (ECM),
    - Aktivierung von glatten Muskelzellen und Fibroblasten und
    - Stimulation der Angiogenese,
  - durch Aktivierung der angeborenen Immunantwort, im Besonderen
    - des Komplementsystems und des Kininsystems,
    - durch Anlocken und Aktivieren von Monozyten, Makrophagen, neutrophilen und eosinophilen Granulozyten zur Expression proinflammatorischer Wirkstoffe,
  - durch Modulation, d. h. Hemmung wie auch Förderung der erworbenen Immunantwort,
- an der Elimination von Pathogenen (siehe Tab. 4.16)
  - durch Expression von antiinfektiösen Substanzen wie z. B.
    - Kinocidine und Thrombocidine,
    - Catalase und Wasserstoffperoxyd,
    - Lysosomale Enzyme,
  - durch Komplexbildung mit dem Pathogen, Aktivierung der Gerinnung und „Einpacken“ der Pathogene in Fibrin, um deren Verteilung im Körper zu begrenzen,

---

369 Sedlacek HH. Immunologie. Die Immunabwehr des Menschen. de Gruyter. 2014;107–111.

- durch Zusammenarbeit mit und Aktivierung von Leukozyten (siehe Tab. 4.17)
  - zur Phagozytose und Zerstörung von Pathogenen bzw. PAMPs,
  - zur Bildung von Reaktiven Sauerstoff-Spezies (ROS/Reactive Oxygen Species) zur Abtötung von Infektionserregern und/oder
  - zur Bildung von NETs (Neutrophil Extracellular Traps) für die Elimination von Infektionserregern.

Da die im Zuge der Aktivierung von Thrombozyten und Leukozyten freiwerdende proinflammatorische Wirkstoffe ihrerseits wieder Thrombozyten und Leukozyten stimulieren, kann ein sich selbst verstärkender Kreislauf des Entzündungsprozesses mit der Gefahr der körperweiten Ausbreitung entstehen.

Im Normalfall wird dieser Entzündungsprozess jedoch durchbrochen und damit lokal beschränkt durch die gleichzeitige Aktivierung der vielgestaltigen Hemmfaktoren für die proinflammatorischen Wirkstoffe der humoralen und zellulären Systeme der angeborenen und erworbenen Immunabwehr (siehe Kap. 4.1 bis 4.4).

Tab. 4.16: Aktivierung von Thrombozyten zur Expression von Wirkstoffen.[370, 371, 372, 373]

<table>
<tr><th rowspan="2">Aktivatoren für Thrombozyten</th><th rowspan="2"></th><th colspan="4">Wirkstoffe der Thrombozyten</th></tr>
<tr><th>Speicherort</th><th>Wirkstoff</th><th>Zielstruktur/System</th><th>Wirkung</th></tr>
<tr><td rowspan="8">Komplement-faktoren
C1qrs, C3a, C3b, C5b678-9xn

Arachidonsäure-Derivate
Thromboxan A2
Prostaglandine (PGH2, PGG2)

Hormone
Adrenalin</td><td rowspan="8">►</td><td rowspan="3">Lysosomen</td><td rowspan="3">saure Hydrolasen, Glykosidasen, Lipasen, Proteasen</td><td>Komplementsystem, Gerinnungssystem, Kininsystem</td><td>Aktivierung (↑)</td></tr>
<tr><td>(Plasmin:) Fibrinolyse</td><td>Aktivierung (↑)</td></tr>
<tr><td>ECM</td><td>Auflösung (↑)</td></tr>
<tr><td>Zytoplasma (HSP27)</td><td>FXIII (50 % des FXIII im Blut)</td><td>Fibrin/FIa, Fibroblasten</td><td>Stabilisierung, Proliferation</td></tr>
<tr><td rowspan="4">dichte Granula</td><td rowspan="3">Serotonin</td><td>Endothelzellen</td><td rowspan="3">Aktivierung (↑)
Vasokonstriktion (↑),
Permeabilität (↑)</td></tr>
<tr><td>glatte Muskelzellen</td></tr>
<tr><td>Fibroblasten</td></tr>
<tr><td>ADP/ATP</td><td>Thrombozyten</td><td>Aggregation</td></tr>
</table>

370 Rainger GE, Chimen M, Harrison MJ, Yates CM, Harrison P, Watson SP, Lordkipanidzé M, Nash GB. The role of platelets in the recruitment of leukocytes during vascular disease. Platelets. 2015;26(6):507–520.

371 Bozza FA, Shah AM, Weyrich AS, Zimmerman GA. Amicus or Adversary, Platelets in Lung Biology, Acute Injury, and Inflammation. Am J Respir Cell Mol Biol. 2009;40(2):123–134.

372 Vieira-de-Abreu A, Campbell RA, Weyrich AS, Zimmerman GA. Platelets: versatile effector cells in hemostasis, inflammation, and the immune continuum. Semin Immunopathol. 2012;34(1):5–30.

373 Krijgsveld J, Zaat SA, Meeldijk J, van Veelen PA, Fang G, Poolman B, Brandt E, Ehlert JE, Kuijpers AJ, Engbers GH, Feijen J, Dankert J. Thrombocidins, microbicidal proteins from human blood platelets, are C-terminal deletion products of CXC chemokines. J Biol Chem. 2000;275(27):20374–81.

<table>
<tr><th rowspan="2">Aktivatoren für Thrombozyten</th><th rowspan="2"></th><th colspan="4">Wirkstoffe der Thrombozyten</th></tr>
<tr><th>Speicherort</th><th>Wirkstoff</th><th>Zielstruktur/System</th><th>Wirkung</th></tr>
<tr><td rowspan="19">Wachstumsfaktoren
PAF
Platelet-Activating Factor

Stoffwechsel-produkte
ADP/ATP

Antikörper-Produkte
IgG-Antigen-Immunkomplexe
IgG-Aggregate

PAMPs
z. B. Streptokokken M-Protein

Gerinnungsfaktoren
Thrombin/FIIa
Fibrinogen/FI
Fibrin/FIa
Thrombospondin
von Willebrand-Faktor

DAMPs

Extrazelluläre Matrix
Vitronectin
Fibronectin
Laminin
Kollagen</td><td rowspan="19">►</td><td rowspan="8">Zell-membran</td><td>Histamin (adsorbiert)</td><td>Endothelzellen, glatte Muskelzellen, Epithelzellen</td><td>allergische Reaktion Erweiterung kleiner Gefäße, Juckreiz (↑)</td></tr>
<tr><td rowspan="3">PAF</td><td>Thrombozyten</td><td>Aggregation (↑)</td></tr>
<tr><td>glatte Muskelzellen</td><td>Kontraktion (↑)</td></tr>
<tr><td>Leukozyten</td><td>Aktivierung (↑)</td></tr>
<tr><td rowspan="2">NO</td><td>glatte Muskelzellen</td><td>Gefäßerweiterung (↑)</td></tr>
<tr><td>alle Zellen</td><td>toxisch bei Überdosis</td></tr>
<tr><td>TF</td><td>Gerinnung</td><td>Aktivierung (↑)</td></tr>
<tr><td>TLR4</td><td>LPS, Mannan, Capsid-Proteine, Glycoinositol-phospholipide</td><td>Stimulation der Bildung von NETs durch Granulozyten</td></tr>
<tr><td rowspan="2">Peroxi-somen</td><td rowspan="2">Catalase, H_2O_2</td><td>alle Zellen</td><td>oxidativer Abbau von hochkettigen Fettsäuren</td></tr>
<tr><td>Granulozyten, Makrophagen</td><td>ROS (↑) Tötung von Pathogenen (↑)</td></tr>
<tr><td rowspan="9">α-Granula</td><td>Kinocidine Thrombocidine</td><td>Infektionserreger z. B. Staph.aureus, E.coli, Lactoc.lactis, Cryptoc.neof.</td><td>Abtötung (↑)</td></tr>
<tr><td>PDGF</td><td>Endothelzellen, glatte Muskelzellen, Fibroblasten</td><td>Angiogenese (↑)</td></tr>
<tr><td rowspan="3">TGFβ</td><td>Treg-Lymphozyten</td><td>Proliferation (↑)</td></tr>
<tr><td>B-Lymphozyten</td><td>Proliferation (↓)</td></tr>
<tr><td>Endothelzellen</td><td>Proliferation (↓)</td></tr>
<tr><td rowspan="2">PF4/CXCL4</td><td>neutr. Granuloz., Monozyten; Fibroblasten</td><td>Chemotaxie (↑)</td></tr>
<tr><td>Heparin/Heparansulf.</td><td>ATIII, Gerinnung (↑)</td></tr>
<tr><td rowspan="2">β-Thrombo-globulin.
FV, Fibrinogen, FXIII, Thrombospon-din, von Willebrand-Faktor, Fibronectin</td><td>Thrombozyten, Endothelzellen, Gerinnungsystem, Komplementsystem</td><td>Gerinnung und Wundverschluss (↑) Anaphylaktoide (↑) Opsonine (↑)</td></tr>
<tr><td>in Fibrin eingepackte Pathogene</td><td>lokale Begrenzung der Infektion (↑)</td></tr>
</table>

Aktivatoren für Thrombozyten		Wirkstoffe der Thrombozyten			
		Speicherort	Wirkstoff	Zielstruktur/System	Wirkung
	►	Tubuläres System	Prostaglandine PGF2, PGD2	**eosin. + basoph. Granulozyten, Epithelzellen, Endothelzellen, glatte Muskelzellen,** ***Dentritische Zellen***	**Bronchokonstriktion (↑), Vasodilatation (↑); Chemotaxie/ Aktivierung (↑):**
			Prostaglandin PGE2	Mastzellen, glatte Muskelzellen, eosin. Granulozyten; *Dentritische Zellen, TH1-Lymphozyten,*	Bronchokonstriktion (↓); Synthese von LTB4 (↓) und LTC4 (↓); Aktivierung (↓); Migration (↓) *Differenzierung/ Aktivierung TH1-Ly* (↓)
				TH2-Lymphozyten	***Differenzierung/ Aktivierung*** **(↑)**
			Leukotriene LTC4, LTD4	**glatte Muskelzellen; Epithelzellen, eosin. Granulozyten**	**Bronchokonstriktion (↑), Vasodilatation (↑), Schleimsek. (↑), Chemotaxie (↑)**
			Leukotrien LTE4	**neutro. + eosin. Granuloz., Makrophagen,** ***Dentritische Zellen, T-(TH1, TH17) Lymphozyten***	**Chemotaxie/ Aktivierung (↑)**
				Dentritische Zellen, TH2-Lymphozyten	Chemotaxie/ Aktivierung (↑)
			Thromboxan A2	**Thrombozyten**	**Aggregation (↑)**
				glatte Muskelzellen	**Kontraktion (↑)**

	Stimulation zelluläre Antwort
	Stimulation Antikörperantwort
	antiinflammatorisch

kursive Schrift: erworbene Immunreaktion;
Kleinschrift = Beispiele

ATIII = Antithrombin III; Cryptoc.neof. = Cryptococcus neoformans; ECM = extrazelluläre Matrix; E.coli = Escherichia coli; HSp27 = Heat Shock Protein 27; Lactoc.lactis = Lactococcus lactis; LPS = Lipopolysaccharid; NETs = Neutrophil Extracellular Traps; ROS = Reactive Oxygen Species; PAF = Platelet Activating Factor; PDGF = Platelet Derived Growth Factor; PF4 = Platelet Factor 4; Staph.aureus = Staphylococcus aureus; E.coli, Lactoc.lactis, Cryptoc.neof.; TF = Tissue Factor der Gerinnung; TGFβ = Transforming Growth Factorß; Treg-Lymphozyten = regulatorische T-Lymphozyten;

Tab. 4.17: Zusammenwirken von Thrombozyten und Leukozyten zur Vernichtung von Pathogenen.[374]

Zusammenwirken von				Reaktionen		proinflam. Mediatoren	Grad der Entzündg.	Abtötung Pathogene	Thrombose
PAMPs DAMPs	►	Thrombo-zyten	►	Thrombo-zyten Aktivierung Aggregation	►	■	■		■
PAMPs	+	Thrombo-zyten	=	PAMPs/ Thrombo-zyten Aggregate	►	■■	■■	■	■■
PAMPs	+	Thrombo-zyten, Granulo-zyten, Makro-phagen	=	PAMPs/ Thrombozyten/ Leukozyten-Aggregate	►	■■■	■■■	■■■	■■■

■ Ausmaß der Reaktion

PAMPs = Pathogen Associated Molecular Pattern; DAMPs = Damage Associated Molecular Pattern

4.6 Zeitliche Entwicklung des lokalen Entzündungsprozesses

Die lokale Aktivierung der zellulären und humoralen (siehe Kap. 4.1 bis 4.5) Systeme der angeborenen Immunabwehr führen zu einer lokalen Entzündung, welche sich klinisch auszeichnet durch eine lokal begrenzte

- **Rötung** (Rubor) durch den erhöhten Blutfluss,
- **Schwellung** (Tumor) durch die erweiterten Blutgefäße und die erhöhte Gefäßdurchlässigkeit,
- **Temperaturerhöhung** (Calor) durch den erhöhten Blutfluss ggfs. verbunden mit Fieber,
- **Schmerzempfindung** (Dolor) durch die Freisetzung von Kininen und
- **eingeschränkte Funktion** (Functio laesa) durch die Schmerzen.

Die Entwicklung der lokalen Entzündung dauert etwa 3–4 Tage und findet stufenförmig statt (siehe Tab. 4.18) wobei aktiviert werden

- innerhalb von Minuten
  - das Komplement-, Gerinnungs- und Kininsystem und
  - die Mastzellen,

374 Vieira-de-Abreu A, Campbell RA, Weyrich AS, Zimmerman GA. Platelets: versatile effector cells in hemostasis, inflammation, and the immune continuum. Semin Immunopathol. 2012;34(1):5–30.

- innerhalb von Minuten bis Stunden
  - basophile Granulozyten,
  - neutrophile Granulozyten und
  - Thrombozyten
- innerhalb von Stunden bis Tagen
  - eosinophile Granulozyten und
- innerhalb von 1–4 Tagen
  - Monozyten und Makrophagen und
  - Natürliche Killerzellen.

Lokal beschränkt wird diese Entzündung durch die Ausschüttung bzw. Aktivierung zahlreicher antiinflammatorisch wirkender Inhibitoren (siehe Tab. 4.18).

Tab. 4.18: Zeitablauf der Reaktion des angeborenen Immunsystems auf DAMPs und oder PAMPs.[375]

Fremdstoffe oder verfremdete Stoffe „Pathogen Assoziierte Molekulare Produkte" (PAMPs/Pathogen-associated molecular patterns) „Detritus Assoziierte Molekulare Produkte" (DAMPs/Damage/Danger-associated molecular patterns)		
▼		
Aktivierung von Enzymkaskaden	**Freisetzung**	
	von proinflammatorische Mediatoren	von antiinflammatorischen Inhibitoren
Minuten (nach Erstkontakt)		
Komplementsystem	**Opsonine** **Anaphylatoxine** **zytolytischer Komplex**	C1-Inaktivator, Carboxypeptidase (spaltet Anaphylatoxine)
Gerinnungssystem	**FXIIa/Hageman-Faktor;** **Thrombin, Fibrin, Plasmin**	C1-Inaktivator, Antithrombin III, Protein S, Plasminogenaktivator-Inhibitor
Kininsystem	**Kallikrein, Bradykinin, Kallidin**	Carboxypeptidase
▼		
zelluläre Rezeptoren für pathogene molekulare Strukturmuster (PRRs/Pathogen recognition receptors), für Komplementfaktoren, für Blutgerinnungsfaktoren		
▼		
Aktivierung von Zellen	**Freisetzung**	
	proinflammatorische Mediatoren	antiinflammatorische Mediatoren

375 Sedlacek, HH, Immunologie, die Immunabwehr des Menschen, de Guyter 2014, 151–152

	Minuten (nach Erstkontakt)	
Mastzellen (Degranulation, Exozytose)	**Histamin, Heparin, Serotonin, Chemokine Interleukine (IL-3, -16), Leukotriene (LTC4), Prostaglandine (PGI2, PGF2, PGD2) Zytokine (TNFα, GM-CSF), Wachstumsfaktoren (VEGF), lysosomale Enzyme**	Prostaglandine (PGE2), Lysosomale Enzyme, Interleukine (IL-4, -5, -6, -10, -13); Carboxypeptidase (degradiert Anaphylatoxine)
	Minuten bis Stunden	
basophile Granulozyten (Degranulation, Exozytose)	**Histamin, Serotonin, Leukotriene (LTC4) Interleukine (IL-16) lysosomale Enzyme**	Lysosomale Enzyme, Interleukine (IL-4, -5, -6, -13), Carboxypeptidase (spaltet Anaphylatoxine)
neutrophile Granulozyten (PMN) (Zytotoxizität, Phagozytose Exozytose)	**reaktive Sauerstoff- und Stickstoffverbindungen; Thromboxan, Leukotriene (SRS-A, LTC4, LTD4, LTE4), Interleukin (IL-1), Prostaglandine (PGI2, PGF2, PGD2) Lysosomale Enzyme; Chemokine, Wachstumsfaktoren (TGFβ, VEGF, PDGF)**	Prostaglandine (PGE2) Lysosomale Enzyme (u. a. Tryptase, Chymase)
Thrombozyten (Aktivierung, Aggregation, Exozytose)	**Serotonin, Lysosomale Enzyme Leukotriene (SRSA, LTC4, LTD4, LTE4), Prostaglandine (PGI2, PGF2, PGD2), Wachstumsfaktoren (PDGF, PF, PF4, PAF, TGFβ),Gerinnungsfaktoren, Thromboxan**	Prostaglandine (PGE2) lysosomale Enzyme
	Stunden bis Tage	
eosinophile Granulozyten (Exozytose, Zytotoxizität)	**zytotoxische Proteine ((MBP, ECP, EDN, EPO), Zytokine, (IL-4, -5, -6, IFNα, IFNβ, TNFα), Wachstumsfaktoren (TGFα, TGFβ) Leukotrien (LTC4), Lysosomale Enzyme**	Histaminase, Aryl-Sulfatase, Phospholipase B (Abbau von Histamin, Leukotriene, PAF); Wachstumsfaktoren (TGFβ)
	1–4 Tage (nach Erstkontakt)	
Makrophagen (Polarisierung zu M1-Typ; Reprogrammierung von M2- zum M1-Typ; Zytotoxizität; Phagozytose; Exozytose)	**Reaktive Sauerstoff- und Stickstoff-Verbindungen, Lysosomale Enzyme Zytokine (IL-1, IL-12, TNFα, IFNγ, G-, GM-, GM-CSF), Wachstumsfaktoren (TGFβ, PDGF, FGF, TGFα, VEGF), Chemokine, Thromboxan, Leukotriene (LTB4, SRSA: LTC4, LTD4, LTE4); Prostaglandine (PGI2, PGD2, PGF2) Lysosomale Enzyme**	Interleukine (IL-4, -6, -10, -13) Prostaglandine (PGE2), Protease-Inhibitoren (α2-Makroglobulin, α1-Antitrypsin, α-2-Antiplasmin, TIMP, PAI), Interleukine IL-4, -10
Natürliche Killerzellen (Zytotoxizität)	**Zytokine (GM-CSF, IFNγ) Zytotoxine (Perforin, Granzyme) Liganden für Todesrezeptoren (TNF, Fasligand, TRAIL)**	Zytokine (IL-4, -10, 13)

[dunkel]	**proinflammatorische Mediatoren**	[hell]	antiinflammatorische Mediatoren

4.7 Rolle der Endothelzellen im Entzündungsprozess und bei der Angiogenese

Endothelzellen besitzen eine Schlüsselfunktion im Entzündungsprozess,

- da sie einen wesentlichen Teil der Barriere der Blutgefäße darstellen,
  - durch welche die humoralen und zellulären Bestandteile des Blutes im Blutgefäßsystem und dort funktionsfähig bleiben,
  - welche Immunzellen überwinden müssen, um Infektionserreger, PAMPs und DAMPs im Gewebe zu eliminieren,
- da sie selbst aktiv teilhaben
  - an dem Entzündungsprozess wie auch
  - an dem Heilungsprozess durch Proliferation und Differenzierung zur Bildung von neuen Blut- und Lymphgefäßen (Angiogenese).

Hierzu exprimieren Endothelzellen eine Vielzahl von Mediatoren wie auch Rezeptoren für diese Mediatoren, so z. B.[376]

- Zytokin-Rezeptoren
  - für IL-1α, IL-1β, IL-3, IL-4, IL-6, IL-12, TNFα, TNFβ, IFNα, IFNβ, IFNγ, GM-CSF, M-CSF, G-CSF, Oncostatin, LIF/Leukämie-Inhibierenden Faktor,
- Chemokin-Rezeptoren
  - für CXCL1, CXCL8, CCL2,
- Rezeptoren für Serinproteasen
  - Protease aktivierbare Rezeptoren PAR-1, -2, -3 für Thrombin, Trypsin bzw. Mastzelltryptase
- Rezeptoren für Komplementfaktoren
  - wie für C1qR, CR1, CR2, CR3, CR4, C3aR, C5aR für die Faktoren C1q, C3b, C3d, iC3b, C3a, C4a bzw. C5a,
- PRR/Pathogen Recognition Receptors, d. h. Rezeptoren für Pathogen Assozierte Molekulare Produkte von Infektionserregern (PAMPs) und für DAMPs (Danger Associated Molecular Patterns) wie
  - die Rezeptoren TLR, C-Typ-Lektine, Scavenger-Rezeptoren, NOD (siehe Kap. 3) für bakterielle Endotoxine wie LPS oder für oxydierte Lipoproteine (oxLDL),
- Fc-Rezeptoren, d. h. Rezeptoren für den Fc-Teil von Immunglobulinen
  - wie FCγ-RI, -RIIA, -RIIB, -RIII für IgG-Aggregate und IgG-Antigen-Immunkomplexe und
- Rezeptoren für Wachstumsfaktoren
  - TIE-1, -2, Neuropiline, VEGF-Rezeptoren, Ephrin-Rezeptoren, PDECGF-Rezeptoren, FGF-Rezeptoren, PDGF-Rezeptoren, TGFα-Rzeptoren, TGFβ-Rezeptoren, HGF-Rezeptoren

---

376 Sedlacek HH. Immunologie. Die Immunabwehr des Menschen. de Gruyter. 2014:148–160.

- Gerinnungsfaktoren
  - Thrombomodulin, Protein C und/oder Heparansulfat zur Hemmung der Gerinnung,
  - TF/Thromboplastin zur Auslösung des extrinsischen Weges der Gerinnung oder
  - tPA und uPA zur Aktivierung von Plasminogen zu Plasmin für die Fibrinolyse und zur Auflösung der ECM.

Im Blutgefäßsystem sind Endothelzellen ruhende Zellen. Als Stimulierung der ruhenden Endothelzellen wirkt primär eine Gefäßentzündung, gefolgt von der angiogenen Heilphase. Im Regelfall erfolgt diese Stimulierung lokal und regional durch

- mechanische Einwirkungen,
- Sauerstoffarmut (z. B. bei gestörtem Blutfluss), welche
  - Hypoxie induzierbare Transskriptionsfaktoren (HIF-1α, HIF-1β) induziert, die ihrerseits
  - an spezifische Aktivierungssequenzen (HIF-responsive Elements/HRE) binden und hierdurch
  - die Expression von Faktoren in die Wege leitet, welche die Angiogenese regulieren. Hierzu gehören
    - angiogene Wachstumsfaktoren und deren Inhibitoren,
    - Cycline für die Proliferation von Endothelzellen,
    - Gefäßerweiternde Substanzen wie NO-Synthase und
    - Enzyme zur Verstärkung der Glykolyse wie z. B. Hexo-Kinase 1, Pyruvat-Kinase
- durch Aktivierungen eines oder mehrerer ihrer Rezeptoren durch die jeweiligen Liganden

Die primäre **Gefäßentzündung** beinhaltet

- bei den aktivierten Endothelzellen (siehe Tab. 4.19)
  - Zunahme der Anzahl und des Spektrums der Rezeptoren,
  - Abrundung, Wachstum und Zellteilung,
  - Ausschüttung von proinflammatorisch und mitogen, autokrin und parakrin wirkenden Wachstumsfaktoren wie auch von Zytokinen, Chemokinen und Immun-Mediatoren,
  - Einleitung und Verstärkung des Gerinnungsprozesses durch Expression von TF, von Willebrand-Faktor und/oder PAI-1 (Plasminogen-Aktivator-Inhibitor) und von PAF zur Aktivierung und Aggregation von Thrombozyten und Aktivierung des Komplementsystems,
  - Expression von Adhäsionsmolekülen zur Bindung und Aktivierung von Leukozyten für die Diapedese,
  - Expression von MHC-II-Molekülen zur Präsentation von Antigen-Peptiden den T-Helferzellen für die Verstärkung der erworbenen Immunreaktion und

- in den betroffenen Gefäßwänden
  - Auflösung der Haftkomplexe zwischen den Endothelzellen,
  - erhöhte Durchlässigkeit mit erleichtertem Austritt von zellulären und humoralen Komponenten des Blutes in das umliegende Gewebe,
  - Aktivierung der Gerinnungskaskade und von Thrombozyten durch Kontakt mit der Basalmembran, dem Gewebefaktor TF und mit Komponenten der Extrazellulären Matrix,
  - Auflösung der extrazellulären Matrix und extravasale Migration von Granulozyten, Monozyten und Makrophagen und Lymphozyten zum Ort der höchsten Konzentration des chemotaktischen Reizes,
  - Aktivierung der Komplementkaskade,
  - Aktivierung der Granulozyten, Monozyten und Makrophagen und Lymphozyten mit
    - zusätzlicher Expression von proinflammatorischen Zytokinen, Wachstumsfaktoren und Entzündungsmediatoren und
    - Elimination der Ursache der Entzündung durch Phagozytose, Exozytose von lysosomalen Enzymen und Zytotoxizität.

Lokal aktivierte und proliferierende Endothelzellen sind in der Lage, neue Gefäße zu bilden (Angiogenese) und durch diese Angiogenese
- die Sauerstoffzufuhr z. B. im entzündeten Bereich zu verbessern,
- entzündetes und ggfs. nekrotisches Gewebe vom gesunden Gewebe abzugrenzen und
- die durch den Gewebeschaden bzw. durch die Entzündung bewirkten Zell- und Gewebedefekte zu schließen.

Die **Angiogenese**
- beginnt mit der Proliferation von Endothelzellen im Bereich der Gefäßverletzungen, wobei diese aktivierten Endothelzellen
  - Gefäßsprossen ausbilden, deren proliferative „Knospen“ wachsen
    - in Richtung auf den angiogenen Reiz, d. h. der Konzentration der angiogenen Wachstumsfaktoren und
    - auf der Matrix des abgelagerten Fibrins,
  - sowohl tPA und uPA wie auch die Rezeptoren für tPA und uPA exprimieren, die Plasminogen in Plasmin spalten, welches
    - an der extrazellulären Matrix haftende Wachstumsfaktoren wie z. B. FGF mobilisiert,
    - selbst wie auch durch Aktivierung von Matrix-Metallo-Proteasen die extrazelluläre Matrix im Umfeld der aktivierten Endothelzellen auflöst,
- wird wesentlich ergänzt durch die Aktivierung von
  - Thrombozyten, Fibroblasten und glatten Muskelzellen der angrenzenden Blut-Gefäße und
  - Makrophagen und Parenchymzellen des umgebenden Gewebes und

- wird gesteuert durch den dominanten Einfluss von Differenzierungsfaktoren auf die Endothelzellen, wie z. B. durch TGFβ, TF (Tissue Factor), Angiopoietin-2 und -3, PDGF, Ephrin (siehe Tab. 4.20), welche bewirken
  - die Kanalisierung und das Zusammenwachsen der Gefäßsprossen,
  - den Aufbau von neuen Gefäßwänden durch Differenzierung
    - der Perizyten und Fibroblasten zur Ausbildung der Basalmembran und der weiteren extrazellulären Matrix um die Endothelzellschläuche,
    - der Endothelzellen zur Expression von Integrinen zur Anheftung an die Basalmembran und von Cadherinen zur Ausbildung von Haftkomplexen zwischen den Endothelzellen,
  - die Bildung eines Granulationsgewebes aus den neugebildeten Kapillaren zur Abgrenzung des abgestorbenen Gewebes vom gesunden Gewebe und
  - die Umgestaltung des Granulationsgewebes in verbleibende Blutgefäße und in vernarbendes Bindegewebe entsprechend der jeweiligen funktionellen Belastung.

Mit diesem **angiogenen Heilprozess** findet die Angiogenese im Regelfall ihren Abschluss. Die Steuerung dieses Heilprozesses wird im Wesentlichen gesteuert durch die Kontrolle der lokalen Aktivierung und Proliferation der Endothelzellen durch

- Inhibitoren für proangiogene Faktoren und Mediatoren (siehe Tab. 4.20) wie auch durch
- Inhibitoren für die unterschiedlichen proinflammatorischen humoralen (Komplement-, Gerinnungs- und Kinisystem) und zellulären (Granulozyten, Monozyten/Makrophagen, Natürliche Killerzellen, Thrombozyten, Lymphozyten) Komponenten der Immunabwehr.

Stehen diese Inhibitoren quantitativ oder qualitativ nicht im ausreichendem Maße zur Verfügung, besteht die Gefahr, dass sich die lokale Gefäßentzündung zu einer systemischem Gefäßentzündung ausweitet, d. h.,

- wenn deutlich und dauerhaft erhöht sind
  - die proinflammatorischen Zytokine wie IL-1α, IL-1β, TNFα, TNFβ im Rahmen einer chronischen Infektion oder sterilen Entzündung,
  - die Adipokine (siehe Kap. 7.5) bei der Fettsucht,
  - die Reaktiven Sauerstoff-Spezies (ROS/Reactive Oxygen Species) bei hochgradiger Hypercholesterinämie und/oder bei Bluthochdruck oder
- wenn andauernd eingeatmet werden
  - Tabak-Toxine beim Rauchen oder
  - Polyzyklische Karbonate oder andere Toxine, adsorbiert an Feinpartikeln in der Atemluft.

Sytemische Gefäßentzündungen können Ausgangspunkt wie auch Teil eines Systemischen Immunreaktiven Syndroms (SIRS) sein.

Tab. 4.19: Beteiligung von Endothelzellen an dem Entzündungsprozess.[377, 378, 379, 380]

Aktivatoren für Endothelzellen		Wirkstoffe exprimiert von aktivierten Endothelzellen		
		Wirkstoffe	**Wirkung**	
Zytokine IL-1α, IL1β, IL-3, IL-4, IL-6, IL-12, TNFα, TNFβ, GM-CSF, M-CSF, G-CSF, Oncostatin, LIF **Chemokine** CXCL1, CXCL8, CCL2 **Gerinnungsfaktoren und Serinproteasen** Thrombomodulin, Protein C, TF, Thrombin, uPA,Trypsin, Mastzelltryptase **Komplementfaktoren** C1q, C3b, C3d, iC3b, C3a, C4a, C5a **Wachstumsfaktoren** Angiopoietin-1, -2, -3, -4; PLGF, VEGF-A, -B, -C, -D; Ephrin B1, -B2, -A1; PDECGF, aFGF, bFGF, PDGF, TGFα, TGFβ, HGF	►	NO/EDRF	**Erweiterung der Blutgefäße (↑)** **Blutfluss (↑), Rötung (↑), Temperatur (↑)**	
		Endothelin-1, -2, -3	glatte Muskelzellen Kontraktion der Gefäße (↑)	
			Endothelzellen: NO-Expression (↑)	
		TF	**Aktivierung der extrinsischen Gerinnung**	
		von Willebrand-Faktor	**Thrombozyten Adhäsion + Aggregation (↑)**	
		tPA, uPA	**Aktivierung von Plasminogen**	
		PAI-1	**Inhibition der Aktivierung von Plasminogen**	
		Heparansulfat	Aktivierung von ATIII (↑)	
		Chemokine: CXCL8, CXCL10, CCL2, CCL3, CCL4, CCL5,	**neutr. Granulozyten, Monozyten/Makrophagen, NK-Zellen, *Lymphozyten*: Chemotaxie (↑)**	
		Leukotrien LTB4	**neutr. Granulozyten: Chemotaxie (↑)**	
		Prostacyclin	**Gefäßpermeabilität (↑), Schmerz (↑)**	
			Thrombozyten Aggregation (↓)	
		Adhäsionsmoleküle: E-Selectin/ELAM-1; P-Selectin/GMP-140	**primäre schwache Zelladhäsion**	**Granulozyten, Makrophagen Thrombozyten *Lymphozyten***
		Adhäsionsmoleküle: ICAM-1, -2, -3; VCAM; PECAM-1; VNR; VLA-1, -2, -5	**sekundäre stärkere Zelladhäsion**	

377 Marcelo KL, Goldie LC, Hirschi KK. Regulation of Endothelial Cell Differentiation and Specification. Circ Res. 2013;112(9):1272–1287.

378 Sedlacek HH. Immunologie. Die Immunabwehr des Menschen. de Gruyter. 2014:148–151.

379 Gimbrone MA Jr. García-Cardeña, Endothelial Cell Dysfunction and the Pathobiology of Atherosclerosis. Circ Res. 2016;118(4):620–636.

380 Pfaff D, Fiedler U, Augustin HG. Emerging roles of the Angiopoietin-Tie and the ephrin-Eph systems as regulators of cell trafficking. J Leukoc Biol. 2006;80(4):719–26.

Aktivatoren für Endothelzellen		Wirkstoffe exprimiert von aktivierten Endothelzellen: Wirkstoffe		Wirkung
PAMPs und DAMPs **Antikörperprodukte** IgG-Aggregate IgG-Antigen-Immunkomplexe	▶	Zytokine: IL-1β, IL-6, GM-CSF, G-CSF, M-CSF		**Temperaturzentrum: Fieber (↑)**
				Makrophagen, Granulozyten, Lymphozyten, Endothelzellen: Aktivierung (↑)
		Wachs-tums-faktoren:	aFGF, bFGF, PDGF	**Endothelzellen, Fibroblasten, glatte Muskelzellen: Aktivierung/Proliferation (↑), Angiogenese (↑)**
			Angio-poietin 2	**+ VEGF: Angiogenese (↑)**
				angiogene Wirksamkeit von Angiopoietin 1 (↓)
				– VEGF: Apoptose Endothelzellen (↑)
			PAF	**Thrombozyten: Aktivierung und Aggregation (↑); Endothelzellen: Aktivierung/Permeabilität (↑) Granulozyten: Adhäsion (↑); Monozyten: Expression IL-1β, IL-6, IL-8, TNFα (↑);** ***T-Lymphozyten: IL-10 (↓), TH17-Lymphozyten: Differenzierung (↑)***
				Granulozyten: Bildung von ROS (↓) *T-Lymphozyten: Expression IFNγ, IL-2 (↓)*
		MHC-II		**Antigen-Präsentation (↑) für TH1-Lymphozyten**
				Antigen-Präsentation (↑) für TH2 Lymphozyten

Legende	
(dunkelgrau)	**Stimulation zelluläre Antwort**
(hellgrau)	***Stimulation Antikörperantwort***
(weiß)	antiinflammatorisch

kursive Schrift: erworbene Immunreaktion;

EDRF = Endothelial Derived Relaxing Factor; ELAM = Endothelial Leukocyte Adhesion Molecule; FGF = Fibroblast Growth Factor; GMP = Granule Membrane Protein; HGF = Hepatocyte Growth Factor; ICAM = Interstitial Cell Adhesion Molecule; IL = Interleukin; IFN = Interferon; LIF = Leukemia Inhibiting Factor; MHC = Major Histocompatibility Complex; PAF = Platetet Activatin Factor; PAR = Protease Activated Receptor; PDECGF = Platelet Derived Endothelial Cell Growth Factor; PDGF = Platelet Derived Growth Factor; PECAM = Platelet Cell Adhesion Molecule; PLGF = Placenta Growth Factor; TF = Tissue Factor/Gewebe-Thromboplastin; TGF = Transforming Growth Factor; TNF = Tumor-Nekrose-Faktor; tPA = tissue-Plasminogen-Aktivator; uPA = Urokinase-Plasminogen-Aktivator; VCAM = Vascular Adhesion Molekule; VEGF = Vascular Endothelial Cell Growth Factor; VLA = Very Late Antigen; VNR = Vitronectin Receptor

Tab. 4.20: Regulation der Endothelzell-Proliferation und Differenzierung bei der Angiogenese.[381]

Angiogenese-Stufen		Rezeptoren	Wachstumsfaktoren	Inhibitoren: Substanzen	Inhibitoren: Wirkung
Endothelzell-Proliferation					
Bildung von Gefäßsprossen	Blutgefäße	**Tie-1**	**Angiopoietin-1**	Angiopoietin-2	Angiopoietin-1 (↓)
		Neuropiline	**PLGF**	Angiostatin (Plasminogen-Fragm.)	direkte Hemmung der Endothelzell-Proliferation
		VEGF-R-2	**VEGF-A, -C, -D**	22kDaKringle2 (Prothromb-Fragment)	
		PDECGF-R	**PDECGF**	Arrestin, Canstatin (Koll-IV-Fragmente)	
		Notch-R	**DLL-4**	Restin (Koll-XV-Fragment)	
		TGFα-R	**TGFα**	Endostatin (Koll-XVII-Fragm.)	
		FGF-R (7x)	**aFGF, bFGF**	IFNα, IFNβ, IFNγ	
		PDGF-R-α, -β	**PDGF-A, -B, -C, -D**	Thrombospondin-1, -2, -3, -4;	
	Lymphgefäße	**VEGF-R-3**	**VEGF-C, -D**	Vasostatin (Calreticulin-Fragment)	
glatte Muskelzellen Fibroblasten		**FGF-R (x7)**	**aFGF**	IL-1, IL-4	FGF-Hemmung
			aFGF, bFGF	IL-10	Makro. VEGF (↓)
		PDGF-R-α, -β	**PDGF-A, -B, -C, -D**	IL-12, IL-18	Induktion IFN (↑)
Endothelzell-Differenzierung und Wundheilung					
Gefäß-Lumen		TIE-2	Angiopoietin 4	**Angiopoietin-2, -3**	**Angiopoietin-4 (↓)**
		VEGF-R-1	VEGF-A, -B	**Hypoxie**	**Aktivierung von HIF-1α, HIF-1β**
		Neuropiline	PLGF		

381 Sedlacek HH. Immunologie. Die Immunabwehr des Menschen. de Gruyter. 2014:148–151.

Angiogenese-Stufen		Rezeptoren	Wachstums-faktoren		Inhibitoren	
					Substanzen	Wirkung
Kapillar-wand	Bildung	FGF-R (x7)	aFGF, bFGF		PAMPs, DAMPs	direkte Aktivierung der Endothelzell-Proliferation (siehe Tab. 4.19)
		PDGF-R-α, -β	PDGF-A, -B, -C, -D		Wachstumsfaktoren für EC	
		TGFβ-R	TGFβ		proinflammatorische Zytokine	
	arteriell	EphB2-R	Ephrin B1 Ephrin B2		IgG-Aggregate, IgG-Antigen-Immunkomplexe	
		EphB3-R				
	venös	EphB4-R	Ephrin B2		Komplement-Faktoren,	
		EphA2-R	Ephrin A1		Gerinnungs-Faktoren	

	vorwiegend proinflammatorisch		vorwiegend antiinflammatorisch

aFGF = acidic Fibroblast Growth Factor; bFGF = basic FGF; DLL = Delta-like Ligand; PDECGF = Platelet Derived Endothelial Cell Growth Factor; HIF-1α, HIF-1β = Hypoxie induzierbare Transkriptionsfaktoren, aktivieren HIF responsive Aktivierungs-Elemente zur Expression von Angiogenen Faktoren; Koll-Frag = Kollagen-Fragmente; Makro = Makrophagen; PDGF = Platelet Derived Growth Factor; PL-Frag = Plasminogenfragment; PLGF = Placenta Growth Factor; PT-Frag = Prothrombinfragment; R = Rezeptor; TGF = Transforming Growth Factor; VEGF = Vascular Endothelial Cell Growth Factor.

4.8 Beitrag von Epithelzellen und Gewebezellen

Epithelzellen, im Besonderen die Keratinozyten der Epidermis, beeinflussen nach Aktivierung durch PAMPs oder DAMPs die Immunabwehr und zwar

- die angeborene Immunantwort besonders durch die Expression von
- proinflammatorischen Zytokinen wie z. B. IL-1, IL-6, IL-8, GM-CSF (Granulocyte-Macrophage Colony-Stimulating Factor) und TGF (Transforming Growth Factor) *α*
  - Chemokinen wie die CXC Chemokine IP-10 (Interferon gamma-induced Protein 10), MCP-1 (Monocyte Chemotactic Protein-1 und RANTES (Regulated on Activation, Normal T cell Expressed and Secreted), des Weiteren CCL-2, CCL20 und CXCL-10
- die erworbene Immunantwort
  - als nicht-professionelle Antigenpräsentierende Zellen (APC, siehe Kap. 5.1)
  - durch die Expression von Zytokinen und Chemokinen, welche die Chemotaxie und die Aktivierung von Lymphozyten auslösen.

Fibroblasten beteiligen sich am Entzündungs- und Heilungsprozess, indem sie nach Aktivierung exprimieren

- Zytokine wie TNF-*α*, IL-6 und GM-CSF zur Aktivierung von Makrophagen, Granulozyten und Lymphozyten,
- Matrix-Metalloproteinasen zum lokalen Abbau der extrazellulären Matrix (ECM),

- Chemokine wie SDF-1 (stromal cell-derived factor-1/CXCL12)[382] für die Chemotaxie
  - von Lymphozyten aber auch
  - von Fibroblasten und Endothelzell-Vorstufen (Endothelial progenitor cells/EPCs) für die Angiogenese und den Aufbau des Gewebes,
- Wachstumsfaktoren für die Wundheilung, im Besonderen
  - FGF (Fibroblast Growth Factor) zur autokrinen und parakrinen Stimulation der Fibroblasten,
  - TGFβ, welcher autokrin und parakrin die Synthese von Kollagen und Glykosaminoglykanen stimuliert und
  - KGF (Keratinocyte Growth Factor) zur Proliferation des Epithels.

382 Zheng H, Fu G, Dai T, Huang H. Migration of endothelial progenitor cells mediated by stromal cell-derived factor-1alpha/CXCR4 via PI3K/Akt/eNOS signal transduction pathway. J Cardiovasc Pharmacol. 2007;50(3):274–80.

5 Beteiligung der erworbenen Immunabwehr an Entzündungsreaktionen

5.1 Komponenten der angeborenen Immunabwehr und deren Prägung

Kennzeichen der erworbenen Immunabwehr[383] ist die Entwicklung einer spezifischen Immunabwehr gegen einen fremdartigen Stoff. Eine derartige Entwicklung benötigt

- die Möglichkeit, einen Stoff als fremdartig (als Antigen) zu erkennen,
- die Fähigkeit, die Immunabwehr auf dieses Antigen hin spezifisch auszurichten und
- die Zeit für diesen Entwicklungsprozess.

Charakteristisch für die erworbene Immunabwehr sind daher folgende Komponenten:

Variable körpereigene Binde-Strukturen,

- welche Antigene, d. h. „fremde" Peptide, Glykopeptide, Lipopeptide oder Lipide spezifisch binden und
- die zellspezifisch von den einzelnen Immunzellen gebildet werden,
- wobei deren Vielfalt ermöglicht wird
  - durch den hohen Polymorphismus der kodierenden Gene,
  - durch eine Vielzahl an unterschiedlichen Gensegmenten,
  - durch somatische Hypermutationen und somatische Rekombinationen und
  - durch die posttranslationale Kombination unterschiedlicher Genprodukte zu einem heterogenen Makromolekül;
- welche sich befinden in folgenden heterogenen Makromolekülen
  - **MHC-I** (Major-Histocompatibility-Complex-I)
    - der von praktisch jeder kernhaltigen Zelle exprimiert wird und
    - auf welchem zellintern entstandene antigene Peptide den jeweils spezifischen zytotoxischen T-Lymphozyten präsentiert werden,
  - **MHC-II** und **CD1**
    - die von Antigen-präsentierenden Zellen (APC) exprimiert werden,
    - auf welchen Antigene (antigene Peptide und Glykopeptide auf MHC-II und antigene Lipide, Lipopeptide, Glykolipide auf CD1) von zellexternen Fremdstoffen nach deren Phagozytose und deren Zerkleinerung durch Verdau in Phagolysosomen den jeweils spezifischen T-Helfer-Lymphozyten präsentiert werden,
  - **TCR** (T-Lymphozyten-Rezeptor) auf allen T-Lymphozyten,
    - mit Hilfe dessen T-Lymphozyten spezifisch Antigene, präsentiert von MHC-I oder MHC-II bzw. CD1, erkennen können,
    - dessen Antigen-spezifische Aktivierung die unterschiedlichen Funktionen von T-Lymphozyten auslöst,

383 Sedlacek HH. Immunologie. Die Immunabwehr des Menschen. de Gruyter. 2014:161–353.

https://doi.org/10.1515/9783110536522-005

- **BCR** (B-Lymphozyten-Rezeptor) auf allen B-Lymphozyten, mit deren Hilfe
  - zellexterne Fremstoffe antigenspezifisch gebunden, phagozytiert und in Phagolysosomen zu antigenen Peptiden verdaut werden können und
  - auf MHC-II-Molekülen antigene Peptide den jeweils spezifischen T-Helfer-Lymphozyten präsentiert werden, um diese zu stimulieren,
- **Antikörper**, produziert von B-Lymphozyten und Plasmazellen.

Antigen-präsentierende Zellen (APC),

- welche Fremd- oder verfremdete Stoffe
  - erkennen können mit Hilfe der Rezeptoren für pathogene Strukturmuster (PRR) und/oder von Membranständigen Immunglobulinen (bei B-Lymphozyten) und
  - phagozytieren und verdauen,
- welche mit Hilfe der membranständigen MHC-II-Moleküle oder CD1-Moleküle kleinste antigene Bruchstücke solchen T-Lymphozyten präsentieren, die ihrerseits T-Zell-Rezeptoren/TCR tragen, die spezifisch sind für diese antigenen Bruchstücke,
- die zu unterteilen sind in
  - **professionelle APC,**
    - hierzu gehören Thymus-Epithelzellen, Dentritische Zellen und B-Lymphozyten,
    - welche die Fähigkeit der Antigenpräsentation dauerhaft besitzen und
    - in denen der Transkriptionsfaktor für die Expression des MHC-II-Genes (MHC-II-Transaktivator/CITTA) konstitutiv exprimiert ist,
    - welche die Proliferation und Funktion von TH1-, TH2-, TH17-, Treg- und/oder Tmem-Lymphozyten über die Bildung einer immunologischen Synapse stimulieren können;
  - **nicht-professionelle APC,**
    - wie Makrophagen, Mikrogliazellen, Endothelzellen, Epithelzellen, Fibroblasten, T-Lymphozyten,
    - welche die Fähigkeit der Antigenpräsentation nur für die Dauer einer Aktivierung besitzen und
    - in denen der Transkriptionsfaktor für die Expression des MHC-II-Genes (MHC-II-Transaktivator/CITTA) nur fakultativ, d. h. für die Dauer der Aktivierung exprimiert ist,
    - welche die Proliferation und Funktion nur von bereits geprägten TH1-, TH2-, TH17-, Treg- und/oder Tmem-Lymphozyten über die Bildung einer immunologischen Synapse stimulieren können.

Dentritische Zellen

- spielen als professionelle APC eine Sonderrolle
  - weil nur sie in der Lage sind, naive (d. h. aus dem Thymus entlassene), ruhende T-Lymphozyten antigenspezifisch zu aktivieren, so z. B.
    - THO-Lymphozyten oder naive zytotoxische T-Lymphozyten (CTL),
  - weil alle übrigen professionellen und nicht-professionellen APC in ihrer Funktion darauf beschränkt sind, bereits differenzierte T-Lymphozyten oder Gedächtnis-T-Lymphozyten (Tmem-Lymphozyten) zu stimulieren.

- bilden mit naiven (THO)-T-Helfer-Lymphozyten eine komplexe **immunologische Synapse**, welche im Wesentlichen beinhaltet
  - das MHC-II-Molekül
    - welches das Antigen präsentiert, das von den variablen Domänen des TCR erkannt wird,
    - welches individualspezifische Stukturen besitzt, die vom TCR erkannt werden,
    - welches speziesspezifische Strukturen besitzt, welche vom Korezeptor CD4 TCR auf T-Lymphozyten erkannt werden,
  - aktivierende Kostimulatoren, welche wie Liganden und Rezeptoren wechselwirken
    - wie z. B. B7/CD80 und CD28 oder
  - zellaktivierend miteinander reagierende Adhäsionsmoleküle wie z. B.
    - DC-Sign und ICAM-1 oder ICAM-2,
    - ICAM-1 oder ICAM-2 und LFA1
    - LFA-3 und CD2
- verfügen über inhibierende Liganden und Rezeptoren, welche die Zell-Aktivierung kontrollieren, wie z. B.
    - B7/CD80 und CTLA-4 (Cytotoxic T-Lymphocyte-Associated Protein 4), wobei CTLA-4 kompetitiv den Aktivator CD28 inhibiert,
    - PD1 (Programmed Cell Death Protein1) und PD-1-Ligand, wobei PD-1 suppressiv wirkt über ITIM (Immunoreceptor Tyrosine-based Inhibition Motif) wie auch durch Stimulation der Dentritischen Zellen über Expression von IL-10,
    - TIGIT (T cell Immunoreceptor with Ig and ITIM domains) und CD155/PVR (Polio-Virus-Receptor), welcher über seine ITIM-Domäne suppressiv wirkt,
    - LAG3 (Lymphocyte-Activation Gene 3) und MHC-II, wobei LAG3 kompetitiv CD4 inhibiert,
- stimulieren durch Bildung von immunologischen Synapsen und unter Mitwirkung von ausgewählten Zytokinen die Differenzierung von THO-Lymphozyten zu
  - T-Helfer-1-Lymphozyten (TH1), T-Helfer-17-Lymphozyten (TH17) oder T-Helfer-22-Lymphozyten (TH22) zur Unterstützung der zellulären Immunreaktion oder zu
  - T-Helfer-2-Lymphozyten (TH2) oder T-Helfer-9-Lymphozyten (TH9) für die Unterstützung der humoralen Immunreaktion,
- prägen regulatorische T-Lymphozyten (Treg, siehe Tab. 5.1)
  - welche die Differenzierung und Aktivierung von Dentritischen Zellen und Helfer-T-Lymphozyten und B-Lymphozyten hemmen.

B-Lymphozyten besitzen eine Mehrfachfunktion:
- als professionelle APC sind sie in der Lage,
  - durch Bildung einer immunologischen Synapse TH2-Lymphozyten zu aktivieren zur Ausschüttung von Interleukinen und
  - durch die von aktivierten TH2-Lymphozyten exprimierten Interleukine stimuliert zu werden zur Proliferation;
- als Antikörper-produzierende Zellen
  - wird in ihnen die somatischen Hypermutation der Gene für die Antigenbindestellen der Antikörper ausgelöst von den Interleukinen der TH2-Lymphozyten,

  - werden solche B-Lymphozyten selektiert, in denen die somatische Hypermutation hochaffine Antikörper gegen das in Frage kommende Antigen erbracht hat,
  - entwickeln sich die selektierten B-Lymphozyten zu den Antikörper-bildenden Plasmazellen,
- im Falle der Prägung als regulatorische B-Lymphozyten (Breg, siehe Tab. 5.1) sind sie in der Lage, die Aktivität von T-Lymphozyten zu modulieren.

T-Lymphozyten erfahren somit ihre Prägung und Stimulation durch unterschiedliche APC, wobei die Richtung und das Ausmaß dieser Prägung beeinflusst werden
- von der qualitativen und quantitativen Zusammensetzung der Zytokine
  - ausgeschüttet von dem synaptisch verbundenen Zellpartner und/oder
  - von den benachbarten Zellen der meist gleichzeitig aktivierten angeborenen Immunabwehr (siehe Tab. 5.2).
- von der Art der Kostimulation, welche
  - aktivierend oder aber auch inhibierend sein kann (s. o.).

Ergebnisse dieser Kooperation mit APC sind
- **zytotoxische T-Lymphozyten** (CTL),
  - welche mit ihrem spezifischen TCR definierte Antigene (z. B. ein Virusantigen), gebunden an und präsentiert von MHC-I, auf Zielzellen entdecken, und
  - welche durch Ausschüttung von zytotoxischen Substanzen (Perforine, Granzyme, Cathepsine, TNFα, TNFβ, siehe Kap. 4.2) Zielzellen töten;
- **Helfer-T-Lymphozyten** für die **zelluläre** Immunreaktion wie
  - **TH1-Lymphozyten,** welche durch die von ihnen ausgeschütteten Zytokine
    - sowohl selbst proinflammatorische Funktionen ausüben als auch
    - die Vermehrung von zytotoxischen T-Lymphozyten (CTL) stimulieren,
  - **TH-17-Lymphozyten,** welche besonders durch IL-17 die angeborenen Immunreaktionen verstärken,
  - **TH-22-Lymphozyten,**[384]
    - welche durch IL-22 neutrophile Granulozyten und Epithelzellen zur Expression bakterizider Proteine stimulieren,
    - die jedoch weder IL-17 noch IFNγ ausschütten;
- **Helfer-T-Lymphozyten** für die **humorale** Immunreaktion
  - **TH2-Lymphozyten,** welche durch Bildung einer immunologischen Synapse mit B-Lymphozyten aktiviert werden zur Ausschüttung von Zytokinen, welche B-Lymphozyten aktivieren
    - zur Proliferation und zur somatischen Hypermutation und
    - zur Selektion zur Bildung von hochaffinen Antikörpern gegen das in Frage kommende Antigen.

---

384 Mirshafiey A, Simhag A, El Rouby NM, Azizi G. T-helper 22 cells as a new player in chronic inflammatory skin disorders. Int J Dermatol. 2015;54(8):880–8.

   - **TH9-Lymphozyten**, welche die allergische (Aktivierung von Mastzellen) und autoimmune Reaktion (Differenzierung TH2-Ly und B-Lymphozyten) durch IL-9 verstärken,[385]
- **Treg-Lymphozyten,**
   - die unterschieden werden in (siehe Tab. 5.1)
      - **natürliche Treg-Lymphozyten** (tTreg-Ly oder nTreg-Ly), welche (als naive Treg-Lymphozyten) ihre Prägung durch APC im Thymus und unter dem Einfluss von TGFβ, TNFα und IL-2 erfahren und
      - **induzierte Treg-Lymphozyten** (pTreg-Ly oder iTreg-Ly), geprägt in der Peripherie durch APC und/oder unter dem Einfluss von TGFβ und Il-10 in Anwesenheit von TNFα und IL-2;
   - wobei entscheidend für die Prägung ist
      - die Einwirkung von TGFβ, IL-2 und ggfs. auch IL-10 und
      - deren Dauerhaftigkeit, die bei iTreg-Lymphozyten einhergeht mit der gleichzeitigen Expression des Transkriptionsfaktors FoxP3 (Forkhead-Box-Protein P3, Scurfin),[386]
   - welche den Entzündungsprozess eindämmen
      - durch die Ausschüttung von antiinflammatorischen Zytokinen (z. B. TGFβ und IL-10) wie auch
      - durch die Expression von inhibitorisch wirkenden Liganden und Rezeptoren wie z. B. CTLA-4, PD-1, TIGIT und LAG3 (siehe oben, Dentrische Zellen),[387, 388]
- **B-Lymphozyten**, welche
   - nach dem erwähnten Selektions- und Reifungsprozess hochaffine Antikörper bilden und sich zu Plasmazellen differenzieren, die wiederum die Produktionszellen für Antikörper darstellen oder
   - als regulatorische **Breg-Lymphozyten** (Breg) durch Expression von Zytokinen wie vorwiegend IL-10, TGFβ und IL-35, aber auch durch PD-1L (Programmed Death receptor ligand 1, Granzym B und Fas-Ligand (FasL) die Differenzierung von T-Helferzellen zu proinflammatorischen TH1- und Th17-Lymphozyten hemmen und von regulatorischen T-Lymphozyten (Treg) fördern,[389]
- **Antikörper des Isotyps IgM, IgD, IgG, IgA oder IgE**, wobei jeder Isotyp unterschiedliche Fähigkeiten bei den Effektor-Funktionen aufweist:

---

385 Malik S, Sadhu S, Elesela S, Pandey RP, Chawla AS, Sharma D, Panda L, Rathore D, Ghosh B, Ahuja V, Awasthi A. Transcription factor Foxo1 is essential for IL-9 induction in T helper cells. Nat Commun. 2017;8(1):815. doi: 10.1038/s41467-017-00674-6.

386 Li X, Zheng Y. Regulatory T cell identity: formation and maintenance. Trends Immunol. 2015;36(6):344–353.

387 Lozano E, Dominguez-Villar M, Kuchroo V, Hafler DA. The TIGIT/CD226 axis regulates human T cell function. J Immunol. 2012;188(8):3869–75.

388 Joller N, Lozano E, Burkett PR, Patel B, Xiao S, Zhu C, Xia J, Tan TG, Sefik E, Yajnik V, Sharpe AH, Quintana FJ, Mathis D, Benoist C, Hafler DA, Kuchroo VK. Treg cells expressing the coinhibitory molecule TIGIT selectively inhibit proinflammatory Th1 and Th17 cell responses. Immunity. 2014;40(4):569–81.

389 Guzman-Genuino RM, Diener KR. Regulatory B Cells in Pregnancy: Lessons from Autoimmunity, Graft Tolerance, and Cancer. Front Immunol. 2017;8:172. doi: 10.3389/fimmu.2017.00172.

- alle Antikörper sind grundsätzlich in der Lage, durch Bindung an das jeweilige Antigen
  - dessen toxische Funktionen zu neutralisieren,
  - sogenannte Immunkomplexe mit dem Antigen zu bilden, wobei durch diese Antigenbindung der konstante Fc-Teil der Antikörper eine sterische Veränderung erfährt, welche Effektorfunktionen ermöglicht.
- Immunkomplexe mit IgM, IgG-1, -2, -3, IgA-1 oder -2 können über deren Fc-Teil die jeweiligen Fc-Rezeptoren
  - auf Granulozyten und Makrophagen aktivieren zur verstärkten Phagozytose wie auch zur Exozytose von proinflammatorischen Enzymen,
  - von Thrombozyten stimulieren zur Aggregation und zur Freisetzung von Gerinnungs- und Entzündungsmediatoren;
- IgM, IgG-1, -2, -3 sind in der Lage, nach Bindung an ein Antigen auf einer Zielzelle über ihren jeweiligen Fc-Teil
  - Komplement zu aktivieren mit der Folge der Zytolyse (Antibody Dependent Complement Mediated Cytotoxicity/**ADCMC**) der Zielzelle (z. B. Erythrozyten) durch den entstandenen zytolytischen Komplex (C5a678(9)xN),
  - den Fc-Rezeptor von Natürlichen Killerzellen, Makrophagen, neutrophilen und eosinophilen Granulozyten zu aktivieren mit der Folge der Ausschüttung von Zytokinen und zytotoxischen Proteinen, der Zerstörung der Zielzelle (Antibody Dependent Cellular Cytotoxicity/**ADCC**) und Entzündungsreaktionen
- den Isotypen IgA-1 und -2 ist der aktive Transfer durch Epithelschichten der Schleimhaut möglich,
- der Isotyp IgE bindet an Fc-Rezeptoren auf Mastzellen und basophilen Granulozyten.
  - Allergiker bilden verstärkt IgE-Antikörper nach Exposition mit einem Allergen.
  - Werden bei einer zweiten Exposition FC-Rezeptor-gebundene IgE-Moleküle durch das spezifische Allergen vernetzt, erfolgt eine Aktivierung der Mastzellen und basophilen Granulozyten mit Ausschüttung besonders von Histamin, Heparin und Serotonin, welche die Symptome der allergischen Reaktion bewirken.

Tab. 5.1: Regulatorische Lymphozyten und Makrophagen und ihre Wirkungen.[390, 391, 392, 393, 394, 395]

Treg	Prägung durch	Spezifische Marker	Expression von	Zielzellen	
				Rezeptor/Ligand	Wirkung
tTreg- (im Thymus induzierte regulatorische T-) Lymphozyten					
			TGFβ	TGFβ-Rezeptor	*TH1-, TH2-, TH17-Ly* (↓)

390 Nedoszytko B, Lange M, Sokołowska-Wojdyło M, Renke J, Trzonkowski P, Sobjanek M, Szczerkowska-Dobosz A, Niedoszytko M, Górska A, Romantowski J, Skokowski J, Kalinowski L, Nowicki R. The role of regulatory T cells and genes involved in their differentiation in pathogenesis of selected inflammatory and neoplastic skin diseases. Part I: Treg properties and functions. Postepy Dermatol Alergol. 2017;34(4):285–294.

Treg	Prägung durch	Spezifische Marker	Expression von	Zielzellen	
				Rezeptor/Ligand	**Wirkung**
nTreg (natürliche Treg)	Synapse über MHC-II mit medullären und dentritischen Zellen im Thymus	CD4 (+) CD25 (+) FoxP3 (+)	TGFβ	TGFβ-Rezeptor	*TH1-, TH2-, TH17-Ly* (↓)
			IL-4	IL-4-Rezeptor	*TH1-, TH17-Ly* (↓)
			IL-10	IL-10-Rezeptor	
			IL-35	IL-35-Rezeptor	*TH17-Ly* (↓); *Treg* (↑)
			CTLA-4	CD80/CD86	*Dentritische Zellaktivierung über CD80/CD86* (↓)
			PD-1	PD-1-Ligand	***Dentritische Zellexpression von IL-10*** **(↑)**
			TIGIT	CD125/PVR	*Dentritische Zellfunktion* (↓)
			LAG3	MHC-II	*Dentritische Zelle, CD4-Korezeptor Wirkung* (↓)
			IDO	Abbau von Tryptophan zu Formylkynurenin (↑). Mangel an Tryptophan inhibiert Proteinsynthese besonders in T-Ly.	
pTreg- (in der Peripherie induzierte regulatorische T-) Lymphozyten					
iTreg (induzierte Treg)	TNFα TGFβ IL-10 IL-2 IL-35	CD4 (+) CD25 (+) FoxP3 (+)	TGFβ	TGFβ-Rezeptor	*TH1-, TH2-, TH17-Ly* (↓)
			IL-10	IL-10-Rezeptor	*TH1-, TH17-Ly* (↓)
			CTLA4	CD80/CD86	*Dentritische Zellaktivierung über CD80/CD86* (↓)

391 Chauvin JM, Pagliano O, Fourcade J, Sun Z, Wang H, Sander C, Kirkwood JM, Chen TH, Maurer M, Korman AJ, Zarour HM. TIGIT and PD-1 impair tumor antigen-specific $CD8^+$ T cells in melanoma patients. J Clin Invest. 2015;125(5):2046–58.

392 Li X, Fang P, Yang WY, Wang H, Yang X. IL-35, as a newly proposed homeostasis-associated molecular pattern, plays three major functions including antiinflammatory initiator, effector, and blocker in cardiovascular diseases. Cytokine. 2017. pii: S1043-4666(17)30169-2. doi: 10.1016/j.cyto.2017.06.003.

393 Baroja ML, Vijayakrishnan L, Bettelli E, Darlington PJ, Chau TA, Ling V, Collins M, Carreno BM, Madrenas J, Kuchroo VK. Inhibition of CTLA-4 function by the regulatory subunit of serine/threonine phosphatase 2A. J Immunol. 2002;168(10):5070–8.

394 Woo SR, Li N, Bruno TC, Forbes K, Brown S, Workman C, Drake CG, Vignali DA. Differential subcellular localization of the regulatory T-cell protein LAG-3 and the coreceptor CD4. Eur J Immunol. 2010;40(6):1768–77.

395 Guzman-Genuino RM, Diener KR. Regulatory B Cells in Pregnancy: Lessons from Autoimmunity, Graft Tolerance, and Cancer. Front Immunol. 2017;8:172. doi: 10.3389/fimmu.2017.00172.

Treg	Prägung durch	Spezifische Marker	Expres-sion von	Zielzellen	
				Rezeptor/Ligand	**Wirkung**
Treg1			IL-10	IL-10-Rezeptor	*TH1-, TH17-Ly* (↓)
Treg 3		CD4 (+) CD25 (+) FoxP3 (+)	IL-10	IL-10-Rezeptor	*TH1-, TH17-Ly* (↓)
			TGFβ	TGFβ-Rezeptor	*TH1-, TH2-, TH17-Ly* (↓)
iTreg 35	TNFα TGFβ IL-10 IL-2 IL-35		IL-35	IL-35- Rezeptor	*TH17-Ly* (↓); *Treg* (↑)
CD8-T-suppresssor		CD8 (+) CD28 (–)	CTLA4	CD80/CD86	*Dentritische Zellaktivierung über CD80/CD86* (↓)
CD8-Treg		CD8 (+)	IL-10	IL-10-Rezeptor	*TH1-, TH17-Ly* (↓)
			ILT3/4	MHC-I	*Dentritische Zell-aktivierung* (↓)
weitere regulatorische T-Lymphozyten					
γδ TCR-T-Ly		CD11a (+), CD18 (+), CD54 (+), CD80/ CD86 (+)	IL-10	IL-10-Rezeptor	*TH1-, TH17-Ly* (↓)
			CTLA4	CD80/CD86	*Dentritische Zell-Aktivierung über CD80/CD86* (↓)
NKT-Lymphozyten	TGFβ IL-10 IL-2 IL-35	CD3 (+), CD16 (+) CD56 (+), CD94 (+) CD4 (–), CD8 (–)	IL-10	IL-10-Rezeptor	*TH1-, TH17-Ly* (↓)
			TGFβ	TGFβ-Rezeptor	*TH1-, TH2-, TH17-Ly* (↓)
in der Peripherie induzierte regulatorische nicht-T Lymphozyten					
Breg			IL-10	IL-10-Rezeptor	*TH1-, TH17-Ly* (↓)
			IL-35	IL-35- Rezeptor	*TH17-Ly* (↓); *Treg* (↑)
		IL-10 (+) IL-35 (+)	TGFβ	TGFβ-Rezeptor	*TH1-, TH2-, TH17-Ly* (↓)
	TGFβ IL-10 IL-2 IL-35		PD-1-Ligand	PD-1	***Dentritische Zellexpression von IL-10*** **(↑)**
			Fas-Ligand	Fas	*Apoptose* (↑)
MDSC – **Gran**		CD11b (+) – Ly6G (+)	NO-Synthase (↑); Arginin (↓);		T-Ly-Proliferation (↓)
MDSC – **Mono**		CD11b (+) – Ly6C (+)			*T-Lymphozyten-Apoptose* (↑)

Treg	Prägung durch	Spezifische Marker		Expression von	Zielzellen	
					Rezeptor/Ligand	Wirkung
M2-Makrophagen	IL-4, IL-10, IL-13, TGFβ			IL-4, IL-10, IL-13, FGF, TGFβ, TGFα VEGF	entsprechende Rezeptoren	***TH2-Ly: Chemotaxie, Proliferation, Prägung (↑); B-Ly: Isotypwechsel → IgE (↑)***
						proinflammatorische Zytokine (↓), Wundheilung (↑)
tolerogene NK-Zellen	TGFβ IL-10			IL-10	IL-10-Rezeptor	Zytokine (↓)
				TGFβ	TGFβ-Rezeptor	IFNγ (↓) NKp30, NKG2D (↓)
regulative NK-Zellen	TGFβ, IL-15 Uterus			TGFβ		
				IFNγ		*TH-17 (↓), Treg (↑)*

(dunkel)	**Stimulation zelluläre Antwort**
(mittel)	***Stimulation Antikörperantwort***
(hell)	antiinflammatorisch

kursive Schrift: erworbene Immunreaktion;
Kleinschrift = Vollname

Breg = regulatorische B-Lymphozyten; CTLA4 = Cytotoxic T-lymphocyte-Associated Protein 4; IDO = Indolamin-2,3-Dioxygenase; ILT = Immunoglobulin-Like Transcript; ITIM = Immunoreceptor Tyrosine-based Inhibition Motif; Gran = Granulozyten; LAG3 = Lymphocyte-Activation Gene 3; MDSC = Myeloid Derived Suppressor Cells; MHC-II = Major Histocompatibility Complex Class II; Mono = Monozyten; NKT = Natürliche Killer T-Lymphozyten; PD1 = Programmed Cell Death Protein1; PVR = Polio-Virus-Receptor; TIGIT = T cell Immunoreceptor with Ig and ITIM domains

Die **Prägung** der erworbenen Immunabwehr durch ein definiertes Antigen
- bedarf eines Zeitraums von etwa 5–6 Tagen und
- erfolgt vorwiegend in den lymphatischen Organen (z. B. Lymphknoten, Milz, Peyersche Platten des Darmes) als „Reaktionszentren“,
- vermittelt eine Grundimmunität gegen das definierte Antigen (sogenannte Immunisierung) mit der Entwicklung von
  - **T-Gedächtnis-Lymphozyten** (TH1mem-, TH2mem-, TH17mem- und Tregmem-Lymphozyten) und
  - **B-Gedächtnis-Lymphozyten** (Bmem-Lymphozyten),
- ermöglicht durch die Gedächtnis-Lymphozyten, dass bei einem nachfolgenden zweiten Eindringen des Antigens,
  - auch die angeborene Immunabwehr innerhalb von Minuten bis Stunden auf das Antigen reagieren kann und
  - dass die Grundimmunität der erworbenen Immunabwehr verstärkt wird (sogenannte Booster-Reaktion).

Diese Kenntnis über die Mechanismen der Immunisierung macht man sich bei Impfstoffen zu Nutze, indem

- Grundimmunisierung und Boosterreaktionen durch ein Impfprogramm festgelegt werden,
- vielen Impfstoffen Adjuvantien beigemischt werden, um durch gleichzeitige Aktivierung der angeborenen Immunabwehr den spezifischen Immunisierungseffekt zu verstärken.

Tab. 5.2: Entwicklung der erworbenen Immunabwehr mit Hilfe der angeborenen Immunabwehr.[396]

Fremdstoffe **verfremdete körpereigene Stoffe**			
▼			
pathogene molekulare Strukturmuster **(PAMPs = Pathogen associated molecular patterns)** **pathogene zelluläre molekulare Strukturmuster** **(DAMPs/Damage/Danger-associated molecular patterns)**			
▼			▼
Rezeptoren für PAMPs/DAMPs (PRR = Pattern recognition receptors)	B-Lymphozyten-Rezeptor/BCR		Rezeptoren für PAMPs/ DAMPs (PRR)
Antigenpräsentierende Zellen			**Hilfe durch angeborene Immunabwehr**
Dentritische Zellen	***B-Lymphozyten***		**Komplementfaktoren**
▼	▼	◄	**IL-1, IL-4, TNFα, IFNγ, GM-CSF (Makrophagen, Fibroblasten)**
Phagozytose und Verdau der Fremdstoffe			
▼	▼		lysosomale Enzyme
MHC-II (Beladung mit antigenen Peptiden) ***CD1*** (Beladung mit antigenen Lipiden und Glykolipiden)			**IFNα; IFNγ (Makrophagen, Natürliche Killerzellen)**
Präsentation auf der Zellmembran		◄	
▼	▼		
immunologische Synapse mit	immunologische Synapse mit		
TCR naive TH0-Lymphozyten	▼	◄	**IFNγ, IL-2 (Makrophagen)**
Zytokine, die prägen zu			

396 Sedlacek HH. Immunologie. Die Immunantwort des Menschen. de Gruyter. 2014:161–353.

IL-4; IL-10 IL-25 IL-33	***TH2- Lymphozyten***	►	***TH2-*** *Lymphozyten* (IL-2, IL-4, IL-5, IL-6, IL-10, IL-13, IL-15, IL-21)	◄	**IL-4, IL-25 (Mastzellen; Basophile) IL-10, IL-33 (Makrophagen; Epithelz.)**
			▼		
IL-12 IL-21 IL-27 IFNγ	***TH1- Lymphozyten*** ▼ Ausschüttung von IFNγ, IL-2, IL-3, IL-17, TNFα, GM-CSF	┤	***B-Lymphozyten*** Proliferation, somatische Hyper-mutation, Differenzierung, somatische Rekombination	◄	**IL-2, IL-12, IFNγ (Makrophagen, Granulozyten)**
	▼		▼		
IL-12 IL-23 IL-27	***CTL Zytotoxischen T-Lymphozyten***		Isotypenwechsel		***Hilfe für Isotypenwechsel***
			IgM		***IL-7***
			IGM, IgG3, IgG1, IgA1		***IFNα, IFNγ, TGFβ***
	⊤ ⊤		IGM, IgG3, IgG1, IgA1, IgG2		***Il-5, IL-6***
TGFβ Il-2 IL-7	***Breg*** (IL-10, IL-35) / ***Treg*** (IL-10, TGFβ, IL-35)	┤	IGM, IgG3, IgG1, IgA, IgG2, IgE	◄	***IL-4, IL-13***
			IGM, IgG3, IgG1, IgA, IgG2, IgE, IgA2		*+ IL-2, IL-9, TGFα*
			▲		**Makrophagen, Mast-zellen, Fibroblasten, Endothelzellen, eosinoph. Granulozyten**
	⊥ ⊥		Hilfe durch ***TH2 TH9*** Lymphozyten ▼	►	***ADCC Zielzelle/Antigen; Anti-IgG; NK-Zelle, Makro-phagen, Granulozyten; ADCMC Zielzelle/Antigen; Anti-IgG; Complement***
IL-21 IL-23 TGFβ	***TH17 TH22*** Lymphozyten (IL-17, IL-22 TNFα, GM-CSF)		***Plasmazellen*** Ausschüttung spezifischer Antikörper	◄	**IL-17; IL-22 (Fibroblasten; Natürliche Killerzellen)**

			IL-2, IL-10 (hoch)		**IL-7, IL-15**
IL-7 IL-15 IL-21	***T-mem*** Gedächtnis- Lymphozyten		▼	◄	**(Parenchymzellen)** **IL-2, IL-10** **(Makrophagen)**
			Bmem B-Gedächtnis-Lymphozyten		

	Stimulation zelluläre Antwort
	Stimulation Antikörperantwort
	antiinflammatorisch

kursive Schrift: erworbene Immunreaktion;

ADCC = Antibody Dependent Cellular Cytoxicity; ADCMC = Antibody Dependent Complement Mediated Cytotoxicity; Breg = regulatorische B-Lymphozyten; MHC = Major Histocompatibility Complex; TCR = T-Lymphozyten-Rezeptor; TGF = Transforming Growth Factor; Treg = regulatorische T-Lymphozyten

5.2 Antigenspezifische zelluläre und humorale Abwehrreaktionen

Die Steuerung der erworbenen Immunreaktionen erfolgt vorrangig (siehe Tab. 5.1 und 5.2)

- durch dominant wirkende Zytokine[397]
  - bei der Prägung von naiven TH0-Lymphozyten in die unterschiedlichen T-Helfer-(TH-)Lymphozyten,
  - bei der antigenspezifischen Stimulation und Proliferation von zytotoxischen T-Lymphozyten (CTL),
  - zur Stimulation von naiven B-Lymphozyten und anschließender Selektion von bindungsstarken (hochaffinen) Antikörpern unterschiedlichen Isotyps,
  - zur Induktion von regulatorischen T-Lymphozyten und B-Lymphozyten,
- durch das ausgewogene Verhältnis der durch die Prägung von TH0-Lymphozyten entstandenen T-Helfer-Lymphozyten, im Besonderen von
  - TH1-Lymphozyten, welche mit ihren Zytokinen
    - die Prägung weiterer TH1-Lymphozyten fördern und hierdurch die proinflammatorische Wirkung der erworbenen zellulären Immunabwehr stärken,
    - dagegen die Prägung von TH2-Lymphozyten vermindern und hierdurch B-Lymphozyten und die Antikörperantwort hemmen zudem
    - die Aktivität der Zellen der angeborenen Immunantwort stimulieren,
  - TH2-Lymphozyten, welche mit ihren Zytokinen im überwiegenden Maße
    - die Prägung weiterer TH2-Lymphozyten fördern und hierdurch B-Lymphozyten und die Antikörperantwort stimulieren,
    - dagegen die Prägung von TH1-Lymphozyten und damit die inflammatorische Wirkung der erworbenen zellulären Immunabwehr hemmen,

397 Smigiel KS, Srivastava S, Stolley JM, Campbell DJ. Regulatory T-cell homeostasis: steady-state maintenance and modulation during inflammation. Immunol Rev. 2014;259(1):40–59.

- die Entwicklung von induzierten regulatorischen T-Lymphozyten fördern und damit überschießende Reaktionen dämpfen und darüber hinaus
- auf Zellen der angeborenen Immunantwort sowohl einen hemmenden (insbesonders für Makrophagen) aber auch einen aktivierenden Einfluss haben,

– TH17-Lymphozyten, die Zytokine exprimieren, welche
  - die Prägung von TH1-Lymphozyten fördern, dagegen diejenige von TH2-Lymphozyten hemmen, wobei diese Wirkung jedoch uneinheitlich ist,
  - die proinflammatorische Wirkung der erworbenen zellulären Immunantwort stärken und darüber hinaus
  - die Prägung von induzierten regulatorischen T-Lymphozyten fördern, damit überschießende Reaktionen dämpfen und darüber hinaus
  - die erworbene Immunantwort weitgehend fördern,

▪ durch die Prägung von regulativen Lymphozyten
  – im Besonderen von
    - natürlichen regulativen T-Lymphozyten (nTreg) und induzierten regulativen T-Lymphozyten (iTreg), und
    - regulativen B-Lymphozyten (Breg),
  – welche durch ihre Zytokine und Rezeptoren (siehe Tab. 5.1 und 5.3)[398] die Prägung, Anzahl und Aktivität
    - von weiteren induzierten regulatorischen T-Lymphozyten (iTreg-Ly) fördern,
    - von TH1-, TH17- und/oder von TH2-Lymphozyten hemmen,
    - von proinflammatorischen M1-Makrophagen hemmen und deren Anzahl im Gewebe niedrig halten,
    - von antiinflammatorischen M2-Makrophagen fördern,
  – welche überschießende Reaktionen der erworbenen Immunabwehr auf Infektionen und Traumata vermeiden helfen und
  – welche Autoimmunreaktionen vermindern.

Tab. 5.3: Wirkung der unterschiedlich differenzierten T-Lymphozyten auf die Immunantwort.

exprimierte Zytokine	Wirkung auf T-Lymphozyten		auf übrige erworbene IA		auf angeborene IA	
	Förderung	Hemmung	Förderung	Hemmung	Aktivierung	Hemmung
TH1-Lymphozyten						
IFNγ	*TH1-Ly*	*TH2-Ly* *CTL*	Expression MHC I und MHC-II (↑)		M1-Makrophagen, Endothelzellen, NK-Zellen,	
IL-2	*TH-Ly, CTL*		*B-Ly*		Makrophagen, NK-Zellen	

398 Burzyn D, Benoist C, Mathis D. Regulatory T cells in non-lymphoid tissues. Nat Immunol. 2013;14(10): 1007–1013.

exprimierte Zytokine	Wirkung auf T-Lymphozyten		auf übrige erworbene IA		auf angeborene IA	
	Förderung	Hemmung	Förderung	Hemmung	Aktivierung	Hemmung
IL-3			*Ly*		Mastzellen, eosin. Granulozyten	
IL-21	*TH1-Ly, CTL*		*B-Ly*			
IL-22					neutr. Granulozyten, Epithelzellen	
GM-CSF					Makrophagen	
TH2-Lymphozyten						
IL-2			*Ly*			
IL-4	*TH2-Ly*	*TH1-Ly*	*B-Ly*		Makrophagen M2 Mastz., basoph. Granul., eosinopile Granulozyten	Makrophagen M1
IL-5			*B-Ly*		eosino. Granulozyten	
IL-6		*TH1-Ly* *nTreg-Ly*	*B-Ly*		Granulozyten	
IL-7	*T-Ly*		*B-Ly*		NK-Zellen	
IL-9	*TH2-Ly*		*B-Ly*		Mastzellen, basophile Granulozyten	
IL-10	*iTreg-Ly*	*TH1-Ly*	*B-Ly*	*Dentrit. Zellen*	Mastzellen, basophile Granulozyten	Makrophagen
IL-13			*B-Ly*		Fibroblasten	Makrophagen
IL-14			*B-Ly*			
IL-16	*TH-Ly*					
IL-17 (über TGFβ)	*iTreg-Ly*	*TH1-, TH17-Ly* *TH2-Ly*				
IL-24		*TH17-Ly*			Monozyten	
IL-25		*TH2-Ly*			Granulozyten	
IL-26	*TH2-Ly* *iTreg-Ly*					

exprimierte Zytokine	Wirkung auf T-Lymphozyten		auf übrige erworbene IA		auf angeborene IA	
	Förderung	Hemmung	Förderung	Hemmung	Aktivierung	Hemmung
IL-31	***TH2-Ly***		***B-Ly***		**Makrophagen, Epithelzellen**	
IL-35	*iTreg-Ly*	*TH17-Ly*				Fibro-blasten
GM-CSF					**Makrophagen, Granulozyten, Endothelzellen**	
TGFβ	*iTreg-Ly*	*TH1-, TH17-Ly* ***TH2-Ly***				Makro-phagen, Granulo-zyten
TH9-Lymphozyten						
IL-9	*TH2-Ly*		***B-Ly***		**Mastzellen, basophile Granulozyten**	
IL-21	***TH1-Ly, CTL***					
TH17-Lymphozyten[399]						
IL-17A, F	*iTreg-Ly* (über TGFβ)	*CTL* *TH1-, TH17-Ly* ***TH2-Ly***	***B-Ly***		**Granulozyten, Makrophagen, Fibroblasten, Endothelzellen, Epithelzellen,**	Makro-phagen, Granulo-zyten (über TGFβ)
IL-21	***TH1-Ly, CTL***		***B-Ly***			
IL-22					**Epithelzellen, neutr. Granulozy-ten**	
IL-6	***T-Ly***	***nTreg-Ly***	***B-Ly***			
GM-CSF					**Granulozyten, Makrophagen, Endothelzellen**	
TNFα	*iTreg-Ly*				**Makrophagen, Granulozyten, Endothelzellen**	

399 Korn T, Bettelli E, Oukka M, Kuchroo VK. IL-17 and Th17 Cells. Annu Rev Immunol. 2009;27:485–517.

exprimierte Zytokine	Wirkung auf T-Lymphozyten		auf übrige erworbene IA		auf angeborene IA	
	Förderung	**Hemmung**	**Förderung**	**Hemmung**	**Aktivierung**	**Hemmung**
TH22-Lymphozyten[400, 401]						
IL-22					**Epithelzellen, neutrophile Granulozyten**	
IL-13			***B-Ly***		**Fibroblasten**	Makrophagen
TNFα	*iTreg-Ly*				**Makrophagen, Granulozyten, Endothelzellen**	
IFNγ	***TH1-Ly***	*TH2-Ly* *CTL*	**Expression MHC-I und MHC-II (↑)**		**M1-Makrophagen, Endothelzellen, NK-Zellen**	
Treg-Lymphozyten (CD4+ oder CD8+)						
IL-10	*iTreg-Ly*	*TH1-Ly*	***B-Ly***	*Dentrit. Zellen*	**Mastzellen, basoph. Granulozyten**	M1-Makrophagen
TGFβ	*iTreg-Ly*	*TH1-, TH17-Ly* *TH2-Ly*			**M2-Makrophagen**	M1-Makrophagen Granulozyten

	Stimulation zelluläre Antwort
	Stimulation Antikörperantwort
	antiinflammatorische Wirkung

kursive Schrift: erworbene Immunreaktion;

IA = Immunantwort; iTreg-Ly = induzierter regulatorischer T-Lymphozyt; Ly = Lymphozyt; nTreg-Ly = natürlicher regulatorischer T-Lymphozyt;

400 Plank MW, Kaiko GE, Maltby S, Weaver J, Tay HL, Shen W, Wilson MS, Durum SK, Foster PS. Th22 Cells Form a Distinct Th Lineage from Th17 Cells In Vitro with Unique Transcriptional Properties and Tbet-Dependent Th1 Plasticity. J Immunol. 2017;198(5):2182–2190.

401 Sugita S, Kawazoe Y, Imai A, Kawaguchi T, Horie S, Keino H, Takahashi M, Mochizuki M. Role of IL-22- and TNFα-producing Th22 cells in uveitis patients with Behcet's disease. J Immunol. 2013;190(11):5799–808.

Im Endergebnis ergeben sich durch die Aktivierung der erworbenen Immunantwort inflammatorische Abwehrreaktionen. Diese umfassen

- **CTL**, den antigenspezifisch reagierenden zytotoxischen T-Lymphozyten und
- Antikörper-abhängige, **zytotoxische** Reaktionen; zu denen gehören
  - **ADCC**, die **Antikörper abhängige zelluläre Zytotoxizität**, bei welcher Natürliche Killerzellen, Makrophagen oder Granulozyten durch den Fc-Teil von Antikörpern (gebunden an Antigene auf einer Zielzelle) zur Zytotoxizität stimuliert werden und
  - **ADCMC**, die **Antikörper abhängige Komplement mediierte Zytotoxizität**, bei welcher Komplement aktiviert wird zur Bildung des lytischen Komplexes (C5a678 (9xn) durch den Fc-Teil von Antikörpern, gebunden an Antigene auf einer Zielzelle und
- Antikörper abhängige **entzündliche** Reaktionen, welche bedingt sind durch
  - **ADCMC**, die Antikörper abhängige Komplement mediierte Zytotoxizität, bei welcher die Bildung des lytischen Komplexes (C5a678 (9xn) nicht zur Lyse, sondern zur Aktivierung der Zielzelle führt,
  - **Antigen-Antikörper-Immunkomplexe**, welche über den Fc-Teil das angeborene Immunsystem aktivieren, so
    - das Komplement-, Gerinnungs- und Kininsystem (siehe Kap. 4.3 und 4.4)
    - Thrombozyten (siehe Kap. 4.5)
    - Granulozyten, Monozyten, Makrophagen und Natürliche Killerzellen (siehe Kap. 4.1)
  - **Allergene**, welche IgE, gebunden an Fc-IgE-Rezeptoren (FcεRI) auf basophilen Granulozyten und Mastzellen, vernetzen und hierdurch die Degranulation und Exozytose von Mediatoren der Allergischen Reaktion auslösen (siehe Kap. 4.1).

Die Art und das Ausmaß der immunologischen Reaktion und die Qualität des fremden antigenen Stoffes bestimmen die Art des klinisch erkennbaren Bildes der Immunreaktionen. Diese werden in fünf unterschiedliche Typen eingeteilt (siehe Tab. 5.4).

Entsprechend ergeben sich auch die Zuordnungen der Krankheitsbilder bei Fehlfunktionen dieser Immunreaktionen (siehe Tab. 5.4).
Zum weitaus größten Teil entstehen diese Fehlfunktionen durch einen Mangel an regulatorischen T-Lymphozyten. Gemäß der bisherigen Erfahrung ist die Gefahr eines solchen Mangels vermindert

- bei einer mittelstarken, häufigen Exposition mit wechselnden Antigenen bzw. Immunogenen oder in Umkehrung
- durch Vermeidung
  - von sterilen oder keimarmen Umweltbedingungen,
  - von allen Faktoren, welche das Immunsystem dauerhaft überlasten und überstimulieren oder hemmen (siehe Kap. 7).

Tab. 5.4: Zusammenarbeit von angeborener und erworbener Immunabwehr und Krankheitsbilder durch Fehlfunktionen.[402]

Typ der klinischen Immunreaktion	Antigen	dominierende Zytokine	erworbene Immunabwehr	angeborene Immunabwehr	Krankheiten bei Fehlfunktionen	Gefahr des SIRS
Typ I Allergische Reaktion vom Soforttyp	lösliche Antigene (Allergene)	Il-4, IL-13 Il-3, IL-5	IgE-Antikörper spezifisch gegen das Allergen	Mastzellen, basophile Granulozyten, eosinophile Granulozyten	Allergien (Auge, Luftwege, Magen-Darm, Haut); Schock	++
Typ II Antikörper vermittelte Immun-Reaktionen gegen zellgebundene Antigene	zellgebundene Antigene	IL-2, IL-4, IL-5, IL-6, IL-10, IL-13, IL-15, IL-21 IL-25, IL-33	IgG (IgG3, 1, 2)-Antikörper	Komplementsystem; und/oder Natürliche Killerzellen, Makrophagen, neutrophile Granulozyten	Hämolysen nach allogenen Blutspenden; durch Arzneimittel, welche an Erythrozyten binden	++
Typ III Immun-Reaktionen bedingt durch Immunkomplexe, gebildet aus löslichen Antigenen und Antikörpern	lösliche Antigene		IgM und IgG (IgG3, 1, 2)	Komplementsystem, Gerinnungssystem, Kininsystem; Natürliche Killerzellen, Makrophagen, Granulozyten, Thrombozyten	Immunkomplexerkrankungen, Serumkrankheit, Gefäßentzündungen, Nierenentzündungen	+++
Typ IV Immun-Reaktion vom verzögerten Typ	zellassoziierte Antigene	IL-12, IL-21, IL-23, IL-27, G-CSF; GM-CSF IFNγ	zytotoxische T-Lymphozyten (CTL)	Makrophagen, neutrophile Granulozyten	Kontaktdermatitis	++
	lösliche/partikuläre Antigene		Helfer (TH1) Lymphozyten		Kontaktdermatitis, Tuberkulin-Reaktion	+
			Helfer (TH17) Lymphozyten			
			Helfer (TH2) Lymphozyten	eosinophile Granulozyten	chronische Allergien, chronisches Asthma	+++
Typ V Immun-Reaktion gegen Zellmembran-Rezeptoren	zellmembrangebundene Antigene/Rezeptoren	IL-3, IL-5, IL-4, IL-6, IL-10, IL-13	IgM, IgG, IgA		Rezeptoraktivierung (z. B. Schilddrüse), Rezeptorblockaden (z. B. Acetylcholin-Rezeptor/Myasthenia gravis)	+

SIRS = Systemisches Immunreaktives Syndrom

402 Sedlacek HH. Immunologie. Die Immunantwort des Menschen. de Gruyter. 2014:571–631.

Bei allen aufgeführten immunologischen Erkrankungen ist die Gefahr gegeben, dass sich aus einer noch weitgehend kontrollierten und lokal begrenzten Entzündungsreaktion ein Systemisches Immunreaktives Syndrom (SIRS) entwickelt, welches die Gefahr eines multiplen Organversagens in sich trägt.

Hierbei haben besondere Bedeutung Immunkomplexerkrankungen. Sie entstehen durch Aktivierung der angeborenen Immunabwehr bei jeder Antikörperbildung gegen ein Antigen, wobei diese Erkrankung (siehe Tab. 5.5)

- um so stärker ist, je größer die Vernetzung des Antigens durch die Antikörper ist. Der Grad der Vernetzung
  - ist am größten im Äquivalenzpunkt der Bindestellen von Antigen und Antikörper,
  - ist geringer im Antigen-Überschuss und
  - wird geringer im Antikörper-Überschuss und der relativen wie auch absoluten Verminderung des Antigens im Zuge der Heilung,
- um so andauernder ist, je länger Antigen-Antikörper-Immunkomplexe im Körper, im besonderen im Blut verweilen. Die Verweildauer ist abhängig
  - von der Phagozytosekapazität der Granulozyten und Makrophagen,
  - von der über die Zeit hinweg vorhandenen absoluten und relativen Menge an Antigenen und Antikörpern,
  - von der Bindestärke der Antikörper; je geringer die Bindestärke (siehe Tab. 5.5),
    - umso geringer ist der Vernetzungsgrad und die Vernetzungsstabilität der Immunkomplexe,
    - umso geringer ist durch Instabilität der Immunkomplexe und durch mangelnde sterische Veränderung des Fc-Teils der gebundenen Antikörper die Elimination der Immunkomplexe durch Fc-Rezeptor mediierte Phagozytose,
    - umso länger verbleiben die Immunkomplexe im Gefäßsystem,
    - umso länger ist der Entzündungsprozess durch die Aktivierung der angeborenen Immunabwehr (Komplementsystem, Gerinnungssystem, Kininsystem, frustrierte Exozytose bei mangelhafter Phagozytose),
    - umso größer ist die Gefahr einer chronischen Entzündung.

Tab. 5.5: Chronische Entzündungen durch Immunkomplexe mit gering aviden Antikörpern.

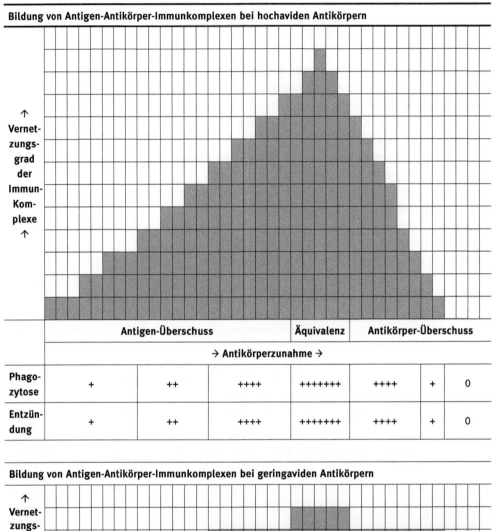

Bildung von Antigen-Antikörper-Immunkomplexen bei hochaviden Antikörpern

↑ Vernetzungsgrad der ImmunKomplexe ↑							
	Antigen-Überschuss			**Äquivalenz**	**Antikörper-Überschuss**		
	→ Antikörperzunahme →						
Phagozytose	+	++	++++	+++++++	++++	+	0
Entzündung	+	++	++++	+++++++	++++	+	0

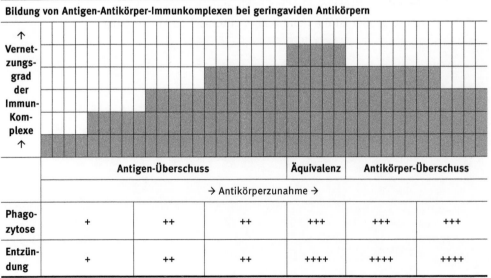

Bildung von Antigen-Antikörper-Immunkomplexen bei geringaviden Antikörpern

↑ Vernetzungsgrad der ImmunKomplexe ↑						
	Antigen-Überschuss			**Äquivalenz**	**Antikörper-Überschuss**	
	→ Antikörperzunahme →					
Phagozytose	+	++	++	+++	+++	+++
Entzündung	+	++	++	++++	++++	++++

6 Besondere Rolle der proinflammatorischen Immunmediatoren

Durch PAMPs und DAMPs werden Rezeptoren für pathogene Strukturmuster (PRR) vor allen Dingen auf Epithelzellen, Mastzellen, Granulozyten, Makrophagen, Fibroblasten, Dentritischen Zellen, B-Lymphozyten und T-Lymphozyten aktiviert. Diese Aktivierung bewirkt in den betroffenen Zellen

- eine Funktionssteigerung,
- die Exozytose von lysosomalen Enzymen und
- die Ausschüttung von Immunmediatoren, im Besonderen die Ausschüttung von
  - Chemokinen und Interleukinen,
  - Interferonen und Mitgliedern der TNF-(Tumor Nekrose Faktor-)Familie und
  - Wachstumsfaktoren.

Sie alle bilden durch fördernde und hemmende Wirkungen ein sich selbst kontrollierendes Netzwerk zur Auslösung, Entwicklung, Steigerung und Begrenzung der angeborenen und erworbenen Immunabwehr.

6.1 Bedeutung der Chemokine für die Zellmigration

Chemokine stellen Zytokine dar, welche durch Bindung an den zugehörigen Chemokin-Rezeptor Zellen aktivieren zur Chemotaxie, d. h., zur Migration (siehe Kap. 4.2) in Richtung des Konzentrationsgradienten des Chemokins.

DAMPs, PAMPs und/oder Immunmediatoren können die Ausschüttung dieser Chemokine bewirken durch Aktivierung von (siehe Tab. 6.1)

- Zellen der angeborenen Immunabwehr (Granulozyten, Monozyten/Makrophagen, Natürliche Killerzellen, Thrombozyten),
- Zellen der erworbenen Immunabwehr (Thymuszellen, Dendritische Zellen, T-Lymphozyten, NKT-Lymphozyten, B-Lymphozyten im Blut, im Knochenmark, in den lymphatischen Geweben)
- Epithelzellen der Haut und der Schleimhäute, Fibroblasten, Endothelzellen, Chondrozyten, Osteozyten, Leberzellen,
- Neuronen und Mikrogliazellen.

Die Chemotaxie stellt eine wesentliche Voraussetzung dar

- bei Zellen der angeborenen Immunabwehr
  - für deren Reifung und Speicherung im Knochenmark und für die anschließende Verteilung in die peripheren Gewebe,
  - für deren vermehrte Ausschüttung aus dem Knochenmark, für die Diapedese aus dem Blutgefäßsystem in das Gewebe und für die Migration in das Gebiet einer Zell- und Gewebeschädigung,

https://doi.org/10.1515/9783110536522-006

- bei Zellen der erworbenen Immunabwehr
  - für deren Entwicklung, Prägung, Selektion und Zirkulation zwischen Thymus, Knochenmark und den lymphatischen Organen,
  - für die Entwicklung einer Antigen-spezifischen zellulären Immunantwort am Ort der Zell- und Gewebeschädigung,
- bei der Zusammenarbeit zwischen der angeborenen und der erworbenen Immunabwehr (siehe Tab. 6.1)
  - um einen engen physischen Kontakt zwischen beiden Zellsystemen zu ermöglichen,
  - um die resultierende Entzündung auf den Ort der Zell- und Gewebeschädigung und in ihrem Ausmaß zu begrenzen,
    - durch die lokal höchste Konzentration von Chemokinen am Ort der Schädigung
    - durch die Chemotaxie sowohl proinflammatorisch wie auch antiinflammatorisch wirkender Immunzellen.

Tab. 6.1: Chemokine und ihre Wirkung auf Immunzellen.[403, 404, 405, 406, 407, 408, 409]

Chemokin exprimierende Zellen		**chemotaktisch antwortende Immunzellen**	
vorrangig von	**Chemokin**	**Rezeptoren**	**proinflammatorische Wirkungen** *antiinflammatorische Wirkungen*
T-Lymphozyten	CCL1 (I-309)	CCR8, R11	**Monozyten, NK-Zellen** ***TH2-Lymphozyten, B-Lymphozyten,***

403 Bachelerie F, Ben-Baruch A, Burkhardt AM, Combadiere C, Farber JM, Graham GJ, Horuk R, Sparre-Ulrich AH, Locati M, Luster AD, Mantovani A, Matsushima K, Murphy PM, Nibbs R, Nomiyama H, Power CA, Proudfoot AE, Rosenkilde MM, Rot A, Sozzani S, Thelen M, Yoshie O, Zlotnik A. International Union of Basic and Clinical Pharmacology. [corrected]. LXXXIX. Update on the extended family of chemokine receptors and introducing a new nomenclature for atypical chemokine receptors. Pharmacol Rev. 2014;66(1):1–79.

404 Sedlacek HH. Immunologie. Die immunabwehr des Menschen, Schutz, Gefahren und Erkrankungen, de Gruyter, 3. Auflage 2019, in Vorbereitung.

405 Miller MC, Mayo KH. Chemokines from a Structural Perspective. Int J Mol Sci. 2017;18(10). pii: E2088. doi: 10.3390/ijms18102088.

406 Strazza M, Mor A. Consider the chemokines: a review of the interplay between chemokines and T cell subset function. Discov Med. 2017;24(130):31–39.

407 López-Cotarelo P, Gómez-Moreira C, Criado-García O, Sánchez L, Rodríguez-Fernández JL. Beyond Chemoattraction: Multifunctionality of Chemokine Receptors in Leukocytes. Trends Immunol. 2017. pii: S1471-4906(17)30165-5. doi: 10.1016/j.it.2017.08.004.

408 Proost P, Struyf S, Van Damme J, Fiten P, Ugarte-Berzal E, Opdenakker G. Chemokine isoforms and processing in inflammation and immunity. J Autoimmun. 2017. pii: S0896-8411(17)30417-1. doi: 10.1016/j.jaut.2017.06.009.

409 Sokol CL, Luster AD. The Chemokine System in Innate Immunity. Cold Spring Harb Perspect Biol. 2015;7(5):a016303. doi: 10.1101/cshperspect.a016303.

Chemokin exprimierende Zellen			chemotaktisch antwortende Immunzellen
vorrangig von	Chemokin	Rezeptoren	**proinflammatorische Wirkungen** / *antiinflammatorische Wirkungen*
Monozyten, Microglia-Zellen, *Tmem-Lymphozyten, Dendritische Zellen*	CCL2 (MCP-1)	CCR2	**Monozyten/Makrophagen, *TH1-Lymphozyten***
T-Lymphozyten	CCL3 (MIP-1α)	CCR5	**neutr., basoph., eosinoph. Granulozyten, Monozyten, Makrophagen** (+ Fieber), ***TH1-Lymphozyten***
			TH2-Lymphozyten
			(kompetitive Hemmung der Bindung von HIV-1 an CCR5)
Epithelzellen, Endothelzellen, *zytotoxische T-Lymphozyten/CTL*	CCL4 (MIP-1β)	CCR5	***Dentritische Zellen-T-Lymphozyten Kooperation***
			(kompetitive Hemmung der Bindung von HIV-1 an CCR5)
	CCL5 (RANTES)	CCR1, R3, R4, R5	**Makrophagen, eosin. Granulozyten, *T-Lymphozyten***
			(kompetitive Hemmung der Bindung von HIV-1 an CCR5)
Makrophagen, neutr. Granulozyten	CCL6 (C-10)	CCR1, R2, R3	**neutr. Granulozyten, Makrophagen, *Lymphozyten***
Makrophagen	CCL7 (MCP-3)	CCR1, R2, R3	**Monozyten, Makrophagen**
			Th2-Lymphozyten
Endothelzellen, Fibroblasten, *Dendritische Zellen*	CCL8 (MCP-2)	CCR1, R2, R5, R11	**Mastzellen, basoph., eosin. Granulozyten, Monozyten, NK-zellen**
			TH2-Lymphozyten
			(kompetitive Hemmung der Bindung von HIV-1 an CCR5)
Makrophagen, Knochenmark, *Lymphknoten*	CCL9/CCL10 (MRP-2)	CCR1	**Osteoklasten, *Dentritische Zellen, Lymphozyten***
Epithelzellen, glatte Muskelzellen, Endothelzellen	CCL11 (Eotaxin)	CCR3	**eosin. Granulozyten, Endothelzellen, Monozyten**
			TH2-Lymphozyten
Makrophagen, *Thymus, Lymphknoten*	CCL12 (MCP-5)	CCR2	**basoph., eosin. Granulozyten, Mastzellen** (+ Degranulierung); **Monozyten, *TH1-Lymphozyten***
Epithelzellen, Makrophagen, Mesenchymale Zellen	CCL13 (MCP-4)	CCR1, R2, R3, R11	**eosin., basoph. Granulozyten Monozyten, *T-Lymphozyten***

Chemokin exprimierende Zellen		chemotaktisch antwortende Immunzellen		
vorrangig von	Chemokin	Rezeptoren	proinflammatorische Wirkungen	*antiinflammatorische Wirkungen*
Milz, Leber, Muskel, Darm	CCL14 (HCC-1)	CCR1	**Monozyten**	
Monozyten, Natürliche Killerzellen, *T- und B-Lymphozyten, Dentritische Zellen*	CCL15 (HCC-2)	CCR1, CCR3	**eosin., neutr. Granulozyten, Monozyten** *TH2-Lymphozyten*	
Monozyten, *Thymozyten*	CCL16 (HCC-4)	CCR1	**Monozyten** ***Dentritische Zellen (+ Reifung); Lymphozyten***	
Haut, *Thymus, Lymphozyten*	CCL17 (TARC)	CCR4	***Thymopoese; Tmem-Lymphozyten*** ***TH2-Lymphozyten, Tmem-Lymphozyten***	
Makrophagen, *Dentritische Zellen*	CCL18 (DC-CK1)		**Granulozyten (basophil)** ***Dentritische Zellen, TH2-Lymphozyten, B-Lymphozyten,***	*Treg-Lymphozyten*
Thymus, Lymphknoten, Milz	CCL19 (MIP-3β)	CCR7, R11	***Dentritische Zellen, T-Lymphozyten, Tmem-Lymphozyten*** ***B-Lymphozyten***	
Thymus, Lymphknoten, GALT	CCL20 (MIP-3α)	CCR6	**Granulozyten (neutr.),** ***Dentritische Zellen, TH17-Lymphozyten*** ***B-Lymphozyten/IgA***	
Lymphknoten, paracorticale Endothelzellen	CCL21 (SLC)	CCR7, R11	***Dentritische Zellen, T-Lymphozyten***	
Makrophagen, *Dentritische Zellen*	CCL22 (MDC)	CCR4	**Monozyten, Natürliche Killerzellen,** ***Dentritische Zellen, TH2-Lymphozyten, Antikörper-Wechsel von IgG nach IgE***	
neutr. Granulozyten, *Dentritische Zellen*	CCL23 (MPIF-1)	CCR1	**neutr. Granulozyten, Monozyten, Endothelzellen/ (Angiogenese),** ***(ruhende) T-Lymphozyten***	Blut-Stammzellen/Granulozytopoese, Monozytopoese (↓)
Epithelzellen, Mesenchymale Zellen, Endothelzellen	CCL24 (Eotaxin-2)	CCR3	**eosin. (und neutr.) Granulozyten,** ***(ruhende) T-Lymphozyten***	Blut-Stammzellen (↓)
Thymus, GALT	CCL25 (TECK)	CCR9, R11	***Thymopoese; TH-Vorläufer-Lymphozyten, Tmem-Lymphozyten,* Makrophagen** ***Dendritische Zellen, Tmem-Lymphozyten***	

Chemokin exprimierende Zellen		chemotaktisch antwortende Immunzellen		
vorrangig von	**Chemokin**	**Rezeptoren**	**proinflammatorische Wirkungen**	*antiinflammatorische Wirkungen*
Epithelzellen, Fibroblasten, Endothelzellen	CCL26 (Eotaxin-3)	CCR3	**eosin. und basoph. Granulozyten** ***TH2-Lymphozyten***	*TH1-Lymphozyten (↓), Monozyten (↓)*
Thymus, Keratinozyten	CCL27 (CTACK)	CCR2, R3, R10	**Endothelzellen, Fibroblasten, *Tmem-Lymphozyten***	
Schleimhaut-Epithelzellen	CCL28 (MEC)	CCR3, R10	**eosin. Granulozyten, *(ruhende) T-Lymphozyten*** ***B-Lymphozyten***	
neutr. Granulozyten, Makrophagen, Epithelzellen	CXCL1 (MGSA-α),	CXCR2, R1	**neutr. (+ basoph) Granulozyten, Mastzellen, Monozyten, Natürliche Killerzellen, *zytotoxische T-Lymphozyten*** ***B-Lymphozyten (Lymphopoese)***	
neutr. Granulozyten, Makrophagen, Endothelzellen	CXCL2 (MGSA-β)	CXCR2	**neutr. (+ basoph) Granulozyten, Mastzellen, Monozyten, Natürliche Killerzellen, Blutstammzellen, *zytotoxische T-Lymphozyten***	
Monozyten, Endothelzellen	CXCL3 (MGSA-γ)	CXCR2	**neutr. Granulozyten, Monozyten, Endothelzellen**	
Thrombozyten	CXCL4 (PF4)	CXCR3	**neutr. Granulozyten, Monozyten, Fibroblasten, *TH1-Lymphozyten*** (pro-Koagulationsfaktor)	
Epithelzellen, Endothelzellen, Thrombozyten, eosin. Granulozyten	CXCL5 (ENA-78)	CXCR1, R2	**neutr. Granulozyten, Endothelzellen, (Angiogenese ↑)**	
Monozyten, Makrophagen, Fibroblasten, Chondrozyten, Endothelzellen	CXCL6 (GCP-2)	CXCR1, R2	**neutr. Granulozyten**	
Thrombozyten, Monozyten/ Makrophagen	CXCL7 (NAP-2)	CXCR2	**neutr. Granulozyten** ***B-Lymphopoese*** DNA-Synthese (↑); ECM (↑)	Makrophagen: PGE2- Expression (↑)/ Induktion von IL-1β, IL-2, IFNγ, TNFα (↓)
Monozyten, Epithelzellen, Endothelzellen, Fibroblasten	CXCL8 (IL-8)	CXCR1, R2	**neutr. Granulozyten; Endothelzellen: Aktivierung, Migration (↑), Proliferation/Apoptose-Resistenz (↑), MMP (↑), Angiogenese (↑)**	

Chemokin exprimierende Zellen		chemotaktisch antwortende Immunzellen	
vorrangig von	Chemokin	Rezeptoren	**proinflammatorische Wirkungen** / *antiinflammatorische Wirkungen*
Makrophagen, neutr. Granulozyten	CXCL9 (MIG)	CXCR3	**Natürliche Killerzellen, *TH1-Lymphozyten***
Monozyten, Endothelzellen, Fibroblasten	CXCL10 (IP-10)	CXCR3	**Monozyten/Makrophagen, Natürliche Killerzellen, *Dentritische Zellen, T-Lymphozyten*** Endothelzellen/Angiogenese (↓)
Makrophagen, *T-Lymphozyten, CTL, B-Lymphozyten*	CXCL11 (I-TAC)	CXCR3	***T-Lymphozyten,* neutr. Granulozyten**
Knochenmark, Lunge, Leber	CXCL12 (SDF-1α/β)	CXCR4, R7	**Myelopoese; Granulozyten (neutrophil), Synovialzellen: Plasminogen-Aktivator (↑)** ***B-Lymphozyten (+ B-Lymphopoese)*** Stammzellen Migration + Adhäsion (↑)
Lymph-Follikel in Lymphknoten, Milz, Darm	CXCL13 (BLC)	CXCR3, R5	***Follikuläre T-Lymphozyten*** ***B-Lymphozyten***
Fibroblasten, Monozyten, *Dentritische Zellen, B-Lymphozyten*	CXCL14 (BRAK)	CXCR4 (?)	**Monozyten; Natürliche Killer-Zellen; neutr. Granulozyten; Fibroblasten: Migration, Proliferation (↑)** Endothelzellen: Migration/Angiogenese (↓) Inhibitor von CXCL12
Epithelzellen	CXCL15 (Lungkine)	CXCR	**neutr. Granulozyten**
Makrophagen, *Dentritische Zellen, B-Lymphozyten*	CXCL16 (SR-PSOX)	CXCR6	**Natürliche Killer Zellen, glatte Muskelzellen, *T-Lymphozyten***
Epithelzellen, Endothelzellen	CXCL17 (VCC1)	CXCR8	**Endothelzellen: VEGF (↑); Monozyten, Makrophagen: Migration (↑), VEGF (↑), Angiogenese (↑)** Monozyten, Makrophagen: Expression proinflammatorischer Zytokine (↓); Angiogenese (↑), Wundheilung (↑);
Fibroblasten, Endothel-zellen, Monozyten, Makrophagen, Neurone, *Dentritische Zellen, Lymphozyten*	CX3CL1 (Fractalkin)	CX3CR1	**Natürliche Killerzellen, Monozyten, Mikroglia, *TH1-Lymphozyten; zytotoxische T-Lymphoz./CTL***
CD8(+)T-Lymphozyten	XCL1 Lymphotactin α	XCR1	***Dentritische Zellen: Kreuzpräsentation* (↑)**

Chemokin exprimierende Zellen		chemotaktisch antwortende Immunzellen	
vorrangig von	Chemokin	Rezeptoren	**proinflammatorische Wirkungen** / *antiinflammatorische Wirkungen*
CD8(+)T-Lymphozyten, Natürliche Killerzellen	XCL2 Lymphotactin β	XCR1	***Dentritische Zellen, T-Lymphozyten***
			T-, B-Lymphozyten

(dunkelgrau)	**Stimulation zelluläre Antwort**
(mittelgrau)	***Stimulation Antikörperantwort***
(hellgrau)	antiinflammatorische Wirkung

kursive Schrift: erworbene Immunreaktion;

Kleinschrift = Wirkungen, welche nicht direkt Entzündungen betreffen

BLC = B lymphocyte chemoattractant; BRAC = breast and kidney-expressed chemokine; CTACK = Cutaneous T-cell-attracting chemokine; ENA = epithelial-derived neutrophil-activating peptide, GALT = gut associated lymphatic tissue; GCP = Granulocyte chemotactic protein; HCC = Human CC Chemokine; IP = IFNγ-induziertes Protein; I-TAC = Interferon-inducible T-cell alpha chemoattractant; MCP = monocyte chemotactic protein; MDC = macrophage derived chemokine; MEC = Mucosae-associated epithelial chemokine; MIG = Monokine induced by Gamma-Interferon; MGSA = melanoma growth stimulating activity; MIP = macrophage inflammatory protein; MPIF = Myeloid progenitor inhibitory factor; MRP = macrophage inflammatory protein-related protein; NAP = Neutrophil activating Peptide; PF = Platelet Factor; RANTES = regulated on activation, normal T cell expressed and secreted; SDF = stromal cell-derived factor; SLC = Secondary Lymphoid Tissue Chemokine; SR-PSOX = cavenger receptor for phosphatidylserine and oxidized low density lipoprotein; TARC = Thymus activity regulating chemokine; TECK = Thymus-Expressed Chemokine; VCC = VEGF co-regulated chemokine;

6.2 Einfluss der Zytokine der IL-1-Familie

Die Mitglieder der IL-1 Superfamilie nehmen unter den Zytokinen eine Sonderrolle ein,

- da proinflammatorisch wirkende Mitglieder
  - sowohl am Anfang der Entzündungskaskade stehen,
  - als auch kontrolliert werden von inhibitorisch wirkenden Familien-Mitgliedern;
- da die Mehrzahl von ihnen als Zymogene vorliegen, die erst nach proteolytischer Spaltung aus der Zelle ausgeschleust und wirksam werden, wobei
  - die proteolytische Aktivierung eines Teils von ihnen (IL-1β, IL-18, IL-37) durch inflammatorische Caspasen (Cysteinyl-Aspartat spezifische Proteasen) im Zytosol erfolgt und
  - Inflammasome die Strukturen darstellen (siehe Kap. 6.3), in welchen diese Caspasen aktiviert werden.

Zytokine der IL-1 Superfamilie/IL-1SF umfassen (siehe Tab. 6.2)

- 7 Mitglieder, welche proinflammatorische Aktivität aufweisen. Hierzu gehören
  - IL-1α, IL-1β, IL-18, IL-33 und IL-36-α, -β, -γ,

- 3 Mitglieder, welche durch kompetitive Bindung am jeweiligen Rezeptor Antagonisten der proinflammatorischen IL-1SF-Zytokine darstellen, wie
  - IL-1Ra-/IL-1-Rezeptorantagonist, IL-36Ra und IL-38
- ein Mitglied mit antiinflammatorischer Wirkung
  - IL-37.

IL-1α und IL-1β haben gemeinsam,[410]
- dass sie kein Signalpeptid für die zelluläre Ausschleusung besitzen, sondern als Pro-IL-1β und Pro-IL-1 durch Proteolyse (im Rahmen der Funktion von Inflammasomen) für die Exozytose gespalten werden müssen,
- dass sie über die Bindung an den IL-1-Rezeptor I/IL-1RI folgende Zellen aktivieren
  - Zellen der angeborenen zellulären Immunabwehr
    - mit Steigerung der Effektorfunktionen von Granulozyten, Makrophagen, Mastzellen, Mikrogliazellen und NK-Zellen (siehe Kap. 4.1),
  - Endothelzellen mit der Folge (siehe Kap. 4.7)
    - einer vermehrten Expression von Adhäsionsmolekülen,
    - einer Auflösung der Interzellularverbindungen (tight junctions) und
    - der verstärkten Diapedese von Granulozyten, Monozyten/Makrophagen aber auch von Lymphozyten,
  - Epithelzellen und Fibroblasten, welche ihrerseits wiederum proinflammatorische Zytokine exprimieren,
  - Leberzellen (u. a. über die Expression von IL-6) zur vermehrten Bildung von akute Phasen Proteinen,
    - wie z. B. C-reactives Protein/CRP, Mannose Binding Lectin/MBL und die Komplement-Komponenten C1q, C3b, iC3b,
    - welche als Opsonine die Phagozytose und Zerstörung besonders der PAMPs verstärken,
  - Zellen der erworbenen Immunabwehr, im Besonderen
    - Dentritische Zellen, welche durch Aufnahme, Verdau und Präsentation von Antigenen der PAMPs bzw. DAMPs auf Antigen-präsentierenden Molekülen (MHC-II und CD1) die erworbene Immunabwehr einleiten,
    - TH1- und TH17-Lymphozyten, welche durch ihre Zytokine die zellulär-entzündliche und die zytotoxische Immunreaktion verstärken
    - TH2-Lymphozyten, welche die Antikörperbildung in B-Lymphozyten fördern,
  - die Ganglien des Fieberzentrums im Hypothalamus; IL-1 gilt als endogenes Pyrogen.
- dass sie gehemmt werden
  - durch kompetitive Bindung des IL-1-Rezeptor-Antagonisten/IL-1Ra an den IL-1RI,[411]

---

410 Garlanda C, Dinarello CA, Mantovani A, The interleukin-1 family: Back to the future. Immunity. 2013;39(6):1003–1018.

411 Dayer JM, Oliviero F, Punzi L. A Brief History of IL-1 and IL-1 Ra in Rheumatology. Front Pharmacol. 2017;8:293. doi: 10.3389/fphar.2017.00293.

- durch neutralisierende Bindung des IL-1-RezeptorsII/IL-1RII an IL-1α, IL-1β und/ oder IL-1Ra,[412]
- indirekt, indem sie über Aktivierung der Gefäßendothelien die Bluthirnschranke öffnen, hierdurch
  - die Hypothalamus- Hypophyse-Nebenieren-Achse stimulieren mit vermehrter Produktion von (immunsuppressiv wirkenden) Glykocorticoiden.[413, 414]

IL-1α und IL-1β unterscheiden sich jedoch in einigen wesentlichen Eigenschaften (siehe Tab. 6.2).[415]

Für **IL-1α** gilt:

- IL-1α wird als Pro-IL-1α bevorzugt gebildet
  - von epithelialen Zellen (Magendarmtrakt, Lunge, Leber, Niere), Endothelzellen und Astrozyten und von Makrophagen[416]
  - als Reaktion auf z. B.
    - Aktivierung von PRR durch DAMPs und/oder PAMPs
    - metabolischen Stressbedingungen (Adipositas, Diabetes, Herz-Kreislauferkrankungen) mit erhöhten Fettsäuren,[417]
- intrazelluläres Pro-IL-1α
  - wird im Zytosol inaktiviert durch Bindung an den IL-1-Rezeptor II/IL-1RII;
    - Caspase-1 (proteolytisch aktiviert aus Procaspase 1 z. B. im Rahmen der Inflammasom-Funktion) degradiert IL-1RII und setzt dadurch Pro-IL-1α frei,[418]
  - ungebundenes Pro-IL-1α
    - kann vom Zytosol in den Nukleus wechseln und dort als Transkriptionsfaktor wirken; im Zuge der Apoptose findet sich fast alles Pro-IL-1α im Nukleus, stabil gebunden an das Chromatin,[419]

---

412 Garlanda C, Riva F, Bonavita E, Gentile S, Mantovani A. Decoys and Regulatory „Receptors“ of the IL-1/Toll-Like Receptor Superfamily. Front Immunol. 2013;4:180. doi: 10.3389/fimmu.2013.00180.

413 Matsuwaki T, Eskilsson A, Kugelberg U, Jönsson JI, Blomqvist A. Interleukin-1β induced activation of the hypothalamus-pituitary-adrenal axis is dependent on interleukin-1 receptors on non-hematopoietic cells. Brain Behav Immun. 2014;40:166–73.

414 del Rey A, Besedovsky HO. The cytokine-HPA axis circuit contributes to prevent or moderate autoimmune processes. Z Rheumatol. 2000;59 Suppl 2:II/31–5.

415 Garlanda C, Dinarello CA, Mantovani A. The interleukin-1 family: Back to the future. Immunity. 2013;39(6):1003–1018.

416 Dagvadorj J, Shimada K, Chen S, Jones HD, Tumurkhuu G, Zhang W, Wawrowsky KA, Crother TR, Arditi M. Lipopolysaccharide Induces Alveolar Macrophage Necrosis via CD14 and the P2X7 Receptor Leading to Interleukin-1α Release. Immunity. 2015;42(4):640–53.

417 Freigang S, Ampenberger F, Weiss A, Kanneganti TD, Iwakura Y, Hersberger M, Kopf M. Fatty acid-induced mitochondrial uncoupling elicits inflammasome-independent IL-1α and sterile vascular inflammation in atherosclerosis. Nat Immunol. 2013;14(10):1045–53.

418 Zheng Y, Humphry M, Maguire JJ, Bennett MR, Clarke MC. Intracellular interleukin-1 receptor 2 binding prevents cleavage and activity of interleukin-1α, controlling necrosis-induced sterile inflammation. Immunity. 2013;38(2):285–95.

419 Cohen I, Rider P, Carmi Y, Braiman A, Dotan S, White MR, Voronov E, Martin MU, Dinarello CA, Apte RN. Differential release of chromatin-bound IL-1alpha discriminates between necrotic and apoptotic cell death by the ability to induce sterile inflammation. Proc Natl Acad Sci U S A. 2010;107:2574–2579.

    - bedarf zur Zellausschleusung der intrazellulären proteolytischen Überführung (durch Calpain) in das IL-1α; Calpain kann intrazellulär durch bakterielle Proteasen aktiviert werden[420] und wird durch Calpastatin gehemmt,
    - sammelt sich im Zuge der Zellnekrose (bei Hypoxie, Herzinfarkt, Schlaganfall, Nierenversagen, Traumata, siehe Kap. 2.1) im Zytosol und wird im Rahmen der Zell-Nekrose in die extrazelluläre Umgebung freigesetzt;[421, 422]
- extrazelluläres Pro-IL-1α
  - aktiviert als DAMP die PRR der Zellen des Immunsystems zur Ausschüttung von Chemokinen und Zytokinen (siehe Kap. 2.2 und 3),
  - kann durch Proteasen (z. B. Calpain, freigesetzt und aktiviert im Rahmen der Zell-Nekrose) in das IL-1α gespalten werden;[423]
- extrazelluläres IL-1α
  - bewirkt vorrangig (aber nicht ausschließlich) eine Aktivierung der neutrophilen Granulozyten,[424]
  - kann gemeinsam mit extrazellulärem Pro-IL-1α und IL-1β zu einer Aktivierungsspirale der Immunreaktion und Entzündung führen.

IL-1β hat folgende besondere Eigenschaften:
- Pro-IL-1β wird bevorzugt gebildet
  - von Monozyten, Makrophagen, Natürlichen Killerzellen und Mikrogliazellen, Granulozyten,
  - von Antigen-präsentierenden Zellen/APC wie den Dentritischen Zellen und den B-Lymphozyten und
  - von Epithelzellen und Endothelzellen,
  - nach Zell-Aktivierung
    - über Pathogen assoziierten Rezeptoren/PRR durch DAMPs und/oder PAMPs,
    - durch Zellstress, z. B. bei Hypoxie z. B. mit Aktivierung/Stabilisierung des Transkriptionsfaktors Hypoxie induzierbaren Faktor/HIF-1α,[425]
    - durch (proinflammatorische) Zytokine;

420 Dewamitta SR, Nomura T, Kawamura I, Hara H, Tsuchiya K, Kurenuma T, Shen Y, Daim S, Yamamoto T, Qu H, Sakai S, Xu Y, Mitsuyama M. Listeriolysin O-dependent bacterial entry into the cytoplasm is required for calpain activation and interleukin-1 alpha secretion in macrophages infected with Listeria monocytogenes. Infect Immun. 2010;78(5):1884–94.

421 Cohen I, Rider P, Carmi Y, Braiman A, Dotan S, White MR, Voronov E, Martin MU, Dinarello CA, Apte RN. Differential release of chromatin-bound IL-1alpha discriminates between necrotic and apoptotic cell death by the ability to induce sterile inflammation. Proc Natl Acad Sci U S A. 2010;107:2574–2579.

422 Rider P, Carmi Y, Guttman O, Braiman A, Cohen I, Voronov E, White MR, Dinarello CA, Apte RN. IL-1α and IL-1β recruit different myeloid cells and promote different stages of sterile inflammation. J Immunol. 2011;187:4835–4843.

423 Burzynski LC, Humphry M, Bennett MR, Clarke MC. Interleukin-1α Activity in Necrotic Endothelial Cells Is Controlled by Caspase-1 Cleavage of Interleukin-1 Receptor-2: Implications for allograft rejection. J Biol Chem. 2015;290(41):25188–96.

424 Rider P, Carmi Y, Guttman O, Braiman A, Cohen I, Voronov E, White MR, Dinarello CA, Apte RN. IL-1α and IL-1β recruit different myeloid cells and promote different stages of sterile inflammation. J Immunol. 2011;187:4835–4843.

425 Tannahill GM, Curtis AM, Adamik J, Palsson-McDermott EM, McGettrick AF, Goel G, Frezza C, Bernard NJ, Kelly B, Foley NH, Zheng L, Gardet A, Tong Z, Jany SS, Corr SC, Haneklaus M, Caffrey BE, Pierce K,

- intrazelluläres Pro-IL-1β
  - bedarf zu seiner Aktivierung und Zellausschleusung der proteolytischen Spaltung in das IL-1β
    - durch Caspase-1, entstanden durch proteolytische Spaltung der Procaspase-1 im kanonischen Inflammasom (siehe Kap. 6.3) oder
    - durch Caspase-8, exprimiert und aktiviert im nichtkanonischen Inflammasom in Folge der Stimulation von TLR3- und TLR4-Rezeptoren,[426]
  - wird bei Zelltod als Pro-IL-1β in die Umgebung freigesetzt;
- extrazelluläres Pro-IL-1β
  - kann durch Proteasen (z. B. Serin-Proteasen wie Cathepsin C, Cathepsin D, Cathepsin G, Elastase neutrophiler Granulozyten, Collagenasen, Caspase-8, Proteinase-3) in das aktive IL-1β gespalten werden,[427, 428]
- freigesetztes IL-1β kann viele Zelltypen aktivieren wie auch von ihnen produziert werden,
  - sodass eine Selbstverstärkung und Ausweitung der Aktivierung und Entzündung möglich ist,
  - was besonders betrifft,
    - Monozyten, Makrophagen, Dentritische Zellen, B-Lymphozyten,
    - Epithelzellen, Endothelzellen, Fibroblasten, glatte Muskelzellen,
    - Mikrogliazellen und Neuralzellen.

IL-18, auch „Interferon γ-induzierender Faktor" genannt, ist nahe verwandt mit IL-1β und IL-1α;[429]

- IL-18 wird als Pro-IL-18 synthetisiert
  - in fast allen mesenchymalen und epithelialen Zellen,[430, 431]
- intrazelluläres Pro-IL-18
  - bedarf zu seiner Aktivierung und Zellausschleusung der proteolytischen Spaltung in das IL-18 (siehe Tab. 6.3)

Walmsley S, Beasley FC, Cummins E, Nizet V, Whyte M, Taylor CT, Lin H, Masters SL, Gottlieb E, Kelly VP, Clish C, Auron PE, Xavier RJ, O'Neill LA. Succinate is an inflammatory signal that induces IL-1β through HIF-1α. Nature. 2013; 496(7444):238–42.

426 Maelfait J, Vercammen E, Janssens S, Schotte P, Haegman M, Magez S, Beyaert R. Stimulation of Toll-like receptor 3 and 4 induces interleukin-1beta maturation by caspase-8. J Exp Med. 2008;205:1967–1973.

427 Dinarello CA. Interleukin-1 in the pathogenesis and treatment of inflammatory diseases. Blood. 2011;117:3720–3732.

428 Gurung P, Kanneganti T-D. Novel Roles for Caspase-8 in IL-1β and Inflammasome Regulation. Am J Pathol. 2015;185(1):17–25.

429 Garlanda C, Dinarello CA, Mantovani A. The interleukin-1 family: Back to the future. Immunity. 2013; 39(6):1003–1018.

430 Dinarello CA, Novick D, Kim S, Kaplanski G. Interleukin-18 and IL-18 binding protein. Front Immunol. 2013;4:289. doi: 10.3389/fimmu.2013.00289.

431 Tran LS, Chonwerawong M, Ferrero RL. Regulation and functions of inflammasome-mediated cytokines in Helicobacter pylori infection. Microbes Infect. 2017. pii: S1286-4579(17)30094-1. doi: 10.1016/j.micinf.2017.06.005.

    - durch Caspase-1, entstanden aus proteolytischer Spaltung der Procaspase-1 im (kanonischen) Inflammasom (siehe Kap. 6.3),[432, 433, 434] oder
    - durch Caspase-4/-5, aktiviert durch Oligomerisation induziert durch Bindung von intrazellulärem Lipopolysaccharid/LPS von Gram(–) Bakterien an TLR3/TLR4-TRIF („nichtkanonisches" Inflammasom),[435]
  - wird bei Zelltod als Pro-IL-18 in die Umgebung freigesetzt;
- extrazelluläres Pro-IL-18
  - kann durch extrazelluläre Proteasen (z. B. Proteinase-3 aus Lysosomen der Granulozyten) in das aktive IL-18 gespalten werden;[436]
- freigesetztes IL-18
  - aktiviert den IL-18R,
    - wobei das IL-18 wiederum direkt gehemmt wird durch das IL-18 bindende Protein/IL-18bP,
  - aktiviert besonders NK-Lymphozyten, Makrophagen und T-Lymphozyten
    - zur Expression von IFNγ, wobei hierfür zusätzlich IL-12 (oder IL-15) notwendig ist,[437]
    - zur Differenzierung von TH-Lymphozyten in TH1-Lymphozyten,[438]
    - zur Expression von proinflammatorischen Zytokinen wie IL-1 und TNFα,[439, 440]
    - und stimuliert hierdurch die zelluläre und zytotoxische Entzündungsreaktion.

IL-33, auch Nuclear Factor from high endothelial Venules/NFHEV genannt,
- wird gebildet von einer breiten Vielfalt von Zellen,[441, 442]
  - wie z. B. von Epithelzellen, Endothelzellen, Mastzellen, Dendritischen Zellen, Makrophagen, Fibroblasten, Osteoblasten,
  - ist im Zellkern lokalisiert und

---

432 Siegmund B, Lehr HA, Fantuzzi G, Dinarello CA. IL-1 beta -converting enzyme (caspase-1) in intestinal inflammation. Proc Natl Acad Sci U S A. 2001;98(23):13249–54.

433 Ghayur T, Banerjee S, Hugunin M, Butler D, Herzog L, Carter A, Quintal L, Sekut L, Talanian R, Paskind M, Wong W, Kamen R, Tracey D, Allen H. Caspase-1 processes IFN-gamma-inducing factor and regulates LPS-induced IFN-gamma production. Nature. 1997;386(6625):619–23.

434 Dinarello CA. Interleukin-18. Methods. 1999;19(1):121–32.

435 Yi YS. Caspase-11 non-canonical inflammasome: a critical sensor of intracellular lipopolysaccharide in macrophage-mediated inflammatory responses. Immunology. 2017, doi: 10.1111/imm.12787.

436 Sugawara S, Uehara A, Nochi T, Yamaguchi T, Ueda H, Sugiyama A, Hanzawa K, Kumagai K, Okamura H, Takada H. Neutrophil proteinase 3-mediated induction of bioactive IL-18 secretion by human oral epithelial cells. J Immunol. 2001;167(11):6568–75.

437 Novick D, Kim S, Kaplanski G, Dinarello CA. Interleukin-18, more than a Th1 cytokine. Semin Immunol. 2013;25(6):439–48.

438 Novick D, Kim S, Kaplanski G, Dinarello CA. Interleukin-18, more than a Th1 cytokine. Semin Immunol. 2013;25(6):439–48.

439 Ghayur T, Banerjee S, Hugunin M, Butler D, Herzog L, Carter A, Quintal L, Sekut L, Talanian R, Paskind M, Wong W, Kamen R, Tracey D, Allen H. Caspase-1 processes IFN-gamma-inducing factor and regulates LPS-induced IFN-gamma production. Nature. 1997;386(6625):619–23.

440 Dinarello CA. Interleukin-18. Methods. 1999;19(1):121–32.

441 Mirchandani AS, Salmond RJ, Liew FY. Interleukin-33 and the function of innate lymphoid cells. Trends Immunol. 2012;33(8):389–96.

- wird durch Zelltod (siehe Kap. 2.1) freigesetzt und kann daher als DAMP bezeichnet werden;
- freigesetztes IL33
  - aktiviert den IL-1Receptor like1/IL-1RL1/ST2, wobei dieser Aktivierung zuwiderläuft
    - die Expression von löslichen IL-1RL1 (sIL-1RL1) mit kompetitiver Hemmung von IL-33,[443] und
    - die zellinterne (endosomale) oder zellexterne Proteolyse von IL-33 durch die inflammatorische Caspase-1 (kanonisches Inflammasom) wie auch durch die proapoptotische Caspase-3,[444]
  - stimuliert
    - Mastzellen und basophile, eosinophile und neutrophile Granulozyten zur Exozytose von lysosomalen Enzymen, Entzündungsmediatoren und zur Expression von Zytokinen,
    - Dentritische Zellen und TH-Lymphozyten zur Differenzierung in TH2-Lymphozyten und zur Expression von IL-4, IL-5 und IL-13,[445] und damit
    - die allergische, Antikörper-abhängige (besonders IgE-abhängige) Immun- und Entzündungs-Reaktion, aber auch
    - Epithelzellen zur Expression proinflammatorischer Zytokine bzw. Chemokine wie TNFα, IL-1β, IL-6, IL-8/CXCL8,[446]
  - inhibiert die Expression von IFNγ in TH1-Lymphozyten[447]
  - wird zerstört durch Oxydation, z. B. auf Epithelien der Luftwege[448]
- wird in seiner Wirkung gegenreguliert durch PAMPs und DAMPs,
  - welche z. B. in Dentritischen Zellen, Makrophagen, Mastzellen, Endothelzellen und Epithelzellen die Bildung und Aktivierung stimulieren von
    - Caspase-1 über kanonische Inflammasome und
    - Caspase-4 und 5 über nichtkanonische (LPS-induzierte) Inflammasome

---

442 Cayrol C, Girard JP. IL-33: an alarmin cytokine with crucial roles in innate immunity, inflammation and allergy. Curr Opin Immunol. 2014;31:31–7.

443 Trajkovic V, Sweet MJ, Xu D. T1/ST2 – an IL-1 receptor-like modulator of immune responses. Cytokine Growth Factor Rev. 2004;15(2–3):87–95.

444 Cayrol C, Girard JP. The IL-1-like cytokine IL-33 is inactivated after maturation by caspase-1. Proc Natl Acad Sci U S A. 2009;106(22):9021–6.

445 Lott JM, Sumpter TL, Turnquist HR. New dog and new tricks: evolving roles for IL-33 in type 2 immunity. J Leukoc Biol. 2015;97(6):1037–48.

446 Lin J, Zhang L, Zhao G, Su Z, Deng R, Pflugfelder SC, Li DQ. A novel interleukin 33/ST2 signaling regulates inflammatory response in human corneal epithelium. PLoS One. 2013;8(4):e60963. doi: 10.1371/journal.pone.0060963.

447 Schmitz J, Owyang A, Oldham E, Song Y, Murphy E, McClanahan TK, Zurawski G, Moshrefi M, Qin J, Li X, Gorman DM, Bazan JF, Kastelein RA. IL-33, an interleukin-1-like cytokine that signals via the IL-1 receptor-related protein ST2 and induces T helper type 2-associated cytokines. Immunity. 2005 Nov;23(5):479–90.

448 Cohen ES, Scott IC, Majithiya JB, Rapley L, Kemp BP, England E, Rees DG, Overed-Sayer CL, Woods J, Bond NJ, Veyssier CS, Embrey KJ, Sims DA, Snaith MR, Vousden KA, Strain MD, Chan DT, Carmen S, Huntington CE, Flavell L, Xu J, Popovic B, Brightling CE, Vaughan TJ, Butler R, Lowe DC, Higazi DR, Corkill DJ, May RD, Sleeman MA, Mustelin T. Oxidation of the alarmin IL-33 regulates ST2-dependent inflammation. Nat Commun. 2015;6:8327. doi: 10.1038/ncomms9327.

- sodass IL-33 intrazellulär durch Proteolyse inaktiviert wird,
- mit der Folge[449, 450]
  - dass die Antikörperantwort inklusive der allergischen IgE- abhängigen Antwort sich vermindert und
  - dass die durch TH1 (mit den Zytokinen IL-2, IFNγ, TNFα und GM-CSF) und durch TH17 (mit den Zytokinen IL-6, IL-17, IL-22, TNFα und GM-CSF) geförderte zellulär-entzündliche und zytotoxische Immunantwort zunimmt.

IL-36 umfasst die Zytokine **IL-36α, IL-36β, IL-36γ.**
IL 36-Zytokine

- werden exprimiert besonders von aktivierten (z. B. durch PAMPs, DAMPs oder IL-1β, TNFα und IFNγ[451]) Epithelzellen der Haut, der Schleimhaut (Mucosa-Zellen), von proinflammatorisch geprägten (M1-)Makrophagen, Dentritischen Zellen/Langerhans-Zellen, Synovialzellen/Fibroblasten, B-Lymphozyten und Plasmazellen,[452, 453] wobei die Sekretion[454]
  - unabhängig ist vom Golgi-Apparat und
  - wahrscheinlich durch Bildung von Mikropartikeln und Exosomen erfolgt;
- bedürfen zur vollen Aktivität einer proteolytischen Prozessierung durch Proteasen z. B. von Granulozyten, Mastzellen, so z. B.[455, 456, 457, 458]
  - durch Cathepsin G und/oder Cathepsin S (IL-36γ) und/oder
  - durch Elastase und/oder Proteinase 3;

449 Milovanovic M, Volarevic V, Radosavljevic G, Jovanovic I, Pejnovic N, Arsenijevic N, Lukic ML. IL-33/ST2 axis in inflammation and immunopathology. Immunol Res. 2012;52(1–2):89–99.

450 De la Fuente M, MacDonald TT, Hermoso MA. The IL-33/ST2 axis: Role in health and disease. Cytokine Growth Factor Rev. 2015;26(6):615–23.

451 https://www.ncbi.nlm.nih.gov/gene/56300.

452 Boutet MA, Bart G, Penhoat M, Amiaud J, Brulin B, Charrier C, Morel F, Lecron JC, Rolli-Derkinderen M, Bourreille A, Vigne S, Gabay C, Palmer G, Le Goff B, Blanchard F. Distinct expression of interleukin (IL)-36α, β and γ, their antagonist IL-36Ra and IL-38 in psoriasis, rheumatoid arthritis and Crohn's disease. Clin Exp Immunol. 2016 May;184(2):159–73.

453 Schmitt V, Hahn M, Kästele V, Wagner O, Wiendl M, Derer A, Taddeo A, Hahne S, Radbruch A, Jäck HM, Schuh W, Mielenz D, Gay S, Schett G, Hueber AJ, Frey S. Interleukin-36 receptor mediates the crosstalk between plasma cells and synovial fibroblasts. Eur J Immunol. 2017. doi: 10.1002/eji.201646788.

454 Kovach MA, Singer BH, Newstead MW, Zeng X, Moore TA, White ES, Kunkel SL, Peters-Golden M, Standiford TJ. IL-36γ is secreted in microparticles and exosomes by lung macrophages in response to bacteria and bacterial components. J Leukoc Biol. 2016;100(2):413–21.

455 Ainscough JS, Macleod T, McGonagle D, Brakefield R, Baron JM, Alase A, Wittmann M, Stacey M. Cathepsin S is the major activator of the psoriasis-associated proinflammatory cytokine IL-36γ. Proc Natl Acad Sci U S A. 2017;114(13):E2748-E2757. doi: 10.1073/pnas.1620954114.

456 Henry CM, Sullivan GP, Clancy DM, Afonina IS, Kulms D, Martin SJ. Neutrophil-Derived Proteases Escalate Inflammation through Activation of IL-36 Family Cytokines. Cell Rep. 2016;14(4):708–22.

457 Afonina IS, Müller C, Martin SJ, Beyaert R. Proteolytic Processing of Interleukin-1 Family Cytokines: Variations on a Common Theme. Immunity. 2015;42(6):991–1004.

458 Kwak A, Lee Y, Kim H, Kim S. Intracellular interleukin (IL)-1 family cytokine processing enzyme. Arch Pharm Res. 2016;39(11):1556–1564.

- binden an und aktivieren den IL-36-Rezeptor/IL-36R, wobei[459]
  - die Aktivierung inhibiert wird
    - durch den IL-36R-Antagonisten/IL-36Ra, welcher zur vollen Aktivierung gleich wie die agonistisch wirkenden IL-36-Zytokine eine proteolytische Aktivierung benötigt;
    - durch IL-38,
- stimulieren im Besonderen[460, 461]
  - Epithelzellen zur Expression[462]
    - von proinflammatorischen Zytokinen wie z. B. IL-36 und IL-17[463]
    - von Proteasen wie z. B. Matrix-Metallo-Proteasen,
    - von antimikrobiellen Proteinen wie z. B. Defensine,[464]
  - Fibroblasten zur Expression von proinflammatorischen Zytokinen und Proteasen wie z. B. Matrix-Metallo-Proteasen/MMP,[465]
  - Endothelzellen z. B. zur Expression proinflammatorischer Chemokine wie IL-8, CCL2 und CCL20[466] und
  - Makrophagen im Sinne einer M1-Differenzierung mit der Expression von proinflammatorischen Zytokinen und Mediatoren,
  - Dentritische Zellen und TH-Lymphozyten zur Differenzierung in TH1-Lymphozyten und TH17-Lymphozyten mit Verstärkung der zellulären und zytotoxischen Entzündungsreaktionen[467]

---

459 Towne JE, Renshaw BR, Douangpanya J, Lipsky BP, Shen M, Gabel CA, Sims JE. Interleukin-36 (IL-36) ligands require processing for full agonist (IL-36α, IL-36β, and IL-36γ) or antagonist (IL-36Ra) activity. J Biol Chem. 2011;286(49):42594–602.

460 Gresnigt MS, van de Veerdonk FL. Biology of IL-36 cytokines and their role in disease. Semin Immunol. 2013;25(6):458–65.

461 Gabay C, Towne JE. Regulation and function of interleukin-36 cytokines in homeostasis and pathological conditions. J Leukoc Biol. 2015;97(4):645–52.

462 Johnston A, Xing X, Guzman AM, Riblett M, Loyd CM, Ward NL, Wohn C, Prens EP, Wang F, Maier LE, Kang S, Voorhees JJ, Elder JT, Gudjonsson JE. IL-1F5, -F6, -F8, and -F9: a novel IL-1 family signaling system that is active in psoriasis and promotes keratinocyte antimicrobial peptide expression. J Immunol. 2011;186(4):2613–22.

463 Friedrich M, Tillack C, Wollenberg A, Schauber J, Brand S. IL-36γ sustains a proinflammatory self-amplifying loop with IL-17C in anti-TNF-induced psoriasiform skin lesions of patients with Crohn's disease. Inflamm Bowel Dis. 2014;20(11):1891–901.

464 Kovach MA, Singer B, Martinez-Colon G, Newstead MW, Zeng X, Mancuso P, Moore TA, Kunkel SL, Peters-Golden M, Moore BB, Standiford TJ. IL-36γ is a crucial proximal component of protective type-1-mediated lung mucosal immunity in Gram-positive and -negative bacterial pneumonia. Mucosal Immunol. 2017;10(5):1320–1334.

465 Schmitt V, Hahn M, Kästele V, Wagner O, Wiendl M, Derer A, Taddeo A, Hahne S, Radbruch A, Jäck HM, Schuh W, Mielenz D, Gay S, Schett G, Hueber AJ, Frey S. Interleukin-36 receptor mediates the crosstalk between plasma cells and synovial fibroblasts. Eur J Immunol. 2017. doi: 10.1002/eji.201646788.

466 Bridgewood C, Stacey M, Alase A, Lagos D, Graham A, Wittmann M. IL-36γ has proinflammatory effects on human endothelial cells. Exp Dermatol. 2017;26(5):402–408.

467 Vigne S, Palmer G, Martin P, Lamacchia C, Strebel D, Rodriguez E, Olleros ML, Vesin D, Garcia I, Ronchi F, Sallusto F, Sims JE, Gabay C. IL-36 signaling amplifies Th1 responses by enhancing proliferation and Th1 polarization of naive CD4+ T cells. Blood. 2012;120(17):3478–87.

- inhibieren die Differenzierung zu und Funktion von regulatorischen T-Lymphozyten/ Treg.[468]

IL-37 umfasst mehrere Splice-Varianten, wobei **IL-37b** die vollständigste Isoform zu sein scheint.[469]

- IL37 wird als Pro-IL-37 exprimiert
  - konstitutiv im Hoden, Uterus und Thymus,
  - in Dentritischen Zellen, Monozyten/Makrophagen, Plasmazellen nach Aktivierung[470]
    - durch PAMPs, DAMPs und Aktivierung von PRR,
    - durch proinflammatorische Zytokine wie Il-1, IL-6, TNFα, aber auch
    - durch antiinflammatorische Zytokine wie TGFβ;[471]
  - ist im Zellkern lokalisiert und hemmt dort die Transkription;
- Pro-IL-37 bedarf der proteolytischen Aktivierung
  - durch Caspase-1, aktiviert im Rahmen der Bildung von kanonischen Inflammasomen;[472]

IL37 inhibiert die zellulären Entzündungsreaktionen, indem

- intrazelluläres IL-37 in aktivierten Zellen in den Zellkern transloziert und dort
  - die Expression von proinflammatorischen Zytokinen hemmt wie z. B. von IL-1β, IL-6, TNFα;[473]
- extrazelluläres IL-37
  - an das IL-18RbP bindet, wodurch
    - dessen Hemmung des IL-18/IL-18Rα Komplexes verstärkt wird und dadurch
    - die Expression von IFNγ abnimmt,[474]

---

468 Harusato A, Abo H, Ngo VL, Yi SW, Mitsutake K, Osuka S, Kohlmeier JE, Li JD, Gewirtz AT, Nusrat A, Denning TL. IL-36γ signaling controls the induced regulatory T cell-Th9 cell balance via NF-κB activation and STAT transcription factors. Mucosal Immunol. 2017. doi: 10.1038/mi.2017.21.

469 Garlanda C, Dinarello CA, Mantovani A. The interleukin-1 family: Back to the future. Immunity. 2013; 39(6): 1003–1018.

470 Garlanda C, Dinarello CA, Mantovani A. The interleukin-1 family: Back to the future. Immunity. 2013; 39(6): 1003–1018.

471 Nold MF, Nold-Petry CA, Zepp JA, Palmer BE, Bufler P, Dinarello CA. IL-37 is a fundamental inhibitor of innate immunity. Nat Immunol. 2010;11(11):1014–22.

472 Kumar S, Hanning CR, Brigham-Burke MR, Rieman DJ, Lehr R, Khandekar S, Kirkpatrick RB, Scott GF, Lee JC, Lynch FJ, Gao W, Gambotto A, Lotze MT. Interleukin-1F7B (IL-1H4/IL-1F7) is processed by caspase-1 and mature IL-1F7B binds to the IL-18 receptor but does not induce IFN-gamma production. Cytokine. 2002;18(2):61–71.

473 Sharma S, Kulk N, Nold MF, Gräf R, Kim SH, Reinhardt D, Dinarello CA, Bufler P. The IL-1 family member 7b translocates to the nucleus and down-regulates proinflammatory cytokines. J Immunol. 2008; 180(8):5477–82.

474 Sharma S, Kulk N, Nold MF, Gräf R, Kim SH, Reinhardt D, Dinarello CA, Bufler P. The IL-1 family member 7b translocates to the nucleus and down-regulates proinflammatory cytokines. J Immunol. 2008; 180(8):5477–82.

- an den IL-18Rezeptor/IL-18Rα bindet,[475] hierdurch der IL-1R8 (Interleukin-1 Receptor/Toll Like Receptor8/ TIR8) rekrutiert werden kann und über IL-1R8 die zelluläre Signalübertragung gehemmt wird, im Besonderen[476, 477, 478, 479]
  - die Kinasen Fyn and TAK1 und der Transkriptionsfaktor NF-κB,
  - die Mitogen-aktivierte Proteinkinase/MAPK p38a und die Transkriptionsfaktoren STAT, p53 und cJun/AP-1 und
  - die Kinase mTOR,
- die Differenzierung und Aktivierung[480, 481, 482]
  - von proinflammatorischen TH1-Lymphozyten und TH17-Lymphozyten abnimmt durch
    - Verminderung der Expression von IL-1, IL-6, IL-17, TNFα und
  - von TH2-Lymphozyten und regulatorischen T-Lymphozyten/Treg zunimmt
    - mit erhöhter Expression von IL-10.

IL-38 hat strukturelle Homologien mit dem IL-1Ra und dem IL-36Ra.[483]

- Il-38 wird als Pro IL-38 exprimiert[484]
  - von Epithelien wie den Keratinozyten der Haut,
  - von Synovialzellen und Fibroblasten,
  - von Makrophagen und Lymphozyten,

475 Pan G, Risser P, Mao W, Baldwin DT, Zhong AW, Filvaroff E, Yansura D, Lewis L, Eigenbrot C, Henzel WJ, Vandlen R. IL-1H, an interleukin 1-related protein that binds IL-18 receptor/IL-1Rrp. Cytokine. 2001; 13(1):1–7.

476 Riva F, Bonavita E, Barbati E, Muzio M, Mantovani A, Garlanda C. TIR8/SIGIRR is an Interleukin-1 Receptor/Toll Like Receptor Family Member with Regulatory Functions in Inflammation and Immunity. Front Immunol. 2012;3:322. doi: 10.3389/fimmu.2012.00322.

477 Dinarello CA, Nold-Petry C, Nold M, Fujita M, Li S, Kim S, Bufler P. Suppression of innate inflammation and immunity by interleukin-37. Eur J Immunol. 2016;46(5):1067–81.

478 Nold-Petry CA, Lo CY, Rudloff I, Elgass KD, Li S, Gantier MP, Lotz-Havla AS, Gersting SW, Cho SX, Lao JC, Ellisdon AM, Rotter B, Azam T, Mangan NE, Rossello FJ, Whisstock JC, Bufler P, Garlanda C, Mantovani A, Dinarello CA, Nold MF. IL-37 requires the receptors IL-18Rα and IL-1R8 (SIGIRR) to carry out its multifaceted antiinflammatory program upon innate signal transduction. Nat Immunol. 2015;16(4):354–65.

479 Li S, Neff CP, Barber K, Hong J, Luo Y, Azam T, Palmer BE, Fujita M, Garlanda C, Mantovani A, Kim S, Dinarello CA. Extracellular forms of IL-37 inhibit innate inflammation in vitro and in vivo but require the IL-1 family decoy receptor IL-1R8. Proc Natl Acad Sci U S A. 2015;112(8):2497–502.

480 An B, Liu X, Li G, Yuan H. Interleukin-37 Ameliorates Coxsackievirus B3-induced Viral Myocarditis by Modulating the Th17/Regulatory T cell Immune Response. J Cardiovasc Pharmacol. 2017;69(5):305–313.

481 Conti P, Lessiani G, Kritas SK, Ronconi G, Caraffa A, Theoharides TC. Mast cells emerge as mediators of atherosclerosis: Special emphasis on IL-37 inhibition. Tissue Cell. 2017;49(3):393–400.

482 Conti P, Carinci F, Lessiani G, Spinas E, Kritas SK, Ronconi G, Caraffa A, Theoharides TC. Potential therapeutic use of IL-37: a key suppressor of innate immunity and allergic immune responses mediated by mast cells. Immunol Res. 2017, doi: 10.1007/s12026-017-8938-7.

483 Garlanda C, Dinarello CA, Mantovani A. The interleukin-1 family: back to the future. Immunity. 2013;39(6):1003–18.

484 Hahn M, Frey S, Hueber AJ. The novel interleukin-1 cytokine family members in inflammatory diseases. Curr Opin Rheumatol. 2017;29(2):208–213.

- Pro-IL-38 bedarf der proteolytischen Spaltung zum aktiven IL-38 und für die Zellausschleusung,[485]
  - diese proteolytische Aktivierung erfolgt auch im Zuge der Apoptose;[486]
- IL-38 bindet an den IL-36R[487] und inhibiert hierdurch[488, 489, 490, 491, 492, 493]
  - in Makrophagen
    - die Chemotaxie und Diapedese,
    - die Expression von proinflammatorischen Zytokinen (z. B. von IL-1β, Il-6, IL-23, TNFα) und Chemokinen (z. B. von IL-8, MCP-1, APRIL, CCL2), z. B. induziert durch IL-36,
  - in TH17-Lymphozyten die Expression von IL-17, IL-23, IL-22 und TNFα,
  - in T-Gedächtnis-Lymphozyten/Tmem die Expression von IL-17 und IL-22,
  - in Endothelzellen die Proliferation und die Angiogenese.[494]

---

485 Mora J, Schlemmer A, Wittig I, Richter F, Putyrski M, Frank AC, Han Y, Jung M, Ernst A, Weigert A, Brüne B. Interleukin-38 is released from apoptotic cells to limit inflammatory macrophage responses. J Mol Cell Biol. 2016. pii: mjw006.

486 Mora J, Schlemmer A, Wittig I, Richter F, Putyrski M, Frank AC, Han Y, Jung M, Ernst A, Weigert A, Brüne B. Interleukin-38 is released from apoptotic cells to limit inflammatory macrophage responses. J Mol Cell Biol. 2016. pii: mjw006.

487 Shaik Y, Sabatino G, Maccauro G, Varvara G, Murmura G, Saggini A, Rosati M, Conti F, Cianchetti E, Caraffa A, Antinolfi P, Pandolfi F, Potalivo G, Galzio R, Conti P, Theoharides TC. IL-36 receptor antagonist with special emphasis on IL-38. Int J Immunopathol Pharmacol. 2013;26(1):27–36.

488 van de Veerdonk FL, Stoeckman AK, Wu G, Boeckermann AN, Azam T, Netea MG, Joosten LA, van der Meer JW, Hao R, Kalabokis V, Dinarello CA. IL-38 binds to the IL-36 receptor and has biological effects on immune cells similar to IL-36 receptor antagonist. Proc Natl Acad Sci U S A. 2012;109(8):3001–5.

489 Ummarino D. Experimental arthritis: IL-38 promotes antiinflammatory effects. Nat Rev Rheumatol. 2017;13(5):260. doi: 10.1038/nrrheum.2017.5.

490 Boutet MA, Najm A, Bart G, Brion R, Touchais S, Trichet V, Layrolle P, Gabay C, Palmer G, Blanchard F, Le Goff B. IL-38 overexpression induces antiinflammatory effects in mice arthritis models and in human macrophages in vitro. Ann Rheum Dis. 2017;76(7):1304–1312.

491 Yuan XL, Li Y, Pan XH, Zhou M, Gao QY, Li MC. Production of recombinant human interleukin-38 and its inhibitory effect on the expression of proinflammatory cytokines in THP-1 cells. Mol Biol (Mosk). 2016;50(3):466–73.

492 Rudloff I, Godsell J, Nold-Petry CA, Harris J, Hoi A, Morand EF, Nold MF. Brief Report: Interleukin-38 Exerts Antiinflammatory Functions and Is Associated With Disease Activity in Systemic Lupus Erythematosus. Arthritis Rheumatol. 2015;67(12):3219–25.

493 Yuan X, Peng X, Li Y, Li M. Role of IL-38 and its related cytokines in inflammation. Mediators Inflamm. 2015;2015:807976. doi: 10.1155/2015/807976.

494 Zhang J, Zhao R, Chen J, Jin J, Yu Y, Tian Y, Li W, Wang W, Zhou H, Bo Su S. The Effect of Interleukin 38 on Angiogenesis in a Model of Oxygen-induced Retinopathy. Sci Rep. 2017;7(1):2756. doi: 10.1038/s41598-017-03079-z.

Tab. 6.2: Zytokine der IL-1-Superfamilie und deren Zielzellen.

Zytokin produzierende Zellen				Wirkung auf Zielzellen			
Zytokin	**angeborene IR**	**erworbene IR**	**Aktivierung durch**	**Art der Wirkung** angeb. IR	*erworb. IR*	**Rezeptor** ***Korezeptor***	**Inhibition durch**
IL-1α 495, 496, 497	Epithelzellen (Magen/Darm, Lunge, Leber, Niere) ,Monozyten, Endothelz., Astrozyten	Dentrit. Z B-Ly	Calpain	**Granulozyt** (Aktivierung ↑) Fibroblasten (Kollagen ↑) **Makrophag., NK-Zellen, Mastzellen, Endothelz, Hypothalam.** Fieber (↑), **Neurone/** Nocizeption (↑), **Epithelzellen, Granulozyten** (Aktivierung ↑)	***TH1-Ly, TH17-Ly*** *(zelluläre/ zytotox. Reaktion ↑)*	IL-1R-I *Korezeptor: IL-1RAcP,*[498] Signaltransduktion: MyD88; IRAK, SAPK, NF-κB	**Calpastatin** **IL-1R-II** (bindet an/ blockiert IL-1α, IL-1β, IL-Ra, IL-1RacP) 499, 500 **IL-1Ra** (IL-1 Rezeptor Antagonist)[501]
IL-1β 502, 503, 504	Monozyten, Makrophagen, NK-Zellen, Fibroblasten, Mikroglia. Z, Neuronen		Caspase 1/ Inflammasom 505, 506 lysosom. Proteinase 3[507]		***TH1-Ly, TH17-Ly*** *(zelluläre/ zytotox. Reaktion ↑)* *IFNγ (↑)*		
IL-18 508, 509, 510	Epithelzellen, Monozyten, Endothelz.		bakterielle Proteasen Caspase-3/-4/TRIF	ACTH (↑)		IL-18Rα *Korezeptor: IL-18Rβ*	**IL-18bP** (IL-18 binding Protein)[511]
IL-33 512, 513	Endothelz., Makrophagen, Mastzellen, Epithelzellen, Fibroblasten	Dentrit. Z		**Mastzellen, Granulozyt., Makrophag., Epithelzellen** (Aktivierung ↑)	***TH2-Ly, B-Ly*** *(Antikörper Bildung ↑)*	IL1RL1 (IL-1Receptor like1) *Korezeptor: IL-1RAcP;*	**Caspase 1; Caspase-3;** NF-κB (↓) (durch Komplexbildung mit IL-33)[514] **Oxydation** (von IL-33)[515]
IL-36 (α, β, γ) 516, 517, 518, 519	Epithelzellen, Makrophagen, Dentritische Z., Mucosazellen	T-Ly	Cathepsin-G, -S, Elastase, Proteinase 3 520	**Epithelzellen** (Haut, Lunge), **Fibroblasten** (Aktivierung ↑)	***Dentrit. Zellen, TH1-Ly***[521] *(Aktivierung ↑)*	IL1RL2/ IL-36R (IL-1 Receptor-like2) *Korezeptor: IL-1RAcP*	**IL-36Ra** (Il-36 Rezeptor Antagonist)

Zytokin produzierende Zellen				Wirkung auf Zielzellen			
Zytokin	**angeborene IR**	**erworbene IR**	**Aktivierung durch**	**Art der Wirkung**		**Rezeptor**	**Inhibition durch**
				angeb. IR	*erworb. IR*	***Korezeptor***	
IL-37 522, 523, 524	Monozyten, Makrophagen	Dentrit. Z, Plasmaz		Mastzellaktiv. (↓) IL-1-Expression (↓)	***TH2-Ly* (↑)** ***IL-10* (↑)** ***(Antikörper Bildung ↑)*** *TH1-Ly* (↓)	IL-18Rα Signaltransduktion: MAPKp38a ***(Aktivierung ↓)*** cJun, STAT, p53 (↓)	**IL-18Rα**
IL-38 525, 526				M1-Makrophagen, Endothelzellen, Epithelzellen, Fibroblasten, Aktivierg. (↓)	*TH1-Ly, TH17-Ly Prägung* (↓) *Treg* (↑)	IL-36R *negative Regulator TIR8*[527]	**IL-36R** **TIR8** (hemmt IL-1, IL-18, IL-33)[528]

	Stimulation zelluläre Antwort
	Stimulation Antikörperantwort
	antiinflammatorische Wirkung

kursive Schrift: erworbene Immunreaktion;
Kleinschrift = Vollnamen bzw. Erklärungen

IL1RAcP = IL-1 receptor accessory protein; TIR = Toll-IL-1 Resistenz-Domäne des IL-1 Rezeptors (IL-1R) und des Toll-like receptors (TLR)

495 Lin D, Lei L, Liu Y, Zhang Y, Hu B, Bao G, Song Y, Jin Z, Liu C, Mei Y, Sandikin D, Wu Y, Zhao L, Yu X, Liu H. Membrane IL1α Inhibits the Development of Hepatocellular Carcinoma via Promoting T- and NK-cell Activation. Cancer Res. 2016;76(11):3179–88.

496 Di Paolo NC, Shayakhmetov DM. Interleukin 1α and the inflammatory process. Nat Immunol. 2016;17(8):906–13.

497 Rider P, Carmi Y, Guttman O, Braiman A, Cohen I, Voronov E, White MR, Dinarello CA, Apte RN. IL-1α and IL-1β recruit different myeloid cells and promote different stages of sterile inflammation. J Immunol. 2011;187(9):4835–43.

498 Wesche H, Korherr C, Kracht M, Falk W, Resch K, Martin MU. The interleukin-1 receptor accessory protein (IL-1RAcP) is essential for IL-1-induced activation of interleukin-1 receptor-associated kinase (IRAK) and stress-activated protein kinases (SAP kinases), J. Biol. Chem. 1997;272(12):7727–31.

499 Colotta F, Re F, Muzio M, Bertini R, Polentarutti N, Sironi M, Giri JG, Dower SK, Sims JE, Mantovani A. Interleukin-1 type II receptor: a decoy target for IL-1 that is regulated by IL-4. Science. 1993;261(5120):472–5.

500 Lang D, Knop J, Wesche H, Raffetseder U, Kurrle R, Boraschi D, Martin MU. The type II IL-1 receptor interacts with the IL-1 receptor accessory protein: a novel mechanism of regulation of IL-1 responsiveness. J Immunol. 1998;161(12):6871–7.

501 Arend WP. Interleukin 1 receptor antagonist. A new member of the interleukin 1 family, J. Clin. Invest. 1991;88(5):1445–51.

502 LaRock CN, Todd J, LaRock DL, Olson J, O'Donoghue AJ, Robertson AAB, Cooper MA, Hoffman HM, Nizet V. IL-1β is an innate immune sensor of microbial proteolysis. Sci Immunol. 2016;1(2):eaah3539. doi: 10.1126/sciimmunol.aah3539.

503 Netea MG, Simon A, van de Veerdonk F, Kullberg BJ, Van der Meer JW, Joosten LA. IL-1beta processing in host defense: beyond the inflammasomes. PLoS Pathog. 2010;6(2):e1000661. doi: 10.1371/journal.ppat.1000661.

504 Clark AK, Staniland AA, Marchand F, Kaan TK, McMahon SB, Malcangio M. P2X7-dependent release of interleukin-1beta and nociception in the spinal cord following lipopolysaccharide. J Neurosci. 2010;30:573–582.

505 Latz E, Xiao TS, Stutz A. Activation and regulation of the inflammasomes. Nat Rev Immunol. 2013;13(6):397–411.

506 Sellin ME, Müller AA, Hardt WD. Consequences of Epithelial Inflammasome Activation by Bacterial Pathogens. J Mol Biol. 2017. pii: S0022-2836(17)30183-3. doi: 10.1016/j.jmb.2017.03.031.

507 Sugawara S, Uehara A, Nochi T, Yamaguchi T, Ueda H, Sugiyama A, Hanzawa K, Kumagai K, Okamura H, Takada H. Neutrophil proteinase 3-mediated induction of bioactive IL-18 secretion by human oral epithelial cells. J Immunol. 2001;167(11):6568–75.

508 Kato Z, Jee J, Shikano H, Mishima M, Ohki I, Ohnishi H, Li A, Hashimoto K, Matsukuma E, Omoya K, Yamamoto Y, Yoneda T, Hara T, Kondo N, Shirakawa M. The structure and binding mode of interleukin-18. Nat Struct Biol. 2003;10(11):966–71.

509 Xu MH, Yuan FL, Wang SJ, Xu HY, Li CW, Tong X. Association of interleukin-18 and asthma. Inflammation. 2017;40(1):324–327.

510 Yi YS. Caspase-11 non-canonical inflammasome: a critical sensor of intracellular lipopolysaccharide in macrophage-mediated inflammatory responses. Immunology. 2017, doi: 10.1111/imm.12787.

511 Novick D, Kim SH, Fantuzzi G, Reznikov LL, Dinarello CA, Rubinstein M. Interleukin-18 binding protein: a novel modulator of the Th1 cytokine response. Immunity. 1999;10(1):127–36.

512 Schmitz J, Owyang A, Oldham E, Song Y, Murphy E, McClanahan TK, Zurawski G, Moshrefi M, Qin J, Li X, Gorman DM, Bazan JF, Kastelein RA. IL-33, an interleukin-1-like cytokine that signals via the IL-1 receptor-related protein ST2 and induces T helper type 2-associated cytokines. Immunity. 2005;23(5):479–90.

513 Baekkevold ES, Roussigné M, Yamanaka T, Johansen FE, Jahnsen FL, Amalric F, Brandtzaeg P, Erard M, Haraldsen G, Girard JP. Molecular characterization of NF-HEV, a nuclear factor preferentially expressed in human high endothelial venules. Am J Pathol. 2003;163(1):69–79.

514 Ali S, Mohs A, Thomas M, Klare J, Ross R, Schmitz ML, Martin MU. The dual function cytokine IL-33 interacts with the transcription factor NF-κB to dampen NF-κB-stimulated gene transcription. J Immunol. 2011;187(4):1609–16.

515 Cohen ES, Scott IC, Majithiya JB, Rapley L, Kemp BP, England E, Rees DG, Overed-Sayer CL, Woods J, Bond NJ, Veyssier CS, Embrey KJ, Sims DA, Snaith MR, Vousden KA, Strain MD, Chan DT, Carmen S, Huntington CE, Flavell L, Xu J, Popovic B, Brightling CE, Vaughan TJ, Butler R, Lowe DC, Higazi DR, Corkill DJ, May RD, Sleeman MA, Mustelin T. Oxidation of the alarmin IL-33 regulates ST2-dependent inflammation. Nat Commun. 2015;6:8327. doi: 10.1038/ncomms9327.

516 Jensen LE. Interleukin-36 cytokines may overcome microbial immune evasion strategies that inhibit interleukin-1 family signaling. Sci Signal. 2017;10(492). pii: eaan3589. doi: 10.1126/scisignal.aan3589.

517 Gresnigt MS, van de Veerdonk FL. Biology of IL-36 cytokines and their role in disease. Semin Immunol. 2013;25(6):458–65.

518 Hahn M, Frey S, Hueber AJ. The novel interleukin-1 cytokine family members in inflammatory diseases. Curr Opin Rheumatol. 2017;29(2):208–213.

519 Gabay C, Towne JE. Regulation and function of interleukin-36 cytokines in homeostasis and pathological conditions. J Leukoc Biol. 2015;97(4):645–52.

520 Towne JE, Renshaw BR, Douangpanya J, Lipsky BP, Shen M, Gabel CA, Sims JE. Interleukin-36 (IL-36) ligands require processing for full agonist (IL-36α, IL-36β, and IL-36γ) or antagonist (IL-36Ra) activity. J Biol Chem. 2011;286(49):42594–602.

521 Vigne S, Palmer G, Martin P, Lamacchia C, Strebel D, Rodriguez E, Olleros ML, Vesin D, Garcia I, Ronchi F, Sallusto F, Sims JE, Gabay C. IL-36 signaling amplifies Th1 responses by enhancing proliferation and Th1 polarization of naive CD4+ T cells. Blood. 2012;120(17):3478–87.

Kontrolliert wird die Expression, Aktivierung und Wirksamkeit der proinflammatorischen Zytokine der IL-1-Familie (siehe Tab. 6.2) durch mehrere Einflussgrößen. Zu diesen gehören

- die proteolytische Aktivierung dieser Zytokine
  - zellintern
    - durch inflammatorische Caspasen (Caspase-1, -4, -5), aktiviert durch Bildung der zytosolischen Inflammasome und/oder
    - durch lysosomale Enzyme in den Endosomen/Phagolysosomen,
  - zellextern, falls lysosomale Enzyme exozytiert wurden oder nach Zellzerfall,
- Familienmitglieder, welche die Rezeptorbindung und/oder die Wirkung der proinflammatorischen Mitglieder der IL-1-Familie inhibieren, wie z. B.
  - spezifische Rezeptorantagonisten (IL-1Ra, IL-36Ra, IL-38),
  - spezifische Inhibitoren (IL-1RII, IL-18bP, IL-18Rα, IL-36R) und
  - das immunsuppressiv wirkende IL-37.

Diese Kontrolle wird jedoch durchbrochen,

- wenn PAMPs und/oder DAMPs in großer Menge und ggfs. in unterschiedlicher Weise (durch Aktivierung von PRR, durch Penetration der Zellmembran und/oder durch Pinozytose/Phagozytose) die Zellen der Immunabwehr stimulieren,
- wenn diese erhöhte Stimulierung zur Folge hat
  - eine erhöhte Expression von Zymogenen der IL-1Familie,
  - eine vermehrte Expression von PRR,
  - eine verstärkte Bildung und Aktivierung von Inflammasomen und inflammatorischen Caspasen,
  - eine erhöhte proteolytische Aktivierung der vermehrt produzierten Zymogene;
- wenn inflammatorische Caspasen vermehrt den Zelltod (Pyroptosis) ihrer Mutterzelle auslösen, sodass
  - lysosomale Enzyme und Zymogene in großer Menge freigesetzt werden und
  - proinflammatorische Zytokine der IL-1-Familie weitgehend außerhalb einer intrazellulären Kontrolle proteolytisch aktiviert werden können.

---

522 Conti P, Carinci F, Lessiani G, Spinas E, Kritas SK, Ronconi G, Caraffa A, Theoharides TC. Potential therapeutic use of IL-37: a key suppressor of innate immunity and allergic immune responses mediated by mast cells. Immunol Res. 2017, doi: 10.1007/s12026-017-8938-7.

523 Conti P, Lessiani G, Kritas SK, Ronconi G, Caraffa A, Theoharides TC. Mast cells emerge as mediators of atherosclerosis: Special emphasis on IL-37 inhibition. Tissue Cell. 2017;49(3):393–400.

524 Zhan Q, Zeng Q, Song R, Zhai Y, Xu D, Fullerton DA, Dinarello CA, Meng X. IL-37 suppresses MyD88-mediated inflammatory responses in human aortic valve interstitial cells. Mol Med. 2017;23. doi: 10.2119/molmed.2017.00022.

525 van de Veerdonk FL, Stoeckman AK, Wu G, Boeckermann AN, Azam T, Netea MG, Joosten LA, van der Meer JW, Hao R, Kalabokis V, Dinarello CA. IL-38 binds to the IL-36 receptor and has biological effects on immune cells similar to IL-36 receptor antagonist. Proc Natl Acad Sci U S A. 2012;109(8):3001–5.

526 Yuan X, Peng X, Li Y, Li M. Role of IL-38 and its related cytokines in inflammation. Mediators Inflamm. 2015;2015:807976. doi: 10.1155/2015/807976.

527 Garlanda C, Dinarello CA, Mantovani A. The interleukin-1 family: Back to the future. Immunity. 2013; 39(6):1003–1018.

528 Riva F, Bonavita E, Barbati E, Muzio M, Mantovani A, Garlanda C. TIR8/SIGIRR is an Interleukin-1 Receptor/Toll Like Receptor Family Member with Regulatory Functions in Inflammation and Immunity. Front Immunol. 2012;3:322. doi: 10.3389/fimmu.2012.00322.

Da die meisten Zielzellen für die inflammatorischen Zytokine der IL-1-Familie zugleich auch wieder Ursprungszellen für diese Zytokine sein können, kann sich eine Aktivierungsspirale entwickeln, welche nicht lokal begrenzt bleibt, sondern sich systemisch ausbreitet.

Tab. 6.3: Kontrolle der proinflammatorischen Zytokine der IL-1-Familie durch antiinflammatorische Familien-Mitglieder.

Ursprungszellen						**Zytokine**		**Aktivierung Zielzellen**
angeborene Immunabwehr ***erworbene Immunabwehr***			**Aktivierung der Zymogene**			**proinflammatorisch**		angeborene Immunabw. *erworbene Immunabw.*
			zytosolisch	lysosomal				
Epithelzellen (Haut, Magen/ Darm, Lunge, Leber, Niere) Monozyten Makrophagen Natürliche Killerzellen Endothelzellen Fibroblasten Mikrogliazellen Astrozyten *Dentritische Zellen* *B-Lymphozyten* *T-Lymphozyten*	►	Zymogene	Inflammasome: Aktivierung der inflammatorischen Caspasen (-1, -4, -5) und der proapoptotischen Caspase-8	zellintern (Endosomen/ Phagolysosomen) oder zellextern (nach Exozytose): Cathepsin -C, -D, -G Elastase Collagenase Proteinase-3	►	**IL-1α, IL-1β, IL-18, IL-33, IL-36-α, -β, -γ** ╤ antiinflammatorisch Inhibitoren: IL-1RII, IL-18bP, IL-18Rα, IL-36R Rezeptorantagonisten: IL-1Ra, IL-36Ra, IL-38 Immunsuppressiv: IL-37	► ◄ ╢	Epithelzellen (Haut, Magen/ Darm, Lunge, Leber, Niere) Monozyten Makrophagen Natürliche Killerzellen Endothelzellen Fibroblasten Mikrogliazellen Astrozyten Mastzellen Granulozyten *Dentritische Zellen* *B-Lymphozyten* *T-Lymphozyten*
▲								▼
Aktivierung	◄	**proinflammatorisch: IL-1α, IL-1β, IL-18, IL-33, IL-36-α, -β, -γ**					◄	**Zytokine und Rezeptoren der IL-1-Familie**
╤		╤						
antiinflammatorisch: IL-1Ra, IL-1RII, IL-18bP, IL-18Rα, IL-36R, IL-36Ra, IL-37, IL-38								

▲ = Stimulierung oder Expression; ╟, ╢, ╤ = Hemmung; R = Rezeptor; Ra = Rezeptor-Antagonist; bP = bindendes Protein;

(dunkel)	**proinflammatorische Aktivatoren**	(hell)	antiinflammatorische Inhibitoren/Antagonisten

Kursiv: erworbene Immunreaktion

6.3 Bildung und Funktion der Inflammasome

Pathogen assoziierte molekulare Produkte von Infektionserregern (PAMPs) oder Zellbestandteile (DAMPs) sind in der Lage, unterschiedliche Rezeptoren für molekulare Strukturmuster (PRR/Pathogen Recognition Receptors, siehe Kap. 3) zu aktivieren:

- extrazellulär vorliegende PAMPS oder DAMPS
  - aktivieren im Regelfall membranständige PRR,
  - können aber auch zytosolische PRR aktivieren, wenn sie in die Zelle eingedrungen sind,
    - entweder passiv nach Pinozytose und Endozytose und Aufreißen der lysosomalen Membran,
    - oder aktiv, falls die PAMPs Fusionsproteine enthalten,
- intrazellulär entstandene PAMPs/DAMPs (wie z. B. Viren oder intrazellulär wachsende Bakterien) aktivieren dagegen ausschließlich zytosolische PRR.

Diese Aktivierung führt besonders in myeloiden Zellen (Monozyten, Makrophagen, Dentritischen Zellen, Granulozyten)

- zur verstärkten Pinozytose und Endozytose von weiteren DAMPs und PAMPs,
- zur Aktivierung der intrazellulären Signalübertragung und von Transkriptionsfaktoren, im Besonderen von NF-κB mit der Folge der verstärkten Expression
  - von weiteren membranständigen und zytosolischen Rezeptoren für molekulare Strukturmuster (PRR, siehe Kap. 3),
  - von proinflammatorischen Zytokinen (siehe Kap. 6.2 und 6.4) und
  - von Proteinen, welche Inflammasome bilden.

Inflammasome stellen zytosolische Proteinkomplexe dar, welche durch Bindung und Aktivierung von inflammatorisch wirkenden Caspasen (Cysteinyl-Aspartat spezifischen Proteasen) an der Kontrolle und der Aktivierung von proinflammatorischen Zytokinen der IL-1Familie wesentlichen Anteil haben, da diese

- als Zymogene intrazellulär exprimiert werden, wie z. B. Pro-IL-1α, Pro-Il-1β und Pro-IL-18,
- kein Signalpeptid für die Zellausschleusung besitzen und somit
- sowohl für die Sekretion wie auch zur Aktivierung proteolytisch gespalten werden müssen.

Für diese Funktionsausübung enthalten Inflammasome,[529]

- ein Sensorprotein, wobei dieses
  - im Regelfall einen zytosolischen PRR darstellt und
  - durch Bindung eines intrazellulären PAMP oder DAMP aktiviert wird,

529 Martinon F, Burns K, Tschopp J. The inflammasome: a molecular platform triggering activation of inflammatory caspases and processing of proIL-beta. Mol Cell. 2002;10(2):417–26.

- meist ein Adapterprotein, an welches bindet
- das Zymogen einer inflammatorischen Caspase (Cysteinyl-Aspartat spezifische Protease), meist Pro-Caspase-1.

Durch Aktivierung des Sensorproteins
- wird die Pro-Caspase-1 autokatalytisch zur Caspase-1 aktiviert und
- erfolgt im Zytosol durch die Caspase-1 die proteolytische Aktivierung von Pro-IL-1β und Pro-IL-18 zu IL-1β und IL-18, welche daraufhin
  - sekretiert werden können und
  - autokrin und parakrin die angeborene Immunreaktion einleiten, verstärken und zur Entzündung wesentlich beitragen.

Derartige kanonische Inflammasome sind zu unterscheiden von nichtkanonischen Inflammasomen.

Kanonische Inflammasome
Kanonische Inflammasome werden nach der Art der Sensorproteine unterschieden und umfassen die
- NLR (nucleotide-binding oligomerization domain-like receptors)-Inflammasome,
- ALR (AIM-like Rezeptor)-Inflammasome,
- Pyrin-Inflammasome und RIG-1 (retinoic acid inducible gene I)-Inflammasome

Die **NLR-Inflammasome** NLRP1, NLRP3, NLRP6, NLRP12, NLRC4 enthalten (siehe Tab. 6.4)[530, 531] folgende Strukturen
- als Sensorprotein den Rezeptor NLR (Nucleotide binding domain Leucine-rich repeat-containing Receptor), der folgende Domänen besitzt
  - die NACHT/NOD (Nucleotid-bindende Oligomerisations)-Domäne, bestehend aus
    - **NA**IP (NLR family apoptosis inhibitor protein),
    - **CIITA** (class 2 transcription activator des MHC),
    - **H**ET-E (heterokaryon incompatibility locus protein) und
    - **T**EP1 (telomerase-associated protein-1) und
  - eine LRR (Leucine-rich repeat) enthaltende Domäne,
  - eine FIIND (function to find)-Domäne (nur bei NLRP1),
- eine PYD (Pyrin)-Domäne für die Polymerisierung (nicht bei NLRC4),
- eine CARD (Caspase-recruitment)-Domäne für die Polymerisierung und Bindung von Procaspase (nur bei NLRP1 und NLRC4), wobei diese Domäne
  - C-terminal liegt bei NLRP1,
  - N-terminal liegt bei NLRC4;

530 Guo H, Callaway JB, Ting JPY. Inflammasomes: mechanism of action, role in disease, and therapeutics. Nature Medicine. 2015;21:677–687.

531 Maltez VI, Miao EA. Reassessing the evolutionary importance of inflammasomes. J Immunol. 2016; 196(3):956–962.

- das Adapterprotein ASC (apoptosis-associated speck-like protein containing caspase-recruitment domain) enthaltend
  - eine CARD- und eine PYD-Domäne,
- mindestens eine Procaspase, wobei
  - bei den Inflammasomen NLRP1, NLRP3, NLRP6, NLRP12 und NLRC4 die Procaspase-1 an die CARD-Domäne des Adaperproteins bindet und
  - bei dem Inflammasom NLRP1 an dessen CARD-Domäne zusätzlich die Procaspase-1 oder die Procaspase-5 bindet.

Die **ALR (AIM-like Rezeptor)-Inflammasome** umfassen das AIM2-Inflammasom und das IFI16-Inflammasom.

Das **AIM2-Inflammasom** besteht aus
- dem Sensorprotein AIM-2 (absent in melanoma-2), welches enthält
  - eine PYD-Domäne,
  - eine HIN200 (hemopoietic expression, interferon-inducibility, nuclear location, 200 amino-acid)-Domäne, welche als Rezeptor für doppel-strängige DNA dient,
- dem Adapterprotein ASC und
- der Procaspase-1.

Das **IFI-16-Inflammasom** ist ähnlich aufgebaut wie das AIM2-Inflammasom und verfügt[532] über
- das Sensorprotein IFI-16 (γ-IFN-inducible protein 16) welches enthält
  - eine PYD-Domäne,
  - zwei HIN200-Domänen, welche als Rezeptor für doppel-strängige DNA dienen,
- das Adapterprotein ASC und
- die Procaspase-1.

Pyrin-Inflammasome verfügen über
- das Sensorprotein Pyrin, welches enthält
  - eine PYD-Domäne
  - eine Coiled-Coil-Helix und
  - die SPRY/B30.2 (splA kinase and ryanodine receptor)-Domäne[533]
- das Adapterprotein ASC und
- die Procaspase-1.

532 de Torre-Minguela C, Mesa del Castillo P, Pelegrín P. The NLRP3 and Pyrin Inflammasomes: Implications in the Pathophysiology of Autoinflammatory Diseases. Front Immunol. 2017;8:43. doi: 10.3389/fimmu.2017.00043.

533 D'Cruz AA, Babon JJ, Norton RS, Nicola NA, Nicholson SE. Structure and function of the SPRY/B30.2 domain proteins involved in innate immunity. Protein Sci. 2013 ;22(1):1–10.

RIG-1-Inflammasome enhalten[534]

- das Sensorprotein RIG-1 (retinoic acid inducible gene I) mit
  - einer PYD-Domäne,
  - 2 CARD-Domänen,
  - einer RNA-Helicase und
  - einer CTD (Central regulating)-Domäne, welche dssRNA bindet,
- das Adapterprotein ASC und
- die Procaspase-1 oder Procaspase-3.

Aktiviert werden die Sensorproteine in unterschiedlicher Weise (soweit bekannt):

- **NLRP1**[535] bevorzugt
  - durch bakterielle Proteasen (z. B. Anthrax lethal factor), welche in die Zelle eindringen und NLRP1 proteolytisch aktivieren oder
  - durch Bindung von Toxoplasma-Antigenen;
- **NLRP3**[536]
  - durch extrazelluläre PAMPs und DAMPs, welche internalisiert wurden
    - passiv durch Pinozytose und Endozytose mit oder ohne Bindung an einen membranständigen PRR und mit Austritt aus dem Lysosom in das Zytosol,
    - durch aktive Penetration durch die Zellmembran, z. B. durch Komponenten wie Nadelproteine bakterieller TYP III Sekretionssysteme,
  - durch DAMPs in Folge von Zellschäden, welche einhergehen mit
    - erhöhtem Kalium-Ionen-Ausfluss,
    - der Destabilisierung der Membran von Phagolysosomen und der Freisetzung von Cathepsinen,
    - der Bildung von radikalem Sauerstoff in den Mitochondrien,
    - der Freisetzung von mitochondrialer DNA oder Cardiolipin;
- **NLRP6**[537]
  - durch PAMPs, im Besonderen Taurin, Histamin und Spermin, entstanden im gastrointestinalen Mikrobiom,
    - wobei dem NLRP6-Inflammasom durch die Aktivierung von IL-18 und die Stimulation der Mucus-Produktion eine besondere Rolle bei dem Schutz der Darmschleimhaut zukommt;

---

534 Poeck H, Bscheider M, Gross O, Finger K, Roth S, Rebsamen M, Hannesschläger N, Schlee M, Rothenfusser S, Barchet W, Kato H, Akira S, Inoue S, Endres S, Peschel C, Hartmann G, Hornung V, Ruland J. Recognition of RNA virus by RIG-I results in activation of CARD9 and inflammasome signaling for interleukin 1 beta production. Nat Immunol. 2010;11(1):63–9.

535 Sharma D, Kanneganti TD. The cell biology of inflammasomes: Mechanisms of inflammasome activation and regulation. J Cell Biol. 2016;213(6):617, DOI: 10.1083/jcb.201602089.

536 Vanaja S, Rathinam VK, Fitzgerald KA. Mechanisms of inflammasome activation: recent advances and novel insights. Trends Cell Biol. 2015;25(5):308–315.

537 Levy M, Thaiss CA, Zeevi D, Dohnalová L, Zilberman-Schapira G, Mahdi JA, David E, Savidor A, Korem T, Herzig Y, Pevsner-Fischer M, Shapiro H, Christ A, Harmelin A, Halpern Z, Latz E, Flavell RA, Amit I, Segal E, Elinav E. Microbiota-Modulated Metabolites Shape the Intestinal Microenvironment by Regulating NLRP6 Inflammasome Signaling. Cell. 2015;163(6):1428–43.

  - durch virale RNA über die Assoziation mit dem Kosensor RNA Helicase Dhx15[538] und mit dem MAVS (mitochondriales antivirales Signalprotein); stimuliert werden[539]
    - direkt die Expression von IFN-α, IFN-β und
    - indirekt die Expression der durch IFN stimulierten Gene;
- **NLRP12**[540]
  - durch bakterielle (Yersinia pestis, Salmonella) und parasitäre (Plasmodium) PAMPs;
- **NLRC4**[541]
  - durch bakterielle PAMPs wie Flagellin und durch Komponenten des bakteriellen Typ III Sekretionssystems,
  - wobei als Kosensor NAIP (NLR family Apoptosis Inhibitor-Protein) dient;
- **AIM2**[542] wie auch **IFI-16**[543]
  - durch dsDNA von Bakterien (z. B. Francisella tularensis, Listerien), Viren (wie z. B. Vaccinia Virus, Cytomegalovirus) oder von körpereigenen Zellen (als DAMPs),
  - wobei IFI-16 zusätzlich zur Bildung von Inflammasomen
    - mit seinen zwei HIN200-Domänen an die Aktivatorsequenz des IFNγ-Gens binden und dessen Expression stimulieren kann;
- **Pyrin**[544]
  - durch bakterielle Enzyme, welche durch Glycosylierung, Adenylylierung oder ADP-Ribosylierung die Switch I region der Rho GTPase modifizieren oder inaktivieren,
  - wie z. B. durch das Zytotoxin TcdB von Clostridium difficile oder das ADP-ribosylierende C3 Toxin von Clostridium botulinum;

---

538 Wang P, Zhu S, Yang L, Cui S, Pan W, Jackson R, Zheng Y, Rongvaux A, Sun Q, Yang G, Gao S, Lin R, You F, Flavell R, Fikrig E. Nlrp6 regulates intestinal antiviral innate immunity. Science. 2015;350(6262):826–30.

539 Levy M, Thaiss CA, Zeevi D, Dohnalová L, Zilberman-Schapira G, Mahdi JA, David E, Savidor A, Korem T, Herzig Y, Pevsner-Fischer M, Shapiro H, Christ A, Harmelin A, Halpern Z, Latz E, Flavell RA, Amit I, Segal E, Elinav E. Microbiota-Modulated Metabolites Shape the Intestinal Microenvironment by Regulating NLRP6 Inflammasome Signaling. Cell. 2015;163(6):1428–43.

540 Sharma D, Kanneganti TD. The cell biology of inflammasomes: Mechanisms of inflammasome activation and regulation. J Cell Biol. 2016;213(6):617, DOI: 10.1083/jcb.201602089.

541 Sharma D, Kanneganti TD. The cell biology of inflammasomes: Mechanisms of inflammasome activation and regulation. J Cell Biol. 2016;213(6):617, DOI: 10.1083/jcb.201602089.

542 Sharma D, Kanneganti TD. The cell biology of inflammasomes: Mechanisms of inflammasome activation and regulation. J Cell Biol. 2016;213(6):617, DOI: 10.1083/jcb.201602089.

543 de Torre-Minguela C, Mesa del Castillo P. Pelegrín P, The NLRP3 and Pyrin Inflammasomes: Implications in the Pathophysiology of Autoinflammatory Diseases. Front Immunol. 2017;8:43. doi: 10.3389/fimmu.2017.00043.

544 Xu H, Yang J, Gao W, Li L, Li P, Zhang L, Gong YN, Peng X, Xi JJ, Chen S, Wang F, Shao F. Innate immune sensing of bacterial modifications of Rho GTPases by the Pyrin inflammasome. Nature. 2014; 513(7517):237–41.

- **RIG-1**
  - durch zytosolische dsRNA, welche an die CTD/Central Regulating Domäne bindet,
  - wobei zusätzlich zur Bildung von Inflammasomen aktiviertes RIG-1 in der Lage ist[545]
    - durch Bindung an das Adapterprotein MAVS (Mitochondrial antiviral-signaling Protein) die Signalübertragung zu stimulieren zur Aktivierung von IRF (Interferon Regulatory Factor)-3 und -7 und zur Expression von IFNα und IFNβ und
    - über die Aktivierung von CARD9-Bcl-10 den Transkriptionsfaktor NF-κB zu aktivieren zur erhöhten Expression von Zytokinen der IL-1-Familie.

Die Bindung der PAMPs oder DAMPs an die Sensorproteine bewirkt deren Oligomerisierung und Komplexbildung

- mit dem Adapterprotein ASC,
  - welches über CARD wiederum Procaspase-1 bindet
- wobei NLRP1 über seine CARD zusätzlich noch Procaspase-1 oder Procaspase-5 binden kann und
- welche durch homotypische Verbindungen ermöglicht wird (siehe Tab. 6.4)
  - zwischen den PYD-PYD-Domänen wie auch
  - zwischen den CARD-CARD-Domänen.

Im Zuge dieser Komplexbildung wird die gebundene Procaspase-1 bzw. Procaspase-5 autokatalytisch gespalten in die aktive Caspase. Aktive Caspase-1 führt[546]

- autokatalytisch zur weiteren Aktivierung von Caspase-1 und damit zur Verstärkung der proteolytischen Aktivität,
- zur intrazellulären proteolytischen Aktivierung der jeweiligen Zymogene in die proinflammatorischen Zytokine IL-1β und IL-18 mit der Folge,
  - dass diese sekretiert werden können und
  - extrazellulär autokrin wie auch parakrin die zelluläre Immunreaktion und die Entzündungsreaktion verstärken,
- zur proteolytischen Inaktivierung von IL-33[547] z. B. in Dentritischen Zellen, Makrophagen, Mastzellen, Endothelzellen und Epithelzellen, wodurch im Rahmen der erworbenen Immunreaktion[548, 549]

---

545 Chen I-Y, Ichinohe T. Response of host inflammasomes to viral infection. Trends in Microbiology, 2015,23/1, 55- 63.

546 Lee S, Suh GY, Ryter SW, Choi AMK. Regulation and Function of the Nucleotide Binding Domain Leucine-Rich Repeat-Containing Receptor, Pyrin Domain-Containing-3 Inflammasome in Lung Disease. Am J Respir Cell Mol Biol. 2016;54(2):151–160.

547 Gu Y, Kuida K, Tsutsui H, Ku G, Hsiao K, Fleming MA, Hayashi N, Higashino K, Okamura H, Nakanishi K, Kurimoto M, Tanimoto T, Flavell RA, Sato V, Harding MW, Livingston DJ, Su MS. Activation of interferon-gamma inducing factor mediated by interleukin-1beta converting enzyme. Science. 1997;275(5297):206–9.

548 Milovanovic M, Volarevic V, Radosavljevic G, Jovanovic I, Pejnovic N, Arsenijevic N, Lukic ML. IL-33/ST2 axis in inflammation and immunopathology. Immunol Res. 2012;52(1–2):89–99.

549 De la Fuente M, MacDonald TT, Hermoso MA. The IL-33/ST2 axis: Role in health and disease. Cytokine Growth Factor Rev. 2015;26(6):615–23.

  - die Antikörperantwort inklusive der allergischen IgE-abhängigen Antwort sich vermindert,
    - weil in T-Helfer-Lymphozyten (differenziert zu TH_2) die durch IL-33 stimulierte Synthese von IL-4, IL-5 und IL-13 abnimmt,
  - die zelluläre, entzündliche und zytotoxische Immunantwort dagegen zunimmt, weil relativ an Wirkung gewinnen
    - TH_1-Lymphozyten und die von ihnen produzierten proinflammatorischen Zytokine IL-2, IFNγ, TNFα und GM-CSF,
    - TH_{17}-Lymphozyten und die von ihnen produzierten proinflammatorischen Zytokine IL-6, IL-17 (A, B, C, D, E, F), IL-22, TNFα und GM-CSF,
- zur Porenbildung in der Zellmembran,[550] sodass
  - es zum Ionen-Ausfluss kommt und hierdurch
  - weitere Inflammasome aktiviert werden mit der weiteren Zunahme von (aktivierter) Caspase-1,
- zur **Pyroptosis**, einer besonderen, von Inflammasomen abhängige Form des programmierten Zelltodes (siehe Kap. 2.1), wobei[551, 552]
  - ein entscheidender Schritt die proteolytische Aktivierung von Gasdermin D durch Caspase-1 (oder durch Caspase-4 und Caspase-5) darstellt,
  - aktiviertes Gasdermin D oligomerisiert, an der inneren Schicht (im Besonderen an Phosphatidylinositolphosphat und Phosphatidylserin) der Zellmembran bindet und dort Poren bildet, welche zur Lyse der betroffenen Zelle führen,
    - freigesetztes Gasdermin D benachbarte Zellen daher nicht beschädigen kann,
  - die Pyroptosis bislang beobachtet wurde[553]
    - besonders in Makrophagen, Dentritischen Zellen, Darmepithelzellen und hämatopoietischen Zellen,
    - nicht jedoch in Monozyten und Granulozyten
  - die Entzündungsreaktion verstärkt wird durch die weitere Freisetzung besonders von
    - proinflammatorischen Zytokinen,
    - DAMPs und
    - lysosomalen Enzymen.

550 Cunha LD, Silva ALN, Ribeiro JM, Mascarenhas DPA, Quirino GFS, Santos LL, Flavell RA, Zamboni DS. AIM2 Engages Active but Unprocessed Caspase-1 to Induce Noncanonical Activation of the NLRP3 Inflammasome. Cell Rep. 2017. 25;20(4):794–805.

551 Liu X, Zhang Z, Ruan J, Pan Y, Magupalli VG, Wu H, Lieberman J. Inflammasome-activated gasdermin D causes pyroptosis by forming membrane pores. Nature. 2016;535(7610):153–8.

552 Shi J, Zhao Y, Wang K, Shi X, Wang Y, Huang H, Zhuang Y, Cai T, Wang F, Shao F. Cleavage of GSDMD by inflammatory caspases determines pyroptotic cell death. Nature. 2015;526(7575):660–5.

553 Sharma D, Kanneganti TD. The cell biology of inflammasomes: Mechanisms of inflammasome activation and regulation. J Cell Biol, 2016, 213 (6): 617, DOI: 10.1083/jcb.201602089.

Tab. 6.4: Wesentliche Strukturbestandteile kanonischer Inflammasome.[554, 555, 556]

Name	Struktur								Liganden
NLRP1-Inflammasom	**ProCaspase 1**	CARD							
	ASC	CARD	PYD						
		NLRP1	PYD	NACHT	LRR	FIIND	CARD		**PAMPs ***
							CARD	**Caspase -1/-5**	
NLRP3 Inflammasom	**ProCaspase 1**	CARD							
	ASC	CARD	PYD						
		NLRP3	PYD	NACHT	LRR				**PAMPs DAMPs**
NLRP6 Inflammasom	**ProCaspase 1**	CARD							
	ASC	CARD	PYD						
		NLRP6	PYD	NACHT	LRR		(Dhx15)[557]		**RNA**
NLRP12 Inflammasom	**ProCaspase 1**	CARD							
	ASC	CARD	PYD						
		NLRP12	PYD	NACHT	LRR				**PAMPs****

554 Lee S, Suh GY, Ryter SW, Choi AMK. Regulation and Function of the Nucleotide Binding Domain Leucine-Rich Repeat-Containing Receptor, Pyrin Domain-Containing-3 Inflammasome in Lung Disease. Am J Respir Cell Mol Biol. 2016;54(2):151–160.

555 https://www.omim.org/entry/609650.

556 Vanaja S, Rathinam VK, Fitzgerald KA. Mechanisms of inflammasome activation: recent advances and novel insights. Trends Cell Biol. 2015;25(5):308–315.

557 Levy M, Thaiss CA, Zeevi D, Dohnalová L, Zilberman-Schapira G, Mahdi JA, David E, Savidor A, Korem T, Herzig Y, Pevsner-Fischer M, Shapiro H, Christ A, Harmelin A, Halpern Z, Latz E, Flavell RA, Amit I, Segal E, Elinav E. Microbiota-Modulated Metabolites Shape the Intestinal Microenvironment by Regulating NLRP6 Inflammasome Signaling. Cell. 2015;163(6):1428–43.

Name	Struktur							Liganden
NLRC4 Inflammasom	ProCaspase 1	CARD						
		▒						
	NLRC4	CARD	NACHT	LRR	(NAIP)[558]			PAMPs***
AIM2 Inflammasom	ProCaspase 1	CARD						
		▒						
	ASC	CARD	PYD					
			▒					
		AIM2	PYD	HIN200				dsDNA
IFI-16 Inflammasom	ProCaspase 1	CARD						
		▒						
	ASC	CARD	PYD					
			▒					
		IFI-16	PYD	HIN200	HIN200			dsDNA
Pyrin Inflammasom	ProCaspase 1	CARD						
		▒						
	ASC	CARD	PYD					
			▒					
		Pyrin	PYD	coil-coil	B30.2			PAMPs****
RIG-1 Inflammasom	ProCaspase 1	CARD						
		▒						
	ASC	CARD	PYD					
			▒					
		RIG-1	PYD	CARD	CARD	RNAHelicase	CTD	dsRNA

▒ = homotypische Verbindungen für die Komplexbildung zum Inflammasom

*) Anthrax lethaler Faktor oder Toxoplasma; **) Yersinia pestis ***) Komponenten des bacteriellen Type III Sekretionssystems + Flagellin; ****) bakterielle Enzyme, welche die Rho GTPase modifizieren oder inaktivieren (Dhx15) = Kosensor: DEAH-box 15 RNA-Helicase; (NAIP) = Kosensor: NLR family apoptosis inhibitor protein

AIM-2 = absent in melanoma-2; ASC = Apoptosis-associated speck-like protein containing caspase-recruitment domain; CARD = caspase-recruitment domain; CTD = Central regulating (RNA-binding)-Domain; FIIND = function to find domain; HIN200: hemopoietic expression, interferon-inducibility, nuclear location, 200 amino-acid domain; LRR = leucine-rich repeat domain; NACHT/NOD = Nucleotid-bindende Oligomerisations- Domäne bestehend aus NAIP (NLR family apoptosis inhibitor protein), CIITA (C2TA transcription activator), HET-E (incompatibility locus protein) und TEP1 (telomerase-associated protein); NLR = nucleotide binding domain leucine-rich repeat-containing receptor; NLRC4 = NLR family, caspase recruitment domain containing-4; NLRP1/3 = NLR family, pyrin containing-1/-3; PYD = pyrin domain; RIG-1 = retinoic acid inducible gene I

558 Kofoed EM, Vance RE. Innate immune recognition of bacterial ligands by NAIPs determines inflammasome specificity. Nature. 201;477(7366):592–5.

Nichtkanonische Inflammasome

Unter nichtkanonische Inflammasome werden verstanden Proteine oder Proteinkomplexe

- welche inflammatorische Caspasen (Caspase-1, Caspase-4, Caspase-5) aktivieren können zur proteolytischen Spaltung von Pro-IL-1β, Pro-IL-18 und ggfs. auch Pro-IL-1α,
  - unabhängig von den Sensorproteinen der kanonischen Inflammasome und
  - ggfs. auch unabhängig von einem anderen Rezeptor für Pathogene molekulare Strukturmuster (PRR, siehe Kap. 3) oder
- welche die proapoptotische Caspase-8 zur proteolytischen Aktivierung von ProCaspase-1 oder von Pro-IL-1β, Pro-IL-18 und ggfs. auch Pro-IL-1α nutzen.

Beispiele für derartige nichtkanonische Inflammasome sind

- **Caspase-4/-5-LPS-Inflammasome,** in welchen ProCaspase-4 oder ProCaspase-5 durch intrazellulär eingedrungenes oder entstandenes LPS/Lipopolysaccharid von Gram(−)-Bakterien proteolytisch aktiviert wird,[559, 560, 561] wobei
  - im Zytosol vorhandenes LPS mit seinem Lipid A an die Lysin-Sequenzen in der CARD-Domäne von Pro-Caspase-4 oder Pro-Caspase-5 bindet;
  - nach Oligomerisierung der jeweiligen LPS-ProCaspase-Komplexe die proteolytische Aktivierung der Zymogene zu Caspase-4 und Caspase-5 durch Autokatalyse erfolgt und
  - Caspase-4 und Caspase-5 proinflammatorisch im Synergismus mit Caspase-1 wirken,[562]
    - hierbei scheint jedoch Caspase 4 stärker Pro-IL-1α in IL-1 α zu aktivieren und eine Pyroptosis der betroffenen Zelle zu induzieren;[563, 564]
- **ProCaspase-8-Inflammasome.** Wege, ProCaspase-8 proteolytisch und proinflammatorisch zu aktivieren, umfassen die
  - Stimulation der TLR3 und/oder TLR4
    - unter Beteiligung des Adapterproteins TIR (Toll/IL-1R domain-containing adaptor-inducing interferon-beta) und
    - über den RIP (Receptor-interacting proteinkinase)-Caspase-8 Signalweg, welcher ermöglicht,

---

559 Shi J, Zhao Y, Wang Y, Gao W, Ding J, Li P, Hu L, Shao F. Inflammatory caspases are innate immune receptors for intracellular LPS. Nature. 2014;514(7521):187–92.

560 Vanaja S, Rathinam VK, Fitzgerald KA. Mechanisms of inflammasome activation: recent advances and novel insights. Trends Cell Biol. 2015;25(5):308–315.

561 Yi YS. Caspase-11 non-canonical inflammasome: a critical sensor of intracellular lipopolysaccharide in macrophage-mediated inflammatory responses. Immunology. 2017;152(2):207–217.

562 Viganò E, Diamond CE, Spreafico R, Balachander A. Sobota Rm, Mortellaro A. Human caspase-4 and caspase-5 regulate the one-step non-canonical inflammasome activation in monocytes. Nature Communications 2015, 6, 8761, doi:10.1038/ncomms9761.

563 Sharma D, Kanneganti TD. The cell biology of inflammasomes: Mechanisms of inflammasome activation and regulation. J Cell Biol, 2016, 213 (6): 617, DOI: 10.1083/jcb.201602089.

564 Casson CN, Yu J, Reyes VM, Taschuk FO, Yadav A, Copenhaver AM, Nguyen HT, Collman RG, Shin S. Human caspase-4 mediates noncanonical inflammasome activation against gram-negative bacterial pathogens. Proc Natl Acad Sci U S A. 2015;112(21):6688–93.

  - dass aktivierte Caspase-8 intrazellulär Procaspase-1 in Caspase-1 überführen kann[565, 566] und somit Pro-IL-1β und Pro-Il-18 sowohl durch Caspase-8 wie auch durch Caspase-1 proteolytisch aktiviert werden;
- Stimulation des Dectin-1 Rezeptors (durch PAMPS z. B. von Pilzen) mit Bildung eines CARD9-BCL10-MALT1 Komplexes,
  - welcher einerseits über Aktivierung von NF-κB die Expression von Pro-IL-1β stimuliert,
  - welcher anderseits sich mit ASC und Pro-Caspase-8 zum Gesamtkomplex CARD9-BCL10-MALT1/ASC/Pro-Caspase-8 verbindet, wodurch die Autokatalyse der Pro-Caspase-8 in die aktive Caspase-8 ermöglicht wird;[567]
- Stimulation eines NLRP3-ASC-Pro-Caspase-8 Komplexes durch Bindung von intrazellulären PAMPs (z. B. von Pilzen) an das Sensorprotein NLRP3,[568] sodass
  - autokatalytisch Pro-Caspase-8 in die Caspase-8 überführt wird und
  - Pro-Il-1β durch Caspase-8 in IL-1β gespalten wird.

6.4 Wirkung der weiteren Interleukine, der Interferone und der Mitglieder der TNF-Familie

Durch PAMPs und DAMPs wie auch durch Zytokine der IL-1-Familie werden Zellen der angeborenen wie auch der erworbenen Immunantwort stimuliert zur Bildung und Sekretion weiterer proinflammatorisch aber auch antiinflammatorisch wirkender Zytokine. Zu ihnen zählen

- die Interleukine IL-1 bis IL-38 (siehe Tab. 6.5),
- die Interferone Typ I (IFN α und β), Typ II (IFN γ) und Typ III (IFN λ), (siehe Tab. 6.6),
- Tumor-Nekrosefaktoren (siehe Tab. 6.7)
- Wachstumsfaktoren, unter ihnen G-CSF, M-CSF, GM-CSF TGF-α und -β (siehe Tab. 6.8),

Proinflammatorische Zytokine, Interferone, Wachstumsfaktoren und Chemokine bewirken eine Aktivierung, Polarisierung, Proliferation und/oder Funktionssteigerung

- der Zellen des angeborenen Immunsystems wie z. B.
  - von neutrophilen, eosinophilen und/oder basophilen Granulozyten,
  - von Monozyten, Makrophagen und Mikrogliazellen,

---

565 Maelfait J, Vercammen E, Janssens S, Schotte P, Haegman M, Magez S, Beyaert R. Stimulation of Toll-like receptor 3 and 4 induces interleukin-1beta maturation by caspase-8. J Exp Med. 2008;205:1967–1973.

566 Weng D, Marty-Roix R, Ganesan S, Proulx MK, Vladimer GI, Kaiser WJ, Mocarski ES, Pouliot K, Chan FK, Kelliher MA, Harris PA, Bertin J, Gough PJ, Shayakhmetov DM, Goguen JD, Fitzgerald KA, Silverman N, Lien E. Caspase-8 and RIP kinases regulate bacteria-induced innate immune responses and cell death. Proc Natl Acad Sci U S A. 2014;111(20):7391–6.

567 Gringhuis SI, Kaptein TM, Wevers BA, Theelen B, van der Vlist M, Boekhout T, Geijtenbeek TB. Dectin-1 is an extracellular pathogen sensor for the induction and processing of IL-1beta via a noncanonical caspase-8 inflammasome. Nat Immunol. 2012;13:246–254.

568 Chen M, Xing Y, Lu A, Fang W, Sun B, Chen C, Liao W, Meng G. Internalized Cryptococcus neoformans Activates the Canonical Caspase-1 and the Noncanonical Caspase-8 Inflammasomes. J Immunol. 2015; 195(10):4962–72.

  - von Natürlichen Killerzellen und
  - von Endothelzellen, Epithelzellen, Fibroblasten, Chondrozyten, Synovialzellen, Muskelzellen, Osteoklasten, welche sich ihrerseits an dem Entzündungsprozess beteiligen
    - entweder mit ihren jeweiligen durch die Aktivierung gesteigerten zellspezifischen Funktionen (wie z. B. Angiogenese, Abbau und Umbau von Knorpel und/oder der Knochenmatrix) und/oder
    - durch Expression von weiteren proinflammatorischen Zytokinen, Wachstumsfaktoren und Chemokinen,
- der Zellen des angeborenen Immunsystems (im Wesentlichen Dentritische Zellen, T-Helferzellen, zytotoxische T-Lymphozyten, B-Lymphozyten), sodass
  - vorwiegend proinflammatorisch wirkende TH1-Lymphozyten und TH17-Lymphozyten geprägt werden,
  - verstärkt zytotoxische T-Lymphozyten gebildet werden und/oder
  - der Antikörper-Isotypenwechsel in B-Lymphozyten stimuliert wird
    - zu IgE, sodass vermehrt IgE produzierende Plasmazellen entstehen und dass das vermehrte IgE zu einem erhöhten Risiko von allergischen Entzündungen und allergischem Asthma führt,
    - zu IgM, IgG1 oder IgG3, welche durch Bindung an ein lösliches Antigen eine Antikörper abhängige Komplement-mediierte Zytolyse (ADCMC) auslösen und/oder Komplement-aktivierende und damit Entzündungserregende Immunkomplexe bilden können und/oder
    - zu IgG1, IgG2 oder IgG3, welche nach Bindung an ein Zellmembran-Antigen und an den Fc-Rezeptor auf Natürlichen Killer-Zellen oder Phagozyten die Antikörperabhängige zelluläre Zytotoxizität (ADCC) auslösen.

Antiinflammatorische Zytokine, Interferone, Wachstumsfaktoren und Chemokine zeichnen sich dagegen dadurch aus,

- dass Zellen des angeborenen Immunsystems entweder nicht stimuliert, oder sogar gehemmt oder in einen antiinflammatorischen Phänotyp (z. B. M2-Makrophagen) überführt werden,
- dass Zellen des erworbenen Immunsystems derart stimuliert werden,
  - dass vorwiegend antiinflammatorisch wirkende TH2-Lymphozyten und Treg-Lymphozyten entstehen,
  - dass der Isotypenwechsel in B-Lymphozyten stimuliert wird zur Bildung von IgG4 und/oder IgA, deren Fähigkeit gering ist, Komplement zu aktivieren oder an einen Fc-IgG Rezeptor zu binden.
- dass Funktionen der Endothelzellen, Epithelzellen, Fibroblasten, Chondrozyten, Synovialzellen, Muskelzellen, Osteozyten aktiviert werden, welche nicht die Entzündungsprozesse sondern die Heilungsprozesse fördern,

Interleukine

Die wesentlichen, bislang bekannten Interleukine und ihre Wirkungen auf das Immunsystem sind in Tabelle 6.5 aufgelistet. Auffallend ist,

- dass die große Zahl der Interleukine (IL-1 bis IL-38) von nur wenigen Zelltypen produziert wird,
- dass die meisten Interleukine
  - ein breites Spektrum unterschiedlicher Immunzellen aktivieren und
  - in Bezug auf die zelluläre Immunreaktion sowohl proinflammatorische als auch antiinflammatorische Wirkungen aufweisen,
- dass insgesamt die proinflammatorischen und antiinflammatorischen Aktivitäten ausgewogen sind, weil
  - für jedes Interleukin mit proinflammatorischer Wirkung oder mit antiinflammatorischer Wirkung bei einer bestimmten Immunzelle auch ein Interleukin existiert, welches eine gegenteilige Wirkung aufweist und
  - die Vielfalt unterschiedlich und gegensätzlich wirkender Interleukine extreme Immun-Reaktionen verhindern hilft und
- dass somit, um eine bestimmte immunologische Wirkung zu erzielen, die hierfür verantwortliche Gruppe an Interleukinen absolut und/oder relativ im lokal vorliegenden Gemisch der Interleukine dominieren muss.

Tab. 6.5: Einfluss der Interleukine IL-2 bis IL-38 auf Entzündungen.[569, 570, 571, 572]

Zytokine	Ursprungszellen	Zielzellen	proinflammatorische Wirkung / antiinflammatorische Wirkung	Fam.-Mitgl.
IL-1-Familie	IL-1α, -β, IL-18, IL-33, -36, -37, -38 und IL-1Ra, IL-36Ra (siehe Kap. 6.2)			
IL-2 573	*T-Lymphozyten (TH1-Ly)*	Makrophagen, NK-Zellen, *TH1-*, *TH2-Lymphozyten*, *B-Lymphozyten*	**Aktivierung und Proliferation (↑)** ***TH-Ly, CTL: Differenzierung*** **(↑)**	IL-4, Il-7, IL-9, IL-15, IL-21
			Proliferation B-Lymphozyten **(↑)**	
IL-3 574	Mastzellen, NK-Zellen, Endothelzellen, basophile. + eosin. Granulozyten	Mastzellen, KM-Stammzellen, eosinoph. Granulozyten	**Proliferation (↑); Histamin (↑); Monozytopoese, Granulopoese + *Lymphopoese*** **(↑)**	IL-5, GM-CSF
			Erythropoese (↑)	

569 Sedlacek HH. Immunologie. Die Immunabwehr des Menschen. de Gruyter. 2014:44–52; 3. Auflage, in Vorbereitung

570 Fietta P, Costa E, Delsante G. Interleukins (ILs), a fascinating family of cytokines. Part I: ILs from IL-1 to IL-19. Theor Biol Forum. 2015;108(1–2):19–40.

571 Fietta P, Costa E, Delsante G. Interleukins (ILs), a fascinating family of cytokines. Part II: ILs from IL-20 to IL-38. Theor Biol Forum. 2014;107(1–2):13–45.

572 Turner MD, Nedjai B, Hurst T, Pennington DJ. Cytokines and chemokines: At the crossroads of cell signalling and inflammatory disease, Biochimica et Biophysica Acta (BBA). Molecular Cell Research. 2014;1843/11:2563–2582.

573 Dhupkar P, Gordon N. Interleukin-2: Old and New Approaches to Enhance Immune-Therapeutic Efficacy. Adv Exp Med Biol. 2017;995:33–51.

574 Esnault S, Kelly EA. Essential Mechanisms of Differential Activation of Eosinophils by IL-3 Compared to GM-CSF and IL-5. Crit Rev Immunol. 2016;36(5):429–444.

Zytokine	Ursprungszellen	Zielzellen	proinflammatorische Wirkung	antiinflammatorische Wirkung	Fam.-Mitgl.
IL-4 575	Makrophagen, Mastzellen, KM-Stromazellen, *T-Lymphozyten*	Makrophagen, Monozyten, Endothelzellen, *T-Lymphozyten,* *B-Lymphozyten*	Makrophagen Prägung M1 (↓), M2 (↑); ***B-Ly, TH2-Ly: Proliferation/Differenz (↑)*** ***Antikörper-Isotypenwechsel IgG→ IgE (↑)***	*TH1-Ly.* (↓), IL-12 + IFNγ (↓)	IL-2, IL-7, IL-9, IL-13, IL-15, IL-21
IL-5 576	Mastzellen, eosinophile. Granulozyten, *T-Lymphozyten*	eosinophile Granulozyten *B-Lymphozyten*	**Granulozyten: Proliferation/Reifung (↑),** ***B-Lymphozyten (↑),*** ***Antikörper IgM, IgG, IgA (↑)***		IL-3, GM-CSF
IL-6 577, 578	Makrophagen, Endothelzellen, Fibroblasten, Fettzellen, Muskelzellen (Myokin), Osteoblasten, *T-Lymphozyten/* *TH17-Ly,* *B-Lymphozyten*	KM-Stammzellen, Hepatozyten, *T-Lymphozyten,* *B-Lymphozyten,* *Plasmazellen*	**Granulopoese (↑), CRP (↑), Fieber (↑)** ***Treg (↓)*** ***B-Lymphopoese + Differenzierung (↑)***	IL-1Ra + IL10 (↑); TNFα + IL-1 (↓); Osteoklasten (↑)	IL-11, IL-27 IL-31, LIF, CNTF, CT1, CLC, OSM
LIF 579, 580	Monozyten, Makrophagen, Fibroblasten, Osteoblasten, Leberzellen, *Thymusepithel,* *T-Lymphozyten*	KM-Stammzellen, Monozyten, Makrophagen, Osteoklasten, Leber-, Nierenzellen, Neuronen, Uterus- Stromazellen, *T-Lymphozyten*	**Osteoblasten Proliferation (↑),** **Megakaryozyten Proliferation (↑);** **Endothelzellen/Angiogenese (↑)** Differenzierung zu Fettzellen (↓) Proliferation Muskelzellen (↑) Proliferation Neuronen	ACTH-Ausschüttung (↑) TNF (↓), IL-6 (↓), IL-10 (↑) *Differenzierung Treg-Lymphozyten* (↑), *TH17-Lymphozyten* (↓)	

575 Gandhi NA, Pirozzi G, Graham NMH. Commonality of the IL-4/IL-13 pathway in atopic diseases. Expert Rev Clin Immunol. 2017;13(5):425–437.

576 Yanagibashi T, Satoh M, Nagai Y, Koike M, Takatsu K. Allergic diseases: From bench to clinic – Contribution of the discovery of interleukin-5. Cytokine. 2017;98:59–70.

577 Pedersen BK, Febbraio MA. Muscles, exercise and obesity: skeletal muscle as a secretory organ. Nat Rev Endocrinol. 2012;8(8):457–65.

578 Pedersen BK. Muscle as a secretory organ. Compr Physiol. 2013;3(3):1337–62.

579 Nicola NA, Babon JJ. Leukemia Inhibitory Factor (LIF). Cytokine Growth Factor Rev. 2015;26(5):533–544.

580 Mathieu ME, Saucourt C, Mournetas V, Gauthereau X, Thézé N, Praloran V, Thiébaud P, Bœuf H. LIF-dependent signaling: new pieces in the Lego. Stem Cell Rev. 2012;8(1):1–15.

Zytokine	Ursprungszellen	Zielzellen	proinflammatorische Wirkung	antiinflammatorische Wirkung	Fam.-Mitgl.
IL-7 581	Stromazellen (KM/ *Thymus*), Epithelzellen, Neuronen, Dentritischen Zellen, Leberzellen	KM-Stammzellen, *T-Lymphozyten*, *B-Lymphozyten*	**NK-Zellen Proliferation (↑), *T-Lymphozyten: Proliferation/ Differenzierung* (↑)**		HGF, IL-2, IL-4, IL-9, IL-15, IL-21
			***B-Lymphozyten Proliferation/ Differenzierung* (↑)**		
IL-8	siehe Kap. 6.1 (Chemokine)				
IL-9 582, 583	T-Lymphozyten (TH9-Ly)	Mastzellen, Megakaryozyten, *T-Lymphozyten*	**Aktivierung Mastzellen (↑)**		IL-2, IL-4, IL-7, IL-15, IL-21
			***B-Lymphozyten/TH2-Ly: Proliferation/ Differenzierung* (↑)**		
IL-10 584	Monozyten, Makrophagen, *Dentritische Zellen*, *T-Lymphozyten*	Makrophagen, Mastzellen, *Dentritische Zellen*, *T-Lymphozyten*, *B-Lymphozyten*	**Mastzellen Proliferation (↑)**		IL-19, IL-20, IL-22, IL-24, IL-26, IL-28, IL-29
			***B-Lymphozyten* → *Plasmazellen* (↑); *Antikörper IgG, IgA* (↑), *Antikörper IgE* (↓)**		
				TNFα (↓), IL-1 (↓), IL-2 (↓), IL-6 (↓) *TH1-Lymphoz: Differenzierung* (↓),	
IL-11 585, 586	KM-Stromazellen, Fibroblasten	KM-Stromazellen, Megakaryozyten, Osteo-klasten, Fettzellen, Trophoblasten, *B-Lymphozyten*	**Hämatopoese (↑), Osteoklasten (↑), Thrombozytopoese (↑)**		IL-6-Familie
			***B-Lymphozyten Differenzierung* (↑)**		
			Proliferation Fettzellen (↓) Plazentation (↑)		
IL-12 587	Makrophagen, Dentritische Zellen, Granulozyten, *B-Lymphozyten*	Natürliche Killerzellen, *T-Lymphozyten*	**NK-Zellen: Zytotoxizität (↑) Expression IFNγ + TNFα (↑); *TH1-Ly: Differenzierung* (↑); *CTL : Differenz/ Zytotoxizität* (↑),**		IL-23, IL-27, IL-35

581 Nguyen V, Mendelsohn A, Larrick JW. Interleukin-7 and Immunosenescence. J Immunol Res. 2017;2017: 4807853. doi: 10.1155/2017/4807853.

582 Li J, Chen S, Xiao X, Zhao Y, Ding W, Li XC. IL-9 and Th9 cells in health and diseases-From tolerance to immunopathology. Cytokine Growth Factor Rev. 2017. pii: S1359-6101(17)30109-0. doi: 10.1016/j.cytogfr. 2017.07.004.

583 Goswami R. Th9 Cells: New Member of T Helper Cell Family. Methods Mol Biol. 2017;1585:1–19.

584 NgTHS, Britton GJ, Hill EV, Verhagen J, Burton BR, DC. Regulation of adaptive immunity; the role of interleukin-10 Front. Immunol. 2013. https://doi.org/10.3389/fimmu.2013.00129.

585 Permyakov EA, Uversky VN, Permyakov SE. Interleukin-11: A Multifunctional Cytokine with Intrinsically Disordered Regions. Cell Biochem Biophys. 2016;74(3):285–96.

586 Paiva P, Salamonsen LA, Manuelpillai U, Walker C, Tapia A, Wallace EM. Dimitriadis E. Interleukin-11 promotes migration, but not proliferation, of human trophoblast cells, implying a role in placentation. Endocrinology. 2007;148(11):5566–72.

587 Behzadi P, Behzadi E, Ranjbar R. IL-12 Family Cytokines: General Characteristics, Pathogenic Microorganisms, Receptors, and Signalling Pathways. Acta Microbiol Immunol Hung. 2016;63(1):1–25.

Zytokine	Ursprungszellen	Zielzellen	proinflammatorische Wirkung	antiinflammatorische Wirkung	Fam.-Mitgl.
IL-13 588	Natürliche Killerzellen, Mastzellen, *TH2-Lymphozyten*	Fibroblasten, Hepatozyten, Makrophagen, *B-Lymphozyten*	**Fibroblasten Proliferation (↑) Sekretion MMP (↑)** *B-Ly Differenzierung/Funktion (↑), Antikörper IgG→ IgE (↑)*	Makrophagen Aktivierung (↓)	IL-2, IL-15
IL-14 589	*T-Lymphozyten, B-Lymphozyten*	*B-Lymphozyten*		*B-Lymphozyten Proliferation (↑) Antikörpersynthese (↓)*	
IL-15 590, 591	Monozyten, Epithelzellen, Fibroblasten, Muskelzellen, Nervenzellen, *Dentritische Zellen, Lymphozyten*	Natürliche Killerzellen, *T-Lymphozyten*	**NK-Zellen Zytotoxizität (↑),** ***CTL Proliferation + Zytotoxizität (↑)***		IL-2, IL-4, IL-7, IL-21
IL-16 592, 593	Monozyten, NK-Zellen, Mastzellen, eosinophile Granulozyten, Epithelzellen, *B-Lymphozyten, T-Lymphozyten*	Monozyten, Eosinophile, Granulozyten, *Dentritische Zellen, TH-Lymphozyten*	**Monozyten, Granulozyten: Aktivierung + Chemotaxie (↑),** ***TH-Lymphozyten Aktivierung (↑)***		
IL-17 594, 595, 596	Mastzellen, neutrophile Granulozyten, *TH17-Lymphozyten*	Epithelzellen, Fibroblasten, Makrophagen, neutrophil. Granulozyten, Endothelzellen, *Lymphozyten*	**Aktivierung und Sekretion von IL-1β, IL-6, IL-8, GM-CSF (↑) G-CSF, TNFα (↑); Angiogenese (↑)**	TGFβ (↑)	IL-17A, B, C, D IL-17E/ IL-25, IL-17F

588 Gieseck RL 3rd, Ramalingam TR, Hart KM, Vannella KM, Cantu DA, Lu WY, Ferreira-González S, Forbes SJ, Vallier L, Wynn TA. Interleukin-13 Activates Distinct Cellular Pathways Leading to Ductular Reaction, Steatosis, and Fibrosis. Immunity. 2016;45(1):145–58.

589 Nogami S, Satoh S, Tanaka-Nakadate S, Yoshida K, Nakano M, Terano A, Shirataki H. Identification and characterization of taxilin isoforms. Biochem Biophys Res Commun. 2004;319(3):936–43.

590 Di Sabatino A, Calarota SA, Vidali F, Macdonald TT, Corazza GR. Role of IL-15 in immune-mediated and infectious diseases. Cytokine Growth Factor Rev. 2011;22(1):19–33.

591 Perera PY, Lichy JH, Waldmann TA, Perera LP. The role of interleukin-15 in inflammation and immune responses to infection: implications for its therapeutic use. Microbes Infect. 2012;14(3):247–61.

592 Kaser A, Dunzendorfer S, Offner FA, Ryan T, Schwabegger A, Cruikshank WW, Wiedermann CJ, Tilg H. A role for IL-16 in the cross-talk between dendritic cells and T cells. J Immunol. 1999;163(6):3232–8.

593 Andersson A, Malmhäll C, Houltz B, Tengvall S, Sjöstrand M, Qvarfordt I, Lindén A, Bossios A. Interleukin-16-producing NK cells and T-cells in the blood of tobacco smokers with and without COPD. Int J Chron Obstruct Pulmon Dis. 2016;11:2245–2258.

Zyto-kine	Ursprungszellen	Zielzellen	proinflammatorische Wirkung		Fam.-Mitgl.
				antiinflammatorische Wirkung	
IL-18	siehe IL-1-Familie (Kap. 6.2)				
IL-19 597, 598	Monozyten, *B-Lymphozyten*	Monozyten	**Aktivierung und Sekretion von IL-6 + TNFα (↑), Apoptose (↑)**		IL-10-Familie
IL-20 599, 600, 601	Monozyten, neutroph. Granulozyten, Epithelzellen/ Keratinozyten	Keratinozyten, neutrophil. Granulozyten, Osteoklasten, pluripotente Stammzellen	**Proliferation + Differenzierung (↑); Granulozyten + Osteoklasten: Aktivierung (↑)**		IL-10-Familie, Subgruppe: IL-19, IL-22, Il-24, IL-26
IL-21 602, 603, 604	Natürliche Killerzellen, *TH-Lymphozyten (TH1, TH17)*	Natürliche Killerzellen, Monozyten, Makrophagen, *T-Lymphozyten, B-Lymphozyten*	**Monoz./Makroph. Aktivierung (↑), NK-Zellen Zytotoxizität (↑), *TH1-Lymphozyten Differenzierung* (↑), *CTL Zytotoxizität* (↑)**		IL-2, IL-4, Il-7, IL-9, IL-15
			***B-Ly: Differenzierung/Funktion* (↑), *Antikörper IgG, IgA* (↑)**		
				Antikörper IgE (↓)	

594 Miossec P, Korn T, Kuchroo VK. Interleukin-17 and type 17 helper T cells. N Engl J Med. 2009;361(9):888–98.

595 Hu Y, Shen F, Crellin NK, Ouyang W. The IL-17 pathway as a major therapeutic target in autoimmune diseases. Ann N Y Acad Sci. 2011;1217:60–76.

596 Lin AM, Rubin CJ, Khandpur R, Wang JY, Riblett M, Yalavarthi S, Villanueva EC, Shah P, Kaplan MJ, Bruce AT. Mast cells and neutrophils release IL-17 through extracellular trap formation in psoriasis. J Immunol. 2011;187(1):490–500.

597 Kragstrup TW, Andersen T, Holm C, Schiøttz-Christensen B, Jurik AG, Hvid M, Deleuran B. Toll-like receptor 2 and 4 induced interleukin-19 dampens immune reactions and associates inversely with spondyloarthritis disease activity. Clin Exp Immunol. 2015;180(2):233–42.

598 Steinert A, Linas I, Kaya B, Ibrahim M, Schlitzer A, Hruz P, Radulovic K, Terracciano L, Macpherson AJ, Niess JH. The Stimulation of Macrophages with TLR Ligands Supports Increased IL-19 Expression in Inflammatory Bowel Disease Patients and in Colitis Models. J Immunol. 2017. pii: ji1700350. doi: 10.4049/jimmunol.1700350.

599 Rutz S, Wang X, Ouyang W. The IL-20 subfamily of cytokines--from host defence to tissue homeostasis. Nat Rev Immunol. 2014;14(12):783–95.

600 Kragstrup TW, Otkjaer K, Holm C, Jørgensen A, Hokland M, Iversen L, Deleuran B. The expression of IL-20 and IL-24 and their shared receptors are increased in rheumatoid arthritis and spondyloarthropathy. Cytokine. 2008;41(1):16–23.

601 Hsu YH, Chen WY, Chan CH, Wu CH, Sun ZJ, Chang MS. Anti-IL-20 monoclonal antibody inhibits the differentiation of osteoclasts and protects against osteoporotic bone loss. J Exp Med. 2011;208:1849–61.

602 Kuchen S, Robbins R, Sims GP, Sheng C, Phillips TM, Lipsky PE, Ettinger R (2007). „Essential role of IL-21 in B cell activation, expansion, and plasma cell generation during CD4+ T cell-B cell collaboration". J. Immunol. 2007;179(9):5886–96.

603 Dinesh P, Rasool M. Multifaceted role of IL-21 in rheumatoid arthritis: Current understanding and future perspectives. J Cell Physiol. 2017. doi: 10.1002/jcp.26158.

604 Tian Y, Zajac AJ. IL-21 and T Cell Differentiation: Consider the Context. Trends Immunol. 2016;37(8):557–68.

Zytokine	Ursprungszellen	Zielzellen	proinflammatorische Wirkung	antiinflammatorische Wirkung	Fam.-Mitgl.
IL-22 605, 606, 607, 608,	Natürliche Killerzellen, *TH-Lymphozyten (TH1, TH17, TH22)*	Epithelzellen, neutrophile Granulozyten	**Expression bakterizider Proteine wie Defensine und S 100s (↑)**		IL-10-Familie, Subgruppe IL-19
IL-23 609, 610, 611	Epithelzellen, Monozyten, *Dentritische Zellen*	*TH0/TH17-Lymphozyten*	***TH17-Ly Differenzierung (↑) Expression von IL-17, Il-21, IL-22 (↑) und von IFNγ (↑)***		IL-12, IL-27, IL-35
IL-24 612, 613	Monozyten, Makrophagen, Endothelzellen, *TH2-Lymphozyten*	Epithelzellen (Haut, Lunge, Hoden, Ovar), Monozyten/ Makrophagen	**Epithelzellen, Monozyten und Makrophagen: Aktivierung/Proliferation (↑)**		IL-10-Familie, Subgruppe: IL-19
IL-25 614, 615, 616, 617	Mastzellen, *TH2-Lymphozyten*	eosinophile Granulozyten, *TH2-Lymphozyten, TH17-Lymphozyten*	**eosin. Granulozyten Aktivierung (↑)** ***Aktivierung und Expression von IL-4, IL-5, IL-13 (↑); Antikörper IgG → IgE (↑)***	Expression IFNγ + IL-17 (↓) ;	IL-17A, B, C, D, IL-17F

605 Eidenschenk C, Rutz S, Liesenfeld O, Ouyang W. Role of IL-22 in microbial host defense. Curr Top Microbiol Immunol. 2014;380:213–36.

606 Eyerich K, Dimartino V, Cavani A. IL-17 and IL-22 in immunity: Driving protection and pathology. Eur J Immunol. 2017;47(4):607–614.

607 Wolk K, Kunz S, Witte E, Friedrich M, Asadullah K, Sabat R. IL-22 increases the innate immunity of tissues. Immunity. 2004;21(2):241–54.

608 Kragstrup TW, Otkjaer K, Holm C, Jørgensen A, Hokland M, Iversen L, Deleuran B. The expression of IL-20 and IL-24 and their shared receptors are increased in rheumatoid arthritis and spondyloarthropathy. Cytokine. 2008;41(1):16–23.

609 Yen D, Cheung J, Scheerens H, Poulet F, McClanahan T, McKenzie B, Kleinschek MA, Owyang A, Mattson J, Blumenschein W, Murphy E, Sathe M, Cua DJ, Kastelein RA, Rennick D. IL-23 is essential for T cell-mediated colitis and promotes inflammation via IL-17 and IL-6. J Clin Invest. 2006;116(5):1310–6.

610 Lee E, Trepicchio WL, Oestreicher JL, Pittman D, Wang F, Chamian F, Dhodapkar M, Krueger JG. Increased expression of interleukin 23 p19 and p40 in lesional skin of patients with psoriasis vulgaris. J Exp Med. 2004;199(1):125–30.

611 Yago T, Nanke Y, Kawamoto M, Kobashigawa T, Yamanaka H, Kotake S. IL-23 and Th17 Disease in Inflammatory Arthritis. J Clin Med. 2017;6(9). pii: E81. doi: 10.3390/jcm6090081.

612 Kragstrup TW, Otkjaer K, Holm C, Jørgensen A, Hokland M, Iversen L, Deleuran B. The expression of IL-20 and IL-24 and their shared receptors are increased in rheumatoid arthritis and spondyloarthropathy. Cytokine. 2008;41(1):16–23.

613 Margue C, Kreis S. IL-24: physiological and supraphysiological effects on normal and malignant cells. Curr Med Chem. 2010;17(29):3318–26.

614 Fort MM, Cheung J, Yen D, Li J, Zurawski SM, Lo S, Menon S, Clifford T, Hunte B, Lesley R, Muchamuel T, Hurst SD, Zurawski G, Leach MW, Gorman DM, Rennick DM. IL-25 induces IL-4, IL-5, and IL-13 and Th2-associated pathologies in vivo. Immunity. 2001;15(6):985–95.

Zyto-kine	Ursprungszellen	Zielzellen	proinflammatorische Wirkung / antiinflammatorische Wirkung	Fam.-Mitgl.
IL-26 618, 619, 620	*TH-Lymphozyten/ TH17-Ly*	Epithelzellen, Makrophagen, Bakterien	**Expression von IL-8 (↑), Bindung an Glycosaminoglycane/ Porenbildung/Bakterizidie (↑),**	IL-10-Familie, Subgruppe: IL-19
			Expression von IL-10 (↑)	
IL-27 621, 622, 623	*Antigen-präsentierende Zellen, Dentritische Zellen, Monozyten, Makrophagen*	Monozyten/ Makrophagen, Mastzellen, NK-Zellen, Endothelzellen, *B-Lymphozyten, T-/TH-Lymphozyten*	***IFNγ* (↑), *TH1-Lymphozyten Differenzierung* (↑), CTL: *Zytotoxizität/ Granzym/Perforin* (↑), *Treg-Lymphozyten Differenzierung* (↓),**	IL-12, IL-23, IL-35
			IL-4, IL-17, IL-22, GM-CSF (↓), *TH2-Lymphozyten Differenzierung* (↓), *TH17-Lymphozyten* (↓), *Typ1-Treg/IL-10* (↑)	
IL-28	siehe Interferon-Familie, Tab. 6.6			
IL-29				
IL-30 624	siehe IL-27; IL-30 ist die Untereinheit p28 des Heterodimers IL-27			

615 Owyang AM, Zaph C, Wilson EH, Guild KJ, McClanahan T, Miller HR, Cua DJ, Goldschmidt M, Hunter CA, Kastelein RA, Artis D. Interleukin 25 regulates type 2 cytokine-dependent immunity and limits chronic inflammation in the gastrointestinal tract. J Exp Med. 2006;203(4):843–9.

616 Xu M, Dong C. IL-25 in allergic inflammation. Immunol Rev. 2017; 278(1):185–191.

617 Tang W, Smith SG, Beaudin S, Dua B, Howie K, Gauvreau G, O'Byrne PM. IL-25 and IL-25 receptor expression on eosinophils from subjects with allergic asthma. Int Arch Allergy Immunol. 2014;163(1):5–10.

618 Hör S, Pirzer H, Dumoutier L, Bauer F, Wittmann S, Sticht H, Renauld JC, de Waal Malefyt R, Fickenscher H. The T-cell lymphokine interleukin-26 targets epithelial cells through the interleukin-20 receptor 1 and interleukin-10 receptor 2 chains. J Biol Chem. 2004;279(32):33343–51.

619 Braum O, Pirzer H, Fickenscher H. Interleukin-26, a highly cationic T-cell cytokine targeting epithelial cells. Antiinflamm Antiallergy Agents Med Chem. 2012;11(3):221–9.

620 Donnelly RP, Sheikh F, Dickensheets H, Savan R, Young HA, Walter MR. Interleukin-26: an IL-10-related cytokine produced by Th17 cells. Cytokine Growth Factor Rev. 2010;21(5):393–401.

621 Pot C, Apetoh L, Kuchroo VK. Type 1 regulatory T cells (Tr1) in autoimmunity. Semin Immunol. 2011;23(3):202–8.

622 Yoshida H, Hunter CA, The Immunobiology of Interleukin-27. Annual Review of Immunology. 2015; 33(1):417–443.

623 Meka RR, Venkatesha SH, Dudics S, Acharya B, Moudgil KD. IL-27-induced modulation of autoimmunity and its therapeutic potential. Autoimmun Rev. 2015;14(12):1131–1141.

624 Garbers C, Spudy B, Aparicio-Siegmund S, Waetzig GH, Sommer J, Hölscher C, Rose-John S, Grötzinger J, Lorenzen I, Scheller J. An interleukin-6 receptor-dependent molecular switch mediates signal transduction of the IL-27 cytokine subunit p28 (IL-30) via a gp130 protein receptor homodimer. J Biol Chem. 2013;288(6):4346–54.

Zytokine	Ursprungszellen	Zielzellen	proinflammatorische Wirkung / antiinflammatorische Wirkung	Fam.-Mitgl.
IL-31 625, 626, 627, 628	Monozyten, Makrophagen, Mastzellen, *T-/TH2-Lymphozyten*, Endothelzellen, Epithelzellen (Haut, Darm, Lunge, Hoden)		**Epithelzellen, eosinophile Granulozyten Aktivierung (↑), Neuronen/ Pruritus (↑)**	
			TH2-Lymphozyten: Differenzierung/ Aktivierung/IL-4, Il-5, IL-13 (↑), Antikörperwechsel von IgG nach IgE (↑)	
IL-32 α, δ, θ 629, 630	Epithelzellen, Endothelzellen, Fibroblasten, Natürliche Killerzellen, *Dentritische Zellen*, *T-Lymphozyten*	Endothelzellen, Glatte Muskelzellen, Natürliche Killerzellen, Monozyten, Makrophagen, *Dentritische Zelle*	antiinflammatorisch: Expression Adhäsionsmoleküle (↓), MMP (↓) NK-Zellen: Zytotoxizität (↓), Makrophagen: Differenzierung (↓), TNFα (↓), IL-10 (↓), CCL5 (↓) *Dentritische Zellen: Expression IL-18 (↓)*	mRNA-Splice Varianten: IL-32α, β, γ, δ, ε, ζ, η, θ, s
IL-32 β, γ 631, 632, 633			**Makrophagen Prägung zu M1 (↑), Expression von TNFα, IL-1β, IL-6, Il-8, MIP-2/CXCL2 (↑),**	
			antiinflammatorisch: Expression von IL-10 (↑)	
			zelluläre Lipide (↑), Cholesterol (↓), antivirale Wirksamkeit (↑)	
IL-33	siehe IL-1-Familie (IL-1α, -β, IL-18, IL-33, -36, -37, -38 und IL-1Ra, IL-36Ra; Kap. 6.2)			

625 Nobbe S, Dziunycz P, Mühleisen B, Bilsborough J, Dillon SR, French LE, Hofbauer GF. IL-31 expression by inflammatory cells is preferentially elevated in atopic dermatitis. Acta Derm Venereol. 2012;92(1):24–8.
626 Cornelissen C, Lüscher-Firzlaff J, Baron JM, Lüscher B. Signaling by IL-31 and functional consequences. Eur J Cell Biol. 2012;91(6–7):552–66.
627 Saito S, Aoki A, Arai I, Takaishi S, Ito H, Akiyama N, Kiyonari H. Regulation of Th2 responses by different cell types expressing the interleukin-31 receptor. Allergy Asthma Clin Immunol. 2017;13:23. doi: 10.1186/s13223-017-0194-9.
628 Saleem MD, Oussedik E, D'Amber V, Feldman SR. Interleukin-31 pathway and its role in atopic dermatitis: a systematic review. J Dermatolog Treat. 2017:1–9. doi: 10.1080/09546634.2017.1290205.
629 Son DJ, Jung YY, Seo YS, Park H, Lee DH, Kim S, Roh YS, Han SB, Yoon DY, Hong JT. Interleukin-32α Inhibits Endothelial Inflammation, Vascular Smooth Muscle Cell Activation, and Atherosclerosis by Upregulating Timp3 and Reck through suppressing microRNA-205 BiogenesisTheranostics. 2017;7(8):2186–2203.
630 Gorvel L, Korenfeld D, Tung T, Klechevsky E. Dendritic Cell-Derived IL-32α: A Novel Inhibitory Cytokine of NK Cell Function. J Immunol. 2017;199(4):1290–1300.
631 Kim SH, Han SY, Azam T, Yoon DY, Dinarello CA. Interleukin-32: a cytokine and inducer of TNFalpha. Immunity. 2005;22(1):131–42.
632 Xu Z, Dong A, Feng Z, Li J. Interleukin-32 promotes lipid accumulation through inhibition of cholesterol efflux. Exp Ther Med. 2017;14(2):947–952.
633 Khawar MB, Abbasi MH, Sheikh. IL-32: A Novel Pluripotent Inflammatory Interleukin, towards Gastric Inflammation, Gastric Cancer, and Chronic Rhino Sinusitis. Mediators Inflamm. 2016;2016:8413768. doi: 10.1155/2016/8413768.

Zytokine	Ursprungszellen	Zielzellen	proinflammatorische Wirkung	antiinflammatorische Wirkung	Fam.-Mitgl.
IL-34 634, 635, 636, 637	Epithelzellen, Neuronen	Monozyten, Makrophagen, Osteoklasten, Fibroblasten, Mikrogliazellen, *Dentritische Zellen*	**Aktivierung + Proliferation der Zielzellen (↑) IL-6 (↑)**		CSF-1
IL-35 638, 639, 640	Monozyten, Endothelzellen, glatte Muskelzellen, *Treg/ regulatorische T-lymphozyten*	Fibroblasten/ Synovialzellen, *Treg-Lymphozyten, TH17-Lymphozyten*		Fibroblasten: VEGF, FGF-2, TNFα, IL-6 (↓), Endostatin (↑), Angiogenese (↓), *Treg-Lymphozyten: Aktivierung und Proliferation* (↑), *TH17-Lymphozyten* (↓)	IL-12, IL-23, IL-27
IL-36	siehe IL-1-Familie (Kap. 6.2)				
IL-37					
IL-38					
TSLP 641, 642	Epithelzellen, Endothelzellen, Fibroblasten, Stromazellen	myeloische Stammzellen, Dentritische Zellen	**basophile Granulozyten: Differenzierung (↑), Endothelzellen: Aktivierung (↑) Proliferation (↑), *Langerhans-Zellen: Aktivierung* (↑), *TH1-Lymphozyten: Differenzierung* (↑), *Dentritische Zellen im Thymus: Reifung* (↑)**	*Treg-Ly Differenzierung* (↑)	

634 Lin H, Lee E, Hestir K, Leo C, Huang M, Bosch E, Halenbeck R, Wu G, Zhou A, Behrens D, Hollenbaugh D, Linnemann T, Qin M, Wong J, Chu K, Doberstein SK, Williams LT. Discovery of a cytokine and its receptor by functional screening of the extracellular proteome. Science. 2008;320(5877):807–11.

635 Baghdadi M, Endo H, Tanaka Y, Wada H, Seino KI. Interleukin 34, from pathogenesis to clinical applications. Cytokine. 2017;99:139–147.

636 Nakamichi Y, Udagawa N, Takahashi N. IL-34 and CSF-1: similarities and differences. J Bone Miner Metab. 2013;31(5):486–95.

637 Wang B, Ma Z, Wang M, Sun X, Tang Y, Li M, Zhang Y, Li F, Li X. IL-34 Upregulated Th17 Production through Increased IL-6 Expression by Rheumatoid Fibroblast-Like Synoviocytes. Mediators Inflamm. 2017; 2017:1567120. doi: 10.1155/2017/1567120.

638 Li X, Mai J, Virtue A, Yin Y, Gong R, Sha X, Gutchigian S, Frisch A, Hodge I, Jiang X, Wang H, Yang XF. IL-35 is a novel responsive antiinflammatory cytokine--a new system of categorizing antiinflammatory cytokines. PLoS One. 2012;7(3):e33628. doi: 10.1371/journal.pone.0033628.

639 Banchereau J, Pascual V, O'Garra A. From IL-2 to IL-37: the expanding spectrum of antiinflammatory cytokines. Nat Immunol. 2012;13(10):925–31.

640 Wu S, Li Y, Yao L, Li Y, Jiang S, Gu W, Shen H, Xia L, Lu J. Interleukin-35 inhibits angiogenesis through STAT1 signalling in rheumatoid synoviocytes. Clin Exp Rheumatol. 2017, PMID: 28850026.

Zytokine	Ursprungszellen	Zielzellen	proinflammatorische Wirkung		Fam.-Mitgl.
				antiinflammatorische Wirkung	
OCM 643, 644, 645, 646	Monozyten, Makrophagen, neutr. Granulozyten, *Dentritische Zellen, T-Lymphozyten*	Endothelzellen, Makrophagen	**Endothelzellen: Aktivierung (↑), Expression Adhäsionsmoleküle/ E-Selectin (↑), Zytokine/IL-6 (↑)**		IL-6, LIF
				Makrophagen: Prägung M2-Phänotyp (↑)	
			Insulin-Resistenz (↓)		

	Stimulation zelluläre Antwort
	Stimulation Antikörperantwort
	antiinflammatorische Wirkung

kursive Schrift: erworbene Immunreaktion;

Kleinschrift = Wirkungen, welche nicht direkt Entzündungen betreffen

LIF = Leukemia Inhibitory Factor; OCM = Oncostatin M; Treg-Ly = regulatorische T-Lymphozyten; TSLP = Thymic Stromal Lymphopoietin; KM = Knochenmark

Interferone

Ein Gleichgewicht proinflammatorischer und antiinflammatorischer Wirkungen ähnlich wie bei den Interleukinen ist auch bei den Interferonen erkennbar (siehe Tab. 6.6). Alle Interferone weisen eine antivirale Wirkung auf. Zusätzlich zeigen Typ I (z. B. IFNα und IFNβ) und Typ III (IFN-λ)-Interferone einen ausgeprägten antiinflammatorischen Effekt, dem entgegen wirkt die deutliche proinflammatorische Wirkung des Typ II-Interferons (IFN-γ).

---

641 Camelo A, Rosignoli G, Ohne Y, Stewart RA, Overed-Sayer C, Sleeman MA, May RD. IL-33, IL-25, and TSLP induce a distinct phenotypic and activation profile in human type 2 innate lymphoid cells. Blood Adv. 2017;1(10):577–589.

642 Yu X, Peng Y, Liang H, Fu K, Zhao Z, Xie C, Zhou L, Zhang K. TSLP/TSLPR promote angiogenesis following ischemic stroke via activation of the PI3K/AKT pathway. Mol Med Rep. 2018;17(2):3411–3417.

643 Komori T, Morikawa Y. Oncostatin M in the development of metabolic syndrome and its potential as a novel therapeutic target. Anat Sci Int. 2017. doi: 10.1007/s12565-017-0421-y.

644 Stephens JM, Elks CM. Oncostatin M: Potential Implications for Malignancy and Metabolism. Curr Pharm Des. 2017;23(25):3645–3657.

645 Hermanns HM. Oncostatin M and interleukin-31: Cytokines, receptors, signal transduction and physiology. Cytokine Growth Factor Rev. 2015;26(5):545–58.

646 Komori T, Tanaka M, Senba E, Miyajima A, Morikawa Y. Lack of oncostatin M receptor β leads to adipose tissue inflammation and insulin resistance by switching macrophage phenotype. J Biol Chem. 2013; 288(30):21861–75.

Tab. 6.6: Einfluss der Interferone/IFN auf Entzündungen.[647]

Interferone		**Ursprungszellen**	**Zielzellen**	**proinflammatorische Wirkung**		**Fam.-Mitgl.**
					antiinflammatorische Wirkung	
I 648, 649, 650	**IFN-α**	Monozyten, Makrophagen, Granulozyten, Fibroblasten, Endothelzellen, Epithelzellen, *Dentritische Zellen*, *Lymphozyten* (fast jeder Zelltyp)	praktisch alle Zellen		antivirale Aktivität (↑), Zellproliferation (↓)	IFNα1, 2, 4, 5, 6, 7, 8, 10, 13, 14, 16, 17, 21
	IFN-β **IFN-ε** **IFN-κ**		Blutstammzellen/HSC, Makrophagen		Knochenmark-Aplasie (↑), *Expression IL-10* (↑), *Treg-Lymphozyten Differenzierung und Aktivierung* (↑)	
	IFN-ω		*Lymphozyten, Dentritische Zellen*		Speicher an Blutstammzellen (↓)	
II	**IFN-γ** 651, 652, 653	Natürliche Killerzellen, *Dentritische Zellen*, *TH1-Lymphozyten*, *CTL*	Blutstammzellen/HSC, Makrophagen, *T-Lymphozyten*, *CTL*, *B-Lymphozyten* (fast jeder Zelltyp)	**Proliferation Blutstammzellen (↑), Makrophagen: Aktivierung und Polarisierung zu M1 Endothelzellen, Natürliche Killerzellen: Aktivierung (↑), *Expression von MHC I und II* (↑), *CTL Zytotoxizität* (↑), *TH2-Lymphozyten* (↓)** ***B-Lymphozyten Proliferation/ Differenzierung*** **(↑);**	antivirale Aktivität (↑), *Antikörper-Isotyp-Wechsel: IgG → IgE* (↓)	

647 Sedlacek, HH, Immunologie, Die Immunabwehr des Menschen, 3. Auflage, de Gruyter, in Vorbereitung

648 Pestka S, Krause CD, Walter MR. Interferons, interferon-like cytokines, and their receptors. Immunol. Rev. 2004;202:8–32.

649 González-Navajas JM, Lee J, David M, Raz E. Immunomodulatory functions of type I interferons. Nat Rev Immunol. 2012;12(2):125–35.

650 Smith JN, Kanwar VS, MacNamara KC. Hematopoietic Stem Cell Regulation by Type I and II Interferons in the Pathogenesis of Acquired Aplastic Anemia. Front Immunol. 2016;7:330. doi: 10.3389/fimmu.2016.00330.

651 Green DS, Young HA, Valencia JC. Current prospects of type II interferon γ signaling and autoimmunity. J Biol Chem. 2017;292(34):13925–13933.

652 Kulkarni A, Ganesan P, O'Donnell LA. Interferon Gamma: Influence on Neural Stem Cell Function in Neurodegenerative and Neuroinflammatory Disease. Clin Med Insights Pathol. 2016;9(Suppl 1):9–19.

653 Smith JN, Kanwar VS, MacNamara KC. Hematopoietic Stem Cell Regulation by Type I and II Interferons in the Pathogenesis of Acquired Aplastic Anemia. Front Immunol. 2016;7:330. doi: 10.3389/fimmu.2016.00330.

Interferone		Ursprungs-zellen	Zielzellen	proinflammatorische Wirkung		Fam.-Mitgl.
					antiinflammatorische Wirkung	
III	**IFN-λ** [654, 655, 656]	vorwiegend Epithelzellen	vorwiegend Epithelzellen		IFN-λ + IFN-α (↑), antivirale Aktivität (↑) (epitheliotrophe Viren, z. B. RotaV)	IFN-λ1, 2, 3 (IL-29, IL-28a, b) + IFN λ4

	Stimulation zelluläre Antwort
	Stimulation Antikörperantwort
	antiinflammatorische Wirkung

kursive Schrift: erworbene Immunreaktion;

Kleinschrift = Ergänzungen

CTL = cytotoxic T-Lymphocytes; M1 = proinflammatorisch polarisierte Makrophagen; M2 = antiinflammatorisch polarisierte Makrophagen; MHC = Major Histocompatibility Complex

Mitglieder der TNF-Familie

Derzeit sind 19 Mitglieder der TNF (Tumor-Nekrose-Faktor)-Familie bekannt (siehe Tab. 6.7), deren Wirkung je nach dem jeweils spezifischen TNF-Rezeptor unterschiedlich sein kann:[657, 658]

- **zellaktivierende und anti-apoptotische Wirkungen**
  - weisen solche TNF-Rezeptoren auf, wie z. B. OX40, GITR, CD30 oder RANK,
    - welche keine Todes-Domäne (DD/Death-Domäne) besitzen,
    - die jedoch TIM (TRAF-TNF-Rezeptor-interagierende)-Motive aufweisen,
  - benötigen die Bindung eines der Adapterproteine TRAF1, 2, 3, 5, 6 (TNF-Rezeptor-assoziierte Faktoren) an TIM, wobei TRAF wiederum die zelluläre Signalübertragung stimuliert, was schlussendlich eine Aktivierung des Transkriptionsfaktors NF-κB zur Folge hat,
    - die geregelt wird durch (Ko-)Stimulation der Rezeptor-tragenden Zelle im Rahmen der Immunologischen Synapse zwischen einer Antigen-präsentierenden Zelle und einem T-Lymphozyten (siehe Kap. 5.1) und/oder

654 Osterlund PI, Pietilä TE, Veckman V, Kotenko SV, Julkunen I. IFN regulatory factor family members differentially regulate the expression of type III IFN (IFN-lambda) genes. J Immunol. 2007;179(6):3434–42.

655 Hermant P, Michiels T. Interferon-λ in the context of viral infections: production, response and therapeutic implications. J Innate Immun. 2014;6(5):563–74.

656 Lu YF, Goldstein DB, Urban TJ, Bradrick SS. Interferon-λ4 is a cell-autonomous type III interferon associated with pre-treatment hepatitis C virus burden. Virology. 2015;476:334–40.

657 Sedlacek HH. Immunologie. Die Immunabwehr des Menschen. de Gruyter. 2014:56–59 und 101–104.

658 Meylan F, Siegel RM. TNF superfamily cytokines in the promotion of Th9 differentiation and immunopathology. Semin Immunopathol. 2017;39(1):21–28.

   - welche unabhängig von einer Kostimulation zur Expression von proinflammatorisch oder antiinflammatorisch wirkenden Immunmediatoren führt;
- **pro-apoptotische Wirkungen**
  - zeigen solche TNF-Rezeptoren wie z. B. FAS oder der TRAIL-Rezeptor,
    - die über eine Todesdomäne (Death-Domäne/DD) verfügen und
    - an welche Adapterproteine mit weiteren Todesdomänen wie z. B. TRADD (Tumor necrosis factor receptor type 1-associated Death Domain-Protein) und FADD (Fas-Associated Protein with Death Domain (FADD) binden,
  - erfolgen durch Aktivierung der Initiator Caspase-8, die den Apoptose-Prozess einleitet durch Aktivierung der Effektor-Caspasen (Caspase-3, -6, -7) und der CAD (Caspase Aktivierte DNAse),
- **zellaktivierende oder pro-apoptotische Wirkungen**
  - können TNF-Rezeptoren mit einer Todesdomäne wie z. B. DR3, TNFR1 aufweisen,
  - wobei die Zellaktivierung ausgelöst wird
    - durch Bindung von TRADD (Tumor necrosis factor receptor type 1-associated Death Domain-Protein) und die Rekrutierung des Adaptor Proteins TRAF2,
    - wobei Survivine, im Besonderen die IAPs (Inhibitor of Apoptosis Proteins) die Aktivierung von Caspasen und damit die Apoptose inhibieren,
    - letztlich durch die Aktivierung des Transkriptionsfaktors NF-κB,
  - wobei andererseits die Apoptose ausgelöst werden kann
    - wenn Adapterproteine mit weiteren Todesdomänen wie z. B. TRADD und FADD (Fas-Associated Protein with Death Domain (FADD) binden und
    - wenn Caspase-8 ungehindert aktiviert wird zur Einleitung des Apoptose-Prozesses.

Die Wirkung der TNF-Moleküle auf die Entzündung ist vielgestaltig:
- die Auslösung von Apoptose und Zytotoxizität
  - wirkt proinflammatorisch, wenn hierdurch DAMPs freigesetzt werden, die Immunzellen zur Ausschüttung von Entzündungsmediatoren stimulieren,
  - wirkt zugleich antiinflammatorisch, wenn hierdurch Zellen vernichtet werden, welche proinflammatorische Mediatoren exprimieren:
- die Stimulierung von Zellen der Immunabwehr kann je nach Zelle proinflammatorische oder auch antiinflammatorische Wirkung aufweisen (siehe Tab. 6.7),
- durch die Kombination gegensetzlicher Wirkungen entsteht ein Gleichgewicht zwischen proinflammatorischen und antiinflammatorischen Folgen,
  - welches einerseits den Körper schützt vor extremen Immun-Reaktionen,
  - welches andererseits durch die Beteiligung der angeborenen wie auch der erworbenen Immunabwehr das Potential enthält, auf absolut oder relativ übermäßige PAMPs oder DAMPs kurzfristig und machtvoll reagieren zu können,
  - welches jedoch auch die Gefahr einer überschießenden proinflammatorischen Reaktion in sich birgt.

Tab. 6.7: Wirkung von Mitgliedern der TNF-Familie auf die Entzündung.[659, 660, 661, 662, 663]

Zytokine	Ursprungszellen	Zielzellen (Rezeptor)	proinflammatorische Wirkung / antiinflammatorische Wirkung	Inhibitoren
TNFα 664, 665, 666, 667, 668 Kachexin	Makrophagen, Mastzellen, neutrophile/eosinophile Granulozyten, NK-Zellen, Endothelzellen, Fibroblasten, glatte Muskelzellen, Fettzellen, *T-Lymphozyten*, Mikroglia, Astrozyten, Neurone	Makrophagen, Mikrogliazellen, Neurone, Astrozyten, verschiedene Gewebe-Zellen (TNFRSF1A), *T-Lymphozyten*, *B-Lymphozyten*, *Treg*, *Dentritische Zellen*, Makrophagen, Endothelzellen (TNFRSF1B)	**TNFRI/II: NF-κB (↑), Makrophagen: Phagozytose (↑), Zytokine/IL-1 (↑), Cyclooxygenase-2 (↑); Leukotriene (↑), PGE2 (↑), Granulozyten: Chemotaxie (↑), Fibroblasten: Kollagen (↓), MMP (↑); Neurone/Mikroglia: Glutamat/Neurotoxizität (↑); Leber/CRP (↑); Fieber (↑); TNFRI/Apoptose (↑)**	**TNFAIP3** 669, 670, **sTNFRSF1B, Treg**[671], **α1-Antitrypsin,**
			Monozyten: IL-10 (↑); *TH1-Ly* (↓), *TH2-Ly* (↑), Hypothalamus: CRH (↑)	**cIAP**[672], **sTNFRSF1B**
			Neurone/Mikroglia: BDNF/Lernen/Gedächtnis (↑), Appetit (↓); Insulin-Resistenz (↑);	

659 https://www.genenames.org/cgi-bin/genefamilies/set/782. (Abfrage 2. 1. 2018)

660 Sedlacek HH. Immunologie. Die Immunabwehr des Menschen. de Gruyter. 2014:56–59.

661 Ward-Kavanagh L, Lin WW, Šedý JS, Ware CF. The TNF Receptor Superfamily in Costimulating and Coinhibitory Responses. Immunity. 2016;44(5):1005–1019.

662 Šedý J, Bekiaris V, Ware CF. Tumor Necrosis Factor Superfamily in Innate Immunity and Inflammation, Cold Spring Harb Perspect Biol. 2015;7(4):a016279. doi: 10.1101/cshperspect.a016279.

663 Meylan F, Siegel RM. TNF superfamily cytokines in the promotion of Th9 differentiation and immunopathology. Semin Immunopathol. 2017;39(1):21–28.

664 Bałkowiec-Iskra E, Vermehren-Schmaedick A, Balkowiec A. Tumor necrosis factor-α increases brain-derived neurotrophic factor expression in trigeminal ganglion neurons in an activity-dependent manner. Neuroscience. 2011;180:322–33.

665 Said EA, Dupuy FP, Trautmann L, Zhang Y, Shi Y, El-Far M, Hill BJ, Noto A, Ancuta P, Peretz Y, Fonseca SG, Van Grevenynghe J, Boulassel MR, Bruneau J, Shoukry NH, Routy JP, Douek DC, Haddad EK, Sekaly RP. Programmed death-1-induced interleukin-10 production by monocytes impairs CD4+ T cell activation during HIV infection. Nat Med. 2010;16(4):452–9.

666 Olmos G, Lladó J. Tumor Necrosis Factor Alpha: A Link between Neuroinflammation and Excitotoxicity. Mediators Inflamm. 2014;2014:861231. doi: 10.1155/2014/861231.

667 Mattyasovszky SG, Hofmann A, Brochhausen C, Ritz U, Kuhn S, Wollstädter J, Schulze-Koops H, Müller LP, Watzer B, Rommens PM. The effect of the proinflammatory cytokine tumor necrosis factor-alpha on human joint capsule myofibroblasts. Arthritis Res Ther. 2010;12(1):R4. doi: 10.1186/ar2902.

668 Danielson KK, Monson RS, LeCaire TJ. Factors Associated with Higher Pro-Inflammatory Tumor Necrosis Factor-α Levels in Young Women with Type 1 Diabetes. Exp Clin Endocrinol Diabetes. 2016;124(3):140–147.

669 Zhang M, Peng LL, Wang Y, Wang JS, Liu J, Liu MM, Hu J, Song B, Yang HB. Roles of A20 in autoimmune diseases. Immunol Res. 2016;64(2):337–44.

670 Urbano PC, Aguirre-Gamboa R, Ashikov A, van Heeswijk B, Krippner-Heidenreich A, Tijssen H, Li Y, Azevedo VF, Smits LJ, Hoentjen F, Joosten I, Koenen HJ. TNFAIP3/A20 acts as master switch in TNFα blockade-driven IL-17A expression. J Allergy Clin Immunol. 2017. pii: S0091-6749(17)31900-0. doi: 10.1016/j.jaci.2017.11.024.

Zytokine	Ursprungszellen	Zielzellen (Rezeptor)	proinflammatorische Wirkung antiinflammatorische Wirkung	Inhibitoren
TNFβ 673, 674, 675, 676 Lymphotoxin α/ LTA + Lymphotoxin β/LTB	Makrophagen, NK-Zellen, *Dentrische Zellen, T-Lymphoz. (TH1, TH17, CTL), B-Lymphozyten*	Makrophagen, Granulozyten, Mastzellen, Endothelzellen, Epithelzellen Leberzellen, *Dentritische Zellen* (TNFRSF1A + B; TNFRSF3 für LTB)	**Zielzellen: Aktivierung (↑); Expression IL-8/Chemotaxie Granulozyten (↑), *TH1-Ly Prägung* (↑); *CTL Prägung* (↑), Apoptose (↑)** ***B-Lymphozyten/IgA* (↑)** Expression IFNα/β (↑)	
FAS-Ligand 677, 678 (mFASL und/ oder sFASL)	NK-Zellen, Dentritische Zellen, *Thymozyten, T-Lymp/CTL, B-Lymphozyten* (Zellen der Augenlinse, im Hoden)	TH-Lymphozyten, kernhaltige Zellen (TNFRSF6)	**mFASL: Zytotoxizität (↑); Apoptose (↑) sFASL: proinflammatorische Zytokine (↑)** *durch Apoptose: Homeostase aktivierter/proliferierende TH-Lymphozyten, (besonders TH0 und TH2)*	**DcR3** DecoyRezeptor (TNFRSF6B) FasL (↓), LIGHT (↓), TL1A (↓), Apoptose (↓), Angiogenese (↑)
LIGHT 679, 680	Monozyten, Granulozyten, NK-Zellen, *Dentritische Zellen, T-Lymphozyten*	Makrophagen, Mastzellen, NK-Zellen, *Dentritische Zellen, B-Lymphoz., T-Lymphozyten,* Epithelzellen, Fibroblasten, Fettzellen, Endothelzellen (TNFRSF14/ HVEM + TNFRSF3)	**Makrophagen Aktivierung/IL-8, MMP9 (↑), Fibroblasten, Fettzellen, Endothel-zellen, Epithelzellen: Aktivierung/ICAM-1, VCAM-1, CCL5, CCL20, CXCL1, CXCL3, CXCL5 and CXCL11, IL-6, GM-CSF, MMP-8, MMP-9, *TH1-Lymphozyten Aktivierung* (↑), *proinflammatorische Zytokine* (↑)** ***TH2-Lymphozyten Aktivierung* (↑), *Zytokin Expression* (↑)** Makrophagen: TGFβ (↑)	

671 Ward-Kavanagh L, Lin WW, Šedý JS, Ware CF. The TNF Receptor Superfamily in Costimulating and Coinhibitory Responses. Immunity. 2016;44(5):1005–1019.

672 Jung SA, Park YM, Hong SW, Moon JH, Shin JS, Lee HR, Ha SH, Lee DH, Kim JH, Kim SM, Kim JE, Kim KP, Hong YS, Choi EK, Lee JS, Jin DH, Kim T. Cellular inhibitor of apoptosis protein 1 (cIAP1) stability contributes to YM155 resistance in human gastric cancer cells. J Biol Chem. 2015;290(16):9974–85.

673 Calmon-Hamaty F, Combe B, Hahne M, Morel J. Lymphotoxin α revisited: general features and implications in rheumatoid arthritis. Arthritis Res Ther. 2011;13(4):232. doi: 10.1186/ar3376.

674 Upadhyay V, Fu Y-X. Lymphotoxin Signaling in Immune Homeostasis and the Control of Microorganisms. Nat Rev Immunol. 2013;13(4):270–279.

675 Upadhyay V, Fu Y-X. Lymphotoxin organizes contributions to host defense and metabolic illness from innate lymphoid cells. Cytokine Growth Factor Rev. 2014;25(2):227–233.

676 Gommerman JL, Browning JL, Ware CF. The Lymphotoxin Network: Orchestrating a Type I Interferon Response to Optimize Adaptive Immunity. Cytokine Growth Factor Rev. 2014;25(2):139–145.

Zytokine	Ursprungszellen	Zielzellen (Rezeptor)	proinflammatorische Wirkung / antiinflammatorische Wirkung	Inhibitoren
Apo3L/ TL1A[681]	Makrophagen, Granulozyten, *Dentritische Zellen, Thymuszellen, T-Lymphozyten*	Monozyten, Makrophagen, *T-Lymphozyten, NKT-Zellen* (TNFRSF25)	**Apoptose (↑); Monozyten/Makrophagen Aktivierung (↑), *NKT* (↑), *TH1-Lymphozyten/IFNγ* (↑), *TH9-Lymphozyten* (↑), *iTreg* (↓)**	**BTLA** für TNFRSF14/HVEM **Cyclooxy-genase-2; 1,25-dihydroxy-Vitamin D3** für TH9
TWEAK 682, 683	Monozyten, Makrophagen, NK-Zellen, Dentritische Zellen	Epithelzellen, Endothelzellen, Fibroblasten (TNFRSF12A)	**Apoptose (↑); Epithelzellen/Keratinozyten: Aktivierung (↑) proinflammatorische Zytokine/ Chemokine (↑), Fibroblasten Aktivierung (↑), Endothelzellen/ Angiogenese (↑)**	
TRAIL 684, 685	NK-Zellen, *Dentritische Zellen, T-Lymphozyten*	kernhaltige Zellen (TNFRSF10-A, -B, -C, -D)	**Apoptose (↑); Necroptose (↑) Proliferation/Migration Endothel-zellen(↑), glatte Muskelzellen (↑), Osteoklasten (↑), Epithelzellen/Darm (↑)**	**DcR1, DcR2** (TNFRSF10C) **XIAP; OPG 17-β Estradiol**
Pro-NGF 686	siehe Tab. 6.7	siehe Tab. 6.7 (TNFRSF16)	Apoptose (↑) (Plasmin, MMP spalten ProNGF in das anti-apoptotische proinflammatorische NGF, s. Tab. 6.7)	**Plasmin, MMP**

677 Yamada A, Arakaki R, Saito M, Kudo Y, Ishimaru N. Dual Role of Fas/FasL-Mediated Signal in Peripheral Immune Tolerance. Front Immunol. 2017;8:403. doi: 10.3389/fimmu.2017.00403.
678 Ols ML, Cullen JL, Turqueti-Neves A, Giles J, Shlomchik MJ. Dendritic Cells Regulate Extrafollicular Autoreactive B Cells via T Cells Expressing Fas and Fas Ligand. Immunity. 2016;45(5):1052–1065.
679 Herro R, Croft M. The Control of Tissue Fibrosis by the Inflammatory Molecule LIGHT (TNF Superfamily member 14). Pharmacol Res. 2016;104:151–155.
680 Ward-Kavanagh L, Lin WW, Šedý JS, Ware CF. The TNF Receptor Superfamily in Costimulating and Coinhibitory Responses. Immunity. 2016;44(5):1005–1019.
681 Ward-Kavanagh L, Lin WW, Šedý JS, Ware CF. The TNF Receptor Superfamily in Costimulating and Coinhibitory Responses. Immunity. 2016;44(5):1005–1019.
682 Liu Q, Xiao S, Xia Y. TWEAK/Fn14 Activation Participates in Skin Inflammation. Mediators Inflamm. 2017;2017:6746870. doi: 10.1155/2017/6746870.
683 Sidler D, Wu P, Herro R, Claus M, Wolf D, Kawakami Y, Kawakami T, Burkly L, Croft M. TWEAK mediates inflammation in experimental atopic dermatitis and psoriasis. Nat Commun. 2017;8:15395. doi: 10.1038/ncomms15395.
684 Lafont E, Kantari-Mimoun C, Draber P, De Miguel D, Hartwig T, Reichert M, Kupka S, Shimizu Y, Taraborrelli L, Spit M, Sprick MR, Walczak H. The linear ubiquitin chain assembly complex regulates TRAIL-induced gene activation and cell death. EMBO J. 2017;36(9):1147–1166.
685 Tisato V, Gonelli A, Voltan R, Secchiero P, Zauli G. Clinical perspectives of TRAIL: insights into central nervous system disorders. Cell Mol Life Sci. 2016;73(10):2017–27.
686 Lee R, Kermani P, Teng KK, Hempstead BL. Regulation of cell survival by secreted proneurotrophins. Science. 2001;294(5548):1945–8.

Zytokine	Ursprungszellen	Zielzellen (Rezeptor)	proinflammatorische Wirkung	antiinflammatorische Wirkung	Inhibitoren
GITRL 687	Makrophagen, *Dentrische Zellen, Thymusepithelzellen, naive T-Lymphozyten*	*T-Lymphozyten TH1-, TH2, CTL, Treg, B-Ly, NK-Zellen* (TNFRSF18)	**NK-Zellen, *TH1-Lymphozyten, TH9-Lymphozyten, CTL Aktivierung* (↑); *iTreg* (↓)**		**TRAF-2; Cyclooxygenase-2, 1, 25dihydroxy-Vitamin D3** für TH9
			***TH2-Lymphozyten, B-Lymphozyten Aktivierung* (↑)**		
				Treg Aktivierung (↑)	**TRAF-2**
RANKL 688, 689	Osteozyten, Epithelzellen, Skelettmuskel, *Thymozyten, T-Lymphozyten*	Osteozyten/ -klasten, Endothelzellen, *Dentritische Zellen, T-Lymphozyten* (TNFRSF11A)	**Osteoblasten Aktivierung (↑), *Dentritische Zellen, T-Helfer-Lymphozyten Differenzierung* (↑)**	Apoptose (↓)	**OPG** (TNFRSF11B) **α1-Antitrypsin**[690] **Palmitoleinsäure**[691] **Estrogen**
CAML 692	*Thymozyten*	*T-Lymphozyten* (TNFRSF13B, TACI)	***B-Lymphozyten: Proliferation* (↑), *Antikörper-Isotypwechsel* (↑), *Differenzierung zu und Lebensdauer von Plasmazellen* (↑)**		
BAFF 693, 694	Monozyten/ Makrophagen, *Dentritische Zellen, T-Lymphoz.*	*B-Lymphozyten* (TNFRSF13-C, -B; TNFRSF17)			

687 Ward-Kavanagh L, Lin WW, Šedý JS, Ware CF. The TNF Receptor Superfamily in Costimulating and Coinhibitory Responses. Immunity. 2016;44(5):1005–1019.

688 Sojod B, Chateau D, Mueller CG, Babajko S, Berdal A, Lézot F, Castaneda B. RANK/RANKL/OPG Signalization Implication in Periodontitis: New Evidence from a RANK Transgenic Mouse Model. Front Physiol. 2017;8:338. doi: 10.3389/fphys.2017.00338.

689 Wada T, Nakashima T, Hiroshi N, Penninger JM. RANKL-RANK signaling in osteoclastogenesis and bone disease. Trends Mol Med. 2006;12(1):17–25.

690 Akbar MA, Nardo D, Chen MJ, Elshikha AS, Ahamed R, Elsayed EM, Bigot C, Holliday LS, Song S. Alpha-1 antitrypsin inhibits RANKL-induced osteoclast formation and functions. Mol Med. 2017;23. doi: 10.2119/molmed.2016.00170.

691 van Heerden B, Kasonga A, Kruger MC, Coetzee M. Palmitoleic Acid Inhibits RANKL-Induced Osteoclastogenesis and Bone Resorption by Suppressing NF-κB and MAPK Signalling Pathways. Nutrients. 2017;9(5):441. doi: 10.3390/nu9050441.

692 Guo S, Lopez-Ilasaca M, Dzau VJ. Identification of calcium-modulating cyclophilin ligand (CAML) as transducer of angiotensin II-mediated nuclear factor of activated T cells (NFAT) activation. J Biol Chem. 2005;280(13):12536–41.

693 Wu Y, Bressette D, Carrell JA, Kaufman T, Feng P, Taylor K, Gan Y, Cho YH, Garcia AD, Gollatz E, Dimke D, LaFleur D, Migone TS, Nardelli B, Wei P, Ruben SM, Ullrich SJ, Olsen HS, Kanakaraj P, Moore PA, Baker KP. Tumor necrosis factor (TNF) receptor superfamily member TACI is a high affinity receptor for TNF family members APRIL and BLyS. J Biol Chem. 2000;275(45):35478–85.

694 Rawlings DJ, Metzler G, Wray-Dutra M, Jackson SW. Altered B cell signalling in autoimmunity. Nat Rev Immunol. 2017;17(7):421–436.

Zytokine	Ursprungszellen	Zielzellen (Rezeptor)	proinflammatorische Wirkung	antiinflammatorische Wirkung	Inhibitoren
APRIL 695	Makrophagen, *Lymphozyten*	*T-Lymphozyten, B-Lymphozyten* (TNFRSF17; TNFRSF13B)			
CD27-Ligand 696, 697	Dentritische Zellen, B-Lymphozyten, T-Lymphozyten	T-Lymphozyten (TH0, TH1, TH2, CTL) (TNFRSF7)	***Aktivierung und Differenzierung von TH1-Lymphozyten (↑), CTL (↑), Tmem (↑),***	*Aktivierung/Differenzierung Treg (↑)*	
CD30-Ligand 698	Makrophagen, *Dentritische Zellen, T-Lymphozyten, B-Lymphozyten*	*T-Lymphozyten, B-Lymphozyten, Tmem, iTreg* (TNFRSF8)	**Apoptosis (↑), *TH1-Ly* (↑), *CTL* (↑); *Tmem* (↑)**		sCD30
			***TH2-Ly Proliferation* (↑)**		**sCD30**
CD40-Ligand 699, 700	*T-, B-Lymphozyten, Dentritische Zellen,* eos./bas. Granuloz., Makrophagen, NK-Zellen, Mastzellen, Endothelzellen, Epithelzellen, Megakaryozyten	*Dentritische Zellen, B-, T-Lymphozyten,* Monozyten/ Makrophagen, Endothelzellen, Fibroblasten, glatte Muskelzellen, Thrombozyten (TNFRSF5)	***B-Lymphozten: Teil der immunologischen Synapse; Aktivierung, Differenzierung* (↑)**		
				T-Lymphozyten: Aktivierung/ Zytokin-Expression (↓)	sCD40
			Makrophagen Aktivierung/ Phagozytose (↑); Endothelzellen, Fibroblasten, glatte Muskelzellen: Aktivierung (↑); Thrombozyten: Aktivierung/Aggregation/ Exozytose (↑)		

695 Tran NL, Schneider P, Santiago-Raber ML. TACI-dependent APRIL signaling maintains autoreactive B cells in a mouse model of systemic lupus erythematosus. Eur J Immunol. 2017;47(4):713–723.
696 Wasiuk A, Testa J, Weidlick J, Sisson C, Vitale L, Widger J, Crocker A, Thomas LJ, Goldstein J, Marsh HC, Keler T, He LZ. CD27-Mediated Regulatory T Cell Depletion and Effector T Cell Costimulation Both Contribute to Antitumor Efficacy. J Immunol. 2017;199(12):4110–4123.
697 Izawa K, Martin E, Soudais C, Bruneau J, Boutboul D, Rodriguez R, Lenoir C, Hislop AD, Besson C, Touzot F, Picard C, Callebaut I, de Villartay JP, Moshous D, Fischer A, Latour S. Inherited CD70 deficiency in humans reveals a critical role for the CD70-CD27 pathway in immunity to Epstein-Barr virus infection. J Exp Med. 2017;214(1):73–89.
698 Ward-Kavanagh L, Lin WW, Šedý JS, Ware CF. The TNF Receptor Superfamily in Costimulating and Coinhibitory Responses. Immunity. 2016;44(5):1005–1019.
699 Szmitko PE, Wang CH, Weisel RD, de Almeida JR, Anderson TJ, Verma S. New markers of inflammation and endothelial cell activation: Part I. Circulation. 2003;108(16):1917–23.
700 Michel NA, Zirlik A, Wolf D. CD40L and Its Receptors in Atherothrombosis – An Update, Front Cardiovasc Med. 2017;4:40. doi: 10.3389/fcvm.2017.00040.

Zytokine	Ursprungszellen	Zielzellen (Rezeptor)	proinflammatorische Wirkung / antiinflammatorische Wirkung	Inhibitoren
4-1BB-Ligand 701	*Dentritische Zellen, B-Lymphozyten,* Makrophagen	*T-Lymphozyten,* Endothelzellen, Epithelzellen (TNFRSF9)	***TH1-, TH17, CTL: Aktivierung, Proliferation, Differenzierung und Zytokin-Expression (↑); Tmem-Ly: Bildung (↑)*** *TH1-, TH17-Ly: Apoptosis (↑) Treg Differenzierung (↑)*	
OX40-Ligand 702	Dentritische Zellen, T-Lymphozyten, B-Lymphozyten, Makrophagen, Endothelzellen	*T-Lymphozyten, Tmem-Ly,* NK-Zellen, NKT-Ly (TNFRSF4)	**NK-Zellen, NKT-Zellen: Proliferation/ Zytotoxizität (↑)** ***TH1-Ly, TH9-Ly, CTL: Proliferation/ Funktion (↑), Tmem Bildung (↑), iTreg (↓)*** ***TH2-Ly (↑), Antikörperbildg. (↑) Bmem (↑)***	**Cyclooxygenase-2; 1,25-dihydroxy-Vitamin D3** für TH9
Ectodysplasin A2 703, 704	Epithelzellen	Epithelzellen, Fibroblasten (TNFRSF27)	Ontogenese der Haut und der Hautanhangsorgane (↑)	

	Stimulation zelluläre Antwort
	Stimulation Antikörperantwort
	antiinflammatorische Wirkung

kursive Schrift: erworbene Immunreaktion;

Kleinschrift = TNF-Rezeptoren

APRIL = A Proliferation Inducing Ligand; BAFF = B-Cell Activating Factor; BDNF = Brain Derived Neurotrophic Factor; Bmem = memory-B-Lymphocytes; BTLA = B- and T-Lymphocyte-Attenuator; CAML = Calcium modulating Ligand; cIAP = Cellular Inhibitor of Apoptosis Protein 1; CRH = Corticotropin Releasing Hormone; CRP = C-reaktives Protein; CTL = Cytotoxic T-Lymphocytes; DR3 = Death-Receptor3; GITRL = Glucocorticoid-Induced Tumor necrosis factor-Receptor-Ligand; HVEM = Herpes Virus Entry Mediator; iTreg = induzierte regulative T-Lymphozyten; LIGHT = LT-related inducible ligand that competes for glycoprotein D binding to herpesvirus entry mediator on T cells; mFASL = membrane bound FAS-Ligand; NK-Zellen = Natürliche Killer-Zellen; OPG = Osteoprotegerin; OX40L = T-cell-antigen OX40-Ligand; PGE2 = Prostaglandin E2; RANKL = Receptor-Activator of NFk-Ligand; sFASL = soluble FASLigand; sTNFRSF1B = soluble TNFR-SuperFamily1B; Tmem = memory-T-Lymphocytes; TNFRSF = TNFR-SuperFamily; TACI = Transmembrane activator and CAML interactor; TL1A = TNF-like ligand 1A /Vascular endothelial growth inhibitor (VEGI); TNFAIP3 = Tumor Necrosis Factor, Alpha-Induced Protein 3; TNFR = Tumor-Necrosis-Faktor-Rezeptor; TNFRSF = TNFR-SuperFamily; TRAIL = TNF-Related Apoptosis Inducing Ligand; TWEAK = TNF-related weak inducer of apoptosis; XIAP = X-linked inhibitor of apoptosis protein

701 Ward-Kavanagh L, Lin WW, Šedý JS, Ware CF. The TNF Receptor Superfamily in Costimulating and Coinhibitory Responses. Immunity. 2016;44(5):1005–1019.

702 Ward-Kavanagh L, Lin WW, Šedý JS, Ware CF. The TNF Receptor Superfamily in Costimulating and Coinhibitory Responses. Immunity. 2016;44(5):1005–1019.

703 Kowalczyk-Quintas C, Willen L, Dang AT, Sarrasin H, Tardivel A, Hermes K, Schneider H, Gaide O, Donzé O, Kirby N, Headon DJ, Schneider P. Generation and characterization of function-blocking anti-ectodysplasin A (EDA) monoclonal antibodies that induce ectodermal dysplasia. J Biol Chem. 2014;289(7):4273–85.

704 Mues G, Kapadia H, Wang Y, D'Souza RN. Genetics and Human Malformations. J Craniofac Surg. 2009;20(Suppl 2):1652–1654.

6.5 Rolle der beteiligten Wachstumsfaktoren

Eine stattliche Reihe von Wachstumsfaktoren haben maßgeblichen Einfluss auf den Entzündungs- wie auch den Heilungsprozess, indem sie (siehe Tab. 6.8)

- die Proliferation, Differenzierung und Reifung steuern
  - von Zellen vorwiegend der angeborenen Immunabwehr (wie z. B. SCF, FLT2-L, M-CSF, G-CSF, GM-CSF, TPO, EPO),
  - von Epithelzellen, Endothelzellen, Fibroblasten, Osteozyten (Osteoblasten/Osteoklasten) und Chondrozyten (wie z. B. EGF, TGFα, TGFβ, VEGF, FGF, PDGF, IGF, HGF, NGF, BDNF, NT, NRTN, CNTF)
- ihre Zielzellen aktivieren zur Expression
  - meist von proinflammatorischen, aber auch von antiinflammatorischen Immunmediatoren,
  - von Proteasen zum Abbau und/oder von Strukturbestandteilen zum Aufbau der extrazellulären Matrix oder
- direkt in die Entwicklung der Immunabwehr eingreifen wie z. B.
  - TGFβ und IGF, welche die Differenzierung von regulativen T-Lymphozyten stimulieren
  - M-CSF, welches die Prägung zu M2-Makrophagen stimuliert und
  - GM-CSF, welches die Polarisierung zu M1-Makrophagen unterstützt.

Auch hier schützt im Normalfall ein Gleichgewicht von proinflammatorischen und antiinflammatorischen Wirkungen vor ausufernden, übersteigerten Immun- und Enzündungsreaktionen.

Tab. 6.8: Einfluss von Wachstumsfaktoren auf Entzündungen.[705]

Zytokine	Ursprungszellen	Zielzellen	proinflammatorische Wirkung antiinflammatorische Wirkung	Fam.-Mitgl.
SCF 706, 707, 708, 709	Fibroblasten, Endothelzellen, Stromazellen	Blutstammzellen/HSC (nicht B-Lymphozyten), Mastzellen, Melanozyten	**Proliferation + Chemotaxie/Migration von HSC (↑)** **Proliferation, Migration/Chemotaxie + Exozytose von Mastzellen (↑)**	FLT3-L, M-CSF
			Proliferation + Chemotaxie von Melanozyten (↑)	

705 Sedlacek, HH, Immunologie, Die Immunabwehr des Menschen, 3. Auflage, de Gruyter, in Vorbereitung

706 Kent D, Copley M, Benz C, Dykstra B, Bowie M, Eaves C. Regulation of hematopoietic stem cells by the steel factor/KIT signaling pathway. Clin Cancer Res. 2008;14(7):1926–30.

707 Ribatti D. The development of human mast cells. An historical reappraisal. Exp Cell Res. 2016;342(2): 210–5.

708 Wehrle-Haller B. The role of Kit-ligand in melanocyte development and epidermal homeostasis. Pigment Cell Res. 2003;16(3):287–96.

709 Lennartsson J, Rönnstrand L. Stem cell factor receptor/c-Kit: from basic science to clinical implications. Physiol Rev. 2012;92(4):1619–49.

Zytokine	Ursprungszellen	Zielzellen	proinflammatorische Wirkung	antiinflammatorische Wirkung	Fam.-Mitgl.
FLT3-L [710, 711]	*T-Lymphozyten*	Blutstammzellen/ HSC	**Proliferation + Chemotaxie/Migration von HSC (↑) und *Dentritischen Zellen* (↑)**		SCF, M-CSF
M-CSF/ CSF-1 [712, 713]	Monozyten/ Makrophagen, Endothelzellen, Epithelzellen, Fibroblasten, Osteoblasten, glatte Muskelzellen, *Lymphozyten*	Blutstammzellen/ HSC, Monozyten, Makrophagen, Endothelzellen, Osteoklasten, Neuronen	**Proliferation und Differenzierung von Blutstammzellen (↑) und von Osteoklasten (↑)**		SCF, FLT3-L, IL-34
				Proliferation, Differenzierung und Funktion von Monozyten und Makrophagen zu antiinflammatorischen M2 (↑)	
			Proliferation und Differenzierung von Neuronen		
G-CSF [714, 715]	Makrophagen, Fibroblasten, Endothelzellen, KM-Stromazellen, *T-Lymphozyten*	Blutstammzellen/ HSC für Granulozyten und Thrombozyten, Endothelzellen	**Proliferation, Differenzierung und Aktivierung von Granulozyten und Megakaryozyten (↑)**		
				Proliferation und Migration von Endothelzellen (↓) Angiogenese (↓)	
GM-CSF [716]	Makrophagen, Granulozyten, Fibroblasten, Endothelzellen, Stromazellen, *T-Lymphozyten*	Blutstammzellen/ HSC besonders für Granulozyten, Makrophagen, Endothelzellen, Fibroblasten, *Dentritische Zellen*	**Proliferation, Differenzierung und Aktivierung von Granulozyten, von proinflammatorischen M1-Makrophagen, von Endothelzellen, und von Fibroblasten (↑); Expression von proinflammatorischen Zytokinen (TNFα, IL-1β, IL-6, IL-12, IL-23, IL-1β) und Chemokinen (CCL22, CCL24, CCL5, CCL1) (↑), *Proliferation von Dentritischen Zellen* (↑)**		

710 Ramos MI, Tak PP, Lebre MC. Fms-like tyrosine kinase 3 ligand-dependent dendritic cells in autoimmune inflammation. Autoimmun Rev. 2014;13(2):117–24.

711 Reber AJ, Ashour AE, Robinson SN, Talmadge JE, Solheim JC. Flt3 ligand bioactivity and pharmacology in neoplasia. Curr Drug Targets Immune Endocr Metabol Disord. 2004;4(2):149–56.

712 Stanley ER, Berg KL, Einstein DB, Lee PS, Pixley FJ, Wang Y, Yeung YG. Biology and action of colony--stimulating factor-1. Mol Reprod Dev. 1997;46(1):4–10.

713 Ushach I, Zlotnik A. Biological role of granulocyte macrophage colony-stimulating factor (GM-CSF) and macrophage colony-stimulating factor (M-CSF) on cells of the myeloid lineage. J Leukoc Biol. 2016;100(3):481–489.

714 Mehta HM, Malandra M, Corey SJ. G-CSF and GM-CSF in Neutropenia. J Immunol. 2015;195(4):1341–1349.

715 Tura O, Crawford J, Barclay GR, Samuel K, Hadoke PW, Roddie H, Davies J, Turner ML. Granulocyte colony-stimulating factor (G-CSF) depresses angiogenesis in vivo and in vitro: implications for sourcing cells for vascular regeneration therapy. J Thromb Haemost. 2010;8(7):1614–23.

716 Ushach I, Zlotnik A. Biological role of granulocyte macrophage colony-stimulating factor (GM-CSF) and macrophage colony-stimulating factor (M-CSF) on cells of the myeloid lineage. J Leukoc Biol. 2016; 100(3):481–489.

Zytokine	Ursprungszellen	Zielzellen	proinflammatorische Wirkung	antiinflammatorische Wirkung		Fam.-Mitgl.
TPO 717	Leber, Niere, Milz, KM-Stromazellen	Blutstammzellen/HSC, Hämangioblasten, Megakaryozyten	**Aktivierung, Proliferation und Differenzierung von Megakaryozyten (↑)**			
EPO 718, 719, 720	Fibroblasten der Niere, Leberzellen, Milz, Haarfollikel	Blutstammzellen/HSC (für Erythrozyten), Herzmuskelzellen, Neurone, Astrozyten, Mikrogliazellen, Endothelzellen	**Aktivierung und Proliferation von Endothelzellen/Angiogenese (↑)**		Aktivierung, Proliferation und Differenzierung zu Erythrozyten (↑), Schutz vor Sauerstoffmangel Gehirn/Herz (↑)	
EGF 721, 722, 723	Epithelzellen (Drüsen, Schleimhäute, Haut, Nieren)	Stammzellen, Epithelzellen	**Expression von VEGF und HGF (↑)**	Wundheilung (↑)	zelluläre Proliferation und Differenzierung von multipotenten Stammzellen (↑)	HB-EGF, AR, TGFα, EPR, Epigen, BTC, NRG1, 2, 3, 4
TGFα 724, 725, 726	Epithelzellen (Drüsen, Schleimhäute, Haut, Leber, Auge), glatte Muskelzellen, Monozyten	Stammzellen, Epithelzellen, Endothelzellen, Neuronen	**Proliferation und Differenzierung von Endothelzellen (↑); Angiogenese (↑); Kreuz-Induktion von Liganden der EGF-Familie (↑); autokrine, parakrine Expression von TGFα (↑); Proliferation von Epithelzellen (↑);**	Differenzierung von Epithelzellen (↑); Wundheilung (↑)	Proliferation und Differenzierung von Neuronen (↑);	

717 de Graaf CA, Metcalf D. Thrombopoietin and hematopoietic stem cells. Cell Cycle. 2011;10(10):1582–1589.

718 Lappin TR, Maxwell AP, Johnston PG. EPO's alter ego: erythropoietin has multiple actions. Stem Cells. 2002;20(6):485–92.

719 Milano M, Collomp R. Erythropoietin and neuroprotection: a therapeutic perspective. J Oncol Pharm Pract. 2005;11(4):145–9.

720 Arcasoy MO. The non-haematopoietic biological effects of erythropoietin. Br J Haematol. 2008;141(1): 14–31.

721 Dreux AC, Lamb DJ, Modjtahedi H, Ferns GA. The epidermal growth factor receptors and their family of ligands: their putative role in atherogenesis. Atherosclerosis. 2006;186(1):38–53.

722 Higashiyama S, Iwabuki H, Morimoto C, Hieda M, Inoue H, Matsushita N. Membrane-anchored growth factors, the epidermal growth factor family: beyond receptor ligands. Cancer Sci. 2008;99(2):214–20.

723 Zeng F, Harris RC. Epidermal growth factor, from gene organization to bedside. Semin Cell Dev Biol. 2014;0:2–11.

724 Singh B, Coffey RJ. From wavy hair to naked proteins: The role of transforming growth factor alpha in health and disease. Semin Cell Dev Biol. 2014;28:12–21.

725 Leker RR, Toth ZE, Shahar T, Cassiani-Ingoni R, Szalayova I, Key S, Bratincsák A, Mezey E. Transforming growth factor alpha induces angiogenesis and neurogenesis following stroke. Neuroscience. 2009; 163(1):233–43.

Zytokine	Ursprungs-zellen	Zielzellen	proinflammatorische Wirkung		Fam.-Mitgl.
				antiinflammatorische Wirkung	
TGFβ 727, 728, 729, 730	Makrophagen, Fibroblasten	Epithelzellen, Fibroblasten, Osteozyten, Chondrozyten, Monozyten, Makrophagen, Endothelzellen, *T-Lymphozyten, B-Lymphozyten,* Neuronen	**Aktivierung von Monozyten (↑)** ***Differenzierung zu TH17-Ly* (↑)**	Proliferation Endothelzellen/Angiogenese (↓), Expression von MMP (↓), Aktivierung/Funktion von Makrophagen (↓); Expression von ECM (↑) TIMP (↑); Wundheilung (↑), *Proliferation/Differenzierung von B-Ly* (↓); *Differenzierung zu Treg-Ly* (↑);	TGFβ1, 2, 3, 4; BMP, MIS Activine, Follistatin (insgesamt ca. 30 Vertreter)
			Zellproliferation (↓); Zell-Differenzierung und Reifung (↑)		
VEGF 731, 732, 733, 734, 735, 736	Epithelzellen, Endothel-zellen, Fibroblasten	Endothelzellen, Makrophagen (M2 > M1), Granulozyten	**Proliferation und Migration Endothelzellen/ Angiogenese (↑), Expression MMP (↑); Lumenbildung (↑); Lymphangiogenese/ VEGF-B/VEGF-C/-D (↑)** **Chemotaxie von Makrophagen und Granulozyten (↑)**		VEGF-A, -B, -C, -D, PLGF

726 McClintock JL, Ceresa BP. Transforming growth factor-{alpha} enhances corneal epithelial cell migration by promoting EGFR recycling. Invest Ophthalmol Vis Sci. 2010;51(7):3455–61.

727 Massagué J. TGFβ signalling in context. Nat Rev Mol Cell Biol. 2012;13(10):616–30.

728 Dobolyi A, Vincze C, Pál G, Lovas G. The neuroprotective functions of transforming growth factor beta proteins. Int J Mol Sci. 2012;13(7):8219–58.

729 Wang X, Abraham S, McKenzie JAG, Jeffs N, Swire M, Tripathi VB, Luhmann UFO, Lange CAK, Zhai Z, Arthur HM, Bainbridge J, Moss SE, Greenwood J. LRG1 promotes angiogenesis by modulating endothelial TGFβ signalling. Nature. 2013;499(7458):306–11.

730 van der Kraan PM. The changing role of TGFβ in healthy, ageing and osteoarthritic joints. Nat Rev Rheumatol. 2017;13(3):155–163.

731 Bates DO, Mavrou A, Qiu Y, Carter JG, Hamdollah-Zadeh M, Barratt S, Gammons MV, Millar AB, Salmon AH, Oltean S, Harper SJ. Detection of VEGF-A(xxx)b isoforms in human tissues. PLoS One. 2013;8(7):e68399. doi: 10.1371/journal.pone.0068399.

732 Vempati P, Popel AS, Mac Gabhann F. Extracellular regulation of VEGF: isoforms, proteolysis, and vascular patterning. Cytokine Growth Factor Rev. 2014;25(1):1–19.

733 Domigan CK, Ziyad S, Iruela-Arispe ML. Canonical and noncanonical vascular endothelial growth factor pathways: new developments in biology and signal transduction. Arterioscler Thromb Vasc Biol. 2015;35(1):30–9.

734 Hoffmann BR, Wagner JR, Prisco AR, Janiak A, Greene AS. Vascular endothelial growth factor-A signaling in bone marrow-derived endothelial progenitor cells exposed to hypoxic stress. Physiol Genomics. 2013;45(21):1021–34.

735 Massena S, Christoffersson G, Vågesjö E, Seignez C, Gustafsson K, Binet F, Herrera Hidalgo C, Giraud A, Lomei J, Weström S, Shibuya M, Claesson-Welsh L, Gerwins P, Welsh M, Kreuger J, Phillipson M. Identification and characterization of VEGF-A-responsive neutrophils expressing CD49d, VEGFR1, and CXCR4 in mice and humans. Blood. 2015;126(17):2016–26.

736 Melton DW, McManus LM, Gelfond JA, Shireman PK. Temporal phenotypic features distinguish polarized macrophages in vitro. Autoimmunity. 2015;48(3):161–76.

Zytokine	Ursprungszellen	Zielzellen	proinflammatorische Wirkung / antiinflammatorische Wirkung	Fam.-Mitgl.
FGF 737, 738, 739, 740, 741, 742	Zellen verschiedener Gewebe, im Besonderen Fibroblasten, Adipozyten (FGF2), Osteoblasten	Epithelzellen, Keratinozyten, Endothelzellen, Fibroblasten, Chondrozyten, Skelettmuskel, Osteoklasten, Neuronen, Gliazellen	**Proliferation, Migration, Differenzierung von Endothelzellen, Fibroblasten (↑); Angiogenese (↑), Arteriosklerose (↑)** Wundheilung/Epidermis FGF7/KGF (↑) Proliferation, Migration, Differenzierung Muskelzellen (↑); Knochenabbau/FGF2 (↑); Knochenwachstum/FGF23 (↑); Skelettmuskelwachstum/FGF19 (↑); Axonregeneration/FGF1 (↑); Gliazellwachstum FGF9/GDGF (↑)	FGF1/ sauer, FGF2/ basisch, FGF3 bis 23
PDGF 743, 744, 745	Zellen verschiedener Gewebe, im Besonderen Thrombozyten, Endothelzellen, glatte Muskelzellen	Fibroblasten, Osteoblasten, Tendozyten, Endothelzellen, glatte Muskelzellen, Gliazellen, Monozyten/ Makrophagen	**Aktivierung und Chemotaxie von Monozyten/Makrophagen (↑), Proliferation, Migration, Differenzierung, Funktion von Endothelzellen (↑); Angiogenese (↑); Arteriosklerose (↑)** Wundheilung (↑), Proliferation, Migration, Differenzierung und Funktion von Fibroblasten, Osteoblasten, Tendozyten, glatte Muskelzellen, Gliazellen (↑), ECM-Bildung (↑)	PDGF-A, -B, -C, -D

737 Ornitz DM, Xu J, Colvin JS, McEwen DG, MacArthur CA, Coulier F, Gao G, Goldfarb M. Receptor specificity of the fibroblast growth factor family. J Biol Chem. 1996;271(25):15292–7.

738 Kühn MC, Willenberg HS, Schott M, Papewalis C, Stumpf U, Flohé S, Scherbaum WA, Schinner S. Adipocyte-secreted factors increase osteoblast proliferation and the OPG/RANKL ratio to influence osteoclast formation. Mol Cell Endocrinol. 2012;349(2):180–8.

739 Gimenez-Gallego G, Conn G, Hatcher VB, Thomas KA. Human brain-derived acidic and basic fibroblast growth factors: amino terminal sequences and specific mitogenic activities. Biochem Biophys Res Commun. 1986;135(2):541–8.

740 Laird JM, Mason GS, Thomas KA, Hargreaves RJ, Hill RG. Acidic fibroblast growth factor stimulates motor and sensory axon regeneration after sciatic nerve crush in the rat. Neuroscience. 1995;65(1):209–16.

741 Benoit B, Meugnier E, Castelli M, Chanon S, Vieille-Marchiset A, Durand C, Bendridi N, Pesenti S, Monternier PA, Durieux AC, Freyssenet D, Rieusset J, Lefai E, Vidal H, Ruzzin J. Fibroblast growth factor 19 regulates skeletal muscle mass and ameliorates muscle wasting in mice. Nat Med. 2017;23(8):990–996.

742 Courbebaisse M, Lanske B. Biology of Fibroblast Growth Factor 23: From Physiology to Pathology. Cold Spring Harb Perspect Med. 2017. pii: a031260. doi: 10.1101/cshperspect.a031260.

743 Alvarez RH, Kantarjian HM, Cortes JE. Biology of platelet-derived growth factor and its involvement in disease. Mayo Clin Proc. 2006;81(9):1241–57.

744 Elangovan S, D'Mello SR, Hong L, Ross RD, Allamargot C, Dawson DV, Stanford CM, Johnson GK, Sumner DR, Salem AK. The enhancement of bone regeneration by gene activated matrix encoding for platelet derived growth factor. Biomaterials. 2014;35(2):737–47.

745 Evrova O, Buschmann J. In vitro and in vivo effects of PDGF-BB delivery strategies on tendon healing: a review. Eur Cell Mater. 2017;34:15–39.

Zytokine	Ursprungszellen	Zielzellen	proinflammatorische Wirkung antiinflammatorische Wirkung	Fam.-Mitgl.
IGF 746, 747, 748	Leberzellen, Makrophagen	glatte Muskelzellen, Osteozyten, Neuronen, *T-Lymphozyten*	**Proliferation, Wachstum, Differenzierung, Antiapoptose von glatten Muskelzellen, Osteozyten (↑)** *Differenzierung zu Treg-Ly* (↑) Proliferation, Wachstum, Differenzierung, Antiapoptose von Neuronen	IGF-1, IGF-2, Insulin, Relaxin, Epil, Relaxin-like Factor
HGF 749, 750, 751	Leberzellen, Fibroblasten	Epithelzellen, Endothelzellen, Blutstammzellen, Monozyten/ Makrophagen, *T-Lymphozyten*	**Aktivierung, Proliferation und Funktion der Zielzellen (↑);** ***Expression von Chemokin-Rezeptoren auf T-Lymphozyten*** **(↑)**	
NGF 752, 753, 754, 755, 756	Blutstammzellen, Epithelzellen, Endothelzellen, Fibroblasten, glatte Muskelzellen, Hepatozyten, Neurone, Gliazellen, Mastzellen, Monozyten, Granulozyten, *Dentritische Zellen, B- und T-Lymphozyten*	Neurone, Fibroblasten, Endothelzellen, glatte Muskelzellen, Mastzellen, eosin. Granulozyten, Monozyten, Makrophagen, *Thymus + Thymuszellen, Dentritische Zellen, B-, T-Lymphozyten Plasmazellen*	**Aktivierung, Proliferation, Differenzierung und Funktion von Fibroblasten, Endothelzellen, Mastzellen, Granulozyten (↑) und** ***Dentritischen Zellen, Thymuszellen, T-Lymphozyten*** **(↑)** ***B-Ly: Aktivierung*** **(↑),** ***Überleben von Plasmazellen*** **(↑)** Antiapoptose, Proliferation, Differenzierung von glatten Muskelzellen (↑) Antiapoptose, Proliferation, Differenzierung von Neuronen (↑)	HGF, TrkA/NGF, TrkB/BDNF, TrkC/ NT-3, -6

746 Millar L, Streiner N, Webster L, Yamamoto S, Okabe R, Kawamata T, Shimoda J, Büllesbach E, Schwabe C, Bryant-Greenwood G. Early placental insulin-like protein (INSL4 or EPIL) in placental and fetal membrane growth. Biol Reprod. 2005;73(4):695–702.

747 Riikonen R. Insulin-Like Growth Factors in the Pathogenesis of Neurological Diseases in Children. Int J Mol Sci. 2017;18(10). pii: E2056. doi: 10.3390/ijms18102056.

748 Evrova O, Buschmann J. In vitro and in vivo effects of PDGF-BB delivery strategies on tendon healing: a review. Eur Cell Mater. 2017;34:15–39.

749 Nakamura T. Structure and function of hepatocyte growth factor. Prog Growth Factor Res. 1991;3(1):67–85.

750 Komarowska I, Coe D, Wang G, Haas R, Mauro C, Kishore M, Cooper D, Nadkarni S, Fu H, Steinbruchel DA, Pitzalis C, Anderson G, Bucy P, Lombardi G, Breckenridge R, Marelli-Berg FM. Hepatocyte Growth Factor Receptor c-Met Instructs T Cell Cardiotropism and Promotes T Cell Migration to the Heart via Autocrine Chemokine Release. Immunity. 2015;42(6):1087–99.

751 Beilmann M, Vande Woude GF, Dienes HP, Schirmacher P. Hepatocyte growth factor-stimulated invasiveness of monocytes. Blood. 2000;95(12):3964–9.

752 Aloe L, Rocco ML, Balzamino BO, Micera A. Nerve Growth Factor: A Focus on Neuroscience and Therapy. Curr Neuropharmacol. 2015;13(3):294–303.

Zytokine	Ursprungszellen	Zielzellen	proinflammatorische Wirkung	antiinflammatorische Wirkung	Fam.-Mitgl.
BDNF 757, 758, 759, 760, 761, 762, 763	Mesenchym-Stammzellen, Schwann-Zellen, Epithelzellen, Endothelzellen, Fibroblasten, glatte Muskelzellen, Megakaryozyten/Thrombozyten, Microgliazellen, Monozyten, Neurone	Blut-Stammzellen, Epithelzellen, Endothelzellen, Fibroblasten, glatte Muskelzellen, Microgliazellen, Natürliche Killerzellen, *T-Lymphozyten*, *B-Lymphozyten*, Neurone, Schwannsche Zellen	**Aktivierung, Proliferation und Funktion von Epithelzellen, Endothelzellen, Fibroblasten, glatte Muskelzellen, Microgliazellen (↑), Expression von MMP (↑)**		
			Differenzierung zu TH2-Ly (↑)		
				Expression von ECM (↑), *Differenzierung zu TH1-Ly und TH17-Ly* (↓); *Treg-Ly* (↑)	
			Aktivierung, Wachstum, Proliferation, Differenzierung, Funktion und Antiapoptose von Neuronen und Schwannsche Zellen (↑)		

753 Minnone G, De Benedetti F, Bracci-Laudiero L. NGF and Its Receptors in the Regulation of Inflammatory Response. Int J Mol Sci. 2017 May 11;18(5). pii: E1028. doi: 10.3390/ijms18051028.

754 Abram M, Wegmann M, Fokuhl V, Sonar S, Luger EO, Kerzel S, Radbruch A, Renz H, Zemlin M. Nerve growth factor and neurotrophin-3 mediate survival of pulmonary plasma cells during the allergic airway inflammation. J Immunol. 2009;182(8):4705–12.

755 Edling AE, Nanavati T, Johnson JM, Tuohy VK. Human and murine lymphocyte neurotrophin expression is confined to B cells. J Neurosci Res. 2004;77(5):709–17.

756 Rost B, Hanf G, Ohnemus U, Otto-Knapp R, Groneberg DA, Kunkel G, Noga O. Monocytes of allergics and non-allergics produce, store and release the neurotrophins NGF, BDNF and NT-3. Regul Pept. 2005 Jan 15;124(1–3):19–25.

757 Zuccato C, Cattaneo E. Brain-derived neurotrophic factor in neurodegenerative diseases. Nat Rev Neurol. 2009;5(6):311–22.

758 Nockher WA, Renz H. Neurotrophins in allergic diseases: from neuronal growth factors to intercellular signaling molecules. J Allergy Clin Immunol. 2006;117(3):583–9.

759 Manti S, Brown P, Perez MK, Piedimonte G. The Role of Neurotrophins in Inflammation and Allergy. Vitam Horm. 2017;104:313–341.

760 Freeman MR, Sathish V, Manlove L, Wang S, Britt RD Jr, Thompson MA, Pabelick CM, Prakash YS. Brain-derived neurotrophic factor and airway fibrosis in asthma. Am J Physiol Lung Cell Mol Physiol. 2017;313(2):L360-L370.

761 Chacón-Fernández P, Säuberli K, Colzani M, Moreau T, Ghevaert C, Barde YA. Brain-derived Neurotrophic Factor in Megakaryocytes. J Biol Chem. 2016;291(19):9872–81.

762 Gomes C, Ferreira R, George J, Sanches R, Rodrigues DI, Gonçalves N, Cunha RA. Activation of microglial cells triggers a release of brain-derived neurotrophic factor (BDNF) inducing their proliferation in an adenosine A2A receptor-dependent manner: A2A receptor blockade prevents BDNF release and proliferation of microglia. J Neuroinflammation. 2013;10:16. doi: 10.1186/1742-2094-10-16.

763 Yu X, Lu L, Liu Z, Yang T, Gong X, Ning Y, Jiang Y. Brain-derived neurotrophic factor modulates immune reaction in mice with peripheral nerve xenotransplantation. Neuropsychiatr Dis Treat. 2016;12:685–94.

Zytokine	Ursprungs-zellen	Zielzellen	proinflammatorische Wirkung / antiinflammatorische Wirkung	Fam.-Mitgl.
NT 764, 765, 766, 767, 768, 769	Monozyten/ Makrophagen, *Dentritische Zellen*, *T-Lymphozyten (TH1)*, *B-Lymphozyten*	Makrophagen, Endothelzellen, Neurone, Mikrogliazellen, *TH2-Lymphozyten*	**Chemotaxie von Makrophagen (↑), Expression von NO (↑)** ***TH2-Lymphozyten Aktivierung* (↑)** Aktivierung, Wachstum, Proliferation, Differenzierung, Funktion und Antiapoptose von Neuronen und Schwannsche Zellen (↑)	
NRTN 770, 771, 772, 773, 774, 775 **(GDNF)**	Neurone, Epithelzellen, Monozyten/ Makrophagen, *T-Lymphozyten*, *B-Lymphozyten*	Neurone, Monozyten/ Makrophagen, *T-Lymphozyten*, *B-Lymphozyten*,	Expression von TNFα, IL-6 und Chemokinen (↓), MMP (↓), *Expression von IL-10* (↓), *IL-4, IL-5* (↓), *Serum IgE* (↓), *Allergische Reaktionen* (↓) Aktivierung, Wachstum, Proliferation, Differenzierung, Funktion und Antiapoptose von dopaminergen Senso- und/oder Moto-Neuronen	GDNF, ARTN, PSPN

764 Meuchel LW, Thompson MA, Cassivi SD, Pabelick CM, Prakash YS. Neurotrophins induce nitric oxide generation in human pulmonary artery endothelial cells. Cardiovasc Res. 2011;91(4):668–76.

765 Ishii H, Jin X, Ueno M, Tanabe S, Kubo T, Serada S, Naka T, Yamashita T. Adoptive transfer of Th1-conditioned lymphocytes promotes axonal remodeling and functional recovery after spinal cord injury. Cell Death Dis. 2012;3:e363. doi: 10.1038/cddis.2012.106.

766 Dagnell C, Grunewald J, Kramar M, Haugom-Olsen H, Elmberger GP, Eklund A, Olgart Höglund C. Neurotrophins and neurotrophin receptors in pulmonary sarcoidosis – granulomas as a source of expression. Respir Res. 2010;11:156. doi: 10.1186/1465-9921-11-156.

767 Abram M, Wegmann M, Fokuhl V, Sonar S, Luger EO, Kerzel S, Radbruch A, Renz H, Zemlin M. Nerve growth factor and neurotrophin-3 mediate survival of pulmonary plasma cells during the allergic airway inflammation. J Immunol. 2009;182(8):4705–12.

768 B Samah, F Porcheray, G Gras. Neurotrophins modulate monocyte chemotaxis without affecting macrophage function. Clin Exp Immunol. 2008;151(3):476–486.

769 Sekimoto M, Tsuji T, Matsuzaki J, Chamoto K, Koda T, Nemoto K, Degawa M, Nishimura S, Nishimura T. Functional expression of the TrkC gene, encoding a high affinity receptor for NT-3, in antigen-specific T helper type 2 (Th2) cells. Immunol Lett. 2003;88(3):221–6.

770 Bespalov MM, Saarma M. GDNF family receptor complexes are emerging drug targets. Trends Pharmacol Sci. 2007;28(2):68–74.

771 Vargas-Leal V, Bruno R, Derfuss T, Krumbholz M, Hohlfeld R, Meinl E. Expression and function of glial cell line-derived neurotrophic factor family ligands and their receptors on human immune cells. J Immunol. 2005;175(4):2301–8.

772 Xiao N, Le QT. Neurotrophic Factors and Their Potential Applications in Tissue Regeneration. Arch Immunol Ther Exp (Warsz). 2016;64(2):89–99.

773 Almeida AR, Fonseca-Pereira D, Arroz-Madeira S, Ribeiro H, Labão-Almeida C, Veiga-Fernandes H. The neurotrophic factor receptor RET regulates IL-10 production by in vitro polarised T helper 2 cells. Eur J Immunol. 2014;44(12):3605–13.

774 Michel T, Thérésine M, Poli A, Domingues O, Ammerlaan W, Brons NH, Hentges F, Zimmer J. Increased Th2 cytokine secretion, eosinophilic airway inflammation, and airway hyperresponsiveness in neurturin-deficient mice. J Immunol. 2011;186(11):6497–504.

775 Mauffray M, Domingues O, Hentges F, Zimmer J, Hanau D, Michel T. Neurturin influences inflammatory responses and airway remodeling in different mouse asthma models. J Immunol. 2015;194(4):1423–33.

Zytokine	Ursprungs-zellen	Zielzellen	proinflammatorische Wirkung / antiinflammatorische Wirkung	Fam.-Mitgl.
CNTF *776, 777, 778, 779*	Neurone Schwann-Zellen, Skelett-Muskel	Neurone, Astrozyten, Oligodendrodrozyten, Mikrogliazellen, Leberzellen, Skelett-Muskelzellen	**Expression der akuten Phasen-Proteine Haptoglobin, α1-Antichymotrypsin, α2-Macroglobulin, β-Fibrinogen (↑)**	
			Differenzierung von Osteoblasten (↓)	
			Wachstum (Dentriten), Antiapoptose von Nervenzellen (↑)	

	Stimulation der zellulären Antwort
	Stimulation der Antikörperantwort
	antiinflammatorische Wirkung

kursive Schrift: erworbene Immunreaktion;
Kleinschrift = Wirkungen, welche nicht direkt Entzündungen betreffen

AR = Amphiregulin; ARTN = Artemin; BMP = Bone Morphogenic Protein; BDNF = Brain Derived Neurotrophic Factor; BTC = Betacellulin; ECM = Extrazelluläre Matrix; CNTF = Ciliary Neurotrophic Factor; EPIL = Early Placenta Insulin like Growth Factor; EPO = Erythropoietin; EPR = Epiregulin; Fam-Mitgl. = Familien-Mitglieder; FGF = Fibroblast Growth Factor; FRT3-L = Fms-related tyrosine kinase 3 ligand; G-CSF = Granulocyte-Colony Stimulating Factor; GM-CSF = Granulocyte-Macrophage-Colony Stimulating Factor; GDGF = Glia-Cell Derived Growth Factor; HB-EGF = Heparin-binding EGF; HGF = Hepatocyte Growth Factor; IGF = Insulin like Growth Factor; KGF = Keratinocyte Growth Factor; M-CSF = Macrophage Colony Stimulating Factor; M1 = proinflammatorisch polarisierte Makrophagen; M2 = antiinflammatorisch polarisierte Makrophagen; MIF = Macrophage Inhibiting Factor; MIS = Müllerian Inhibiting Substance; MMP = Matrix-Metallo-Proteasen; NGF = Nerve Groth Factor; NRG1, 2, 3, 4 = Neuregulin 1, 2, 3, 4; NRTN = Neurturin; NT = Neurotrophin; PDGF = Platelet Derived Growth Factor; PLGF = Placental Growth Factor; PSPN = Persephin; SCF = Stem Cell Factor; TGFα, β = Transforming Growth Factor; TIMP = Tissue Inhibitor of Metallo-Proteasen; TPO = Thrombopoietin; VEGF = Vascular Endothelial Growth Factor

776 Sendtner M, Carroll P, Holtmann B, Hughes RA, Thoenen H. Ciliary neurotrophic factor. J Neurobiol. 1994;25(11):1436–53.

777 Sendtner M, Dittrich F, Hughes RA, Thoenen H. Actions of CNTF and neurotrophins on degenerating motoneurons: preclinical studies and clinical implications. J Neurol Sci. 1994;124 Suppl:77–83.

778 Johnson RW, White JD, Walker EC, Martin TJ, Sims NA. Myokines (muscle-derived cytokines and chemokines) including ciliary neurotrophic factor (CNTF) inhibit osteoblast differentiation. Bone. 2014;64:47–56.

779 Schooltink H, Stoyan T, Roeb E, Heinrich PC, Rose-John S. Ciliary neurotrophic factor induces acute-phase protein expression in hepatocytes. FEBS Lett. 1992;314(3):280–4.

[illegible]	Zielzellen	Zielgewebe	pro-/antiinflammatorische Wirkung	[illegible]
[illegible]	Neurone, Schwann-Zellen, Skelett-Muskel	Neurone, Astro-, Oligodendrozyten, Mikroglia, Zellen [illegible]	[illegible]	[illegible]
			Wachstum [illegible] Antagonisten [illegible]	

Stimulation der zellulären Antwort

[illegible]

[illegible] Wirkung

[illegible]

AM = Adrenomedullin; ARTN = Artemin; BMP = Bone Morphogenetic Protein; BDNF = Brain Derived Neurotrophic Factor; [illegible] ECM = Extrazelluläre Matrix; CNTF = Ciliary Neurotrophic Factor; [illegible] Growth Factor; [illegible] Colony Stimulating Factor; [illegible] Heparin-binding [illegible] Growth Factor; [illegible] Macrophage Colony Stimulating Factor; [illegible] Macrophage [illegible] Factor; [illegible] Nerve Growth Factor; [illegible] Neurotrophin [illegible] Placental Growth Factor; [illegible] Stem Cell Factor; [illegible] Vascular Endothelial Growth Factor.

776 Renfranz PJ, Cunningham MG, McKay RD. [illegible]

777 [illegible]

778 [illegible]

779 [illegible]

7 Weitere wesentliche Einflussfaktoren auf Immunabwehr und Entzündung

Unser Nervensystem, unsere Gedanken, Gefühle und Stimmungen sind intensiv mit dem Immunsystem verbunden. Beispiele hierfür sind

- Ekelgefühle, welche allergische Reaktionen auslösen,
- Angstgefühle, die zu Asthma-Anfällen führen,
- anhaltende Stressbelastungen, die eine Häufung von Infektionen nach sich ziehen,
- Depressionen, die assoziiert sind mit einer geschwächten Immunabwehr und
- Konditionierungen des Körpers,
  - durch mehrmalige definierte Sinnesreize, verbunden mit der gleichzeitigen Verabreichung eines immunologischen Reizes,
  - sodass eine nachfolgende Wiederholung nur des Sinnesreizes zu einer immunologischen Reaktion führt, als wäre auch der immunologische Reiz verabreicht worden.

Die funktionelle Verbindung zwischen Nervensystem und Immunsystem wird ermöglicht

- durch Rezeptoren für Neuromediatoren und Immunmediatoren, sowohl auf den Nervenzellen, als auch auf den Immunzellen,
- durch Neuromediatoren, welche nicht nur von Nervenzellen, sondern auch von Immunzellen gebildet werden und auf beide Systeme einwirken,
- durch Immunmediatoren, die von Nervenzellen gebildet werden und die die Funktion von Nervenzellen und von Immunzellen beeinflussen (Beispiele siehe Tab. 7.1)
- durch physiologische Durchlässe in der mechanischen und metabolischen Barriere (Blut-Hirnschranke, Blut-Nervenschranke und Blut-Liquorschranke) zwischen dem Blutgefäßsystem und dem Nervensystem, wobei
  - die Barriere bedingt ist durch besonders dichte Haftkomplexe zwischen den Endothelzellen und somit
  - hydrophile Immun- und Neuro-Mediatoren im Normalfall nur diese physiologischen Durchlässe nutzen können, während
  - für lipophile Mediatoren die Barriere (wenn überhaupt) nur eingeschränkt ein Hindernis darstellt.

Zu diesen physiologischen Durchlässen zwischen Blut und Nervensystem gehören

- Substanz-spezifische Transporter in den Endothelzellen (z. B. für Glucose, Aminosäuren, K-Ionen und Na-Ionen),
- gefensterte Endothelien in der Endothelauskleidung der Blutgefäße in bestimmten Hirnbereichen. Zu diesen zählen
  - die Eminentia media im Hypothalamus,
  - der Hypophysenhinterlappen (Neurohypophyse),
  - das venöse Portalgefäß im Hypothalamus und Hypophysenvorderlappen,
  - das Corpus pineale (Zirbeldrüse, Epiphyse),

https://doi.org/10.1515/9783110536522-007

- die Area prostrema (Brechzentrum), das Organum vasculosum (Regulation von Durst, Hunger, Körpertemperatur/ Fieber) und das Organum subfornicale (Regulation des Elektrolytspiegels, der Na-Ionen-Ausscheidung und des Blutvolumens),
- der Plexus choroideus in den Ventrikeln und im Subarachnoidalraum,

■ Nervenendigungen mit direkter Verbindung zu Blutgefäßen wie z. B.
  - Axone vom Hypothalamus, welche Mediatoren vom Hypothalamus in den Hypophysenhinterlappen und von dort in das Blut transportieren,
  - die Nervenendigungungen und Synapsen des peripheren Nervensystems.

Tab. 7.1: Beispiele für die Wirkung von Zytokinen auf das Nervensystem.

Zytokin	Wirkung			
	zentrales Nervensystem		peripheres Nervensystem	
IL-1	**Endothelzellen: Öffnung Blut-Hirnschranke**	↑	**Endothelzellen: Öffnung Blut-Nerven-Schranke**	↑
	Hypothalamus/Hypophyse: Expression CRH	↑	**Schwannsche Zellen: Aktivierung**	↑
	Körpertemperatur/Fieber	↑	Aktivität von Synapsen	↓
	Schlafbedürfnis	↑	Reizleitung in Axonen	↓
	Mikrogliazellen, Astrozyten: Aktivierung	↑		
	Nahrungsaufnahme	↓	motorische Aktivität	↓
IL-2	**Hypocampus: Expression Acetylcholin**	↑		
	Hypophyse: Expression von ACTH	↑		
	Hypophyse: Expression Vasopressin	↑		
IL-4	**Endothelzellen: Öffnung Blut-Hirnschranke**	↑	**Endothelzellen: Öffnung Blut-Nerven-Schranke**	↑
	Oligodendrozyten: Aktivierung	↑	**Schwannsche Zellen: Aktivierung**	↑
			Aktivität von Synapsen, Reizleitung in Axonen	↓
IL-6	**Endothelzellen: Öffnung Blut-Hirnschranke**	↑	**Endothelzellen: Öffnung Blut-Nerven-Schranke**	↑
	Hypothalamus/Hypophyse: Expression CRH	↑	**Schwannsche Zellen: Aktivierung**	↑
	Körpertemperatur/Fieber	↑	Aktivität von Synapsen	↓
	Astrozyten: Aktivierung (↑)	↑	Reizleitung in Axonen	↓
IL-10	Mikroglia: Expression IL-1, TNFα, Apoptose	↓	Schwannsche Zellen: Expression IL-1, TNFα	↓
			Schwannsche Zellen: Apoptose	↓

<table>
<tr><th rowspan="2">Zytokin</th><th colspan="5">Wirkung</th></tr>
<tr><th colspan="2">zentrales Nervensystem</th><th colspan="3">peripheres Nervensystem</th></tr>
<tr><td rowspan="10">TNFα</td><td>Endothelzellen: Öffnung Blut-Hirnschranke</td><td>↑</td><td colspan="2">Endothelzellen: Öffnung Blut-Nerven-Schranke</td><td>↑</td></tr>
<tr><td>Hypothalamus/Hypophyse: Expression CRH</td><td>↑</td><td rowspan="3">Schwannsche Zellen:</td><td rowspan="2">niedrige Dosis: Aktivierung, Proliferation</td><td rowspan="2">↑</td></tr>
<tr><td>Hypothalamus/Hypophyse: Expression GH</td><td>↓</td></tr>
<tr><td>Körpertemperatur/Fieber</td><td>↑</td><td>hohe Dosis: Apoptosis</td><td>↑</td></tr>
<tr><td>Schlafbedürfnis</td><td>↑</td><td colspan="2">Aktivität von Synapsen</td><td>↓</td></tr>
<tr><td>Nahrungsaufnahme</td><td>↓</td><td colspan="2">Reizleitung in Axonen</td><td>↓</td></tr>
<tr><td>Oligodendrozyten: Apoptose</td><td>↑</td><td colspan="3" rowspan="4"></td></tr>
<tr><td>Neuronen: geringe Dosis: Proliferation</td><td>↑</td></tr>
<tr><td>Neuronen: hohe Dosis: Apoptose</td><td>↑</td></tr>
<tr><td>Astrozyten: Aktivierung</td><td>↑</td></tr>
<tr><td rowspan="6">IFNα
IFNγ</td><td>Hypothalamus/Hypophyse: Expression Hormone</td><td>↓</td><td colspan="2" rowspan="2">motorische Aktivität</td><td rowspan="2">↓</td></tr>
<tr><td>Euphorien, Verhaltensstörungen</td><td>↑</td></tr>
<tr><td>Polyneuropathien, motorische Beeinträchtigung</td><td>↑</td><td colspan="3" rowspan="4"></td></tr>
<tr><td>Körpertemperatur/Fieber</td><td>↑</td></tr>
<tr><td>Nahrungsaufnahme</td><td>↓</td></tr>
<tr><td>Mikrogliazellen: Aktivierung</td><td>↑</td></tr>
<tr><td rowspan="3">GM-CSF
M-CSF</td><td>Endothelzellen: Öffnung Blut-Hirnschranke</td><td>↑</td><td colspan="2">Endothelzellen: Öffnung Blut-Nerven-Schranke</td><td>↑</td></tr>
<tr><td rowspan="2">Mikrogliazellen: Proliferation</td><td rowspan="2">↑</td><td colspan="2">Schwannsche Zellen: Aktivierung</td><td>↑</td></tr>
<tr><td colspan="2">Reizleitung in Axonen</td><td>↓</td></tr>
</table>

	proinflammatorische Wirkung		antiinflammatorische Wirkung

Schädigungen der Endothelzellschicht führen zwangsläufig zur Durchlöcherung oder Auflösung der Haftkomplexe und zur Öffnung der Barriere zwischen Blut und Nervensystem auch für hydrophile Substanzen. Derartige Schädigungen können hervorgerufen werden

- durch physikochemische Einflüsse wie
  - Erhöhung der Osmolarität des Blutes mit Schrumpfungen der Endothelzelle (z. B. bei entgleistem Diabetes mellitus),

  - Erniedrigung der Osmolarität des Blutes mit Quellung der Endothelzellen (z. B. bei Hyponatriämie),
  - Sauerstoffunterversorgung (Hypoxien) durch Sauerstoffmangel oder Gefäßverschlüsse,
  - Bluthochdruck oder Traumata,
- durch Aktivierungen der Endothelzellen in Folge
  - der Freisetzung von proinflammatorischen Zytokinen und Immunmediatoren im Rahmen lokaler oder systemischer entzündlicher Prozesse z. B. bei Infektionen, Autoimmunerkrankungen und/oder dem Systemischen Immunreaktiven Syndrom (SIRS),
  - von Hirninfarkten und/oder von Tumoren mit Freisetzung von Proteasen,
  - metabolische oder toxische Schädigungen nach Aufnahme oder Verabreichung toxischer Substanzen.

Zusätzlich kann die Blut-Hirnschranke oder die Blut-Nervenschranke durchbrochen werden durch die Einwanderung von peripheren Immunzellen, im Besonderen Makrophagen. Beispielsweise können bereits etwa zwei Wochen nach einer peripheren HIV-Infektion infizierte Monozyten in das Hirngewebe eingedrungen und dort in der Lage sein, Mikrogliazellen und Astrozyten zu infizieren.[780]

7.1 Neuromediatoren und Verhalten, Schock und Stress

Der Einfluss der Neuromediatoren auf das Immunsystem ist unterschiedlich[781] (siehe Tab. 7.2),

- entweder vorwiegend stimulierend (Acetylcholin, Neuropeptid Y, Substanz P)
- oder vorwiegend hemmend (Noradrenalin und Adrenalin, CRGP, VIP),
- oder sowohl stimulierend, wie auch hemmend (ANP),
- wobei insgesamt gesehen
  - im Normalfall die Beeinflussung des Immunsystems ausgewogen ist,
  - unter der Einwirkung von Schock, Traumata und Stress jedoch die Auschüttung von Noradrenalin und Adrenalin und damit die Immunsuppresssion überwiegt, aber
  - durch Acetylcholin (freigesetzt z. B. durch kognitive Aktivierung des parasympathischen Nervensystems), durch Neuropeptid Y und durch Substanz P der Immunsuppression gegengesteuert werden kann.

780 Gaskill PJ, Calderon TM, Coley JS, Berman JW. Drug induced increases in CNS dopamine alter monocyte, macrophage and T cell functions: implications for HAND. J Neuroimmune Pharmacol. 2013;8(3):621–642.
781 Sedlacek HH. Immunologie. Die Immunabwehr des Menschen. de Gruyter. 2014:359–456.

Tab. 7.2: Wirkung von Neuromediatoren auf die Entzündung.[782, 783, 784, 785, 786, 787]

Neuromediator allg. Wirkung	**Ursprung** (Expression ↑ oder ↓ durch)	**proinflammatorische Wirkungen**	antiinflammatorische Wirkungen
Nor-/Adrenalin[788] Zentralisierung des Blutes, Herzleistung, Lipolyse, Blutzucker (↑), Darmmotilität, Insulin (↓)	**Sympathisches NS/S-NS (postganglionär)** Nebenniere, Makrophagen, Granulozyten, Mastzellen, Thymozyten, Lymphozyten (↑) Stress, Schock, Traumata (↓) Prolactoliberin	**Mastzellen/α-adrenerge Rezeptoren: Degranulation, Histamin (↑)** ***TH2-Lymphozyten Funktionen (↑), B-Lymphozyten Funktionen (↑), Antikörperbildung (↑)***	Mastzellen/β-adrenerge Rezeptoren: Stabilisierung der Zellmembran (↑), Degranulation (↓); neutr. Granulozyten Funkionen (↓), NK-Zellen Funktionen (↓); Makrophagen Expression proinflammatorischer Zytokine IL-1β, IL-2, IL-6, IL-12, IL-23, IFNγ, TNFα (↓), IL-1Ra (↑), IL10 (↑), Adhäsionsmoleküle (↓) *TH1-Lymphozyten Funktionen (↓), CTL Proliferation (↓),*
Acetylcholin ZNS: Erkennen, Lernen (↑), PNS: Muskelerregung (↑), PS-NS: Darmmotilität, Glykogen, Sekretion (↑), Herzleistung (↓)	**ZNS; PNS: Synapsen; S-NS/präganglionär Parasympathisches NS/PS-NS** Granulozyten, Mastzellen, Makrophagen, Epithelzellen, Fibroblasten, Muskelzellen, *Dentritische Zellen, Lymphozyten*	**Makrophagen: Expression von Leukotrienen und PGE2/ Induktion von IL-6 (↑); neutro. Granulozyten: Phagozytose (↑); bas. Granulozyten/Mastzellen: Degranulation (↑); Endothelzellen: Proliferation (↑); Fibroblasten: Proliferation (↑); Bildung von ECM (↑); Epithelzellen/Haut: Aktivierung (↑), Expression von Zytokinen/GM-CSF (↑), Chemokinen/IL-8 (↑), Leukotrienen (↑)** ***TH1-Lymphozyten Funktionen (↑), CTL Zytotoxizität (↑)*** ***TH2-Lymphozyten Funktionen (↑), TH1-/TH2-Lymphozyten: Expression von Noradrenalin/Prägung TH2-Lymphozyten (↑)***	Granulozyten (neutr., eosin.): Migration (↓); Makrophagen: Expression von PGE2/Induktion von IL-1β, IL-2, IFNγ,TNFα (↓)

782 Goetzl EJ, Chan RC, Yadav M. Diverse mechanisms and consequences of immunoadoption of neuromediator systems. Ann N Y Acad Sci. 2008;1144:56–60.

783 Ley S, Weigert A, Brüne B. Neuromediators in inflammation--a macrophage/nerve connection. Immunobiology. 2010;215(9–10):674–84.

784 Sedlacek HH. Immunologie. Die Immunabwehr des Menschen, Schutz, Gefahren, Erkrankungen, 2. Auflage. de Gruyter. 2014:381–403;3. Auflage, 2019, in Vorbereitung

785 Maldonado-Ruiz R, Fuentes-Mera L, Camacho A. Central Modulation of Neuroinflammation by Neuropeptides and Energy-Sensing Hormones during Obesity. Biomed Res Int. 2017;2017:7949582. doi: 10.1155/2017/7949582.

786 Maldonado-Ruiz R, Fuentes-Mera L, Camacho A. Central Modulation of Neuroinflammation by Neuropeptides and Energy-Sensing Hormones during Obesity. Biomed Res Int. 2017;2017:7949582. doi: 10.1155/2017/7949582.

787 Carniglia L, Ramírez D, Durand D, Saba J, Turati J, Caruso C, Scimonelli TN, Lasaga M. Neuropeptides and Microglial Activation in Inflammation, Pain, and Neurodegenerative Diseases. Mediators Inflamm. 2017;2017:5048616. doi: 10.1155/2017/5048616.

788 Bodnar I, Mravec B, Kubovcakova L, Fekete MI, Nagy GM, Kvetnansky R. Immobilization stress-induced increase in plasma catecholamine levels is inhibited by a prolactoliberin (salsolinol) administration. Ann N Y Acad Sci. 2004;1018:124–30.

Neuromediator allg. Wirkung	**Ursprung** (Expression ↑ oder ↓ durch)	**proinflammatorische Wirkungen** / antiinflammatorische Wirkungen
Neuropeptid Y ZNS: Proliferation Neuronen, Appetit (↑), Angst/Furcht (↓)	**Hirnrinde, Hypothalamus, limbisches System S-NS (postganglionär)** Makrophagen, Megakaryozyten	**Makrophagen: Expression proinflammatorischer Zytokine IL-12, IFNγ (↑); Endothelzellen: Proliferation (↑), Angiogenese (↑), Fibroblasten: Proliferation (↑), ECM (↑); Fettzellen: Proliferation/Fetteinbau (↑); *Dentritische Zellen: Antigenpräsentation* (↑); *TH1-Lymphozyten: Prägung* (↑)**
		Natürliche Killer-Zellen: Zytotoxizität (↓); *TH1-Lymphozyten: Funktion* (↓)
Substanz P/ Neurokinin1 ZNS: Schmerzempfindungen, Stresswahrnehmung, Angstzustände, Erbrechen (↑)	**Hypokampus, sensorische Neuronen** Monozyten, Makrophagen, *T-Lymphozyten*, Pankreasinselzellen	**Makrophagen: proinflammatorische Zytokine IL-1, TNFα (↑), PGE2/Induktion von IL-6 (↑); Granulozyten: Aktivierung, Exozytose, Phagozytose (↑); Mastzellen: Degranulation (↑); Natürliche Killerzellen: Zytotoxizität (↑); Endothelzellen: Proliferation/Angiogenese (↑); Synovialzellen: Proliferation (↑), Kollagenase (↑); Fibroblasten: Proliferation (↑)**
		Makrophagen: Expression von PGE2/Induktion von IL-1β, IL-2, IFNγ, TNFα (↓)
CRGP ZNS: Regulation Körpertemperatur, Hypophysenhormone (↑), PNS: NO-Synthase, Niere/Filtrationsrate (↑)	**Hirnrinde, Hypophyse, sensorische Ganglien, PNS: präsynaptische sensorische Ganglien, Endigungen sensorische C-Typ Nerven,** Makrophagen, *T-Lymphozyten*, (↑) *Tryptase/Mastzellen*	**Knochenmarkstromazellen: Expression von IL-6 und TNFα (↑)**
		Makrophagen: Expression antiinflammatorischer Zytokine (↑), proinflammatorischer Zytokine (↓) *Dentritische Zellen: Expression von MHC-II und Kostimulatoren* (↓); *Antigen-Präsentation* (↓); *TH1-Lymphozyten: Proliferation und Funktion* (↓); *CTL:* (↓); *B-Lymphozyten: Differenzierung* (↓)
VIP Blutgefäßerweiterung (↑)	**Neuronen, ZNS und PNS,** Mikroglia-Zellen, Granulozyten, Mastzellen, *TH2-Lymphozyten, CD8-T-Lymphozyten/ CTL*	***Dentritische Zellen: Expression IL-10* (↑); *TH2-Lymphozyten Differenzierung* (↑); *B-Lymphozyten: Proliferation; Antikörper-Isotyp-Wechsel IgG → IgE* (↑)**
		Makrophagen: Expression antiinflammatorischer Zytokine IL-10, IL-1Ra (↑), proinflammat. Zytokine IL-1, IL-12, TNFα (↓), Chemokine (↓), MMP (↓), Endothelzellen: Proliferation/Angiogenese (↓); glatte Muskelzellen: Proliferation (↓); *Thymozyten: Proliferation* (↓); *Dentritische Zellen: CD80/CD86* (↓), *Antigen-Präsentation* (↓); *TH1-Lymphozyten: Prägung* (↓); *CTL:* (↓); *TregLy:* (↑)

Neuro-mediator allg. Wirkung	**Ursprung** (Expression ↑ oder ↓ durch)	**proinflammatorische Wirkungen** / antiinflammatorische Wirkungen
ANP Blutgefäß-erweiterung, Erweiterung der Bronchien, Diurese, Na-Ionen-Ausscheidung (↑), Aldosteron (↓)	**ZNS/ Hypothalamus-Region** Epithelien (Lunge, Magen-Darm, Harntrakt), Endothelzellen, glatte Muskelzellen, Herzmuskelzellen, Makrophagen, *Thymuszellen*	**neutr. Granulozyten: Phagozytose und Exozytose (↑); Mastzellen: Degranulation/Histamin (↑); Natürliche Killerzellen: Zytotoxizität (↑), Makrophagen: Synthese von PGE2 (↓)** ***Dentritische Zellen: Expression IL-4; TH2-Lymphozyten: Prägung (↑),*** Makrophagen: antiinflammatorische Zytokine IL-10, IL-1Ra (↑); proinflammatorische Zytokine IL-1β, IL-12, TNFα (↓), ROS (↓); Endothelzellen: Proliferation (↓), Chemokine (↓), PDGF (↓), VEGF (↓), Angiogenese (↓); glatte Muskelzellen: Proliferation (↓), mesangiale Zellen/Glomeruli: Proliferation (↓); *TH1-Lymphozyten: Expression IL-12/Differenzierung* (↓)

	Stimulation der zellulären Antwort
	Stimulation der Antikörperantwort
	antiinflammatorische Wirkung

kursive Schrift: erworbene Immunreaktion;

allg. Wirkung = allgemeine pharmakologische Wirkung; ANP = Atriales Natriuretisches Peptid; CRGP = Calcitonin gene-related peptid; PNS = Peripheres Nervensystem; PS-NS = Parasympathisches Nervensystem; S-NS = Sympathisches Nervensystem; VIP = Vasoaktives Intestinales Peptid; ZNS = zentrales Nervensystem

Stressfaktoren lösen nicht nur die Freisetzung von Noradrenalin und Adrenalin, sondern im Besonderen noch die Freisetzung von Stresshormonen aus (siehe Tab. 7.3),

- die einen **Eustress** bewirken, wenn ein angestrebtes Ziel als erreichbar angesehen wird und die Stresshormone sich als förderlich für die geistige und körperliche Leistungsfähigkeit erweisen,
- welche den **Distress** verursachen, wenn die Stressfaktoren als hinderlich, zerstörerisch, bedrohlich und Angst-erregend empfunden werden, sodass Leistungsminderung, Rückzugverhalten und Erkrankungen sich ergeben können.

Den Belastungen durch Stressfaktoren begegnet der Körper mit einem generellen Anpassungs-Syndrom (GAS), welches aus drei Phasen besteht:

- in der **Alarmphase** erfolgen äußerst schnell
  - die Aktivierung des Systems „sympathisches Nervensystem-Nebennierenmark" (siehe Tab. 7.2) mit der Freisetzung von Nor-adrenalin (vorwiegend aus der Nebenniere) und Adrenalin (vorwiegend von den sympathischen Nervenendigungen in den Organen),

  - die Aktivierung des Systems „Hypothalamus-Hypophyse-Nebennierenrinde" (siehe Tab. 7.3) mit der Freisetzung von Corticoliberin (CRH), ACTH und Glucocorticoiden und
  - reflektorische Flucht- oder Kampfreaktionen;
- in der **Widerstandsphase** bewältigt der Körper die Stressfaktoren oder passt sich ihnen an
- in der **Endphase** kommt der Körper
  - entweder in eine **Erholungsphase**
  - oder in eine **Erschöpfungsphase** mit unzureichender Beherrschung der Stressfaktoren und chronisch anhaltenden oder immer wiederkehrenden Alarmphasen, welche Ursache sein können für
    - Einschänkungen der kognitiven, mentalen und psychischen Fähigkeiten,
    - vegetativ-hormonelle Veränderungen (Schilddrüsenüberfunktion, Sterilität, Impotenz) und Organ-, Kreislauf- und Stoffwechselerkrankungen und
    - eine Schwächung der Immunabwehr.

Diese Schwächung der Immunabwehr ist besonders bedingt durch die chronische Freisetzung von
- Noradrenalin und Adrenalin (siehe Tab. 7.2) und
- CHR, ACTH und Glucocorticoiden (siehe Tab. 7.3), wobei CHR
  - nicht nur die Ausschüttung von ACTH stimuliert,
  - sondern auch eine weitere Steigerung der Noradrenalin und Adrenalin-Ausschüttung bewirkt.

Glucocorticoide (Cortisol, Corticosteron) haben wohl die stärkste immunsuppressive Wirkung durch
- Transrepression der für die Expression von Immunmediatoren wichtigen Transskriptionsfaktoren, wie z. B. AP-1 und NFkB, sodass die Expression gehemmt wird
  - von Chemokinen, Zytokinen, Wachstumsfaktoren und von den zugehörigen Rezeptoren,
  - der Cyklooxygenasen für die Synthese von Prostaglandinen;
- die Expression und extrazelluläre Ausschleusung von Lipocortinen (Annexine). Durch Bindung an die Phospholipide der Zellmembran
  - blockieren Lipocortine
    - die Aktivität von Phospholipasen, Phospholipide in Arachidonsäure zu spalten
    - die Zelladhäsion, Wanderung und Chemotaxie,
    - die Exozytose wie auch die Phagozytose und den Verdau von Fremdstoffen in Phagolysosomen,
    - die zelluläre Freisetzung von Chemokinen, Zytokinen, Wachstumsfaktoren,
    - die Aktivierung der Gerinnung durch Phospholipide;
  - fördern Lipocortine
    - die Fibrinolyse, indem sie als Rezeptoren für Plasminogen dienen, sodass dieses in das fibrinolytische Plasmin gespalten werden kann,
    - die Apoptose von Zellen.

Andererseits sind die Folgen einer erhöhten Glucocorticoid-Einwirkung, z. B. endogen bei Stress oder exogen in Form einer Arzneimittelbehandlung

- dass die allergischen Reaktionen vom Soforttyp verstärkt werden,
  - weil Glucocorticoide zu einer erhöhten Bildung von IgE führen
    - da der Kostimulator CD40L durch Transaktivierung der 2 Glucocorticoid-Response-Elemente (GRE) des Promoters für das CD40L-Gen durch Glucocorticoide vermehrt exprimiert wird und
    - weil vermehrtes CD40L in der immunologischen Synapse zwischen B-Lymphozyten und TH2-Lymphozyten eine erhöhte Aktivierung von B-Lymphozyten und einen Antikörper-Isotyp-Wechsel nach IgE bewirkt,
  - weil Glucocorticoide die Wirkung von LTB4 verstärken,[789, 790]
    - da Glucocorticoide die Expression des Rezeptors BLT1 für das Leukotrien LTB4 auf Immunzellen erhöhen und zudem
    - da die Synthese von LTB4 in Immunzellen relativ resistent ist gegen Glucocorticoide;
- dass durch die vermehrte Apoptose auch vermehrt DAMPs entstehen, die wiederum Ausgangspunkte für Entzündungen sein können.

Tab. 7.3: Wirkung der Stresshormone auf Immunzellen und Entzündung.

Hormon	Ursprung (Expression ↑ oder ↓ durch)	proinflammatorische Wirkungen *antiinflammatorische Wirkungen*
CRH Corticoliberin	**Hypothalamus,** Epithelzellen, Makrophagen, Mastzellen, NK-Zellen, Fibroblasten, *Thymozyten, T-Lymphozyten,* (↑) CRH autokrin/parakrin; IL-1, IL-2, IL-3, IL-6, IL-12, TNFα; IFNγ, Stress, Vasopressin (↓) ANP, Cortisol	**Makrophagen/proinflammat. Zytokine (↑), Mastzellen/Degranulation (↑), Fibroblasten/Proliferation (↑), NK-Lymphozyten/Zytotoxizität (↑) TH-Lymphozyten: Proliferation (↑), Zytokinexpression/IL-2 (↑)** ACTH/Cortisol (↑); Sympathicus/Nor-/Adrenalin (↑); NK-Lymphozyten/Zytotoxizität (↓) ***B-/TH2-Lymphozyten/Proliferation (↑)/Zytokine (↑)***
▼		

789 Ohnishi H, Miyahara N, Gelfand EW. The role of leukotriene B(4) in allergic diseases. Allergol Int. 2008;57(4):291–8.

790 Yokomizo T. Two distinct leukotriene B4 receptors, BLT1 and BLT2. J Biochem. 2015;157(2):65–71.

Hormon	Ursprung (Expression ↑ oder ↓ durch)	proinflammatorische Wirkungen	*antiinflammatorische Wirkungen*
ACTH	**Hypophysenvorderlappen** Makrophagen, *T-, B-Lymphozyten* (↑) CRH; Nor-/Adrenalin, Sympathicus; Vasopressin; AVP, Angst/Stress; proinflammatorische Zytokine/IL-1, IL-6, GM-CSF, (↓) Cortisol, TNFα)	**Mastzellen/Degranulation (↑)** **Makrophagen/Expression IL-4 (↑),** ***B-Lymphozyten/Antikörper-Isotyp-Wechsel IgG → IgE (↑)***	Cortisol-Synthese (↑), Makrophagen/NO-Synthase/NO (↓), MHC-II/Antigenpräsentation (↓), Mastzellen/Proliferation (↓), *T-mem* (↑)
▼			
Cortisol, Corticosteron	**Nebennierenrinde** (↑ ACTH, Stress, Dopamin ↓ β-Endorphin)	**Thrombozyten: Anzahl (↑)** ***B-Lymphozyten: Expression von CD40 Ligand (↑); Antikörper-Isotyp-Wechsel IgG → IGE (↑);***	Makrophagen: Expression von Lipocortinen/Makrocortin (↑)/Aktivität von Phospholipase A2 (↓)/Synthese Cyclooxygenase (↓), von Prostaglandinen/Thromboxan/PGE2 (↓) und Leukotrienen/LTB4, SRS-A (↓)/Adhäsion/Migration/Chemotaxie (↓)/Phagozytose/Exozytose (↓)/Expression von Zytokinen wie IL-1, TNFα; IFNγ (↓), von Chemokinen, Wachstumsfaktoren (↓), Expression von Rezeptoren wie Fc-R (↓), Proliferation (↓); Mastzellen: Synthese Mediatoren/Histamin (↓); Degranulation (↓); neutroph. Granulozyten: myeloische Zellen/Proliferation (↓), Adhärenz/Diapedese/Migration/Chemotaxie (↓), Phagozytose/Exozytose (↓) Gewebeverteilung (↓), Blutkonzentration (↑); NK-Lymphozyten: Proliferation (↓); Endothelzellen/Fibroblasten: Proliferation (↓), Angiogenese (↓), Kollagensynthese (↓), Wundheilung (↓), Narbenbildung (↓); Epithelzellen: Proliferation (↓); *T-Lymphozyten: Aktivierung/Proliferation (↓), Expression von Zytokinen, Zytokin-Rezeptoren, Chemokinen (↓);* *B-Lymphozyten: Aktivierung/Proliferation (↓), Expression von Zytokinen, Zytokin-Rezeptoren (↓);* Fibrinolyse: Aktivierung von u-PA und t-PA durch Lipocortin (↑); Kininsystem: Bradykinin (↓)

Hormon	Ursprung (Expression ↑ oder ↓ durch)	proinflammatorische Wirkungen	
			antiinflammatorische Wirkungen
Aldosteron	**Nebennierenrinde** (↑ ACTH; Angst/Schmerzen/Stress; Angiotensin I, II; ↓ erhöhter Blutdruck, erhöhte Na-Ionen im Blut)	**Makrophagen Aktivierung (↑), ROS (↑), Expression proinflammatorischer Zytokine (↑), Diapedese/Migration/Chemotaxie (↑)**	
		B-Lymphozyten: Aktivierung (↑); Expression von Adhäsionsmolekülen/z. B. ICAM-1 (↑); von Chemokinen/Chemokin-Rezeptoren (↑); Antikörperbildung (↑)	
			Hypophysenhinterlappen: Freisetzung von Vasopressin (sieh Tab. 7.2)

	Stimulation zelluläre Antwort
	Stimulation Antikörperantwort
	antiinflammatorische Wirkung

kursive Schrift: erworbene Immunreaktion;

ACTH = Adreno-Corticotropes-Hormon; ANP = atriales natriuretisches Peptid; CRH = Corticotropin-Releasing Hormone; u-PA = Urokinase-Plasminogen-Aktivator; t-PA = Tissue-Plasminogen-Aktivator

7.2 „Glückshormone“

Stressfaktoren führen zur Ausschüttung von Oxytocin, Vasopressin und β-Endorphin und hemmen die Ausschüttung von Dopamin und Serotonin. Diese sogenannten Glückshormone, zu denen auch Prolaktin gehört, wirken den Stressfaktoren und Stresshormonen entgegen und schützen das Immunsystem (siehe Tab. 7.4),

- da Prolaktin und Serotonin weitgehend proinflammatorisch wirken, wobei
  - Dopamin als Gegenspieler des Prolaktins dessen Ausschüttung inhibiert und
- weil Oxytocin, Vasopressin, Dopamin und β-Endorphin eine ausgewogene Wirkung auf das Immunsystem besitzen, wobei
  - Oxytocin und β-Endorphin die Ausschüttung von Glucocorticoiden, ausgelöst z. B. durch Stress, Schock und Traumata, hemmen und hierdurch die Glucocorticoid-induzierte Immunsuppression verhindern helfen,
  - Vasopressin dagegen die Ausschüttung von Glucocorticoiden stimuliert.

Die Ausschüttung von Glückshormonen lässt sich mental-kognitiv und psychisch beeinflussen, indem die eigenen Zielvorstellungen wie auch die Ursachen für mangelndes Wohlbefinden analysiert und glückliche und lustvolle Ereignisse angestrebt und genussvoll wahrgenommen werden. Hierdurch ergibt sich die Möglichkeit, durch regelmäßig mental, psychisch und körperlich ausgelöste Glücks- und Lustgefühle Stressfaktoren besser zu bewältigen und das Risiko einer durch den Distress bewirkten Erschöpfungsphase zu vermindern.[791] Durch Glückshormone können somit gemildert werden

791 Sedlacek HH. Selbstheilungskräfte und Arzneimittelwirkungen. Synergien und Grenzen, de Gruyter Verlag 2016:73–139.

- die mentalen und psychischen Auswirkungen der Stressfaktoren,
- die immunsuppressiven Wirkungen der Stresshormone, im Besonderen von Noradrenalin, Adrenalin und von den Glucocorticoiden und
- Erschöpfungsphasen mit anhaltenden Immunschwächen oder übersteigerten systemischen Entzündungsreaktionen.

Tab. 7.4: Wirkung der „Glückshormone" auf Immunzellen und Entzündung.[792, 793]

Hormon neural. Wirkung	**Ursprung** (Expression ↑ oder ↓ durch)	**präinflammatorische Wirkungen** / *antiinflammatorische Wirkungen*
Oxytocin *794, 795, 796, 797, 798* Vertrauen, Einfühlvermögen, soziale Bindung (↑), Furcht, Angst (↓)	**Hypothalamus/ Hypophysenhinterlappen,** eosin. Granulozyten, Keratinozyten, *Thymuszellen* (↑ positive physische/ mentale Reize; NO; Stress ↓ Serotonin)	**ACTH/Cortisol (↓); Endothelzellen Aktivierung (↑), Mastzellen Degranulation (↑), *Thymus/T-Lymphozyten* Differenzierung (↑); *HIV-Patienten: TH-Lymphozyten Proliferation* (↑)** ***B-Lymphozyten: Proliferation* (↑)** Endorphine (↑); Osteoblasten: Proliferation (↑), Makrophagen: Expression proinflammatorische Zytokine IL-1β, IL-4, IL-6, TNFα (↓); Chemokine MIP-1α/1β, MCP-1, IFP-10 (↓); Chemotaxie (↓); VEGF (↓); ROS (↓); neutr. Granulozyten: Chemotaxie (↓); ROS (↓); Wundheilung (↑); *Thymus/autoimmune T-Lymphozyten Proliferation* (↓)
Vasopressin *799* Gedächtnis, Aufmerksamkeit, Wahrnehmung (↑), Gefühle (↓)	**Hypothalamus/ Hypophysenhinterlappen,** Makrophagen, Granulozyten, *Thymuszellen, T- und B-Lymphozyten* (↑ Nor-/Adrenalin, Stress, Wassserverlust, IL-2, NO)	**Makrophagen: Phagozytose (↑); NK-Zellen: Zytotoxizität (↑); *T-Lymphozyten: /Proliferation* (↑) *CTL Proliferation* (↑), *Treg Prägung* (↓)** ***B-Lymphozyten: Antikörperantwort* (↑)** ACTH/Cortisol (↑); Makrophagen: Zytokinexpression (↓), Osteoblasten: Proliferation (↑), Zytokin-Expression (↓); *TH1-Lymphozyten* Prägung (↓); *TH2-Lymphozyten Prägung* (↓), *B-Lymphozyten Antikörperantwort* (↓)

792 Sedlacek HH. Immunologie. Die Immunabwehr des Menschen. de Gruyter. 2014:359–462.

793 Sedlacek HH. Glaube, Liebe, Glück und Leben. Verlag Traugott Bautz. 2013:34–59.

794 Li T, Wang P, Wang SC, Wang YF. Approaches Mediating Oxytocin Regulation of the Immune System. Front Immunol. 2016;7:693. doi: 10.3389/fimmu.2016.00693.

795 Denda S, Takei K, Kumamoto J, Goto M, Tsutsumi M, Denda M. Oxytocin is expressed in epidermal keratinocytes and released upon stimulation with adenosine 5'-[γ-thio]triphosphate in vitro. Exp Dermatol. 2012;21(7):535–7.

796 Cattaneo MG, Lucci G, Vicentini LM. Oxytocin stimulates in vitro angiogenesis via a Pyk-2/Src-dependent mechanism. Exp Cell Res. 2009;315(18):3210–9.

797 Işeri SO, Sener G, Saglam B, Gedik N, Ercan F, Yegen BC. Oxytocin protects against sepsis-induced multiple organ damage: role of neutrophils. J Surg Res. 2005;126(1):73–81.

798 Kumamoto K, Matsuura T, Amagai T, Kawata M. Oxytocin-producing and vasopressin-producing eosinophils in the mouse spleen: immunohistochemical, immuno-electron-microscopic and in situ hybridization studies. Cell Tissue Res. 1995;281(1):1–10.

Hormon neural. Wirkung	Ursprung (Expression ↑ oder ↓ durch)	präinflammatorische Wirkungen	
			antiinflammatorische Wirkungen
Dopamin **PIF** 800, 801, 802, 803 Motivation, Glücksgefühle Lustverlangen, Belohnung, Appetit (↑) Schläfrigkeit, Müdigkeit (↓)	**Mittelhirn, Zwischenhirn, Endhirn, Substantia nigra, Area tegmentalis ventralis retrorubrale, Regionen limbisches System, Frontallappen; Sympathicus** Makrophagen; *Dentritische Zellen, T-Lymphozyten* *(↑ Lusterfahrung, Testosteron, Oestrogen ↓ Glucocorticoide; Stress, Prolactoliberin)*	***TH-Lymphozyten:** Expression IL-6, IFNγ, TNFα (↑); **TH1-Lymphozyten** Prägung (↑), **TH17-Ly:** Prägung (↑); **TH2-Lymphozyten** Prägung (↓), **CTL:** Expression IFNγ (↑), Chemotaxie/Migration (↑); **Treg:** IL-10, TGFβ (↓), Chemotaxie (↓)* **Makrophagen: Expression IL-10 (↑), *Dentritische Zellen: Aktivierung (↑)***	
			neutr. Granulozyten: ROS (↓), Apoptose (↓); Monozyten/Makrophagen: Expression IL-10 (↑), TNFα, IL-1, IL-6, IL-12 (↓); PAF (↓), NO (↑); Endothelzellen: VEGF-Rezeptor (↓), Angiogenese (↓), PAF (↓) *T-Lymphozyten: Expression IL-2, IL-4, IFNγ (↓), Apoptose (↑), TH-Ly: Proliferation (↓); CTL: Proliferation (↓); Treg: Proliferation (↑)*
⊥			
PRH Prolaktoliberin[804, 805]	**Hypothalamus/ Hypophysenvorderlappen,** Plazenta, *T-Ly/B-Lymphozyten,* (↑ TRH, GnRH, VIP; positive Reizung Hautnerven; ↓ Dopamin)	**Prolaktin Ausschüttung (↑), Nor/Adrenalin Auschüttung (↓), Dopamin Ausschüttung (↓)**	
▼			

799 Baker C, Richards LJ, Dayan CM, Jessop DS. Corticotropin-releasing hormone immunoreactivity in human T and B cells and macrophages: colocalization with arginine vasopressin. J Neuroendocrinol. 2003; 15(11):1070–4.

800 Gaskill PJ, Calderon TM, Coley JS, Berman JW. Drug induced increases in CNS dopamine alter monocyte, macrophage and T cell functions: implications for HAND. J Neuroimmune Pharmacol. 2013;8(3):621–642.

801 Sinclair D, Purves-Tyson TD, Allen KM, Weickert CS. Impacts of stress and sex hormones on dopamine neurotransmission in the adolescent brain. Psychopharmacology (Berl). 2014;231(8):1581–1599.

802 Peters MA, Walenkamp AM, Kema IP, Meijer C, de Vries EG, Oosting SF. Dopamine and serotonin regulate tumor behavior by affecting angiogenesis. Drug Resist Updat. 2014;17(4–6):96–104.

803 Beck GCh, Brinkkoetter P, Hanusch C, Schulte J, van Ackern K, van der Woude FJ, Yard BA. Clinical review: immunomodulatory effects of dopamine in general inflammation. Crit Care. 2004;8(6):485–91.

804 Bodnar I, Mravec B, Kubovcakova L, Fekete MI, Nagy GM, Kvetnansky R. Immobilization stress-induced increase in plasma catecholamine levels is inhibited by a prolactoliberin (salsolinol) administration. Ann N Y Acad Sci. 2004;1018:124–30.

805 Wąsik A, Romańska I, Michaluk J, Antkiewicz-Michaluk L. Chronic salsolinol administration prevents the behavioral and neurochemical effects of L-DOPA in rats. Neurotox Res. 2015;27(4):399–410.

Hormon neural. Wirkung	**Ursprung** (Expression ↑ oder ↓ durch)	**präinflammatorische Wirkungen** / *antiinflammatorische Wirkungen*
Prolaktin[806] **LTH** Befriedigung, Müdigkeit, Muttergefühle (↑) Libido (↓)	**Hypophysenvorderlappen** Mamma, Plazenta, Epithelzellen, Makrophagen, *T-Lymphozyten* (↑ PRH; Oxytocin, Vasopressin, Endorphin, Enkephalin, Östrogene, TRH, TSH, GnRH, VIP, positive Reizung Hautnerven, proinflammatorische Zytokine/IL-1, IL-2, IL-4, IL-6; Orgasmus, Sport ↓ Dopamin)	**Makrophagen: Proliferation (↑), Expression Zytokine/IL-1/IL-12/IFNγ (↑), Chemokine (↑), Wachstumsfaktoren/VEGF (↑), NO-Synthase/NO (↑); NK-Lymphozyten: Proliferation (↑), Expression aktivierender Rezeptoren (↑), Zytotoxizität (↑);** ***Dentritische Zellen: Expression MHC-II (↑), Kostimulatoren/CD40 (↑), Kooperation T-Lymphozyten (↑)***
		B-Lymphozyten: Proliferation (↑), somatische Mutation (↑), Antikörperbildung (↑)
		Synthese/Expression von GnRH/FSH: (↓)
β-Endorphin [807, 808] Analgesie, Euphorien (↑) Angst, Furcht (↓)	**Stammhirn, Hypothalamus/Hypophysenvorderlappen** Monozyten, Makrophagen, Granulozyten, Mastzellen, Endothelzellen, Fibroblasten, Epithelzellen, *T-Ly, B-Lymphozyten* (↑ positive mentale, psychische oder Sinnesreize, Vasopressin, Schmerzempfindungen, Stress, Entzündungen, Alkohole)	**Glucocorticosteroide: Ausschüttung (↓), Prolaktin: Ausschüttung (↑) Natürliche Killerzellen: Zytotoxizität (↑)**
		Makrophagen, Endothelzellen: Aktivierung (↓), Freisetzung von proinflammatorischen Zytokinen (↓); neutr. Granulozyten: Phagozytose (↓) Mikrogliazellen: Aktivierung (↓) *Th1- und TH2-Lymphozyten: Funktion, Freisetzung von Zytokinen (↓) B-Lymphozyten: Differenzierung (↓), Synthese von Antikörpern (↓)*

806 Ubuka T, Son YL, Bentley GE, Millar RP, Tsutsui K. Gonadotropin-inhibitory hormone (GnIH), GnIH receptor and cell signaling. Gen Comp Endocrinol. 2013;190:10–7.

807 Blom JMC, Ottaviani E. Immune-Neuroendocrine Interactions: Evolution, Ecology, and Susceptibility to Illness. Med Sci Monit Basic Res. 2017;23:362–367.

808 Ninković J, Sabita Roy S. Role of the mu opioid receptor in opioid modulation of immune function. Amino Acids. 2013;45(1):9–24.

Hormon neural. Wirkung	**Ursprung** (Expression ↑ oder ↓ durch)	**präinflammatorische Wirkungen** *antiinflammatorische Wirkungen*
Serotonin [809, 810] Euphorien, Wachzustand, Wahrnehmung, Entscheidungsfindung, Schmerzempfindung (↑), Ängste, Hunger, Aggressionen, Depressionen (↓)	**Neuronen ZNS,PNS** Leber, Milz, Darm (entero-chromaffine Zellen), Mastzellen; Speicherung in Thrombozyten	**Thrombozyten: Aggregation (↑), Degranulation (↑); neutr. Granulozyten: Chemotaxie (↑), Phagozytose (↑); eosin. Granulozyten: Proliferation (↑), Chemotaxie (↑); basoph. Granulozyten/Mastzellen: Migration (↑), Serotonin (↑); Makrophagen: Expression IL-1β, IL-6, IL-8, IL-12, TNFα (↑), ROS (↑); Phagozytose (↑); NK-Zellen: IFNγ (↑), Zytotoxizität (↑); Endothelzellen: NO-Synthase/NO (↑); E-Selectin, ICAM-1 (↑);** ***Dentritische Zellen: Expression IL-1β, IL-8 (↑), Migration (↑); T-Lymphozyten: Expression IL-2, IL-1, IFNγ (↑), Proliferation (↑), TH2-Ly (↓)*** ***B-Lymphozyten: Proliferation (↑)*** Monozyten/Makrophagen: Antigen-Präsentation (↓); neutr. Granulozyten: ROS (↓), Phagozytose (?); glatte Muskelzellen: Expression IL-6, TNFα (↓), ICAM-1, VCAM-1 (↓), NO-Synthase/NO (↓); *Dentritische Zellen: Antigen-Präsentation (↓)*

(dunkelgrau)	**Stimulation der zellulären Antwort**
(mittelgrau)	***Stimulation der Antikörperantwort***
(hellgrau)	antiinflammatorische Wirkung

kursive Schrift: erworbene Immunreaktion

LTH = Luteotropes Hormon; PIF = Prolaktin-inhibierender Faktor; TRH = Tyreotropin Releasing Hormone

7.3 Wachstums-, Schilddrüsen- und Melanozyten-Hormone

Die Ausschüttung von Noradrenalin und Adrenalin stimuliert die Freisetzung von Somatoliberin und Wachstumshormonen (siehe Tab. 7.5).

- Somatoliberin wirkt insgesamt ausgewogen auf die Immunabwehr,
  - wobei sich bei Frauen durch die Somatoliberin induzierte Ausschüttung von ACTH und Glucocorticosteroiden die immunsuppressive Komponente eher stärker ausprägen kann als bei Männern,
- Wachstumshormon (GH) stimuliert dagegen bei beiden Geschlechtern in voller Breite die Immunabwehr,
  - wobei wiederum dessen Expression gehemmt wird durch Dopamin.

Somit wirken Wachstumshormone den immunsuppressiven Stresshormonen entgegen, werden andererseits in ihrer immunstimulierenden Wirkung eingeschränkt durch Dopamin.

809 Herr N, Bode C, Duerschmied D. The Effects of Serotonin in Immune Cells. Front Cardiovasc Med. 2017;4:48. doi: 10.3389/fcvm.2017.00048.

810 Robson MJ, Quinlan MA, Blakely RD. Immune System Activation and Depression: Roles of Serotonin in the Central Nervous System and Periphery. ACS Chem Neurosci. 2017;8(5):932–942.

Tab. 7.5: Wirkung der Wachstumshormone auf Immunzellen und Entzündung.

Hormon	**Ursprung** (Expression ↑ oder ↓ durch)	**präinflammatorische Wirkungen**	*antiinflammatorische Wirkungen*
GHIH Somato-statin **Cortistatin** **Ghrelin**	**Hypothalamus,** Epithelzellen/Darm/Lunge, Granulozyten, Mastzellen, *T-Ly-, B-Lymphozyten* (↑ GH, IGF, ↓ L-Dopamin)	**ACTH/Cortisol (↓)**	Makrophagen: Zytokin-Expression/IL-1, IL-6, TNFα/IFNγ (↓)/ Chemokin-Expression (↓), *T-Lymphozyten/TH1-Ly: Zytokin-Expression (↓), Treg (↑)*
⊥			
GHRH Somato-liberin	**Hypothalamus,** **Neurone PNS,** Makrophagen, Granulozyten, *T-Ly, B-Lymphozyten* (↑) IL-1, Nor-/Adrenalin, körperl. Bewegung; (↓) Alter, Somatostatin, GH, IGF, TNFα)	**ACTH/Cortisol bei ♀ (↓) Macrophagen: Proliferation/Expression von IFNγ (↑); *T-Lymphozyten: Proliferation + Expression von Zytokinen/IL-2/Zytokin-Rezeptoren (↑); Treg (↓)***	ACTH/Cortisol bei ♂ (↑); B-Lymphozyten: Proliferation/Antikörperbildung (↑); bei hoher Konzentration GHRH: Natürliche Killerzellen: Zytotoxizität (↓); Makrophagen: Expression Zytokine (↓)
▼			
GH Wachstums-hormon	**Hypophysen-vorderlappen** Makrophagen, *Thymusepithelzellen, T-Ly, -B-Lymphozyten* (↓) Dopamin, TNFα	**Kernhaltige Zellen: Apoptose (↓), Proliferation/Bcl2/c-Myc/Cycline (↑);** **Makrophagen/Leberzellen: Expression IGF (↑);** **Knochenmark/Stromazellen/Osteoblasten/Osteoklasten: Proliferation (↑), Zytokinexpression/IL-3 (↑); Myeloische Vorläuferzellen/Monozyten/Makrophagen/Granulozyten/Megakaryozyten: Proliferation/Reifung (↑);** ***Thymus-/Epithel/-Zellen: Expression GH und GHR (↑), Zytokin-Expression (↑), Chemokin-Expression (↑), Proliferation (↑); TH1-Lymphozyten: Proliferation/Differenzierung (↑)*** ***B-Lymphozyten: Proliferation/Differenzierung/Antikörper-synthese (↑);*** ***TH2-Lymphozyten: Proliferation/Differenzierung (↑), Expression IL-10, TGFβ (↑)***	

(dunkelgrau)	**Stimulation der zellulären Antwort**
(mittelgrau)	***Stimulation der Antikörperantwort***
(hellgrau)	antiinflammatorische Wirkung

kursive Schrift: erworbene Immunreaktion

ACTH = Adreno-Corticotropes-Hormon; GH = Growth Hormone; GHIH = Growth Hormone Releasing Hormone Inhibitor; GHR = Growth Hormone Receptor; GHRH = Growth Hormone Releasing Hormone; IGF = Insulin-like Growth-Factor

Parallel zu den Neuromediatoren, Stresshormonen, Glückshormonen und Wachstumshormonen haben die Schilddrüsenhormone und die Melanozyten-stimulierenden Hormone einen beträchtlichen Einfluss auf die Immunabwehr (siehe Tab. 7.5).

- Schilddrüsenhormone zeichnen sich dadurch aus, dass sie vorwiegend die Antikörperantwort stimulieren. Hyperthyreosen sind somit häufig vergesellschaftet mit Antikörper-mediierten Autoimmunerkrankungen,
- Melanozyten-Hormone, im Besonderen das Melanotropin, hemmen dagegen sowohl die angeborene wie auch die erworbene Immunabwehr.

Tab. 7.6: Wirkung der Schilddrüsen- und Melanozyten-Hormone auf Immunzellen und Entzündung.

Hormon	**Ursprung** (Expression ↑ oder ↓ durch)	**präinflammatorische Wirkungen**	*antiinflammatorische Wirkungen*
TRH Thyreoliberin	**Hypothalamus** (↓ T3, T4)	**Monozyten/Makrophagen/ROS (↑) IFNγ (↑)** ***über TSH: B-Lymphozyten/Antikörperantwort (↑)***	
▼			
TSH Thyreotropin	**Hypophysen-vorderlappen** Epithelzellen/Darm, myeloische Zellen, Makrophagen, Granulozyten, Erythrozyten, Thrombozyten, *Dentritische Zellen, B-/T-Lymphozyten* (↑ Thyreoliberin ↓ T3, T4)	**Monozyten/Makrophagen, Granulozyten, Megakaryozyten: Proliferation (↑), Reifung (↑), NK-Zellen: Zytotoxizität (↑); *Dentritische Zellen: Phagozytose (↑), T-Lymphozyten: Proliferation (↑)*** ***B-Lymphozyten: Proliferation (↑); Antikörperbildung (↑)***	
▼			
T4 L-Thyroxin **T3** L-Trijod-Thyronin	**Schilddrüse** (↓ Dopamin)	**Stoffwechsel (↑); Kupffersche Sternzellen: ROS/RNS (↑), TNFα (↑); NK-Zellen: Proliferation (↑)** ***Thymuszellen: Reifung (↑), Expression IL-2-Rezeptor (↑), Adhäsionsmoleküle (↑), Migration (↑); Dentritische Zellen: Aktivierung (↑), Expression MHC-II, CD80, CD86, CD40 (↑), Zytokine/IL-12 (↑), Prägung TH1-Lymphozyten (↑); B-Lymphozyten: Proliferation (↑), Antikörperproduktion: (↑)***	Makrophagen: ROS (↓), Expression Zytokine/IL-1β (↓), IL-10 (↑), Chemokine (↓); *T-Lymphozyten: Expression Zytokine/IL-4, IL-10, IFNγ (↓)*
Melanostatin	**Hypothalamus**	**Melanoliberin: Auschüttung (↓)**	
⊥			
MSH-RH Melanoliberin			Melanotropin: Auschüttung (↑)

Hormon	Ursprung (Expression ↑ oder ↓ durch)	präinflammatorische Wirkungen / *antiinflammatorische Wirkungen*
▼		
MSH -α, -β, -γ Melanotropin	**ZNS; Hypophysen-vorderlappen** Keratinozyten, Epithelzellen Magen-Darm, Urogenitalsystem, Lunge, Nebenniere, Schilddrüse, Makrophagen, *T-Ly/B-Lymphozyten* (↑)	***ASP + Mahogany: MSHR-1/-4 (↓); AGRP + Syndecan3: MSHR-3/-4 (↓)*** über MSHR1*: Dentritische Zellen/B-Lymphoz.: Antigen-Präsentation (↓); Monozyten/Makrophagen: Expression IL-1, IL-2, IL-4, IL-6, IL-13, TNFα, IFNγ (↓); IL-10 (↑); Endothelzellen: Adhäsionsmoleküle VCAM, E-Selectin (↓);* über MSHR2: *Glucocorticosteroide (↑), ACTH: Ligand für MSHR-2 (↑)* über MSHR3: *B-Lymphozyten: Antigen-Präsentation (↓)* über MSHR4*: T-Lymphozyten: CTLA4 (↑), Proliferation (↓); TH1-Lymphozyten (↓), Treg-Lymphozyten (↑)*

	Stimulation der zellulären Antwort
	Stimulation der Antikörperantwort
	antiinflammatorische Wirkung
kursive Schrift: erworbene Immunreaktion	

ASP = Agouti-Signalprotein; AGRP = Agouti-Related Peptide; MSH = Melanozyten Stimulierendes Hormon; MSHR = MSH-Rezeptor; TRH = Thyreotropin Releasing Hormone; TSH = Thyreoidea Stimulierendes Hormon

7.4 Sexualhormone

Sexualhormone haben einen beträchtlichen Einfluss auf das Immunsystem, wobei hierbei die Wirkungen der Sexualsteroide diejenigen der übergeordneten Liberine und Tropine überwiegen (siehe Tab. 7.7).

Oestrogenen, Progesteron und Androgenen ist gemeinsam

- dass sie die Entwicklung von Antikörpern (B-Lymphozyten, TH2-Lymphozyten) fördern und
- dass sie die zelluläre Immunreaktion hemmen, dieses jedoch in unterschiedlicher Weise:
  - Oestrogen hemmt sowohl die angeborene, als auch die erworbene zelluläre Immunabwehr, im Besonderen auch in den Blutgefäßen,
  - Progesteron fördert weite Bereiche (Granulozyten, Makrophagen) der angeborenen und hemmt dagegen die erworbene Immunabwehr (TH1-Lymphozyten, CL),
  - Testosteron hemmt die angeborene wie auch die erworbene Immunabwehr und fördert die Differenzierung und Prägung von regulativen, d. h. Toleranz induzierenden, T-Lymphozyten.

Durch die Geschlechter-spezifischen Unterschiede in den Konzentrationen der Sexualsteroide

- besitzen Frauen somit eine komplexere Regulation der Immunabwehr,
- ist bei Männern durch den Überschuss an Testosteron die zelluläre Immunabwehr stärker gedämpft, die Infektionsgefahr somit größer als bei Frauen.

Tab. 7.7: Wirkung der Sexualhormone auf Immunzellen und Entzündung.[811]

Hormon	**Ursprung** (Expression ↑ oder ↓ durch)	**proinflammatorische Wirkungen**	antiinflammatorische Wirkungen
GnRH-1 Gonado-liberin 1	**Hypothalamus, Riechepithel,** Ovarien, Epithel/ Eileiter/Mamma/ Prostata/Niere, Knochenmark, *Thymuszellen, T-Ly/B-Lymphozyten* (↑ Mangel an Sexual-steroiden; ↓ GNIH, ♀ Oestrogene bzw. ♂ Testosteron)	***Lymphozyten: Laminin-Rezeptor/Migration* (↑); *Expression IL-2-Rezeptor* (↑); *TH-Lymphozyten/CTL: Proliferation/Chemotaxie/Migration* (↑)** ***B-Lymphozyten: Proliferation/Antikörperbildung* (↑)**	
GnRH-2			*Lymphozyten: Expression IL-2-Rezeptor* (↓), GnRH-1-Wirkung (↓)
▼			
FSH Follitropin **SPH**	**Hypophysen-vorderlappen** *T-Ly/B-Lymphozyten* (↑ Mangel an Sexual-steroiden, Activin; ↓ ♀ Östrogene, Inhibin, Progesteron bzw. ♂ Inhibin)	**Makrophagen/Granulozyten: Expression von TNFα (↑); Osteoklasten: Aktivierung durch TNFα (↑); *Lymphozyten: Proliferation* (↑), *CTL: Proliferation* (↑)**	
LH Lutropin **ICSH**	**Hypophysen-vorderlappen** *T-Ly/B-Lymphozyten* (↑ ♀ Oestrogen bzw. ♂ Mangel an Testosteron ↓ ♀ Progesteron, ♂ Testosteron)	***Thymozyten: Proliferation* (↑), *Lymphozyten Aktivierung* (↑); *TH-Lymphozyten: Proliferation* (↑)**	Granulozyten: Prostaglandin-Synthese/PGE2 (↑)
CG Chorion-gonadotropin	**Synzytiotrophoblast** *T-Lymphozyten*		
▼			

811 Ubuka T, Son YL, Bentley GE, Millar RP, Tsutsui K. Gonadotropin-inhibitory hormone (GnIH), GnIH receptor and cell signaling. Gen Comp Endocrinol. 2013;190:10–7.

Hormon	Ursprung (Expression ↑ oder ↓ durch)	proinflammatorische Wirkungen	antiinflammatorische Wirkungen
Oestrogene **Estron** **Estradiol** **Estriol**	**Ovarien/Follikel/ Gelbkörper; Nebennieren-Rinde,** Hoden, Fettzellen, Brustdrüse, Trophoblasten/Plazenta (↑ LH,FSH)	**Endothelzellen: Expression C40/CD40L (↑), NO-Synthase (↑); Gerinnungsneigung (↑): FI, II, VII, VIII, IX und X (↑), ATIII (↓); Thrombozyten: Adhäsion (↑);** ***Thymus: Entwicklung*** **(↑)**	
		Dentritische Zellen: Proliferation (↑), Expression Chemokinen (↑), IL-10 (↑); ***TH2-Lymphozyten: Prägung (↑); B-Lymphozyten: Proliferation (↑), somatische Mutationen (↑), Antikörperbildung (↑);*** ***Plasmazellen: Apoptose (↓)***	
			Osteoblasten (↑), Osteoklasten (↓), Osteoporose (↓); Endothelzellen: Expression P-Selektin, ICAM-1, VCAM-1 (↓); vask. glatte Muskelzellen/Blutgefäße: Expression P-Selektin, ICAM-1, VCAM-1 (↓), Chemokine (↓); Makrophagen: Expression Zytokine/IL-1, IL-6, TNFα (↓), Chemokine (↓) Phagozytose (↓); Granulozyten: ROS (↓), Adhäsion (↓), Diapedese (↓), Phagozytose (↓); NK-Lymphozyten: Zytotoxizität (↓); Thymus: Proliferation T-Lymphozyten (↓); T-Lymphozyten: Rezeptor-Expression/IL-2R (↓); CTL: Proliferation/Prägung (↓);
Progesteron 812	**Ovarien/Gelbkörper/ Neuronen** (↑ Oestrogene/ Vermehrung PGR; Schwangerschaft)	**Gerinnungsneigung (↑): ATIII (↓), Protein C/ProteinS (↓), Venentonus (↓)** **ex Utero: Neutr. Granulozyten: Blutverteilung (↑), Migration/Chemotaxie (↑), ROS (↑), ADCC (↑)**	
		ex Utero: ***TH2-Lymphozyten: Proliferation/Prägung (↑), Expression B-Lymphozyten stimulierender Zytokine/IL-4, IL-5, IL-6, IL-10, IL-13 (↑); B-Lymphozyten: Proliferation***	
			in Utero: neutr. Granulozyten: Aktivierung (↓), Migration (↓), ROS (↓); NK-Lymphozyten: Proliferation (↓), Zytotoxizität (↓); Makrophagen: Proliferation (↓), Phagozytose (↓), ROS (↓), NO-Synthase/NO (↓), Expression proinflammatorischer Zytokine/TNFα (↓), Prostaglandine (↓); Mastzellen: Expression Chemokin-Rezeptoren/CXCL12R (↓), Chemotaxie (↓); *TH1-Lymphozyten: Proliferation/ Prägung (↓), Expression proinflammatorischer Zytokine/ IL-2, IL-12, IL-18, TNFα (↓); CTL: Proliferation/Aktivität* (↓) ex Utero: Glucocorticoid-Rezeptor/siehe Tab. 7.4: Aktivierung (↑); *TH2-Lymphozyten: Expression ant-inflammatorisches IL-10* (↑); *B-Lymphozyten: Antikörper-Isotyp-Wechsel zu (gering Effektor-wirksamen) IgG2 und IgA* (↑);

812 Flögel FD. Heparin in der Schwangerschaft bei Frauen mit und ohne Abort-Anamnese. Dissertation Uni Gießen 2010. http://geb.uni-giessen.de/geb/volltexte/2010/7861/pdf/FloegelFriederike_201009_27.pdf.

Hormon	Ursprung (Expression ↑ oder ↓ durch)	proinflammatorische Wirkungen	
			antiinflammatorische Wirkungen
Testosteron Dehydro-testosteron	**Hoden/Leydigsche Zwischenzellen; Ovarien; Nebennierenrinde (↑)**	**Osteoblasten: Proliferation/Funktion (↑)** ***Lymphozyten: Expression von Wachstumsfaktoren/BDNF/PDGF (↑)***	
		TH2-Lymphozyten: Proliferation/Prägung (↑)	
			Alle Immunzellen: Expression von PRR/TLR (↓); *Thymus: Atrophie (↑), Expression GnRH (↓); T-Lymphozyten: Proliferation (↓) TH1-Lymphozyten: Differenzierung/Prägung (↓); Treg: Differenzierung/Prägung (↑)*

	Stimulation zelluläre Antwort
	Stimulation Antikörperantwort
	antiinflammatorisch

ADCC = Antibody Dependent Cellular Cytotoxicity; ATIII = Antithrombin III; BDNF = Brain Derived Neurotrophic Factor; CG = Choriongonadotropin; CTL = Cytotoxic T-Lymphocyte; FSH = Follikelstimulierendes Hormon; GnRH = Gonadotropin-Releasing Hormon; GNIH = Gonadotropin-inhibitory hormone; ICAM = Intercellular Cell Adhesion Molecule; ICSH = Interstitial cell stimulating hormone; LH = Luteinisierendes Hormon; NK-Lymphozyten = natürliche Killer-Lymphozyten; PDGF = Platelet Derived Growth Factor; PRR = Pattern Recognition Receptors; PGR = Progesteron-Rezeptoren; SPH = Spermatogenese promovierendes Hormon; ROS = Reactive Oxygen Species; Treg = regulative T-Lymphozyten; VCAM = Vascular Cell Adhesion Molecule;

7.5 Ernährung, Fettzellen und Adipokine

Ernährung beeinflusst in entscheidender Weise die Immunabwehr.[813] Zu unterscheiden ist eine bedarfsgerechte Ernährung von einer Unterernährung, einer Überernährung und einer Mangelernährung. Die Art und Menge der aufgenommenen Nahrung bestimmt weitgehend den Anteil des Fettgewebes. Dieses enthält je nach Funktion unterschiedliche Arten von Fettzellen:[814]

- **weiße Fettzellen** dienen der Speicherung und Freisetzung von Fettsäureestern für den Energiebedarf.

813 Scherer PE. Adipose tissue: from lipid storage compartment to endocrine organ. Diabetes. 2006;55(6): 1537–45.

814 Valencak TG, Osterrieder A, Schulz TJ. Sex matters: The effects of biological sex on adipose tissue biology and energy metabolism. Redox Biol. 2017;12:806–813.

  - Speicherung, Aktivierung und Bedarfsregelung von Energie in den weißen Fettzellen unterliegt einer komplexen hormonellen Regelung, im Besonderen durch Leptin, Ghrelin und Insulin.[815]
  - Hierbei ist das weiße Fettgewebe weitgehend geschlechtstypisch angesiedelt
    - im Bauchraum und an der Taille (Apfel-förmige Adipositas), besonders beim Mann,
    - an der Hüfte, dem Gesäß und den Oberschenkeln (Birnen-förmige Adipositas), besonders bei der Frau,
- **braune Fettzellen** erfüllen den Wärmebedarf durch Thermogenese aus dem Fettspeicher. Braunes Fettgewebe
  - wird stimuliert durch das sympathische Nervensystem, i.e. Noradrenalin und Adrenalin,
  - ist bei Frauen stärker innerviert und stoffwechselaktiver als bei Männern[816]
- **beige oder braun-in-weiße Fettzellen** entstehen meist durch Kälteeinwirkung auf weißes Fettgewebe und
- **pinke Fettzellen** dienen der Milchproduktion.

Im weißen Fettgewebe sind enthalten
- mehrheitlich weiße Fettzellen und deren Vorläuferzellen (Prä-Fettzellen),
- Stromazellen wie Fibrozyten und Fibroblasten,
- Zellen der Blutgefäße wie Endothelzellen, vaskuläre glatte Muskelzellen und Fibroblasten und
- Immunzellen wie
  - Monozyten, Makrophagen, Mastzellen, Natürliche Killerzellen,
  - neutrophile und eosinophile Granulozyten wie auch
  - Dendritische Zellen, B-Lymphozyten und T-Lymphozyten.

Weiße Fettzellen sind in Abhängigkeit vom Ausmaß des Fettgewebes immunologisch und endokrinologisch aktiv
- durch Bildung und Ausschüttung von
  - **Adipokinen**, die entweder antiinflammatorisch oder proinflammatorisch wirken (siehe Tab. 7.8),
  - antiinflammatorisch oder proinflammatorisch wirkenden Zytokinen und
  - proinflammatorisch wirkenden Chemokinen und Hormonen (siehe Tab. 7.9),
- wobei Fettzellen wiederum parakrin aktiviert werden durch (siehe Tab. 7.9)
  - Adipokine und Zytokine, ausgeschüttet von Immunzellen, besonders von Makrophagen und T-Lymphozyten.

---

815 Valencak TG, Osterrieder A, Schulz TJ. Sex matters: The effects of biological sex on adipose tissue biology and energy metabolism. Redox Biol. 2017;12:806–813.

816 Valencak TG, Osterrieder A, Schulz TJ. Sex matters: The effects of biological sex on adipose tissue biology and energy metabolism. Redox Biol. 2017;12:806–813.

Bei Unterernährung werden von den wenigen vorhandenen Fettzellen vorwiegend antiinflammatorische Adipokine ausgeschüttet, sodass

- die Chemotaxie von Immunzellen aus dem Blut in das Fettgewebe gering ist,
- die im Fettgewebe befindlichen Immunzellen wie auch im gesamten Körper
  - gehemmt werden oder
  - zu einem anti-entzündlichen Funktionszustand (M2-Makrophagen, TH2-Lymphozyten, Treg-Lymphozyten, Breg-Lymphozyten, mo-MDSC, gr-MDSC, suppressive NK-Zellen, siehe Kap. 5.1) differenzieren und hierdurch
- die Infektionsgefahr für den Körper sich erhöht.

Bei Überernährung bis hin zur Adipositas werden dagegen von den massenhaft vorhandenen Fettzellen vorwiegend proinflammatorische Adipokine, Chemokine, Zytokine und Hormone exprimiert, welche

- autokrin und parakrin weitere Fettzellen aktivieren,
- im Fettgewebe befindliche Makrophagen, Granulozyten, Natürliche Killerzellen, Dentritische Zellen, T-Lymphozyten, Endothelzellen, Fibroblasten und vaskuläre glatte Muskelzellen aktivieren zur Proliferation und zur Ausschüttung proinflammatorischer Zytokine und Chemokine,
- die Migration von weiteren Immunzellen, im Besonderen Makrophagen, in das Fettgewebe stimulieren
- die Differenzierung des Immunsystems in einen proinflammatorischen Funktionszustand bewirken wie z. B.
  - zu M1-Makrophagen und zu zytotoxischen Natürlichen Killerzellen,
  - zu Dentritischen Zellen, TH1-, TH17-Lymphozyten und zu zytotoxischen T-Lymphozyten,
- lokal und systemisch Endothelzellen, Fibroblasten, Osteoblasten, Chondrozyten und Skelettmuskelzellen aktivieren und
- bei den Thrombozyten Aggregation und Degranulierung bewirken.

Zusätzlich erfolgt die Freisetzung und ggfs. Oxydation von gesättigten Fettsäuren aus den Triglyzeriden, abgegeben von sterbenden oder lebenden Fettzellen. Diese Fettsäuren können als DAMPs wirken,[817] welche Immunzellen zur Freisetzung von weiteren proinflammatorischen Zytokinen aktivieren (siehe Kap. 2.2).

Durch die autokrine und parakrine Verstärkungsreaktion der Aktivierung aller beteiligten Zellen (Fettzellen, Immunzellen, Stromazellen, Gefäßzellen, Muskelzellen) wird bei der Überernährung

- der proinflammatorische Zustand des Fettgewebes dauerhaft aufrechterhalten und
- die Aktivierung des Immunsystems auf den gesamten Körper ausgedehnt.

---

817 Wu H, Ballantyne CM. Skeletal muscle inflammation and insulin resistance in obesity. J Clin Invest. 2017;127(1):43–54.

Hierdurch steigen erheblich die Risiken für entzündliche Erkrankungen, wie z. B.
- chronisches Asthma,
- häufig wiederkehrende Infektionen der Haut und der Hautorgane,
- sterile lokale Entzündungsprozesse im Körper wie Gefäßentzündungen, Gelenksentzündungen, Sehnenentzündungen, Muskelentzündungen.

Im Zuge dieser chronisch-systemischen Entzündung wird die Insulin-Sensitivität aller Zellen, im Besonderen auch der Muskelzellen, deutlich verringert.[818] Wesentliche Faktoren hierbei sind
- die durch die Adipokine besonders von M1-Makrophagen und T-Lymphozyten freigesetzten proinflammatorischen Zytokine, im Besonderen TNFα, IFNγ, IL-1β, IL-6 und das LTB4,
- die freigesetzten gesättigten und ggfs. oxydierten Fettsäuren aus den Triglyzeriden der Fettzellen,[819]
  - welche weitere Immunzellen, im besonderen Makrophagen und T-Lymphozyten, aktivieren zur Freisetzung von proinflammatorischen Zytokinen wie TNFα, IFNγ, IL-1β, IL-6, Il-18 und von LTB4,
  - welche Parenchymzellen, z. B. Muskelzellen, aktivieren zur Expression von zusätzlichen proinflammatorischen Zytokinen (wie z. B. TNFα, IL-6, IL-15) und Chemokinen (IL-8, GROα, MCP-1, RANTES),
- die Beeinträchtigung der Tyrosin-Phosphorylierung und der Signalübertragung des Insulin-Rezeptors durch Diacylglycerin (DAG) und Proteinkinase C (PKC), verstärkt gebildet in der Muskulatur (PKCΘ) und der Leber (PKCε) durch[820, 821]
  - die konkurrierende Aktivierung der Rezeptoren von TNFα und IL-6, aber auch von IFNγ, IL-1β und LTB4,
  - durch ein Überangebot an gesättigten Fettsäuren.

Mit der Abnahme der Insulin-Sensitivität nimmt die Insulin-Resistenz zu bis hin zur Entwicklung eines Typ II-Diabetes, welcher in ein metabolisches Syndrom münden kann, falls zum Diabetes Bluthochdruck und Fettleber hinzukommen.

---

818 Flehmig G, Scholz M, Klöting N, Fasshauer M, Tönjes A, Stumvoll M, Youn BS, Blüher M. Identification of Adipokine Clusters Related to Parameters of Fat Mass, Insulin Sensitivity and Inflammation. PLoS One. 2014;9(6):e99785. doi: 10.1371/journal.pone.0099785.

819 Wu H, Ballantyne CM. Skeletal muscle inflammation and insulin resistance in obesity. J Clin Invest. 2017;127(1):43–54.

820 Samuel VT, Shulman GI. The pathogenesis of insulin resistance: integrating signaling pathways and substrate flux. J Clin Invest. 2016;126(1):12–22.

821 Wu H, Ballantyne CM. Skeletal muscle inflammation and insulin resistance in obesity. J Clin Invest. 2017;127(1):43–54.

Tab. 7.8: Wirkung der Adipokine auf die Immunabwehr.

<table>
<tr><th rowspan="2">Adipokine</th><th rowspan="2">Zielzellen</th><th colspan="2">proinflammatorische Wirkungen</th></tr>
<tr><th></th><th>antiinflammatorische Wirkungen</th></tr>
<tr><td colspan="4">vorwiegend antiinflammatorisch wirkende Adipokine</td></tr>
<tr><td rowspan="3">Adiponectin
822, 823</td><td rowspan="3">Endothelzellen, vaskuläre glatte Muskelzellen, Perizyten, Makrophagen</td><td colspan="2">Endothelzellen: Proliferation und Migration (↑), Angiogenese (↑); Makrophagen: PGE2 (↑)</td></tr>
<tr><td></td><td>Endothelzellen: Apoptose-Resistenz (↑), ROS (↓), eNOS und NO (↑), Adhäsionsmoleküle (↓), TNFα (↓), Chemokine/ Chemokin-Rezeptoren (↓); Makrophagen: IL-1β, IL-6, IL-18, TNFα (↓), Adhäsionsmoleküle (↓), Scavenger Rezeptoren (↓), IL-1Ra (↑), IL-10 (↑); TIMP-1 (↑), Differenzierung zu M2-Typ-Makrophagen (↑); vaskuläre glatte Muskelzellen: Proliferation und Migration (↓)</td></tr>
<tr><td colspan="2">Insulin-Resistenz (↓); Glucose-Intoleranz (↓);
Neuronen: Migration (↑), Wachstum von Axonen (↑)</td></tr>
<tr><td rowspan="2">Apelin
824, 825, 826, 827</td><td rowspan="2">Endothelzellen, glatte Muskelzellen, Fettzellen, Leberzellen</td><td></td><td>Endothelzell: Apoptose-Resistenz (↑);
glatte Muskelzellen: Proliferation (↓);
Fettzellen: Transformation in braune Fettzellen (↑)</td></tr>
<tr><td colspan="2">NO-Synthase (↑), Blutdruck (↓), Insulin-Sensitivität (↑)</td></tr>
<tr><td>CTRP3
828, 829</td><td>Makrophagen</td><td></td><td>Monozyten/Makrophagen: Expression proinflammatorische Zytokine (↓)</td></tr>
<tr><td>Omentin
830, 831</td><td>Endothelzellen</td><td></td><td>Endothelzellen: NO-Synthase/NO (↑)</td></tr>
</table>

822 Ebrahimi-Mamaeghani M, Mohammadi S, Arefhosseini SR, Fallah P, Bazi Z. Adiponectin as a potential biomarker of vascular disease. Vasc Health Risk Manag. 2015;11:55–70.

823 Elfeky M, Yoneshiro T, Okamatsu-Ogura Y, Kimura K. Adiponectin suppression of late inflammatory mediator, HMGB1-induced cytokine expression in RAW 264 macrophage cells. J Biochem. 2017. doi: 10.1093/jb/mvx069.

824 Saint-Geniez M, Masri B, Malecaze F, Knibiehler B, Audigier Y. Expression of the murine msr/apj receptor and its ligand apelin is upregulated during formation of the retinal vessels. Mech Dev. 2002;110(1–2):183–6.

825 Masri B, van den Berghe L, Sorli C, Knibiehler B, Audigier Y. Apelin signalisation and vascular physiopathology. J Soc Biol. 2009;203(2):171–9.

826 Yu XH, Tang ZB, Liu LJ, Qian H, Tang SL, Zhang DW, Tian GP, Tang CK. Apelin and its receptor APJ in cardiovascular diseases. Clin Chim Acta. 2014;428:1–8.

827 Than A, He HL, Chua SH, Xu D, Sun L, Leow MK, Chen P. Apelin Enhances Brown Adipogenesis and Browning of White Adipocytes. J Biol Chem. 2015;290(23):14679–91.

828 Scherer PE. Adipose tissue: from lipid storage compartment to endocrine organ. Diabetes. 2006;55(6):1537–45.

829 Mancuso P. The role of adipokines in chronic inflammation. Immunotargets Ther. 2016;5:47–56.

830 Scherer PE. Adipose tissue: from lipid storage compartment to endocrine organ. Diabetes. 2006; 55(6):1537–45.

831 Mancuso P. The role of adipokines in chronic inflammation. Immunotargets Ther. 2016;5:47–56.

Adipokine	Zielzellen	proinflammatorische Wirkungen	antiinflammatorische Wirkungen
vorwiegend antiinflammatorisch wirkende Adipokine			
SFRP5 832, 833	Makrophagen		Makrophagen: Expression proinflammatorischer Zytokine/ IL-1β, TNFα (↓), Chemokine (↓)
Vaspin 834, 835	Endothelzellen, Makrophagen	Makrophagen: IL-10 (↓)	Makrophagen: TNFα, IL-1β, IL-6, (↓); ROS (↓); Endothelzellen: ICAM-1, E-Selectin (↓), Apoptose (↓)
vorwiegend proinflammatorisch wirkende Adipokine			
ANGPTL2 836	Fettzellen, Makrophagen, Endothelzellen	**Endothelzellen: Aktivierung/Proliferation (↑); Monozyten/Makrophagen: Aktivierung (↑); Expression proinflammatorischer Zytokine (↑)**	
Chemerin 837, 838, 839, 840, 841, 842, 843, 844	Makrophagen, Natürliche Killerzellen, Endothelzellen, *Dentritische Zellen*, Fettzellen, Skelett-Muskelzellen	**Bakterizidie Haut (↑); Endothelzellen: Aktivierung (↑), Makrophagen, Natürliche Killerzellen: Aktivierung, Chemotaxie (↑); Fettzellen: Aktivierung (↑); *Dentritische Zellen: Aktivierung, Chemotaxie* (↑)**	Fettzellen und Muskelzellen: Insulin-abhängige zelluläre Glucoseaufnahme (↑), Glucose-Intoleranz (↑)

832 Scherer PE. Adipose tissue: from lipid storage compartment to endocrine organ. Diabetes. 2006;55(6): 1537–45.

833 Mancuso P. The role of adipokines in chronic inflammation. Immunotargets Ther. 2016;5:47–56.

834 Qi D, Wang D, Zhang C, Tang X, He J, Zhao Y, Deng W, Deng X. Vaspin protects against LPSinduced ARDS by inhibiting inflammation, apoptosis and reactive oxygen species generation in pulmonary endothelial cells via the Akt/GSK3β pathway. Int J Mol Med. 2017;40(6):1803–1817.

835 Escoté X, Gómez-Zorita S, López-Yoldi M, Milton-Laskibar I, Fernández-Quintela A, Martínez JA, Moreno-Aliaga MJ, Portillo MP. Role of Omentin, Vaspin, Cardiotrophin-1, TWEAK and NOV/CCN3 in Obesity and Diabetes Development. Int J Mol Sci. 2017;18(8). pii: E1770. doi: 10.3390/ijms18081770.

836 Ouchi N, Parker JL, Lugus JJ, Walsh K. Adipokines in inflammation and metabolic disease. Nat Rev Immunol. 2011 Feb;11(2):85–97.

837 Wittamer V, Franssen JD, Vulcano M, Mirjolet JF, Le Poul E, Migeotte I, Brézillon S, Tyldesley R, Blanpain C, Detheux M, Mantovani A, Sozzani S, Vassart G, Parmentier M, Communi D. Specific recruitment of antigen-presenting cells by chemerin, a novel processed ligand from human inflammatory fluids. J Exp Med. 2003;198(7):977–85.

838 Stojek M. The role of chemerin in human disease. Postepy Hig Med Dosw (Online). 2017;71(0):110–117.

839 Ernst MC, Issa M, Goralski KB, Sinal CJ. Chemerin exacerbates glucose intolerance in mouse models of obesity and diabetes. Endocrinology. 2010;151(5):1998–2007.

840 Bondue B, Wittamer V, Parmentier M. Chemerin and its receptors in leukocyte trafficking, inflammation and metabolism. Cytokine Growth Factor Rev. 2011;22(5–6):331–8.

841 Sell H, Laurencikiene J, Taube A, Eckardt K, Cramer A, Horrighs A, Arner P, Eckel J. Chemerin is a novel adipocyte-derived factor inducing insulin resistance in primary human skeletal muscle cells. Diabetes. 2009;58(12):2731–40.

842 Gonzalvo-Feo S, Del Prete A, Pruenster M, Salvi V, Wang L, Sironi M, Bierschenk S, Sperandio M, Vecchi A, Sozzani S. Endothelial cell-derived chemerin promotes dendritic cell transmigration. J Immunol. 2014;192(5):2366–73.

Adipokine	Zielzellen	proinflammatorische Wirkungen antiinflammatorische Wirkungen
vorwiegend antiinflammatorisch wirkende Adipokine		
Leptin 845, 846, 847, 848, 849, 850, 851, 852, 853	Granulozyten, Makrophagen, *Dentritische Zellen*, *T-Lymphozyten*	**Granulozyten, Makrophagen: Aktivierung/Chemotaxie (↑), Phagozytose (↑), Expression ROS (↑), proinflammatorische Zytokine TNFα, IL-6, IL-12, IL-18 (↑); Chemokine (↑); LTB4 (↑); PGE2 (↑); Thrombozyten: Aggregation (↑); *Dentrischen Zellen: Aktivierung (↑), Expression von IL-12 (↑), IFNγ (↑); T-Lymphozyten Antiapoptose (↑); TH1-/TH17-Lymphozyten: Proliferation von und Differenzierung (↑); CTL: Proliferation (↑)***
	Neurone	Hungergefühl (↓) durch Neuropeptid Y (↓) und AgRP (↓); NO-Synthase (↓)
LCN2	Makrophagen, Granulozyten	**Makrophagen, neutr. Granulozyten: Leukotriene LTB4, PAF (↑)**

843 Banas M, Zabieglo K, Kasetty G, Kapinska-Mrowiecka M, Borowczyk J, Drukala J, Murzyn K, Zabel BA, Butcher EC, Schroeder JM, Schmidtchen A, Cichy J. Chemerin is an antimicrobial agent in human epidermis. PLoS One. 2013;8(3):e58709. doi: 10.1371/journal.pone.0058709.

844 Horn P, Metzing UB, Steidl R, Romeike B, Rauchfuß F, Sponholz C, Thomas-Rüddel D, Ludewig K, Birkenfeld AL, Settmacher U, Bauer M, Claus RA, von Loeffelholz C. Chemerin in peritoneal sepsis and its associations with glucose metabolism and prognosis: a translational cross-sectional study. Crit Care. 2016;20:39. doi: 10.1186/s13054-016-1209-5.

845 Fantuzzi G, Faggioni R. Leptin in the regulation of immunity, inflammation, and hematopoiesis. J Leukoc Biol. 2000;68(4):437–46.

846 Caldefie-Chezet F, Poulin A, Tridon A, Sion B, Vasson MP. Leptin: a potential regulator of polymorphonuclear neutrophil bactericidal action?. J Leukoc Biol. 2001;69(3):414–8.

847 Morley JE, Alshaher MM, Farr SA, Flood JF, Kumar VB. Leptin and neuropeptide Y (NPY) modulate nitric oxide synthase: further evidence for a role of nitric oxide in feeding. Peptides. 1999;20(5):595–600.

Martin-Romero C, Santos-Alvarez J, Goberna R, Sanchez-Margalet V. Human leptin enhances activation and proliferation of human circulating T lymphocytes. Cell Immunol. 2000;199:15–24.

848 Fujita Y, Murakami M, Ogawa Y, Masuzaki H, Tanaka M, Ozaki S, Nakao K, Mimori T. Leptin inhibits stress-induced apoptosis of T lymphocytes. Clin Exp Immunol. 2002;128(1):21–6.

849 Ubags ND, Vernooy JH, Burg E, Hayes C, Bement J, Dilli E, Zabeau L, Abraham E, Poch KR, Nick JA, Dienz O, Zuñiga J, Wargo MJ, Mizgerd JP, Tavernier J, Rincón M, Poynter ME, Wouters EF, Suratt BT. The role of leptin in the development of pulmonary neutrophilia in infection and acute lung injury. Crit Care Med. 2014;42(2):e143–51.

850 Santos-Alvarez J, Goberna R, Sánchez-Margalet V. Human leptin stimulates proliferation and activation of human circulating monocytes. Cell Immunol. 1999;194(1):6–11.

851 Loffreda S, Yang SQ, Lin HZ, Karp CL, Brengman ML, Wang DJ, Klein AS, Bulkley GB, Bao C, Noble PW, Lane MD, Diehl AM. Leptin regulates proinflammatory immune responses. FASEB J. 1998;12(1):57–65.

852 Lord GM, Matarese G, Howard JK, Baker RJ, Bloom SR, Lechler RI. Leptin modulates the T-cell immune response and reverses starvation-induced immunosuppression. Nature. 1998;394:897–901.

853 Vernooy JH, Ubags ND, Brusselle GG, Tavernier J, Suratt BT, Joos GF, Wouters EF, Bracke KR. Leptin as regulator of pulmonary immune responses: involvement in respiratory diseases. Pulm Pharmacol Ther. 2013;26(4):464–72.

Adipokine	Zielzellen	proinflammatorische Wirkungen	antiinflammatorische Wirkungen
vorwiegend antiinflammatorisch wirkende Adipokine			
PAI-1 854, 855, 856, 857, 858, 859	Granulozyten, Makrophagen, Microgliazellen, Endothelzellen, Astrozyten	**Makrophagen, Granulozyten, Microgliazellen: Apoptose-Resistenz (↑), Chemotaxie/Migration (↑), Expression proinflammatorischer Zytokine (↑), Migration (↑); Fibroblasten: Expression von ECM/Fibrose (↑), Apoptose-Resistenz (↑); Fibroblasten: Apoptose-Resistenz (↑); Endothelzellen: Migration (↑), Angiogenese (↑), Apoptose-Resistenz (↑)**	Makrophagen, Mikrogliazellen: Phagozytose (↓)
Resistin 860, 861, 862	Granulozyten, Makrophagen, Endothelzellen, glatte Muskelzellen	**neutr. Granulozyten: Aktivierung (↑), Bildung von granulozytären extrazellulären „Traps"/NETs (↑), Expression von TNFα und MIP2 (↑); Makrophagen: Aktivierung (↑), Expression TNFα und IL-12 (↑); Endothelzellen, vaskuläre glatte Muskelzellen: Proliferation (↑), Migration (↑)**	Insulin-Resistenz (↑), Hypertrophie von Kardiomyozyten (↑)
RBP4	Dentritische Zellen, T-Lymphozyten	***Dentritische Zellen: Antigenpräsentation (↑); TH1-Lymphozyten: Differenzierung/Prägung (↑)***	

854 Alessi MC, Poggi M, Juhan-Vague I. Plasminogen activator inhibitor-1, adipose tissue and insulin resistance. Curr Opin Lipidol. 2007;18(3):240–5.

855 Zmijewski JW, Bae HB, Deshane JS, Peterson CB, Chaplin DD, Abraham E. Inhibition of neutrophil apoptosis by PAI-1. Am J Physiol Lung Cell Mol Physiol. 2011;301(2):L247–54.

856 Park YJ, Liu G, Lorne EF, Zhao X, Wang J, Tsuruta Y, Zmijewski J, Abraham E. PAI-1 inhibits neutrophil efferocytosis. Proc Natl Acad Sci U S A. 2008;105(33):11784–9.

857 Huang WT, Akhter H, Jiang C, MacEwen M, Ding Q, Antony V, Thannickal VJ, Liu RM. Plasminogen activator inhibitor 1, fibroblast apoptosis resistance, and aging-related susceptibility to lung fibrosis. Exp Gerontol. 2015;61:62–75.

858 Bruyère F, Melen-Lamalle L, Blacher S, Detry B, Masset A, Lecomte J, Lambert V, Maillard C, Høyer-Hansen G, Lund LR, Foidart JM, Noël A. Does plasminogen activator inhibitor-1 drive lymphangiogenesis?. PLoS One. 2010;5(3):e9653. doi: 10.1371/journal.pone.0009653.

859 Bajou K, Peng H, Laug WE, Maillard C, Noel A, Foidart JM, Martial JA, DeClerck YA. Plasminogen activator inhibitor-1 protects endothelial cells from FasL-mediated apoptosis. Cancer Cell. 2008;14(4):324–34.

860 Silswal N, Singh AK, Aruna B, Mukhopadhyay S, Ghosh S, Ehtesham NZ. Human resistin stimulates the proinflammatory cytokines TNF-alpha and IL-12 in macrophages by NF-kappaB-dependent pathway. Biochem Biophys Res Commun. 2005;334(4):1092–101.

861 Barnes KM, Miner JL. Role of resistin in insulin sensitivity in rodents and humans. Curr Protein Pept Sci. 2009;10(1):96–107.

862 Jiang S, Park DW, Tadie JM, Gregoire M, Deshane J, Pittet JF, Abraham E, Zmijewski JW. Human resistin promotes neutrophil proinflammatory activation and neutrophil extracellular trap formation and increases severity of acute lung injury. J Immunol. 2014;192(10):4795–803.

Adipokine	Zielzellen	proinflammatorische Wirkungen / antiinflammatorische Wirkungen
vorwiegend antiinflammatorisch wirkende Adipokine		
Visfatin/ NAMPT 863, 864, 865, 866, 867, 868, 869, 870	neutrophile Granulozyten, Monozyten/ Makrophagen, Chondrozyten, Osteozyten, Endothelzellen, glatte Muskelzellen, *B-Lymphozyten* (ansonsten in allen Zellen)	**neutr. Granulozyten: Apoptose-Resistenz (↑); Monozyten: Expression von IL-1β, IL-6, TNFα (↑); Chondrozyten: Expression von MMP (↑) PGE2 (↑), Induktion von IL-6 (↑); Chondrozyten, Osteoblasten: Expression von IL-6 (↑), KC (↑) und MCP-1 (↑); Endothelzellen: Relaxation (↓)**
		B-Lymphozyten/pre-B-cell colony-enhancing factor 1/ PBEF1 Differenzierung (↑)
		vaskuläre glatte Muskelzellen: Ausreifung (↑); Osteoklasten: Differenzierung (↓)
		Nicotinamidphoribosyltransferase, Überführung von Nikotinamid in Nikotinamid-Mononukleotid (↑) Aktivierung des Insulin-Rezeptors (↑), Blutzuckerspiegel (↓); Expression von Insulin in Pankreas-β Zellen (↑)

(dunkelgrau)	**Stimulation der zellulären Antwort**
(mittelgrau)	***Stimulation der Antikörperantwort***
(hellgrau)	antiinflammatorische Wirkung

kursive Schrift: erworbene Immunreaktion;

Kleinschrift = Wirkungen, welche nicht direkt Entzündungen betreffen

AgRP = Agouti-Related Protein; ANGPTL = angiopoietin-like protein 2, CTRP = C1q/TNF-related proteins; KC = keratinocyte chemoattractant; LCN2 = Lipocalin 2; MCP-1 = monocyte chemotactic protein 1; NAMPT = Nicotinamide phosphoribosyltransferase; PAI-1 = Plasminogen-Aktivator-Inhibitor-1; RBP4 = Retinol-binding Protein 4; SFRP5 = secreted frizzled-related protein 5; Vaspin = Visceral adipose tissue serin protease inhibitor

863 Jia SH, Li Y, Parodo J, Kapus A, Fan L, Rotstein OD, Marshall JC. Pre-B cell colony-enhancing factor inhibits neutrophil apoptosis in experimental inflammation and clinical sepsis. J Clin Invest. 2004;113(9):1318–27.

864 Rongvaux A, Shea RJ, Mulks MH, Gigot D, Urbain J, Leo O, Andris F. Pre-B-cell colony-enhancing factor, whose expression is up-regulated in activated lymphocytes, is a nicotinamide phosphoribosyltransferase, a cytosolic enzyme involved in NAD biosynthesis. Eur J Immunol. 2002;32(11):3225–34.

865 Luk T, Malam Z, Marshall JC. Pre-B cell colony-enhancing factor (PBEF)/visfatin: a novel mediator of innate immunity. J Leukoc Biol. 2008;83(4):804–16.

866 Moschen AR, Geiger S, Gerner R, Tilg H. Pre-B cell colony enhancing factor/NAMPT/visfatin and its role in inflammation-related bone disease. Mutat Res. 2010;690(1–2):95–101.

867 Moschen AR, Kaser A, Enrich B, Mosheimer B, Theurl M, Niederegger H, Tilg H. Visfatin, an adipocytokine with proinflammatory and immunomodulating properties. J Immunol. 2007;178(3):1748–58.

868 Laiguillon MC, Houard X, Bougault C, Gosset M, Nourissat G, Sautet A, Jacques C, Berenbaum F, Sellam J. Expression and function of visfatin (Nampt), an adipokine-enzyme involved in inflammatory pathways of osteoarthritis. Arthritis Res Ther. 2014;16(1):R38. doi: 10.1186/ar4467.

869 Vallejo S, Romacho T, Angulo J, Villalobos LA, Cercas E, Leivas A, Bermejo E, Carraro R, Sánchez-Ferrer CF, Peiró C. Visfatin impairs endothelium-dependent relaxation in rat and human mesenteric microvessels through nicotinamide phosphoribosyltransferase activity. PLoS One. 2011;6(11):e27299. doi: 10.1371/journal.pone.0027299.

870 Revollo JR, Körner A, Mills KF, Satoh A, Wang T, Garten A, Dasgupta B, Sasaki Y, Wolberger C, Townsend RR, Milbrandt J, Kiess W, Imai S. Nampt/PBEF/Visfatin regulates insulin secretion in beta cells as a systemic NAD biosynthetic enzyme. Cell Metab. 2007;6(5):363–75.

Tab. 7.9: Entzündungspotential durch Adipokine, Hormone und Zytokine des Fettgewebes. [871, 872, 873, 874, 875, 876, 877, 878, 879, 880, 881, 882, 883, 884, 885]

	Weiße Fettzellen			Ausschüttung bzw. Wirkung in Abhängigkeit von		
Beeinflussung	**ausgeschüttete Wirkstoffe**			**Unterernährung**	**Normal**	**Überernährung**
				Adipokine		
Aktivierung durch Adipokine: ANGPTL2 LCN2 RBP4 Resistin Visfatin	►	Adiponectin	♂ (↓), ♀ (↑)	++++	++	+
		Apelin				
		CTRPs				
		Omentin	♂ (↑), ♀ (↓)			
		SFRP5	♂ (↑), ♀ (↓)			

871 Freitas Lima LC, Braga VA, do Socorro de França Silva M, Cruz JC, Sousa Santos SH, de Oliveira Monteiro MM, Balarini CM. Adipokines, diabetes and atherosclerosis: an inflammatory association. Front Physiol. 2015;6:304. doi: 10.3389/fphys.2015.00304.

872 Scherer PE. Adipose tissue: from lipid storage compartment to endocrine organ. Diabetes. 2006;55(6):1537–45.

873 Shipman AR, Millington GW. Obesity and the skin. Br J Dermatol. 2011;165(4):743–50.

874 Rivera-Gonzalez G, Shook B, Horsley V. Adipocytes in Skin Health and Disease. Cold Spring Harb Perspect Med. 2014;4(3):a015271. doi: 10.1101/cshperspect.a015271.

875 Zhao P, Stephens JM. Identification of STAT target genes in adipocytes. JAKSTAT. 2013;2(2):e23092, doi: 10.4161/jkst.23092.

876 López-Yoldi M, Marcos-Gomez B, Romero-Lozano MA, Sáinz N, Prieto J, Martínez JA, Bustos M, Moreno-Aliaga MJ. Cardiotrophin-1 Regulates Adipokine Production in 3T3-L1 Adipocytes and Adipose Tissue From Obese Mice. J Cell Physiol. 2017;232(9):2469–2477.

877 López-Yoldi M, Marcos-Gomez B, Romero-Lozano MA, Sáinz N, Prieto J, Martínez JA, Bustos M, Moreno-Aliaga MJ. Cardiotrophin-1 Regulates Adipokine Production in 3T3-L1 Adipocytes and Adipose Tissue From Obese Mice. J Cell Physiol. 2017;232(9):2469–2477.

878 Wyskida K, Franik G, Wikarek T, Owczarek A, Delroba A, Chudek J, Sikora J, Olszanecka-Glinianowicz M. The levels of adipokines in relation to hormonal changes during the menstrual cycle in young, normal-weight women. Endocr Connect. 2017;6(8):892–900.

879 Li J, Daly E, Campioli E, Wabitsch M, Papadopoulos V. *De Novo* Synthesis of Steroids and Oxysterols in Adipocytes. J Biol Chem. 2014 Jan 10;289(2):747–764.

880 Zhu HJ, Pan H, Cui Y, Wang XQ, Wang LJ, Li NS, Yang HB, Gong FY. The changes of serum glypican4 in obese patients with different glucose metabolism status. J Clin Endocrinol Metab. 2014;99(12):E2697–701.

881 Yoo HJ, Hwang SY, Cho GJ, Hong HC, Choi HY, Hwang TG, Kim SM, Blüher M, Youn BS, Baik SH, Choi KM. Association of glypican-4 with body fat distribution, insulin resistance, and nonalcoholic fatty liver disease. J Clin Endocrinol Metab. 2013;98(7):2897–901.

882 Paniagua JA. Nutrition, insulin resistance and dysfunctional adipose tissue determine the different components of metabolic syndrome. World J Diabetes. 2016;7(19):483–514.

883 Freitas Lima LC, Braga VA, do Socorro de França Silva M, Cruz JC, Sousa Santos SH, de Oliveira Monteiro MM, Balarini CM. Adipokines, diabetes and atherosclerosis: an inflammatory association. Front Physiol. 2015;6:304. doi: 10.3389/fphys.2015.00304.

884 White UA, Stephens JM. Neuropoietin activates STAT3 independent of LIFR activation in adipocytes. Biochem Biophys Res Commun. 2010;395(1):48–50.

885 Sedlacek HH. Selbstheilungskräfte und Arzneimittelwirkungen. Synergien und Grenzen. de Gruyter. 2016:244–260.

	Weiße Fettzellen		Ausschüttung bzw. Wirkung in Abhängigkeit von		
Beeinflussung	**ausgeschüttete Wirkstoffe**		**Unterernährung**	**Normal**	**Überernährung**
	Adipokine				
Zytokine IL-4 IL-6 IL-11 IFNγ OSM **Hormone** PRL GH **Inhibition durch Zytokine:** LIF CT-1 **Hormone** Cortison **Wachst-Fakt** CNTF Neuropoietin	Vaspin	♂ (↑), ♀ (↓)			
	ANGPTL 2				
	Chemerin	♂ (↓), ♀ (↑)			
	Glypican 4	♂ (↑), ♀ (↓)			
►	LCN2		+	+++	++++
	Leptin	♂ (↓), ♀ (↑)			
	RBP4				
	Resistin				
	Visfatin/NAMPT				
	Zytokine, Chemokine, Hormone				
	CT-1/Cardiotrophin 1		+		+++
			Apelin (↑); Resistin, Leptin, Visfatin (↓)		Leptin, Resistin (↓)
	Cortison → Cortisol		+		+++
►	Aldosteron		+		+++
	TNFα, IL-6, IL-18		+	++	++++
	Chemokine MCP-1/CCL2, CXCL5		+	++	++++
	Prolaktin		+	++	++++
Risiken/assoziierte Erkrankungen			Hypercortisolismus (↑), Hyperthyreose (↑), Depressionen (↑), Euphorien (↑), Agressivität (↑), Osteopenie/Osteoporose (↑), virale/bakterielle/mykoide Infektionen (↑)		Asthma (↑), Arthritiden (↑), Artheriosklerose (↑), Hautinfektionen (↑), Wundheilung (↓), Diabetes-II (↑), Glykämie/Triglyceridämie (↑), Insulin-Resistenz (↑), Bluthochdruck (↑), Fettleber (↑) metabolisches Syndrom (↑)

(dunkelgrau)	vorwiegend proinflammatorisch	(hellgrau)	gering inflammatorisch oder antiinflammatorisch

CNTF = Ciliary Neurotrophic Factor; CTRP = C1q/TNF-related proteins; GH = Growth Hormone; LCN2 = Lipocalin 2; LIF = Leukämie Inhibierender Faktor; NK-Zellen = natürliche Killerzellen; OSM = Oncostatin M; PRL = Prolactin; RBP4 = Retinol-binding Protein 4; SFRP5 = secreted frizzled-related protein 5; ♂ (↓), ♀ (↑) = geschlechtsspezifische Unterschiede

7.6 Körperliche Tätigkeit und Myokine

Skelettmuskeln dienen dem Stand und der Bewegung. Sie stellen aber auch ein Organ dar, welches zahlreiche Immunmediatoren bildet, wobei Ausmaß und Dauerhaftigkeit der Muskeltätigkeit die Art der gebildeten Wirkstoffe steuern.

Bei körperlich nicht oder nur gering aktiven Menschen führt eine starke und kurzzeitige Belastung der Muskeltätigkeit zu einer kurzfristig eintretenden und teilweise mehrere Stunden andauernden Aktivierung der Muskelzellen, im Zuge derer vorwiegend proinflammatorisch wirkende Immunmediatoren und Membranproteine gebildet werden, und zwar (siehe Tab. 7.10):

- Chemokine und Adhäsionsmoleküle
  - welche Makrophagen, Granulozyten, NK-Zellen, Mastzellen, Endothelzellen, Dentritische Zellen und Lymphozyten zur Migration in den Muskel
  - hinein stimulieren und
  - die den Verbleib und die Anhaftung der Immunzellen im Muskelgewebe fördern,
- Zytokine, Wachstumsfaktoren und deren jeweilige Rezeptoren, wodurch stimuliert werden
  - parakrin und autokrin die Aktivierung der Muskelzellen,
  - die zelluläre Immunabwehr, im Besonderen Makrophagen und Granulozyten, die wiederum die Aktivierung von weiteren Immunzellen und von Muskelzellen verstärken,
  - Endothelzellen und Fibroblasten,
  - Epithelzellen,
  - Chondrozyten, Tendozyten, Osteoklasten wie auch Neuronen,
- Komplementfaktoren, Gerinnungsfaktoren und fibrinolytische Faktoren,
- Proteasen für den Abbau der extrazellulären Matrix wie auch Proteaseinhibitoren,
- Adipokine, welche die zelluläre Immunabwehr entweder stimulieren oder hemmen
- Myokine mit entweder vorwiegend proinflammatorischen oder antiinflammatorischen Eigenschaften (siehe Tab. 7.11).

Wird die Muskulatur dagegen regelmäßig und dauerhaft belastet, so bilden die Muskelzellen in Anzahl und Menge deutlich weniger proinflammatorische Mediatoren aus, während dagegen die Ausschüttung von antiinflammatorischen Mediatoren überwiegt (siehe Tab. 7.10).

In Anbetracht der großen Muskelmasse dürfte deren Belastungsabhängige „endokrine“ Tätigkeit einen deutlichen Einfluss haben

- auf die Immunabwehr des gesamten Körpers und
- auf die Entwicklung von Entzündungen in der Muskulatur, in den Gefäßen und in den Gelenken.

Tab. 7.10: Beispiel für die Belastungs-abhängige Expression immunmodulierender Proteine durch Muskelzellen.[886, desweiteren 887, 888]

Expressions-Produkte	Wirksamkeit bei Zielzellen/Expression	nach 45 min Belastung		nach 2 ×/Woche Belastung über 12 Wochen
		sofort	120 min später	
Chemokine				
CCL2	**Monozyten, Makrophagen, neutr., eosin., bas. Granulozyten, Mastzellen, Endothelzellen, NK-Zellen, *Dentritische Zellen*, *TH1-Lymphozyten*, *CTL*: Migration (↑) ins Muskelgewebe**	+++++	+++++	
CCL8		(+)		
CCL21		+		+
CXCL1		(+)		
CXCL2		++++		
CXCL3		(+)		
CXCL8/IL-8		(+)		
CXCL10		++++		
CX3CL1		+++++		
Zytokine				
IL-1β	**Makrophagen, Granulozyten, Mastzellen, NK-Zellen, Endothelzellen, Fibroblasten, *TH1–TH17-Ly*: Aktivierung (↑)**	(+)		
IL-6	**Granul. (↑), Treg (↓), B-Ly (↑)**	(+)		
	IL-1RA (↑), TNFα, IL-1 (↓)	(+)		
LIF	**Endothelzellen (↑)**	(+)		
	ACTH (↑), Treg (↑), TNFα (↓)	(+)		
CT-1	Adipokine antiinflammatorisch (↑), proinflammator. (↓)	+	+	
IL-1RA/Peroxidaxin	IL-1 (↓)	(+)		+++++

886 Pourteymour S, Eckardt K, Holen T, Langleite T, Lee S, Jensen J, Birkeland KI, Drevon CA, Hjorth M. Global mRNA sequencing of human skeletal muscle: Search for novel exercise-regulated myokines. Mol Metab. 2017;6(4):352–365.

887 Abu-Farha M, Cherian P, Al-Khairi I, Madhu D, Tiss A, Warsam S, Alhubail A, Sriraman D, Al-Refaei F, Abubaker J. Plasma and adipose tissue level of angiopoietin-like 7 (ANGPTL7) are increased in obesity and reduced after physical exercise. PLoS One. 2017;12(3):e0173024. doi: 10.1371.

888 Pohl S, Scott R, Arfuso F, Perumal V, Dharmarajan A. Secreted frizzled-related protein 4 and its implications in cancer and apoptosis. Tumour Biol. 2015;36(1):143–52.

Expressions-Produkte	Wirksamkeit bei Zielzellen/Expression	nach 45 min Belastung		nach 2 ×/Woche Belastung über 12 Wochen
		sofort	120 min später	
Zytokin-Rezeptoren				
IL-1 Rezeptor	**Muskelzellen: autokrine/ parakrine Aktivierung durch jeweilige Zytokine oder Mitglieder der TNF-Super-Familie TNFα, CD153, TRAIL, TWEAK, TL1A (↑) Apoptose (↑)**	+++++		
IL-4-Rezeptor		+++		
IL-6-Rezeptor			+++++	
IL-7-Rezeptor		(+)		
G-CSF-Rezeptor		+	+	
GM-CSF-Rezeptor		+		
M-CSF-Rezeptor		++++		++++
TNFRSF1B		+++++	+++++	
TNFRSF8			+	
TNFRSF10C		+		
TNFRSF12A		+++++	+++++	
TNFRSF19L		+++++	+++++	
TNFRSF25				++++
IL-10-Rezeptor	antiinflammatorisch			++
Wachstumsfaktoren				
CTGF	**Muskelzellen: autokrine und parakrine Aktivierung (↑); Endothelzellen; Fibroblasten; Makrophagen; Epithelzellen; Chondrozyten; Tendozyten; Osteoklasten; Neurone: Aktivierung (↑), Proliferation (↑)**	+++++		
CYR61		+++++		
FGF3				+
FGF6		+++++	+++++	
FGF9				+
FGF18		+		
IGF-1				++
Neuregulin			++	
Osteoglycin				++
PDGF-A/B		+++++		
Periostin		++		
Pleiotropin/NEGF				++
VEGFA		+++++	++	
VEGFC		++		++
GDNF	Makrophagen, Endothelzellen, B-Lymphozyten: Proliferation (↓); TNFα, IL-1, -4, -5, -6, -10 (↓), Chemokine (↓); MMP (↓); IGF (↓); Treg (↑)	+++++		
Gremlin 1				++
IGFBP3; IGFBP4				+++++
TGFβ		+++++	+++++	

Expressions-Produkte	Wirksamkeit bei Zielzellen/Expression	nach 45 min Belastung		nach 2 ×/Woche Belastung über 12 Wochen
		sofort	120 min später	
Thrombospondine				
TSP1	Endothelzellen: Proliferation (↓); TGFβ, FGF: (↓)	+	+	+
TSP4				+++++
Rezeptoren				
CNTFR	**Muskelzellen: autokrine/parakrine Aktivierung (↑)**		+++++	
NFAM1		+	+	
TMEM119				+
Angiopoietin-1 Rez.			+++++	
VEGF-Rezeptor 1		+++++		
Neuropilin				++
PAR/TR				
FcIgG-Rezeptor IIa	**Muskelzellen: Aktivierung (↑) durch Antigen-Antikörper-/Immun-Komplexe/IC**	+	+	
FcIgG-Rezeptor IIIb		+	+	
FcIgG-Rezeptor IIIa			++	
FcIgG-Rezeptor IIb	Aktivierung (↓) durch IC			++
MHC-I	**CTL: Aktivierung (↑)**	+		
Adipokine				
ANGPTL2	**Endothelzellen: Aktivierung/Proliferation (↑); Makrophagen: Aktivierung (↑), IL-1β, TNFα, IL-6 (↑)**		+++++	
ANGPTL4	**Endothelzellen, Epithelzellen: Proliferation (↑), ROS (↑), NO (↑)**	++	++	
ANGPTL7	**Hämatopoietische Stammzellen: Proliferation (↑)**			+
Lipocalin	**Makrophagen, neutr. Granulozyten: Leukotriene LTB4, PAF (↑)**	++	++	
Adiponectin	**Endothelzellen: Proliferation (↑); Makrophagen: PGE2 (↑), Apoptose (↑)**		+	

Expressions-Produkte	Wirksamkeit bei Zielzellen/Expression	nach 45 min Belastung		nach 2 ×/Woche Belastung über 12 Wochen
		sofort	120 min später	
	Endothelzellen: ROS (↓), NO (↑), Adhäsionsmoleküle (↓), TNFα (↓), Chemokine/Rezeptoren (↓); Makrophagen: IL-1β, IL-6, IL-18, TNFα (↓), IL-1Ra (↑), IL-10 (↑); TIMP-1 (↑), M2-Typ (↑)		+	
Apelin	Endothelzell: Apoptose (↓)	++++	++++	++++
SFRP2/5	Makrophagen: IL-1β, TNFα (↓), Chemokine (↓)		+	+
SFRP4	Zellen: Proliferation (↓)			+++++
Proteasen				
MMP14	**ECM/Extrazelluläre Matrix/ Bindegewebe, Knorpel/ Knochen Abbau (↑), Aktivierung von Pro-Proteinen/Zymogenen (↑)**			+++++
MMP19/25		+		
MMP25		+		
ADAM8		+	+	
ADAMTS4		+	+	
ADAMTS2				+
ADAMTS7				++
ADAMTS8				+
ADAMTS9			++++	
ADAMTS15				++
Serinprotease 42		++++		
Carboxypeptidase X	Anaphylatoxine (↓)			+
Protease-Inhibitoren				
ITIH3	Stabilisierung der ECM/ extrazelluläre Matrix, Inhibition von lysosomalen Enzymen (↑)			++
KAZALDI				+++++
SERPINA1		+	+	++
SERPINA3		++	++	
SERPINE1		++		++
SERPINF2		+	+	
SERPINH1		+++++		+++++
SLPI			++++	
TIMP1		+++++		

Expressions-Produkte		Wirksamkeit bei Zielzellen/Expression	nach 45 min Belastung		nach 2 ×/Woche Belastung über 12 Wochen
			sofort	120 min später	
Gerinnungs-Fibrinolyse-Faktoren					
	v Willebrand-Faktor	**Gerinnung (↑)**	++++	++++	++++
	uPAR	**Fibrinolyse/Fibrinpeptide (↑)**	+	+	
	uPA		+++++		
	Plasminogen			(+)	
	TF-Pathway-Inhibitor	Tissue Factor/Gerinnung (↓)	++		
Komplementfaktoren					
	C8	Anaphylatoxine C3a, C5a (↑); MAC (↑)	++++	++++	
	Properdin		+		
CCDC80/Peroxiredoxin		ROS (↓)			+++++
Adhäsionsmoleküle					
	CLEC11	**Makrophagen, Granulozyten, NK-Zellen, Lymphozyten: Adhäsion (↑), Migration (↑)**			++++
	ICAM-1		++++		
	Integrin α5		+++++		
	CEA-CAM			+++	
	Nectin-CAM		+++++		
	AMICA1				+
	Cadherin5	Zell zu Zell-Adhäsion (↑)			+++++
	Cadherin24				+
Akute Phasenproteine					
	Pentraxine	**Muskelzellen: Aktivierung durch PAMPs/DAMPs (↑)**	+	+++	
Hormone und Inhibitoren					
	Inhibin, Inhibin βE	FSH (↓)	++	++	
	Chromogranin B	Nor-/Adrenalin-Speicher (↑)	+	+	

(dunkelgrau)	**proinflammatorische Wirksamkeit**	(hellgrau)	antiinflammatorische Wirksamkeit

(+) = < 0,1; + = > 0.1–0,4; ++ = > 0,4–0,8; +++ = > 0,8–1,2; ++++ = >1,2–2,0; +++++ = > 2,0 Fragmente pro Kilobasen an Transkripte (mRNA) pro Million mapped reads

ADAMTS4 = A Disintegrin And Metalloproteinase with Thrombospondin type 1 motif 4; AMICA1 = Adhesion molecule, interacts with CXADR antigen 1; ANGPTL4 = Angiopoietin-like 4; CT-1 = Cardiotrophin-like cytokine factor 1; CNTFR = Ciliary neurotrophic factor receptor; CTGF = Connective Tissue Growth Factor; CYR61 = Cysteine-rich, angiogenic inducer-61; ICAM-1 = Interzelluläres Adhäsionsmolekül; IGF = Insulin-like Growth Factor; IGFBP = IGF binding Protein; IL-1RA = IL-1Rezeptor-Antagonist; ITIH3 = Inter-alpha-trypsin inhibitor heavy chain 3; KAZALD1 = Kazal-type serine peptidase inhibitor domain 1; LIF = Leukämie inhibierender Faktor; MAC = Membrane Attacking Complex C5a678 (9xn); MMP = Matrix-Metallo-Proteinase; NEGF = neurite growth-promoting factor; NFAMI = NFAT activating protein with ITAM motif 1; PAR = Protease Activated Receptor; ROS = Reactive Oxygen Species; SFRP2 = Secreted frizzled-related protein 2; SLPI = Secretory leukocyte peptidase inhibitor; TF = Tissue Factor; TMEM119 = Transmembranprotein 119; TIMP = Tissue Inhibitor of Metalloproteases; TL1A = TNF-like protein 1A; TNFRSF12A = Tumor Nekrose Faktor-Rezeptor Superfamilie; TRAIL = TNF-related apoptosis-inducing ligand; TR = Thrombin-Rezeptor; TSP1 = Thrombospondin 1; TWEAK = TNF-related weak inducer of apoptosis; ur-PAR = Urokinase-Plasminogen-Aktivator-Rezeptor

Tab. 7.11: Einfluss der Myokine der Skelett-Muskelzellen auf die Entzündung.[889, 890, 891, 892, 893, 894]

	Expression		**proinflammatorische Wirkungen**	
	erhöht bei	**erniedrigt bei**		antiinflammatorische Wirkungen
Decorin 895, 896, 897				Epithelzellen, Immunzellen: Aktivierung von EGFR, IGFR, c-Met (↓); Wirkung von TGFβ (↓); Makrophagen: Wirkung von M-CSF (↓), Proliferation (↓), Apoptose (↓), Chemokine (↓); Endothelzellen: Angiogenese (↓)
FGF21 898, 899	zellulärer und metabolischer Stress; Fasten	im Ruhe-Normalzustand	**Knochenmark-Stromazellen: Proliferation und Differenzierung (↑)**	
			Fettzellen: Expression von Thermogenin (↑) Umwandlung von weißen Fettzellen in braune Fettzellen	
Irisin 900, 901, 902, 903			**Endothelzellen: Proliferation, Expression von NO (↑); Makrophagen: Phagozytose (↑)**	
				Makrophagen: Expression IL-1β, TNFα, IL-6, Chemokine (CXCL1, CCL2) (↓), ROS (↓)
			Fettzellen: Expression von Thermogenin (↑), Umwandlung von weißen Fettzellen in braune Fettzellen	

889 Pedersen BK, Febbraio MA. Muscle as an endocrine organ: Focus on muscle-derived interleukin-6. Physiol Rev. 2008;88:1379–1406.

890 Covington JD, Tam CS, Bajpeyi S, Galgani JE, Noland RC, Smith SR, Redman LM, Ravussin E. Myokine Expression in Muscle and Myotubes in Response to Exercise Stimulation. Med Sci Sports Exerc. 2016; 48(3):384–90.

891 Wu H, Ballantyne CM. Skeletal muscle inflammation and insulin resistance in obesity. J Clin Invest. 2017;127(1):43–54.

892 Tidball JG. Regulation of muscle growth and regeneration by the immune system. Nat Rev Immunol. 2017;17(3):165–178.

893 Pedersen BK, Febbraio MA. Muscles, exercise and obesity: skeletal muscle as a secretory organ. Nat Rev Endocrinol. 2012;8(8):457–65.

894 Pourteymour S, Eckardt K, Holen T, Langleite T, Lee S, Jensen J, Birkeland KI, Drevon CA, Hjorth M. Global mRNA sequencing of human skeletal muscle: Search for novel exercise-regulated myokines. Mol Metab. 2017;6(4):352–365.

895 Frey H, Shroeder N, Manon-Jensen T, Iozzo RV, Schaefer L. Biological interplay between proteoglycans and their innate immune receptors in inflammation. FEBS J. 2013;280(10):2165–79.

896 Järveläinen H, Sainio A, Wight TN. Pivotal role for decorin in angiogenesis. Matrix Biol. 2015;43:15–26.

897 Merline R, Moreth K, Beckmann J, Nastase MV, Zeng-Brouwers J, Tralhão JG, Lemarchand P, Pfeilschifter J, Schaefer RM, Iozzo RV, Schaefer L. Signaling by the matrix proteoglycan decorin controls inflammation and cancer through PDCD4 and MicroRNA-21. Sci Signal. 2011 Nov 15;4(199):ra75. doi: 10.1126/scisignal.2001868.

898 Kralisch S, Fasshauer M. Fibroblast growth factor 21: effects on carbohydrate and lipid metabolism in health and disease. Curr Opin Clin Nutr Metab Care. 2011;14(4):354–9.

899 Luo Y, Ye S, Chen X, Gong F, Lu W, Li X. Rush to the fire: FGF21 extinguishes metabolic stress, metaflammation and tissue damage. Cytokine Growth Factor Rev. 2017;38:59–65.

	Expression		proinflammatorische Wirkungen	
	erhöht bei	erniedrigt bei		antiinflammatorische Wirkungen
Myo-statin 904, 905 (Inhibitor: Follistatin)	physische Ruhe, Diabetes Typ II, Muskel-atrophie	Bewegung		Osteoblasten: Differenzierung (↓)
			Muskelzellen: Bildung und Wachstum neuer Myofibrillen (↓), Myogenese (↓)	
Myo-nectin 906	Bewegung	Adipositas/ Diabetes Typ II	zelluläre Aufnahme von Lipiden (↑)	
Osteo-nectin 907, 908, 909, 910			**Makrophagen: Polarisierung M1 (↑), Polarisierung M2 (↓);** ***Dentritische Zellen: Aktivierung (↑); TH17-Lymphozyten: Differenzierung (↑)***	
				B-Lymphozyten: Proliferation (↓)

	Stimulation der zellulären Antwort
	Stimulation der Antikörperantwort
	antiinflammatorische Wirkung

kursive Schrift: erworbene Immunreaktion;
Kleinschrift = Wirkungen, welche nicht direkt Entzündungen betreffen

BDGF = Brain Derived Growth Factor; c-Met = Scatter Factor-Receptor; CTGF = connective tissue growth factor; EGFR = Epithelial Growth Factor Receptor; FGF21 = Fibroblast Growth Factor 21; EGFR = Epithelial Growth Factor Receptor; IGFR = Insulin-like Growth Factor Receptor; M-CSF = Macrophage-Colony Stimulating Factor; ROS = Reactive Oxygen Species; TGFβ = Transforming Growth Factor Receptor β; TNFα = Tumor Nekrosis Factor α,

900 Mazur-Bialy AI. Irisin acts as a regulator of macrophages host defense. Life Sci. 2017;176:21–25.
901 Mazur-Bialy AI, Bilski J, Pochec E, Brzozowski T. New insight into the direct antiinflammatory activity of a myokine irisin against proinflammatory activation of adipocytes. Implication for exercise in obesity. J Physiol Pharmacol. 2017;68(2):243–251.
902 Fu J, Han Y, Wang J, Liu Y, Zheng S, Zhou L, Jose PA, Zeng C. Irisin Lowers Blood Pressure by Improvement of Endothelial Dysfunction via AMPK-Akt-eNOS-NO Pathway in the Spontaneously Hypertensive Rat. J Am Heart Assoc. 2016;5(11):e003433.
903 Mazur-Bialy AI, Ewa Pocheć E, Zarawski M. Anti-Inflammatory Properties of Irisin, Mediator of Physical Activity, Are Connected with TLR4/MyD88 Signaling Pathway Activation. Int J Mol Sci. 2017;18(4):701. doi: 10.3390/ijms18040701, PMCID: PMC5412287.
904 Deng Z, Luo P, Lai W, Song T, Peng J, Wei HK. Myostatin inhibits eEF2K-eEF2 by regulating AMPK to suppress protein synthesis. Biochem Biophys Res Commun. 2017. pii: S0006-291X(17)32010-7. doi: 10.1016/j.bbrc.2017.10.040.
905 Kaji H. Effects of myokines on bone. Bonekey Rep. 2016;5:826. doi: 10.1038/bonekey.2016.48, PMCID: PMC4954587.
906 Seldin MM, Peterson JM, Byerly MS, Wei Z, Wong GW. Myonectin (CTRP15), a novel myokine that links skeletal muscle to systemic lipid homeostasis. J Biol Chem. 2012;287(15):11968–80.

7.7 UV-Strahlen, Verbrennungen, Suchtmittel, Arzneimittel, Mangelernährungen, Tumoren

Zahlreiche Einflüsse können zusätzlich das Immunsystem schwächen. Zu diesen zählen

- UV-Strahlen, Verletzungen und Verbrennungen, Alkoholmissbrauch, Nikotin und/oder Suchtmittel wie Cannabinoide und Cocain (siehe Tab. 7.12),
- Immunsuppressiv wirkende Arzneimittel, wobei zu unterscheiden sind
  - Immunsuppressiva, d. h. Arzneimittel mit Immunsuppression als in der Klinik angestrebte Hauptwirkung und
  - Arzneimittel, welche Immunsuppression als weitgehend unerwünschte Nebenwirkung aufweisen wie z. B. (siehe Tab. 7.12)
    - eine stattliche Reihe der gebräuchlichen Schmerzmittel und Fieber-senkenden Mittel,
    - Testosteron,
    - einige Antihistaminika,
    - eine Reihe von Beruhigungsmitteln, Sedativa, Tranquilizer,
- Mangel- und Fehlernährungen, (siehe Tab. 7.12)
  - welche zur Folge haben
    - einen Selen- und/oder Zink-Mangel,
    - einen Vitaminmangel, im Besonderen an Vitamin B12,
    - einen Proteinmangel
  - welche begründet sind durch Hungersucht oder Fettsucht (siehe Kap. 7.5),
- Tumorerkrankungen, da Tumore in der Lage sind, die Immunabwehr gezielt durch Expression von immunsuppressiven Mediatoren zu hemmen (siehe Tab. 7.13).

---

907 Luo Z, Zhou Y, Luo P, Zhao Q, Xiao N, Yu Y, Yan Q, Lu G, Cheng L. SPARC deficiency affects bone marrow stromal function, resulting in impaired B lymphopoiesis. J Leukoc Biol. 2014;96(1):73–82.

908 Piconese S, Costanza M, Tripodo C, Sangaletti S, Musio S, Pittoni P, Poliani PL, Burocchi A, Passafaro AL, Gorzanelli A, Vitali C, Chiodoni C, Barnaba V, Pedotti R, Colombo MP. The matricellular protein SPARC supports follicular dendritic cell networking toward Th17 responses. J Autoimmun. 2011;37(4):300–10.

909 Rotta G, Matteoli G, Mazzini E, Nuciforo P, Colombo MP, Rescigno M. Contrasting roles of SPARC-related granuloma in bacterial containment and in the induction of anti-Salmonella typhimurium immunity. J Exp Med. 2008;205(3):657–67.

910 Toba H, de Castro Brás LE, Baicu CF, Zile MR, Lindsey ML, Bradshaw AD. Secreted protein acidic and rich in cysteine facilitates age-related cardiac inflammation and macrophage M1 polarization. Am J Physiol Cell Physiol. 2015;308(12):C972–82.

Tab. 7.12: Einfluss von UV-Strahlen, Verbrennungen, Suchtmittel, Arzneimittel, Mangelernährungen auf Immunabwehr.

Einflüsse	Immunsuppressive Wirkung	immunstimulierende Wirkung
UV-Belastung 911, 912, 913	Makrophagen, Natürliche Killerzellen (↓), *TH1-Ly, CTL-Ly* (↓)	**Schutzstoffe der Haut (↑)**
Verbrennungen Verletzungen 914, 915	*TH1-Ly, TH2-Ly* (↓), *Treg-Ly* (↑)	**Makrophagen Anzahl und Aktivität (↑),**
Alkohol-Missbrauch 916, 917, 918, 919	Makrophagen, Dentritische Zellen (↓), *TH1-Ly, TH2-Ly* (↓)	
Cannabinoide 920, 921, 922, 923, 924	Makrophagen, Mikroglia (↓), *Dentritische Zellen, TH1-Ly, TH2-Ly* (↓), *Treg-Ly* (↑)	

911 Schwarz T. The dark and the sunny sides of UVR-induced immunosuppression: photoimmunology revisited. J Invest Dermatol. 2010;130(1):49–54.

912 Felton S, Navid F, Schwarz A, Schwarz T, Gläser R, Rhodes LE. Ultraviolet radiation-induced upregulation of antimicrobial proteins in health and disease. Photochem Photobiol Sci. 2013;12(1):29–36.

913 Sleijffers A, Garssen J, Vos JG, Loveren H. Ultraviolet light and resistance to infectious diseases. J Immunotoxicol. 2004;1(1):3–14.

914 Patenaude J, D'Elia M, Hamelin C, Garrel D, Bernier J. Burn injury induces a change in T cell homeostasis affecting preferentially CD4+ T cells. J Leukoc Biol. 2005;77(2):141–50.

915 Kimura F, Shimizu H, Yoshidome H, Ohtsuka M, Miyazaki M. Immunosuppression following surgical and traumatic injury. Surg Today. 2010;40(9):793–808.

916 Muralidharan S, Ambade A, Fulham MA, Deshpande J, Catalano D, Mandrekar P. Moderate alcohol induces stress proteins HSF1 and hsp70 and inhibits proinflammatory cytokines resulting in endotoxin tolerance. J Immunol. 2014;193(4):1975–87.

917 Parlet CP, Waldschmidt TJ, Schlueter AJ. Chronic ethanol feeding induces subset loss and hyporesponsiveness in skin T cells. Alcohol Clin Exp Res. 2014;38(5):1356–64.

918 Liang Y, Harris FL, Jones DP, Brown LA. Alcohol induces mitochondrial redox imbalance in alveolar macrophages. Free Radic Biol Med. 2013;65:1427–34.

919 Ghare S, Patil M, Hote P, Suttles J, McClain C, Barve S, Joshi-Barve S. Ethanol inhibits lipid raft-mediated TCR signaling and IL-2 expression: potential mechanism of alcohol-induced immune suppression. Alcohol Clin Exp Res. 2011;35(8):1435–44.

920 Massi P, Vaccani A, Parolaro D. Cannabinoids, immune system and cytokine network. Curr Pharm Des. 2006;12(24):3135–46.

921 Tahamtan A, Tavakoli-Yaraki M, Rygiel TP, Mokhtari-Azad T, Salimi V. Effects of cannabinoids and their receptors on viral infections. J Med Virol. 2015 . doi: 10.1002/jmv.24292. PMID: 26059175.

922 Nagarkatti P, Pandey R, Rieder SA, Hegde VL, Nagarkatti M. Cannabinoids as novel antiinflammatory drugs. Future Med Chem. 2009;1(7):1333–49.

923 Rieder SA, Chauhan A, Singh U, Nagarkatti M, Nagarkatti P. Cannabinoid-induced apoptosis in immune cells as a pathway to immunosuppression. Immunobiology. 2010;215(8):598–605.

924 Downer EJ. Cannabinoids and innate immunity: taking a toll on neuroinflammation. ScientificWorldJournal. 2011;11:855–65.

Einflüsse	Immunsuppressive Wirkung	immunstimulierende Wirkung
Cocain[925] (Cortisol (↑))	Natürliche Killerzellen (↓); *Lymphozyten, T-Ly, TH1-Ly, B-Ly* (↓)	**neutrophile Granulozyten Anzahl/ Aktivität (↑)**
Nikotin[926, 927]	proinflammatorische Zytokine (↓); *Dentritische Zellen: Aktivierung (↓);* *TH1-Ly; TH17-Ly; TH2-Ly* (↓); *Treg-Ly* (↑); *T-Ly: Anergie* (↑)	**DAMPs (↑), Makrophagen, Granulozyten: Aktivierung (↑);** ***Tmem, Bmem* (↑)**
Arzneimittel		
Anti-Fieber-Mittel/ Schmerzmittel 928, 929, 930, 931, 932, 933, 934	*Makrophagen* IL-1 (↓); *Dentritische Zellen,T-Lymphozyten* (↓)	
Testosteron[935] (Muskelaufbau; Hypogonadismus)	*Thymuszellen, TH1-Ly, TH2-Ly* (↓), *Treg-Ly* (↑); *B-Lymphozyten; Antikörper* (↓)	
Antihistaminika (H1-Rezeptor-Inhibitoren)[936, 937]	Mastzellen, eosin. Granulozyten, basoph. Granulozyten, Makrophagen: Aktivierung (↓)	

925 Jankowski MM, Ignatowska-Jankowska B, Glac W, Swiergiel AH. Cocaine administration increases CD4/CD8 lymphocyte ratio in peripheral blood despite lymphopenia and elevated corticosterone. Int Immunopharmacol. 2010;10(10):1229–34.

926 Gomes JP, Watad A, Shoenfeld Y. Nicotine and autoimmunity: The lotus' flower in tobacco. Pharmacol Res. 2018;128:101–109.

927 Qiu F, Fan P, Nie GD, Liu H, Liang CL, Yu W, Dai Z. Effects of Cigarette Smoking on Transplant Survival: Extending or Shortening It?. Front Immunol. 2017;8:127. doi: 10.3389.

928 Hussain M, Javeed A, Ashraf M, Zhao Y, Mukhtar MM, Rehman MU. Aspirin and immune system. Int Immunopharmacol. 2012;12(1):10–20.

929 Buckland M, Lombardi G. Aspirin and the induction of tolerance by dendritic cells. Handb Exp Pharmacol. 2009;(188):197–213.

930 Buckland M, Jago CB, Fazekasova H, Scott K, Tan PH, George AJ, Lechler R, Lombardi G. Aspirin-treated human DCs up-regulate ILT-3 and induce hyporesponsiveness and regulatory activity in responder T cells. Am J Transplant. 2006;6(9):2046–59.

931 Warwick C. Paracetamol and fever management. J R Soc Promot Health. 2008;128(6):320–3.

932 Yamaura K, Ogawa K, Yonekawa T, Nakamura T, Yano S, Ueno K. Inhibition of the antibody production by acetaminophen independent of liver injury in mice. Biol Pharm Bull. 2002;25(2):201–5.

933 Rainsford KD. Ibuprofen: from invention to an OTC therapeutic mainstay. Int J Clin Pract Suppl. 2013;(178):9–20.

934 Sacerdote P. Opioids and the immune system. Palliat Med. 2006;20 Suppl 1:s9–15.

935 Sedlacek HH. Immunologie. Die Immunantwort des Menschen. de Gruyter 2014:448–449.

936 Vena GA, Cassano N, Buquicchio R, Ventura MT. Antiinflammatory effects of H1-antihistamines: clinical and immunological relevance. Curr Pharm Des. 2008;14(27):2902–11.

937 Assanasen P, Naclerio RM. Antiallergic antiinflammatory effects of H1-antihistamines in humans. Clin Allergy Immunol. 2002;17:101–39.

Einflüsse	Immunsuppressive Wirkung	immunstimulierende Wirkung
Beruhigungsmittel/ Sedativa/ Tranquilizer 938, 939	Makrophagen: Phagozytose/ROS (↓); *TH1-Ly*: Prägung (↓)	neutr. Granulozyten (↑); bei Frauen BMI > 30: Makrophagen IL-1β, -6, -8, -17, -23, TNFα (↑)
Ernährung		
Zink-Mangel 940, 941, 942, 943	Neutrophile Granulozyten, Makrophagen (↓), *TH1-Ly*, *TH2-Ly* (↓)	
Selenium-Mangel[944, 945, 946]	Makrophagen (↓), NK-Zellen, *TH1-Ly*, *TH2-Ly*, *CTL-Ly*, *B-Lymphozyten: Antikörper* (↓)	
Vitamin B12 Mangel (Veganer) 947, 948, 949	NK-Zellen (↓); Komplementfaktoren: C3 + C4 (↓); *Lymphozyten*, *TH1-Ly*, *TH2-Ly*, *CTL-Ly* (↓); *B-Lymphozyten*: *Antikörper IgM, IgG, IgA* (↓)	

	immunstimulieren/proinflammatorisch		immunsuppressiv/antiinflammatorisch

kursive Schrift: erworbene Immunreaktion

BMI = Body Mass Index; CTL-Ly = Cytotoxic T-Lymphocytes; Ly = Lymphozyten; Treg-Ly = regulatorische T-Lymphozyten; TH-Ly = T-Helfer-Lymphozyten; NK-Zellen = Natürliche Killerzellen; ROS = Reactive Oxygen Spezies; TNFα = Tumor Nekrose Faktor α

---

938 Chen ML, Wu S, Tsai TC, Wang LK, Tsai FM. Regulation of macrophage immune responses by antipsychotic drugs. Immunopharmacol Immunotoxicol. 2013;35(5):573–80.

939 O'Connell KE, Thakore J, Dev KK. Pro-inflammatory cytokine levels are raised in female schizophrenia patients treated with clozapine. Schizophr Res. 2014;156(1):1–8.

940 Djoko KY, Ong CL, Walker MJ, McEwan AG. The Role of Copper and Zinc Toxicity in Innate Immune Defense against Bacterial Pathogens. J Biol Chem. 2015;290(31):18954–61.

941 Livingstone C. Zinc: physiology, deficiency, and parenteral nutrition. Nutr Clin Pract. 2015;30(3):371–82.

942 Ong CL, Gillen CM, Barnett TC, Walker MJ, McEwan AG. An antimicrobial role for zinc in innate immune defense against group A streptococcus. J Infect Dis. 2014;209(10):1500–8.

943 Lindenmayer GW, Stoltzfus RJ, Prendergast AJ. Interactions between zinc deficiency and environmental enteropathy in developing countries. Adv Nutr. 2014;5(1):1–6.

944 Steinbrenner H, Al-Quraishy S, Dkhil MA, Wunderlich F, Sies H. Dietary selenium in adjuvant therapy of viral and bacterial infections. Adv Nutr. 2015;6(1):73–82.

945 Mehdi Y, Hornick JL, Istasse L, Dufrasne I. Selenium in the environment, metabolism and involvement in body functions. Molecules. 2013;18(3):3292–311.

946 Huang Z, Rose AH, Hoffmann PR. The role of selenium in inflammation and immunity: from molecular mechanisms to therapeutic opportunities. Antioxid Redox Signal. 2012;16(7):705–43.

947 Erkurt MA, Aydogdu I, Dikilitaş M, Kuku I, Kaya E, Bayraktar N, Ozhan O, Ozkan I, Sonmez A. Effects of cyanocobalamin on immunity in patients with pernicious anemia. Med Princ Pract. 2008;17(2):131–5.

948 Maggini S, Wintergerst ES, Beveridge S, Hornig DH. Selected vitamins and trace elements support immune function by strengthening epithelial barriers and cellular and humoral immune responses. Br J Nutr. 2007;98 Suppl 1:S29–35.

949 Bhaskaram P. Micronutrient malnutrition, infection, and immunity: an overview. Nutr Rev. 2002;60 (5 Pt 2):S40–5.

Tab. 7.13: Beispiele von immunsuppressiven Wirkstoffen, exprimiert von Tumoren.[950, 951, 952, 953, 954]

Wirkstoff	Zielzelle/Zielstrukturen		Wirkung
TGFβ	Makrophagen		Expression von TGFβ (↑); Antigen-Präsentation über MHC-II (↓), Bildung von immunologischen Synapsen mit TH-Lymphozyten (↓); ROS (↓)
	Dentritische Zellen		*Reifung (↓), Antigen-Präsentation über MHC-II (↓), Bildung von immunologischen Synapsen mit TH-Lymphozyten (↓); Induktion von Treg (↑)*
	T-Lymphozyten		
		Treg.-Ly	*Differenzierung und Proliferation (↑)*
		CTL	*Proliferation (↓), Expression von Zytokinen (↓), Expression des IL-2-Rezeptors (↓)*
	B-Lymphozyten		*Proliferation (↓), Apoptose (↑)*
IL-10	Makrophagen		Prägung zu antiinflammatorischen M2-Makrophagen (↑), Antigen-Präsentation über MHC-II (↓), Bildung von immunologischen Synapsen mit TH-Lymphozyten (↓); Expression proinflammatorischer Zytokine (↓)
	Dentritische Zellen		*Antigen-Präsentation über MHC-II (↓), Bildung von immunologischen Synapsen mit TH-Lymphozyten (↓)*
	TH1-Lymphozyten		Differenzierung/Funktionen (↓), Expression proinflammatorischer Zytokine (↓)
VEGF	*Dentritische Zellen*		*Proliferation und Differenzierung (↓)*
	TH-Lymphozyten		*TH1-Ly: Helfer-Funktion (↓); Expression von IL10 (↑), IFNγ (↓)*
Proteasen	*Antikörper*, Zytokine, Chemokine, zytotoxische Proteine		Degradation/Inaktivierung (↑)

950 Sedlacek HH. Immunologie. Die Immunabwehr des Menschen. de Gruyter. 2014:670–674.

951 Draghiciu O, Nijman HW, Daemen T. From Tumor Immunosuppression to Eradication: Targeting Homing and Activity of Immune Effector Cells to Tumors. Clin Dev Immunol. 2011;2011:439053. doi: 10.1155/2011/439053.

952 Javeed N, Gustafson MP, Dutta SK, Lin Y, Bamlet WR, Oberg AL, Petersen GM, Chari ST, Dietz AB, Mukhopadhyay D. Immunosuppressive CD14+HLA-DRlo/neg monocytes are elevated in pancreatic cancer and „primed" by tumor-derived exosomes. Oncoimmunology. 2016;6(1):e1252013. doi: 10.1080/2162402X.2016.1252013.

953 Wu M, Chen X, Lou J, Zhang S, Zhang X, Huang L, Sun R, Huang P, Wang F, Pan S. TGFβ1 contributes to CD8+ Treg induction through p38 MAPK signaling in ovarian cancer microenvironment. Oncotarget. 2016;7(28):44534–44544.

954 Munn DH, Mellor AL. IDO in the Tumor Microenvironment: Inflammation, Counter-regulation and Tolerance. Trends Immunol. 2016;37(3):193–207.

Wirkstoff	Zielzelle/Zielstrukturen	Wirkung
PGE2	Makrophagen	Funktionen (↓); Expression proinflammatorischer Zyokine wie z. B. IL-1β, IL-2, IFNγ, TNFα (↓)
	Dentritische Zellen	
	Lymphozyten	
IDO	*Dentritische Zellen*	Proliferation (↓), Induktion von Treg (↑)
	T-Lymphozyten	Metabolisierung von Tryptophan zum zytotoxischen Kynurenein (↑)
Exosome	Makrophagen	Expression von MHC-II (↓)

	antiinflammatorische/immunsuppressive Wirkung

kursive Schrift: erworbene Immunreaktion

CTL = cytotoxic T-Lymphocytes; IDO = Indolamin-2-3-Dioxygenase; MHC-II = Major Histocompatibility Complex Class II; PGE2 = Prostaglandin E2; TGFβ = Transforming Growth Factor β; TH-Ly = T Helfer-Lymphozyten; Treg = regulatorische T-Lymphozyten; VEGF = Vascular Endothelial Growth Factor

8 Systemische Ausbreitung der Entzündung (Systemisches Immunreaktives Syndrom/SIRS)

8.1 Versagen der Kontrollmechanismen

Im Normalfall aktivieren PAMPs und/oder DAMPs die Immunabwehr lokal am Ort der Infektion und/oder der Gewebeschädigung. Gleichzeitig mit der sich lokal entwickelnden Entzündung werden antiinflammatorische und immunsuppressive Immunreaktionen stimuliert (siehe Tab. 8.1). Hierdurch entsteht ein Gleichgewicht zwischen pro- und antiinflammatorischer Aktivierung des Immunsystems, welches labil wie auch abhängig ist (siehe Tab. 8.1),

- von dem Ausmaß und der Dauer der Freisetzung von PAMPs durch Infektionen und DAMPs durch Zell- und Gewebeschädigungen, z. B. durch Traumata,
- von dem Vermögen der Immunabwehr,
  - die jeweilige Infektion zu beherrschen und die Infektionserreger zu vernichten und/oder DAMPs aus einer Gewebeschädigung abzuräumen und
  - durch antiinflammatorische Reaktionen eine systemische Ausbreitung der Entzündung zu verhindern,
    - durch Inhibitoren der Aktivierung des Komplement-, Gerinnungs- und Kininsystems (siehe Kap. 4.3 und 4.4),
    - durch Ausschüttungen antiinflammatorischer Chemokine, Zytokine, Wachstumsfaktoren und Mediatoren (siehe Kap. 6),
    - durch Prägung und Aktivierung von myeloiden Suppressor-Zellen (gr-MDSC, mo-MDSC; siehe Kap. 4.1), M2-Makrophagen (siehe Kap. 4.1), suppressiven oder tolerogenen NK-Zellen (siehe Kap. 4.1), regulatorischen T-Lymphozyten (nTreg; iTreg) und B-Lymphozyten (B-reg, siehe Kap. 5.1),
  - von der Kondition des Körpers, die bestimmt,
    - ob die lokal entstandene Entzündungsreaktion Gefahr läuft, sich systemisch auszubreiten durch proinflammatorische Immunmediatoren, Adipokine und Myokine, ins Blut abgegeben z. B.
      - von Fettzellen bei Übergewicht und Adipositas (siehe Kap. 7.5),
      - von untrainierten Skelettmuskelzellen nach ungewohnt starker physischer Belastung (siehe Kap. 7.6) oder
    - ob Infektionen sich systemisch ausbreiten können, weil die Immunabwehr und Entzündungsreaktion gehemmt werden durch antinflammatorische und immunsuppressive Mediatoren, ins Blut ausgeschüttet
      - bei Angst- und Stress-Zuständen (siehe Kap. 7.1),
      - im Hungerzustand und bei Hungersucht (siehe Kap. 7.5),
      - von Tumoren (siehe Kap. 7.7),
- von der Bereitschaft des Individuums, die proinflammatorischen und antiinflammatorischen Komponenten der Immunabwehr im Gleichgewicht zu halten, z. B. durch eine kognitive Verhaltenssteuerung (siehe Kap. 7.1)[955]

---

955 Sedlacek HH. Selbstheilungskräfte und Arzneimittelwirkungen. Synergien und Grenzen, de Gruyter 2016:67–288.

https://doi.org/10.1515/9783110536522-008

- der Angst- und Stressverarbeitung, der Ernährung,
- der Tätigkeit der Skelett-Muskulatur, z. B. durch regelmäßiges Ausdauertraining (siehe Kap. 7.6),
- des Konsums von Suchtmitteln wie Alkohol, Nikotin, Drogen,
- der Einnahme von Arzneimitteln,
- des sich Aussetzens von übermäßigen UV-Strahlen (siehe Kap. 7.7).

Die kognitive Fähigkeit und die körperliche Kondition beeinflussen somit in erheblichem Maße die Kondition der Immunabwehr. Beeinträchtigungen dieser „Immunkondition" können unterschiedliche Folgen haben:

- Inflammatorische Immunreaktionen entstehen,
  - die sich derart verstärken, dass die antiinflammatorischen Kontrollsysteme durchbrochen werden,
  - sodass sich die Entzündung über den Körper ausbreitet bis hin zum Systemischen Immunreaktiven Syndrom (SIRS),
  - wobei dieses SIRS einer Hyperaktivitätsparalyse gleichkommt, sodass die Immunabwehr gegen Infektionserreger weitgehend geschwächt ist,
- Immunsuppressive Phasen entwickeln sich,
  - weil die antiinflammatorischen Immunreaktionen die Oberhand gewinnen und/oder
  - weil sowohl die proinflammatorischen als auch die antiinflammatorischen Immunreaktionen durch den Entzündungsprozess, durch die Infektionserreger oder durch exogene Ursachen gelähmt worden sind,
  - sodass sich Infektionserreger weitgehend ungehindert vermehren können.

Tab. 8.1: Begrenzung der Entzündung durch antiinflammatorische Immunreaktionen.

Infektionen PAMPs				**Traumata, Verbrennungen, Entzündungen, Zelltod DAMPs**
		▼▼▼▼		
		proinflammatorisch		antiinflammatorisch
Myokine (bei Belastung Untrainierter) Chemokine, IL-1β, IL-6, CTGF, FGF, PDGF, VEGF, Adipokine ANGPTL2/4 Lipocalin Proteasen, Komplement C8/Properdin	▸ ▸	**Komplementsystem C1-Esterase, C3-Konvertasen C4bC2b, C3bBb, Anaphylatoxine C3a, C4a, C5a, MAC C5a678 (9xn)**	⊢	C1-Inaktivator, C4BP, Faktor H, Carboxypeptidase, Protein S; CR1, MCP, DAF, HRF 65, HRF20, MIRL, Protectin
		Kininsystem Kallikrein, Bradykinin, Kallidin	⊢	C1-Inaktivator, Carboxypeptidase, ACE/Kinase II
		Gerinnung FXIIa, FXIa, FIXa/FVIIIa/PL/Ca; TF/FVIIIa/Ca, FXa, FXa/FVa/PL/Ca, FIIa	⊢	C1-Inaktivator, vWF, aProteinC/S, TFPI, ATIII, aProtein C, Thrombomodulin

Fibrin/FI, PAI-1, PAI-2, TAFI		Fibrinolyse, uPA, tPA, Plasmin	
Mastzellen, neutr., eosin., basoph. Granulozyten, M1-Makrophagen, NK-Zellen		TGFβ, IL-10 ROS, IDO, L-Arginase	Mo-MDSC, Gr-MDSC, suppressive NK-Zellen
Histamin, Serotonin, PAF, LTB4/LTC4/LTD4/LTE4, PGI2/PGD2/Thromboxan MBP/ECP/EPO/EDN		Histaminase, Arylsulfatase, Phospholipase, Carboxypeptidase, PGE2	
Dentritische Zellen, TH1-Lymph, TH17-Lymph. CTL: Perforin, Granzym		TGFβ IL-10	*CD4(+) Treg CD8(+) Treg* M2-Makrophagen
Dentritische Zellen, TH2-Lymph., B-Lymph., Plasmazellen, Antikörper		TGFβ	*CD4(+) Treg Breg*
▼▼▲▲	▼▼┬┬		
Chemokine* CCL1 bis 28, CXCL1 bis 16, CX_3CL1; XCL1, 2	CXCL17	Hungerzustand Adiponektin, Apelin, SFRP5, CT-1, Vaspin, CTRP, Omentin, Corticosteroide	
Interleukine IL-1α, IL-1β, IL-2, IL-3, IL-4, IL-5, IL-6, IL-7, IL-9, IL-11, IL-12, IL-13, IL-15, IL-16, IL-17, IL-18, IL-19, IL-20, IL-21, IL-22, IL-23, IL-24, IL-25, IL-26, IL-27, IL-31, IL-32β, IL-32γ, IL-33, IL-36α, IL-36β, IL-36γ, TSLP, OCM**	Zytokine IL-4, IL-6, IL-10, IL-13, IL-14, IL-22, IL-27, IL-31, IL-32α, IL-32δ, IL-32θ, IL-35, IL-37, IL-38, LIF,	Angst/Stress Noradrenalin/Adrenalin Corticosteroide	
Zytokine der TNF-Superfamilie* TNFα, TNFβ, FASL, LIGHT, APO3L, TWEAK, TRAIL, GITRL, RANKL, BAFF, CD27L, CD40L, 41-BBL, Ox40L**	Zytokininhibitoren IL-1Ra, IL-1RII, IL-18bP, IL-18Ra IL-36Ra	Myokine/Ausdauer-Training GDNF, Gremlin, IGFBP3/4, TSP1/4, LIF, CT-1, IL-1RA, Adiponectin, Apelin, SFRP2/4/5, Proteaseinhibitoren, Carboxypeptidase, Cadherin5/24, Peroxiredoxin, TF-Pathway-Inhibitor, Decorin, Myostatin, Irisin	
Interferone IFNγ	Interferone IFNα, IFNβ	Tumore TGFβ, IL-10, VEGF, Proteasen, PGE2, IDO, Exosome	
Wachstumsfaktoren** SCF, FLT3-L, M-CSF, G-CSF, GM-CSF, TPO, TGFα, VEGF, FGF, PDGF, IGF, NGF, NT, HGF, BDNF, CNTF**	Wachstumsfaktoren TGFβ		

Adipositas
Adipokine
ANGPTL2
Chemerin
Glycipan
LCN2
Leptin
RBP4
Resistin
Visfatin ►
PAI-2 ►

Hormone
Aldosteron
PRH,
Prolaktin
GH,
T3/T4-L-Thyroxin,
TSH

▲▼

Endothelzellen, Fibroblasten, Epithelzellen, glatte Muskelzellen, Osteozyten, Tendozyten, Chondrozyten, Parenchymzellen
▼
lokal beschränkte Entzündung

	proinflammatorisch zellulär
	proinflammatorisch humoral
	antiinflammatorisch

ACE = Angiotensin Converting Enzyme; ANGPTL = angiopoietin-like protein 2; aPC = aktiviertes Protein C; AT-III = Antithrombin III; Breg = regulatorische B-Lymphozyten; C4BP = C4-Bindendes Protein; CR1 = Complement Rezeptor 1; CTGF = Connective Tissue Growth Factor; CTRP = C1q/TNF-Related Protein; CT-1 = Cardiotrophin-1; DAF = Decay Accelerating Factor of Complement; ECP = Eosinophilic Cationic Protein; EDN = Eosinophilic Derived Neurotoxin; EPO = Eosinophic Peroxydase; FGF = Fibroblast Growth Factor; GDNF = Glia Cell Derived Neurotrophic Factor; GH = Growth Hormon; Gr-MDSC = granulocytic Myeloid Derived Suppressive Cell; HRF65 = Homologer Restriktions Faktor 20; IDO = Indolamin-2-3-Dioxygenase; IGFBP = IGF binding Protein; IL-1RA = IL-1Rezeptor-Antagonist; LCN2 = Lipocalin 2; LIF = Leukemia Inhibitory Factor; LTB/C/D/E = Leukotriene C/D/E; MAC = Membrane Attacking Complex C5a6788(9xn); MBP = Major Basic Protein; MCP = Membrane Cofactor Protein of Complement; MIRL = Membrane Inhibitor of Reactive Lysis; Mo-MDSC = monocytic Myeloid Derived Suppressive Cell; PAF = Platelet Activating Factor; PAI = Plasmin-Aktivator-Inhibitor; PDGF = Platelet Derived Growth Factor; PGE2 = Prostaglandin E2; RBP4 = Retinol Binding Protein; ROS = Reactive Oxygen Substance; SFRP5 = secreted frizzled-related protein 5; TAFI = Thrombin Aktivierbarer Fibrinolyse-Inhibitor; TFPI = Tissue Factor Pathway Inhibitor; TF = Tissue Factor; TGFβ = Transforming Growth Factor β; tPA = tissue Plasminogen-Activator; TSH = Thyreoides Stimulating Hormone; Treg = regulatorische T-Lymphozyten; TSP1 = Thrombospondin 1; uPA = urokinase type Plasminogen Activator; VEGF = Vascular Endothelial Cell Growth Factor; Vaspin = Visceral adipose tissue serin protease inhibitor; vWF = von Willebrand-Faktor

*) Einzelheiten siehe Kap. 6.1/Tab. 6.1; **) Einzelheiten siehe Kap. 6.2/Tab. 6.2 und 6.4/Tab. 6.5; ***) Einzelheiten siehe Kap. 6.4/Tab. 6.6 und 6.7; ****) Einzelheiten siehe Kap. 6.5/Tab. 6.8;

8.2 Inflammatorische Phase und Zytokin-Sturm

Die proinflammatorische Antwort auf Infektionen und PAMPs (Pathogen-Associated Molecular Patterns) und Verletzungen des Körpers und der Freisetzung von DAMPs (Danger-Associated Molecular Patterns) erfolgt primär durch das angeborene Immunsystem mit Aktivierung (siehe Tab. 8.1)

- des Komplement- und des Kininsystems mit der Entstehung der Anaphylatoxine und der Kinine (siehe Kap. 4.3),
- der Mastzellen, neutrophilen, basophilen und eosinophilen Granulozyten, Monozyten, Makrophagen und Natürlichen Killerzellen (siehe Kap. 4.1) mit
  - der Freisetzung von proinflammatorisch wirkenden Chemokinen, Zytokinen, Leukotrienen, Prostaglandinen, Mediatoren (u. a. Histamin, Serotonin) und Wachstumsfaktoren (siehe Kap. 4.1),

  - der Aktivierung der Phagozytose und der Exozytose besonders von Proteasen (siehe Kap. 4.2),
  - der Expression von zytotoxisch wirkenden Substanzen wie z. B. reaktive Sauerstoffspezies (ROS/Reactive Oxygen Substances) und Stickstoff-Spezies (RNS/Reactive Nitrogen Substances), Perforinen, Granzymen und Zytokinen der TNF-Familie (siehe Kap. 4.2 und 6.4),
- der Endothelzellen in den betroffenen und benachbarten Blutgefäßen mit (siehe Kap. 4.7)
  - Auflösung der Haftkomplexe und Flüssigkeitverlust aus dem Blut in das umgebende Bindegewebe (capillary leak),
  - der Expression von Adhäsionsmolekülen für die Bindung und Diapedese von Immunzellen, im Besonderen von aktivierten Granulozyten, welche durch ihre exozytierten Proteasen und durch reaktive Substanzen (ROS, RNS) Zymogene aktivieren, die Extrazelluläre Matrix zerstören und zytotoxisch wirken,
  - Expression von proinflammatorischen Zytokinen,
  - Proliferation und Bildung von Gefäßsprossen für die Angiogenese,
- der Gerinnung mit der Bildung von Thrombin und Fibrin (siehe Kap. 4.4 und 4.5),
  - ausgehend vom lokal freigesetzten Gewebefaktor (Tissue Factor/TF) des extrinsischen Aktivierungsweges,
  - ergänzt um den intrinsischen Weg, aktiviert durch Substanzen der Extrazellulären Matrix (ECM), durch PAMPs, Proteasen, Immunglobulin-Aggregate und/oder Immunkomplexe,
  - mit der Folge der lokalen intravaskulären Koagulation,
  - welche Thrombozyten, Monozyten, Makrophagen, Granulozyten und Endothelzellen aktiviert zur Expression von proinflammatorischen und prokoagulatorischen Mediatoren.

Das Ausmaß dieser proinflammatorischen Antwort ist abhängig
- von der genetischen Konstitution und der Kondition der Immunabwehr des Organismus (siehe Kap. 8.1),
- der Virulenz des Infektionserregers und der Höhe der Infektionsbelastung und/oder
- dem Ausmaß des erlittenen Traumas.

Kann durch die gleichzeitig aktivierten antiinflammatorischen Inhibitoren, Enzyme, Zytokine, Wachstumfaktoren und Mediatoren die proinflammatorische Antwort nicht lokal begrenzt werden, erfolgt deren systemische Ausbreitung, wobei
- primär die Entwicklung des Systemischen Immunreaktiven Syndroms (SIRS) im Vordergrund steht,
  - eingeleitet und begleitet von einem mehr oder weniger ausgeprägten „**Zytokin-Sturm**“ und
  - im Rahmen des SIRS aus einer lokalen Infektion eine Sepsis entsteht, welche sich in einen lebensbedrohlichen Septischen Schock entwickeln kann,
- sekundär eine Disseminierte Intravaskuläre Gerinnung (Disseminated Intravascular Coagulation/DIC) auftritt,

  - vom thrombotischen Phänotyp und/oder
  - vom fibrinolytischen Phänotyp,
  - ggfs. gefolgt von einer Verbrauchskoagulopathie und
- letztendlich die Mikrothromben in den Venolen und Arteriolen der unterschiedlichen Organe das multiple Organversagen verursachen.

Obwohl die Entstehung einer systemischen Entzündung, eines SIRS, kausal zu sein scheint für das multiple Organversagen, haben bislang alle klinischen Versuche, dieses Organversagen durch antientzündliche Inhibitoren zu verhindern[956]
- keine oder zweifelhafte therapeutische Wirksamkeit erbracht (siehe Kap. 10.3),
- in manchen Fällen sogar den Krankheitsprozess verschlimmert.

Die systemische Entzündung, das SIRS scheint somit nicht die alleinige Ursache für das multiple Organversagen zu sein.

Tab. 8.2: Inflammatorische Phase: die proinflammatorische Immunreaktion überwiegt das Entzündungsgeschehen.

Infektionen **PAMPs**	**Traumata, Verbrennungen, Entzündungen, Zelltod** **DAMPs**

▼▼▼▼

		proinflammatorisch		antiinflammatorisch	
Myokine (bei Belastung Untrainierter) Chemokine, IL-1β, IL-6, CTGF, FGF, PDGF, VEGF, Adipokine ANGPTL2/4 Lipocalin Proteasen, Komplement: C8/Properdin	► ► ► ►	**Komplementsystem C1-Esterase, C3-Konvertasen C4bC2b, C3bBb, Anaphylatoxine C3a, C4a, C5a, MAC C5a678 (9xn)**	⊢	C1-Inaktivator, C4BP, Carboxypeptidase, Faktor H, Protein S, CR1, MCP, DAF, HRF65, HRF20, MIRL, Protectin	
		Kininsystem: Kallikrein, Bradykinin, Kallidin		C1-Inaktivator, Carboxypeptidase, ACE/Kininase II	
		Gerinnung: FXIIa, FXIa, FIXa/FVIIIa/PL/Ca; TF/FVIIIa/Ca, FXa, FXa/FVa/PL/Ca, FIIa		C1-Inaktivator, vWF, Protein C/S, LACI/EPI, ATIII, Protein C, Thrombomodulin	
		Fibrin/FI, PAI-1, PAI-2, TAFI		Fibrinolyse, uPA, tPA, Plasmin	
		Mastzellen, neutr., eosin., basoph. Granulozyten, M1-Makrophagen, NK-Zellen		TGFβ, IL-10 ROS, IDO L-Arginase	Mo-MDSC Gr-MDSC

956 Boomer JS, Green JM, Hotchkiss RS. The changing immune system in sepsis, Is individualized immunomodulatory therapy the answer?. Virulence. 2014; 5(1): 45–56.

		Histamin, Serotonin, PAF, LTC4/LTD4/LTE4, PGI2/PGD2/Thromboxan MBP/ECP/EPO/EDN			Histaminase, Arylsulfatase, Phospholipase, Carboxypeptidase, PGE2	
		Dentritische Zellen, *TH1-Lymph, TH17-Lymph.* *CTL: Perforin, Granzym*			TGFβ IL-10	*CD4 (+) Treg* *CD8(+) Treg* M2-Makrophagen
		Dentritische Zellen, *TH2-Lymph., B-Lymph., Plasmazellen,* *Antikörper*			TGFβ	*CD4(+) Treg* *Breg*
Adipositas Adipokine ANGPTL2 Chemerin Glycipan LCN2 Leptin RBP4 Resistin Visfatin PAI-2 Hormone Aldosteron PRH, Prolaktin GH, T3/T4-L-Thyroxin, TSH	▶ ▶ ▶ ▶	▼▼▼▼▲▲▲	▼⊤		Hungerzustand Adiponektin, Apelin, SFRP5, CT-1, Vaspin, CTRP, Omentin, Corticosteroide	
		Chemokine* **CCL1 bis 28, CXCL1 bis 16,** **CX_3CL1; XCL1,2**	CXCL17		Angst/Stress Noradrenalin/ Adrenalin Corticosteroide	
		Interleukine** **IL-1α, IL-1β, IL-2, IL-3, IL-4, IL-5, IL-6, IL-7, IL-9, IL-11, IL-12, IL-13, IL-15, IL-16, IL-17, IL-18, IL-19, IL-20, IL-21, IL-22, IL-23, IL-24, IL-25, IL-26, IL-27, IL-31, IL-32β, IL-32γ, IL-33, IL-36α, IL-36β, IL-36γ, TSLP, OCM** **Zytokine der TNF-Superfamilie***** **TNFα, TNFβ, FASL, LIGHT, APO3L, TWEAK, TRAIL, GITRL, RANKL, BAFF, CD27L, CD40L, 41-BBL, Ox40L** **Interferone***** **IFNγ** **Wachstumsfaktoren****** **SCF, FLT3-L, M-CSF, G-CSF, GM-CSF, TPO, TGFα, VEGF, FGF, PDGF, IGF, NGF, NT, HGF, BDNF, CNTF**	Zytokine IL-4, IL-6, IL-10, IL-13, IL-14, IL-22, IL-27, IL-31 IL-32α, IL-32δ, IL-32θ, IL-35, IL-37, IL-38, LIF, Zytokininhibitoren IL-1Ra, IL-1RII, IL-18bP IL-18Ra IL-36Ra Interferone IFNα, IFNβ Wachstumsfaktoren TGFβ	⊢	Myokine/Ausdauer-Training GDNF, Gremlin, IGFBP3/4, TSP1/4, LIF, CT-1, IL-RA, Adiponectin, Apelin, SFRP2/4/5, Proteaseinhibioren, Carboxypeptidase, Cadherin5/24, Peroxiredoxin, TF-Pathway-Inhibitor, Decorin, Myostatin, Irisin Tumore TGFβ, IL-10, VEGF, Proteasen, PGE2, IDO, Exosome	

▼▼▼▼

systemische Ausbreitung der Mediatoren
„Zytokinsturm"

▼▼▼▼▼

Systemische Aktivierung
Endothelzellen, Fibroblasten, Epithelzellen, glatte Muskelzellen, Osteozyten, Tendozyten, Chondrozyten, Parenchymzellen

▼▼▼▼

Systemisches Immunreaktives Syndrom
(SIRS)

▼▼▼▼▼

Disseminierte Intravaskuläre Gerinnung
(DIC)
fibrinolytischer Phänotyp

▲▲▼▼

Disseminierte Intravaskuläre Gerinnung
(DIC)
thrombotischer Phänotyp

▼▼▼▼▼

Multiples Organversagen

	proinflammatorisch zellulär
	proinflammatorisch humoral
	antiinflammatorisch

ACE = Angiotensin Converting Enzyme; ANGPTL = angiopoietin-like protein 2; aPC = aktiviertes Protein C; AT-III = Antithrombin III; Breg = regulatorische B-Lymphozyten; C4BP = C4-Bindendes Protein; CR1 = Complement Rezeptor 1; CTGF = Connective Tissue Growth Factor; CTRP = C1q/TNF-Related Protein; CT-1 = Cardiotrophin-1; DAF = Decay Accelerating Factor of Complement; ECP = Eosinophilic Cationic Protein; EDN = Eosinophilic Derived Neurotoxin; EPO = Eosinophic Peroxydase; FGF = Fibroblast Growth Factor; GDNF = Glia Cell Derived Neurotrophic Factor; GH = Growth Hormon; Gr-MDSC = granulocytic Myeloid Derived Suppressive Cell; HRF65 = Homologer Restriktions Faktor 20; IDO = Indolamin-2-3-Dioxygenase; IGFBP = IGF binding Protein; IL-1RA = IL-1Rezeptor-Antagonist; LCN2 = Lipocalin 2; LIF = Leukemia Inhibitory Factor; LTB/C/D/E = Leukotriene C/D/E; MAC = Membrane Attacking Complex C5b678(nx9); MBP = Major Basic Protein; MCP = Membrane Cofactor Protein of Complement; MIRL = Membrane Inhibitor of Reactive Lysis; Mo-MDSC = monocytic Myeloid Derived Suppressive Cell; PAF = Platelet Activating Factor; PAI = Plasmin-Aktivator-Inhibitor; PDGF = Platelet Derived Growth Factor; PGE2 = Prostaglandin E2; RBP4 = Retinol Binding Protein 4; ROS = Reactive Oxygen Substance; SFRP5 = secreted frizzled-related protein 5; TAFI = Thrombin Aktivierbarer Fibrinolyse-Inhibitor; TFPI = Tissue Factor Pathway Inhibitor; TF = Tissue Factor; TGFβ = Transforming Growth Factor β; tPA = tissue Plasminogen-Activator; TSH = Thyreoides Stimulating Hormone; Treg = regulatorische T-Lymphozyten; TSP1 = Thrombospondin 1; uPA = urokinase type Plasminogen Activator; VEGF = Vascular Endothelial Cell Growth Factor; Vaspin = Visceral adipose tissue serin protease inhibitor; vWF = von Willebrand-Faktor

*) Einzelheiten siehe Kap. 6.1/Tab. 6.1; **) Einzelheiten siehe Kap. 6.2/Tab. 6.2 und 6.4/Tab. 6.5; ***) Einzelheiten siehe Kap. 6.4/Tab. 6.6 und 6.7; ****) Einzelheiten siehe Kap. 6.5/Tab. 6.8

8.3 Immunsuppressive Phase durch Erschöpfung, Anergie, Toleranz und Apoptose

Im Verlaufe des Systemischen Immunreaktiven Syndroms (SIRS) entwickelt sich häufig eine Immunparalyse
- möglicherweise als Ergebnis einer zeitweise überschießenden antiinflammatorischen Antwort auf die proinflammatorische Phase und/oder (falls das SIRS überlebt wird)
- anhaltend und als gegenläufiger Prozess zur Entzündung als kompensatorisches antiinflammatorisches Syndrom (**CARS**/Compensatory Anti-inflammatory Response Syndrome).

Die kurzzeitige wie auch die andauernde Immunparalyse im Rahmen der SIRS
- betrifft die angeborene (im Besonderen Makrophagen) und die erworbene Immunabwehr (Dentritischen Zellen, T-Lymphozyten, TH1-Lymphozyten, Gedächtnis-T-Lymphozyten/Tmem, zytotoxische T-Lymphozyten/CTL),
- führt zu einer deutlichen Verminderung
  - sowohl der pro- wie auch der antiinflammatorischen Zytokine und
  - der immunologischen Reaktionsfähigkeit gegen Infektionserreger und PAMPs, wie z. B. gegen LPS und
- beinhaltet die Risiken der Exazerbation einer ggfs. bestehenden Infektion oder einer zusätzlichen (sekundären) Infektion.

Die Entstehung von Immunparalysen ist wesentlich bedingt durch[957]
- Antigen-präsentierende Zellen (Dentritische Zellen, B-Lymphozyten, Makrophagen), welche mangelhaft exprimieren
  - MHC-II-Moleküle für die Präsentation des Antigens (z. B. bei Monozyten und Makrophagen),
  - den Kostimulator CD80/CD86 für die Aktivierung von CD28 exprimierenden T-Lymphozyten,
- inkomplette immunologische Synapsen zwischen den Antigen-präsentierenden Zellen (Dentritischen Zellen, Makrophagen und B-Lymphozyten) und den TH-Lymphozyten, sodass in den beteiligten T-Lymphozyten Anergie oder Apoptose induziert werden,
- die vermehrte Expression von inhibierenden Rezeptoren auf T-Lymphozyten
  - wie z. B. PD-1 (Programmed Death receptor-1), CTLA-4 (Cytotoxic T-lymphocyte-Associated Protein 4), BTLA (B and T Lymphocyte Attenuator), TIM-3 (T cell membrane protein-3) und LAG3 (lymphocyte-activation gene-3),
  - wobei zugleich die zugehörigen Liganden (PD-L1, PD-L2) bzw. HVEM (HerpesVirus Entry Mediator für BTLA) und CD80/86 (für CTLA4) auf Antigen-präsentierenden Zellen, Epithelzellen und Endothelzellen verstärkt gebildet werden,
  - was alleine schon bei T-Lymphozyten Bildung und Freisetzung vermindert von

957 Boomer JS, Green JM, Hotchkiss RS. The changing immune system in sepsis, Is individualized immunomodulatory therapy the answer?. Virulence. 2014; 5(1): 45–56.

    - proinflammatorischen Zytokinen und deren Rezeptoren und von
    - zytotoxischen Substanzen wie z. B. Granzym, Perforin, TNFα und TNFβ,
- einen Überschuss an stimulierendem Antigen, welcher einen anergischen Erschöpfungszustand in T-Lymphozyten bewirken kann mit
  - einer vermehrten Expression von inaktivierenden Rezeptoren (s. o.),
  - einer verminderten Expression von proinflammatorischen Zytokinen und deren Rezeptoren und
  - einen Zustand der Anergie oder Toleranz,
- vermehrte Apoptose von Zellen der Immunabwehr, ausgelöst
  - durch solche Exotoxine von gram(+) Bakterien, welche als „Superantigene"
    - den T-Zell-Rezeptor (TCR) mit dem Kostimulator CD28 auf TH-Lymphozyten und dem MHC-II Molekül der Antigen-präsentierenden Zelle vernetzen und hierdurch
    - die TH-Lymphozyten Antigen-unabhängig aktivieren wie auch lähmen können,
  - durch die vermehrte Bildung von Hitze-Schock-Proteinen (HSP), welche die Apoptose, eingeleitet durch Mitglieder der TNF-Familie und/oder intrinsisch über die mitochondriale Freisetzung von Cytochrom C, verstärken können,
  - durch vermehrte Ausschüttung von Zytokinen der TNF-Familie, welche den jeweils korrespondierenden Todesrezeptor extrinsisch aktivieren,
- Zunahme der Prägung regulatorischer T-Lymphozyten (Treg),
  - welche selbst eine erhöhte Resistenz gegen Apoptose aufweisen und
  - die durch Expression von IL-10, TGFβ, PD-L und Mitgliedern der TNF-Familie antiinflammatorisch wie auch proapoptotisch und immunsuppressiv wirken.

Durch die Immunparalyse entsteht ein Stadium der Immunsuppression mit dem hohen Risiko,
- dass sich eine primäre Infektion nunmehr ungehindert ausbreiten kann und/oder
- dass nosokomiale Infektionen, d. h. Infektionen mit im Normalfall avirulenten oder opportunistischen Keimen auftreten,
- dass latente Virusinfektionen (z. B. HSV, CMV) reaktiviert werden,
- dass die Infektionen durch Antibiotika oder Virostatika nicht beherrschbar sind und
- dass massenhaft PAMPs und DAMPs entstehen, welche
  - das Komplement- und Gerinnungssystem systemisch aktivieren und
  - zur Disseminierten Intravaskulären Gerinnung führen, die letztendlich das multiple Organversagen verursacht.

Tab. 8.3: Immunsuppressive Phasen während oder im Anschluss an das SIRS.

Infektionen PAMPs	Traumata, Verbrennungen, Entzündungen, Zelltod DAMPs
▼▼	

Überschuss an PAMPs und DAMPs	**Superantigene gram(+) Bakterien**	Dominanz der antiinflammatorischen Zytokine der TNF-Familie, IL-10, TGFβ

▼▼▼

Antigen präsentierende Zellen: Dentrit. Zellen, B-Ly., Makroph. Expression von MHC-II und CD28 (↓)	**T-Lymphozyten**	
	Antigen-unabhängige Vernetzung von TCR und CD28 mit MHC-II (↑)	Expression von inhibitorischen Rezeptoren PD-1, CTLA-4, BTLA, TIM-3, LAG3 (↑)
inkomplette immunologische Synapsen (↑)		Makrophagen, Epithel-, Endothelzellen Expression von Liganden für inhibitorisch. Rezeptoren, z. B. PD-L1/2, HVEM, CD80/86 (↑)

▼▼▼▼

TH1-/TH17-Lymphozyten (↓) *CTL* (↓)	*Treg* (↑), ***TH2-Lymphozyten*** (↑), M2-Makrophagen (↑) mo-MDSC, gr-MDSC (↑), suppressive NK-Zellen (↑)	
	Expression	
Toleranz (↑), Anergie (↑) Apoptose (↑)	antiinflammatorische Zytokine TNF-Familie, IL-10, TGFβ (↑)	proinflammatorische Zytokine und Mediatoren (↓)

▼▼▼▼▼

Makrophagen, *Dentritische Zellen, T-Lymphozyten, B-Lymphozyten*:
Proliferation (↓), Funktion (↓), Apoptose (↑)

▼▼▼▼▼

Leukopenie

antiinflammatorische und proinflammatorische Zytokine (↓)

▼▼▼▼▼

primäre Infektion (↑)	◄◄◄	Immunsuppression	►►►	**primäre Infektion (↑)**
nosokomiale Infektionen (↑)				**nosokomiale Infektionen (↑)**
▼▼▼▼▼▼				▼▼▼▼▼▼

Disseminierte Intravaskuläre Gerinnung
fibrinolytischer Phänotyp

Verblutung	◄	▼▲	►	**Verblutung**

Disseminierte Intravaskuläre Gerinnung
thrombotischer Phänotyp

▼▼▼▼

Mikrothromben
in Arteriolen und Venolen

▼▼▼▼

multiples Organversagen			
	proinflammatorisch		antiinflammatorisch

BTLA = B and T Lymphocyte Attenuator; CTLA-4 = Cytotoxic T-lymphocyte-Associated Protein 4; gr-MDSC = granulocytic Myeloid Derived Suppressive Cell; HVEM = HerpesVirus Entry Mediator; LAG3 = lymphocyte-activation gene-3; mo-MDSC = monocytic Myeloid Derived Suppressive Cell; PD-1 = Programmed Death receptor-1; PD-L1 = PD-1-Ligand; TIM-3 = T cell membrane protein-3

8.4 Disseminierte intravaskuläre Gerinnung, systemische Fibrinolyse und Organversagen

Das Gerinnungssystem ist eng mit dem Entzündungsprozess verbunden. Vom geschädigten Gewebe werden gerinnungsfördernde Faktoren freigesetzt (siehe Kap. 2.2). Hierzu zählen im Besonderen[958]

- der Gewebefaktor (TF/Tissue Factor), welcher
  - den extrinsischen Wege der Gerinnung aktiviert (siehe Kap. 4.4) und zugleich
  - Monozyten, Makrophagen und Endothelzellen stimuliert zur Expression von Adhäsionsmolekülen, Chemokinen und proinflammatorischen Zytokinen und damit
  - den Entzündungsprozess verstärkt,
- Histone, welche die Kofaktor-Funktion von löslichem und Endothelzell-gebundenem Thrombomodulin reduzieren und damit die Aktivierung von Protein C inhibieren und die Thrombin-Bildung fördern,
- mitochondriale DNA, an welcher FXII autokatalytisch aktiviert wird,
- extrazelluläre Nucleosome (DNA-Histon-Komplexe), welche FXII aktivieren,[959, 960]
- High-Mobility-Group Box 1-Protein (HMGB1), welches
  - das antikoagulatorisch wirkende Protein C inhibiert und
  - die Expression des Gewebefaktors (TF/Tissue Factor) durch Monozyten stimuliert.

Der intrinsische Weg der Blutgerinnung beginnt mit der Aktivierung des Hageman-Faktors (FXIIa, siehe Kap. 4.4)

- durch Kallikrein in Gegenwart von HMW-Kininogen, wobei im Sinne einer Selbstverstärkung das entstandene FXIIa seinerseits Praekallikrein in Kallikrein spaltet,
  - wobei Kallikrein das Kininogen in das Bradykinin überführt,
    - das wiederum den klassischen Weg des Komplementsystems aktiviert durch Aktivierung besonders von C1q, C1r und C1s und Spaltung von C4 und C2,

---

958 Gando S, Otomo Y. Local hemostasis, immunothrombosis, and systemic disseminated intravascular coagulation in trauma and traumatic shock. Crit Care. 2015;19(1):72. doi: 10.1186/s13054-015-0735-x.

959 Guo S, Lopez-Ilasaca M, Dzau VJ. Identification of calcium-modulating cyclophilin ligand (CAML) as transducer of angiotensin II-mediated nuclear factor of activated T cells (NFAT) activation. J Biol Chem. 2005;280(13): 12536–41.

960 Walborn A, Patel P, Hoppensteadt D, Mosier M, Rondina MT, Fareed J. Extracellular Nucleosome Levels in the Etiopathogenesis of Sepsis Associated Coagulopathy. Blood 2016;128:564;

    - welches andererseits auch die Fibrinolyse stimulieren kann durch Aktivierung von Endothelzellen zur Expression von tPA, welches Plasminogen zu Plasmin aktiviert,
    - das zur Gefäßerweiterung führt und die Permeabilität der Gefäße erhöht,
  - wobei das (β-)FXIIa stimuliert
    - durch Aktivierung von FXI (gebunden an Thrombozyten) die Gerinnung wie auch
    - durch Aktivierung von C1r und C1s das Komplementsystem,
- durch Substanzen der extrazellulären Matrix (z. B. Kollagen),
- durch proteolytische Enzyme, im Besonderen Elastase, z. B. exozytiert von aktivierten neutrophilen Granulozyten
  - im Zuge der Phagozytose, besonders auch von opsonierten Partikeln, Antigen-Antikörper-Immunkomplexen und IgG-Aggregaten,
  - nach Aktivierung durch Endotoxine (LPS), Kallikrein und oder aktiviertem Hageman-Faktor (FXIIa),
- durch Immunglobulin-Aggregate und Antigen-Antikörper-Komplexe (Immunkomplexe) und/oder
- durch das Kontakt-Aktivierungs-System (CAS/Contact Activation System), bestehend aus negativ geladenen Oberflächen, so z. B. Polyphosphaten (polyP),[961]
  - die z. B. freigesetzt werden von aktivierten Thrombozyten und Mastzellen,
  - an denen FXII autolytisch in FXIIa übergeht,
  - welche im Komplex mit FXIIa dessen Abbau verlangsamen,
  - die im Komplex mit Fibrin jedoch auch die Fibrinolyse aktivieren können, indem αFXIIa das Fibrin-gebundene Plasminogen in Plasmin überführt (intrinsische Fibrinolyse).

Im Zuge der Gerinnungskaskade entstehen proinflammatorische Faktoren, wie z. B.
- Faktor TF:FVIIa, FXa und Thrombin/FIIa, welche an Protease aktivierte Rezeptoren (PAR) auf Granulozyten, Monozyten, Endothelzellen, Thrombozyten binden und diese aktivieren
  - zur Expression von proinflammatorischen Adhäsionsmolekülen, Chemokinen, Zytokinen, Mediatoren, Proteasen, ROS (Reactive Oxygen Species) und RNS (Reactive Nitrogen Species),
  - zur Funktionssteigerung wie zur Chemotaxie, Adhäsion, Phagozytose, Exozytose, Proliferation, Zytotoxizität (z. B. zur Antikörper-abhängigen zellulären Zytotoxizität/ADCC),
- Fibrin/FIa, welches durch Bindung an den Fibrinrezeptor Thrombozyten aktiviert zur Aggregation, Degranulation und Freisetzung der unterschiedlichen, meist proinflammatorischen Wirkstoffe (siehe Kap. 4.5).

Zugleich mit der Aktivierung des Gerinnungssystems erfolgt auch die Aktivierung des Komplementsystems (siehe Kap. 4.3)

---

961 Delabranche X, Helms J, Meziani F. Immunohaemostasis: a new view on haemostasis during sepsis. Ann Intensive Care. 2017;7:117. doi: 10.1186/s13613-017-0339-5.

- über die Aktivierung von C1q/C1r/C1s
  - durch βFXIIa,
  - durch das Kallikrein des Kininsystems und/oder durch andere Proteasen wie z. B. Plasmin oder durch lysosomale Proteasen, ausgeschüttet von aktivierten Granulozyten und Makrophagen,
  - durch Antigen-Antikörper-Komplexe (Immunkomplexe) und Immunglobulin-Aggregate;
- durch Bindung von MBL (Mannose bindendes Lectin) an Bakterienoberflächen und die Aktivierung von MBL-assoziierten Serinproteasen (MASP-1, -2, -3), welche C4 und C2 spalten,
- durch spontane hydrolytische Spaltung von C3 in C3b und C3a, ausgelöst (als alternativer Weg der Komplementaktivierung) durch
  - Bakterienoberflächen, Antigen-Antikörper-Komplexe, Antikörper-Aggregate,
  - lysosomale proteolytische Enzyme von Granulozyten und Makrophagen,
  - Plasmin, aktiviert durch Plasminogen-Aktivatoren, freigesetzt (als tPA) von aktivierten Endothelzellen im Rahmen der Fibrinolyse von Gefäßthromben oder von Nierenzellen (uPA).

Das Ergebnis der Komplementaktivierung (siehe Kap. 4.3) ist
- die Bildung der Anaphylatoxine C3a, C4a und C5a, welche
  - Endothelzellen, Mastzellen, Granulozyten und Makrophagen stimulieren zur Freisetzung von lysosomalen Enzymen, Chemokinen, Zytokinen und Mediatoren,
  - die Gefäßpermeabilität drastisch erhöhen durch die Aktivierung der Endothelzellen und Mastzellen mit der Freisetzung von Histamin und Serotonin und der Auflösung der Haftkomplexe zwischen den Endothelzellen,
  - glatte Muskelzellen, z. B. der Bronchien, zur Kontraktion stimulieren,
  - die Blutgerinnung fördern durch die Aktivierung von Thrombozyten,
- die Bildung des zytolytischen Komplexes C5b678 (nx9) (MAC/MembraneAttacking Complex), welcher
  - Erythrozyten hämolysiert und
  - kernhaltige Zellen aktiviert zur Proliferation und/oder Freisetzung von proinflammatorischen Mediatoren.

Bakterien können mit ihren PAMPs
- sowohl die Gerinnung fördern und die Fibrinolyse hemmen als auch
- die Gerinnung hemmen und die Fibrinolyse fördern (siehe Tab. 8.4).

Die bakterielle Förderung der Gerinnung erfolgt durch Aktivierung[962]
- von FXII mit Hilfe der bakteriellen Polyphosphate (siehe Kap. 4.4),
- von neutrophilen Granulozyten, die ihrerseits durch Bildung der NETs (Neutrophil Extracellular Traps) aus DNA und Histonen, assoziert mit Elastase und Myeloperoxydase in der Lage sind, direkt die Gerinnung zu fördern, indem

962 Delabranche X, Helms J, Meziani F. Immunohaemostasis: a new view on haemostasis during sepsis. Ann Intensive Care. 2017;7:117. doi: 10.1186/s13613-017-0339-5.

  - die negativ geladene DNA als Oberfläche dient für die Ansammlung und Aktivierung der Gerinnungsfaktoren des intrinsischen Weges, im Besonderen FXII,
  - die neutrophile Elastase den Tissue Factor Pathway Inhibitor (TFPI) und Thrombomodulin (TM) abbaut, wobei
    - TFPI den Inhibitor darstellt für FXa und für den TissueFactor/FVIIa Komplex,
    - Thrombomodulin die Aktivität von FIIa/Thrombin zur Spaltung von FI inhibiert, zugleich im Komplex mit FIIa die Aktivität des Inhibitors Protein C potenziert,
  - die Histone in den NETs Thrombozyten binden und aktivieren,
- von Endothelzellen und der Expression des Gewebefaktors (TF, siehe Kap. 4.4),
- von Thrombozyten über Toll-like Rezeptoren (TLR) und der Freisetzung von PF4 und PAF (siehe Kap. 4.5) und
- des Komplement- wie auch des Kininsystems (siehe Kap. 4.3).

Tab. 8.4: Beispiele für den Einfluss der Bakterien auf die Gerinnung und Fibrinolyse.[963]

Substanzen		Wirkung
Förderung der Gerinnung		
alle Bakterien		
	Polyphosphate	FXII → FXIIa (↑)
Staph.aureus		
	Coagulase	FI → FIa (↑); FII → FIIa (↑)
	vWFbP	vWF/vWFbP/FIIa → FXIII: Stabilisierung von FIa (↑)
	ClFA, FnbPA	S. aureus-FI-Vernetzung mit Thrombozyten (↑)
	ScpA, ScpB	HMW-Kininogen → Bradykinin (↑)
Streptococcen Gruppe B		
	FOG, PG	FXII → FXIIa (↑)
Bacillus Anthracis		
	ZnMp InhA1	FX → FXa/FII → FIIa (↑)

Substanzen		Wirkung
Förderung der Fibrinolyse		
B.Burgdorferi		Plasminogen → Plasmin durch uPA und tPA (↑)
	Osp A, B	
	ERP A, C, P	
Hämophilus influenzae		
	Oberflächen-Protein PE	
Streptococcen		
	α-Enolase	
Bacillus Anthracis		
	α-Enolase, Elongation Factor tu	
Streptococcus pyogenes		Plasminogen → Plasmin (↑)
	Streptokinase	
	PAM	
Streptococcus agalactiae		
	Skizzle	

963 Delabranche X, Helms J, Meziani F. Immunohaemostasis: a new view on haemostasis during sepsis. Ann Intensive Care. 2017;7:117. doi: 10.1186/s13613-017-0339-5.

Substanzen		Wirkung
Förderung der Gerinnung		
Inhibition der Gerinnung		
Streptococcen Gruppe A		
	SIC	HMW-Kininogen → Bradykinin (↓)
Staphylococcus aureus		
	SSLP-10	FII → Thrombozyten-Bindung (↓)

Substanzen		Wirkung
Förderung der Fibrinolyse		
Yersinia pestis		
	Omptin Pla	
Salmonella enterica		Inaktivierung von PAI-1/α_2-AP
	Omptin PgtE	
Inhibition der Fibrinolyse		
Streptococcen Gruppe A		TAFI → TAFIa (↑)
	Scl-A, -B	

	proinflammatorisch		antiinflammatorisch-proinfektiös

ClFA = Clumping Factor A; FnbPA = Fibronectin-binding Protein A; FOG = Fibrinogen-binding Protein; Omptin = Outer membrane proteins; Osp = Outer Surface Protein; PAM = Plasminogen-binding M-like protein; PG = Protein G; Scl-A/-B = Collagen like Proteins; ScpA/B = Staphopains-A, -B; SIC = Streptococcal inhibitor of complement; SSLP-10 = Staphylococcal superantigen-like protein 10; TAFI = Thrombin aktivierbarer Fibrinolyse Inhibitor/Carboxypeptidase B2; vWFbP = von Willebrandfaktor-bindendes Protein; ZnMP = Zink-Metalloproteinase

DAMPS, welche die Gerinnung stimulieren, entstehen besonders[964]

- bei massiven Traumata durch Unfälle, Verbrennungen oder durch chirurgische Eingriffe im Besonderen bei Erkrankungen der Prostata und der Lunge,
- im Zuge der Schwangerschaft
  - bei vorzeitiger Plazentaablösung und/oder Absterben des Fetus,
  - bei der Präeklampsie und Eklampsie,
- bei schwerer akuter Hämolyse in Folge von unverträglichen Bluttransfusionen oder Autoantikörper bedingter Hämolyse,
- bei Gefäßerkrankungen wie Aorten-Aneurysmen, akuten Venenthrombosen und in Folge von Autoimmunerkrankungen wie SLE,
- bei Lebererkrankungen wie akuter Leberentzündung oder Leberzirrhose und
- bei Tumorerkrankungen und Leukämien, im Besonderen der akuten Promyelozyten-Leukämie.

Ausgelöst durch diese Aktivierungs-Prozesse entstehen in den Kapillaren eines Entzündungsgebietes Thromben, sogenannte **Immunthromben**,[965, 966]

964 Egbring R. Seitz R, Blanke H, Leititis J, Kesper HJ, Burghard R, Fuchs G, Lerch L. The proteinase inhibitor complexes (antithrombinIII-thrombin, α2antiplasmin-plasmin and α1antitrypsin-elastase) in septicemia, fulminat hepatic failure and cardiac shock: value for diagnosis and therapy control in dic/f syndrome. Behring Institute Research Communications. 1986;9:87–103.

965 Engelmann B, Massberg S. Thrombosis as an intravascular effector of innate immunity. Nat Rev Immunol. 2013;13(1):34–45. doi: 10.1038/nri3345.

966 Delabranche X, Helms J, Meziani F. Immunohaemostasis: a new view on haemostasis during sepsis. Ann Intensive Care. 2017;7:117. doi: 10.1186/s13613-017-0339-5.

- welche als Teil der angeborenen Immunabwehr die Organ-bezogene wie auch systemische Ausbreitung der Entzündung, die ungehinderte Verteilung von DAMPs und PAMPS und eine körperweite Invasion von Infektionserregern verhindern helfen,
- die zugleich lokal beschränkt werden durch die Aktivierung von zahlreichen Inhibitoren (siehe Kap. 4.3, 4.4, 4.5 und 4.7) des Gerinnungs-, Kinin- und Komplementsystems und durch die Fibrinolyse, im wesentlichen durch die Aktivierung von Plasminogen zu Plasmin (siehe Kap. 4.4).

Hat sich jedoch ein Systemisches Immunreaktives Syndrom (siehe Kap. 8.1) entwickelt, wird auch das Gerinnungs-, Kinin-, Komplement- und Fibrinolyse-System körperweit aktiviert, was zur Disseminierten Intravaskulären Gerinnung (DIC) mit unterschiedlichen Phänotypen führen kann.

Eine **Disseminierte Intravaskuläre Gerinnung (DIC) vom prothrombotischen Phänotyp** entwickelt sich
- wenn das inhibitorische Potential der Gerinnung und die aktive Fibrinolyse qualitativ und quantitativ überfordert sind[967] und
- wenn sich Fibringerinnsel besonders in den Kapillaren (Venolen und Arteriolen) der unterschiedlichen Organe bilden, da hier im Rahmen des SIRS das größte Gerinnungspotential vorliegt (siehe Tab. 8.5 und Tab. 8.6)
  - durch die erhöhte Konzentration von PAMPs und DAMPs in den jeweiligen Geweben,
  - durch aktivierte Endothelzellen, durchlässige Endothelzellschichten, aktivierte Thrombozyten und Fibroblasten und chemotaktisch angelockte Granulozyten, Makrophagen, NK-Zellen und Lymphozyten,
  - durch die Verlangsamung des Blutstromes und
  - durch einen Überschuß von α2-PI (α2-Plasmin-Inhibitor) gegenüber Plasminogen, sodass die Fibrinolyse inhibiert wird,
- wobei thrombotische Regionen durchaus vergesellschaftet sein können mit Zonen einer Hyper-Fibrinolyse, in denen
  - die aktive Fibrinolyse noch dominiert und/oder
  - Gerinnungsfaktoren bereits verbraucht sind.

Eine **Disseminierte Intravaskuläre Gerinnung (DIC) vom fibrinolytischen Phänotyp**
- weist wegen der lebensbedrohlichen Blutungen eine hohe Mortalität auf,[968]
- entsteht, weil das inhibitorische Potential der Gerinnung und die aktive Fibrinolyse quantitativ und qualitativ dominieren (siehe Tab. 8.5),[969]

---

967 Gando S, Otomo Y. Local hemostasis, immunothrombosis, and systemic disseminated intravascular coagulation in trauma and traumatic shock. Crit Care. 2015;19(1):72. doi: 10.1186/s13054-015-0735-x.
968 Gando S, Otomo Y. Local hemostasis, immunothrombosis, and systemic disseminated intravascular coagulation in trauma and traumatic shock. Crit Care. 2015;19(1):72. doi: 10.1186/s13054-015-0735-x.
969 Gando S, Otomo Y. Local hemostasis, immunothrombosis, and systemic disseminated intravascular coagulation in trauma and traumatic shock. Crit Care. 2015;19(1):72. doi: 10.1186/s13054-015-0735-x.

- wird gefördert durch eine Hypoperfusion der Organe (z. B. als Folge von Mikrothromben oder von Schockreaktionen auf Traumata), welche bewirkt[970]
  - eine Aktivierung von Protein C, welches die aktivierten Faktoren V und VIII inaktiviert und damit die Gerinnung hemmt,
  - eine Inhibition von PAI-1 (Plasminogen Activator Inhibitor 1) und
  - eine Aktivierung bzw. Schädigung von Endothelzellen
    - mit der Freisetzung von tPA (tissue Plasminogen-Activator) aus den Weibel-Palade-Körperchen und
    - mit einer Abschilferung der Glycocalyx und damit einer Freisetzung von Heparin und Heparansulfat, welche die antithrombotische Wirkung von Antithrombin III und von Heparin-Kofaktor II drastisch erhöhen (siehe Kap. 4.4).

Tab. 8.5: Die Entwicklung der Verbrauchskoagulopathie (DIC vom fibrinolytischem Phänotyp).

Gerinnung	Inhibitoren		Fibrinolyse	Inhibitoren
gesteigerte Gerinnung				
TF (↑) Thrombin/FIIa (↑)	TFPI (↓) ATIII (↓) HCII (↓)		Plasminogen (relativ ↑) tPA (↑)	α2 Antiplasmin (↓) PAI-1/-2 (↑)
Thrombozyten Aggregation + Degranulierung (↑)				
▼				
Mikrothromben Venolen/Arteriolen **Disseminierte Intravaskuläre Gerinnung**				
▼				
erkennbarer Mangel an Gerinnungsfaktoren				
FV, FVIII, FX (↓); FII/FVa/FXa/Ca^{++} (↓) Fibrinogen/FI (↓); Fibrin/FIa (↓); FXIII (↓) Fibrinspaltprodukte DD (↑)	TFPI (↓) ATIII (↓) HCII (↓) Protein C (↑)		Plasminogen (↑) tPA (↑)	α2 Antiplasmin (↓) PAI-1/-2 (↓)
Thrombozyten Zahl (↓)				
▼				
hämorrhagische Diathese				
▼				
Verbrauchskoagulopathie				
▼				
Mikrothromben +/– unstillbare Blutungen				
▼				
multiples Organversagen Niere, Lunge, Leber, Herz				

970 Maegele M, Schöchl H, Cohen MJ. An update on the coagulopathy of trauma. Shock. 2014;41 Suppl 1:21–5.

DAMPs lösen im Regelfall beide Phasen aus und zwar

- primär eine DIC vom fibrinolytischen Phänotyp durch Aktivierung der Endothelzellen zur Expression besonders von tPA (Tissue-type Plasminogen Activator) und
- sekundär eine DIC vom prothrombotischen Phänotyp durch Aktivierung von Endothelzellen und Thrombozyten zur Ausschüttung vorwiegend von PAI-1/-2 (Plasminogen Activator Inhibitor).

PAMPs induzieren dagegen vorwiegend eine DIC mit dominierendem pro-thrombotischen Phänotyp.

Letztlich führt die DIC zu einem Erschöpfungszustand des Gerinnungs- und fibrinolytischen Systems, einer sogenannten **Verbrauchskoagulopathie**, deren treibende Kräfte sind[971, 972]

- die vermehrte Thrombin-Bildung mit der Folge eines erhöhten Verbrauchs von Thrombozyten, Fibrinogen, FII, FV, FVIII und FXIII,
- eine verstärkte Aktivierung von Protein C im Komplex mit Thrombomodulin mit Abbau von aktiviertem FV und FVIII und ggfs.
- eine verstärkte Fibrinolyse, bedingt durch
  - eine erhöhte Freisetzung von t-PA durch die Endothelzellen mit der Aktivierung von Plasminogen zu Plasmin und dem Abbau von Fibrinogen und Fibrin,
    - wobei die Freisetzung von t-PA deutlich schneller und früher geschieht als diejenige von PAI-1 und
  - eine Erniedrigung des Blutspiegels von α2-Antiplasmin, sodass Plasmin ungenügend gehemmt wird.

Das Klinisches Bild der Verbrauchskoagulopathie sind massive Blutungen.

Ein **Organversagen** entwickelt sich, wenn die im Rahmen der DIC entstehenden Mikrothrombi die Mikrozirkulation und damit die Ernährung und Sauerstoffversorgung der betroffenen Gewebezellen einschränken mit der Folge (siehe Tab. 8.6)

- der Entstehung von Gewebenekrosen und der hierdurch bedingten weiteren Freisetzung des Gewebefaktors (TF) und anderen DAMPs,
- der Entwicklung eines Teufelskreises (circulus vitiosus) aus Gewebenekrosen, Freisetzung von prokoagulatorischen TF und DAMPs, Bildung von Mikrothromben und der Entstehung weiterer Gewebenekrosen,
- der Organ- und Körper-weiten Ausweitung der Bildung von Mikrothromben und Gewebenekrosen und
- der schlussendlichen Entwicklung eines multiplen Organversagens, bei welchem
  - die Mikrothromben ein deutliches Zeichen für eine überforderte reaktive Fibrinolyse darstellen,

---

971 Gando S, Otomo Y. Local hemostasis, immunothrombosis, and systemic disseminated intravascular coagulation in trauma and traumatic shock. Crit Care. 2015;19(1):72. doi: 10.1186/s13054-015-0735-x.

972 Delabranche X, Helms J, Meziani F. Immunohaemostasis: a new view on haemostasis during sepsis. Ann Intensive Care. 2017;7:117. doi: 10.1186/s13613-017-0339-5.

- der Plasmaspiegel von α2-Plasmin-Inhibitor (α2-PI) grösser ist, als derjenige von Plasminogen (Plg), das Verhältnis von α2-PI/Plg somit deutlich > 1,
- die Todesrate erheblich ist (siehe Kap. 1).

Beim Systemischen Immunreaktiven Syndrom, gleich aus welchen Gründen ausgelöst,

- können somit immunsuppressive Phasen (siehe Kap. 8.2) gefolgt sein von proinflammatorischen Phasen und umgekehrt,
- entsteht letztlich jedoch eine finale proinflammatorische Phase,
  - durch welche eine Disseminierte Intravaskuläre Gerinnung (DIC/Disseminated intravascular Coagulation) vom prothrombotischen und/oder vom fibrinolytischen Phänotyp ausgelöst wird, wobei
    - bei der DIC vom fibrinolytischen Phänotyp die ausgedehnten Blutungen bereits zum Tode führen können,
    - die DIC vom thrombotischen Phänotyp und der Verbrauch der Gerinnungs- und der Fibrinolyse-Faktoren jedoch im Vordergrund stehen,
  - an deren Ende die im Rahmen der DIC entstandenen (und histopathologisch nachweisbaren) Mikrothromben das häufig tödliche multiple Organversagen bewirken.[973, 974]

Dieses multiple Organversagen ist somit direkt assoziiert mit der Disseminierten Intravaskulären Gerinnung und betrifft

- bevorzugt die Nieren. So weisen Sepsis-Patienten ohne DIC einen akuten Nierenschaden in etwa 30 % der Fälle auf, Patienten mit DIC dagegen in etwa 80 %.[975, 976, 977]
- die Lunge mit Mikrothromben im Interstitialbereich,
- in unterschiedlichem Maße die Leber,[978]
  - meist ist der Schaden gering bis mittelgradig mit entsprechend geringem Anstieg der Transaminasen und des Bilirubins und einem nur geringen Anstieg der Prothrombin-Zeit (PT) bzw. einem Abfall des Quick-Wertes;
  - bewirken die Mikrothromben jedoch eine hochgradige, umfassende Ischämie der Leber, kann sich eine schwere hypoxische Hepatitis entwickeln mit
    - mangelnder Synthese von ATIII und Protein C und extrem langer Prothrombin-Zeit (PT) und niedrigem Quick-Wert,
    - Mikrothromben in den Gliedmaßen und symmetrisch auftretenden Gangränen in den distalen Bereichen der Extremitäten.

---

973 Gando S, Otomo Y. Local hemostasis, immunothrombosis, and systemic disseminated intravascular coagulation in trauma and traumatic shock. Crit Care. 2015;19(1):72. doi: 10.1186/s13054-015-0735-x.

974 Gando S. Microvascular thrombosis and multiple organ dysfunction syndrome. Crit Care Med. 2010;38:S35–S42.

975 Ono T, Mimuro J, Madoiwa S, Soejima K, Kashiwakura Y, Ishiwata A, Takano K, Ohmori T, Sakata Y. Severe secondary deficiency of von Willebrand factor-cleaving protease (ADAMTS13) in patients with sepsis-induced disseminated intravascular coagulation: its correlation with development of renal failure. Blood. 2006;107(2):528–34.

976 George JN, Nester CM. Syndromes of thrombotic microangiopathy. N Engl J Med. 2014;371(7):654–66.

977 Hunt BJ. Bleeding and coagulopathies in critical care. N Engl J Med. 2014;370(9):847–859.

978 Warkentin TE, Pai M. Shock, acute disseminated intravascular coagulation, and microvascular thrombosis: is 'shock liver' the unrecognized provocateur of ischemic limb necrosis?. J Thromb Haemost. 2016;14(2):231–5.

Tab. 8.6: Enstehung des multiplen Organversagens.[979]

PAMPs				DAMPs		
			▼▼▼			
Systemisches inflammatorisches Syndrom						
			▼▼▼▼			
Aktivierung der Gerinnung z. B. TF, Kallikrein, IgG-Komplexe, Proteasen Polyphosphate, DNA, Histone (↑)		**Inhibition der Fibrinolyse** z. B. PAI-1, -2 (↑)		**mangelhafte Hemmung der Gerinnung** z. B. TFPI, AT-III, Protein C, Thrombomodulin (↓)		systemische Fibrinolyse z. B. tPA (↑) Elastase (↓) α2-Antiplasmin (↓)
▼▼▼▼						▼▼▼▼▼
mikrovaskuläre Thrombosen					►◄	systemische diffuse Blutungen
▼▼▼▼						
Disseminierte Intravaskuläre Gerinnung						
			▼▼▼▼			
Verbrauchskoagulopathie						
			▼▼▼▼▼			
Disseminierte Intravaskuläre Gerinnung DIC thrombotischer Phänotyp					►◄	Disseminierte Intravaskuläre Gerinnung DIC fibrinolytischer Phänotyp
▼▼▼▼▼						▼▼▼▼▼
multiples Organversagen						massive Blutungen
			▼▼▼			
Überlebende Disseminierte Intravaskuläre Gerinnung thrombotischer Phänotyp						
			▼▼▼▼▼			
multiples Organversagen						

(dunkel)	**proinflammatorisch**	(hell)	antiinflammatorisch

AT-III = Antithrombin III; PAI-1/2 = Plasminogen Aktivator Inhibitor; TF = Tissue Factor; TFPI = Tissue factor pathway inhibitor; tPA = tissue Plasminogen Activator

979 Gando S, Otomo Y. Local hemostasis, immunothrombosis, and systemic disseminated intravascular coagulation in trauma and traumatic shock. Crit Care. 2015;19(1):72. doi: 10.1186/s13054-015-0735-x.

9 Klinische und biochemische diagnostische Parameter

Es besteht die begründete Hoffnung, dass durch eine frühzeitige Diagnose eines Systemischen Immunreaktiven Syndroms (SIRS), einer Sepsis wie auch einer Disseminierten intravaskuläre Gerinnung (DIC) das multiple Organversagen verhindert werden kann.

Sowohl die klinische wie auch die biochemische Diagnostik der Systemischen Immunreaktiven Syndroms (SIRS), der Sepsis und der Disseminierten Intravaskulären Gerinnung (DIC) stehen vor dem Problem, dass beide das Ergebnis eines nach Aktivierung aus dem Gleichgewicht geratenen komplexen Systems der angeborenen und der erworbenen Immunabwehr darstellen. Zudem können inflammatorische und immunsuppressive Phasen und thrombotische wie auch fibrinolytische Phänotypen einander abwechseln (siehe Kap. 8). In diesem, aus den Fugen geratenen Gleichgewicht, spielen, wie in den vorherigen Kapiteln bereits ausführlich dargestellt, eine besondere Rolle,

- aktivierte Immunzellen (Mastzellen, Monozyten, Makrophagen, Granulozyten, NK-Zellen, Lymphozyten), Endothelzellen und Thrombozyten,
- das aktivierte Gerinnungs-, Fibrinolyse-, Kinin- und Komplementsystem,
- der übermäßige Verbrauch von Gerinnungsfaktoren und deren Inhibitoren,
- die wechselseitige und weitgehend ungehinderte Verstärkung der Aktivierung bis hin zur systemischen Ausbreitung der Entzündung, Immunsuppression, Gerinnung und Fibrinolyse,
- die Gefäß- und Organschädigungen als Folge.

Eine Diagnostik der Erkrankung ist daher in gleicher Weise komplex wie der pathophysiologische Prozess der Entstehung und des Verlaufes der Sepsis, des SIRS und der DIC.

9.1 Systemisches Immunreaktives Syndrom (SIRS), Sepsis und Septischer Schock

Klinische Diagnostik

Das **Systemische Immunreaktive Syndrom/SIRS** ist gekennzeichnet durch folgende vorherrschenden Symptome:[980, 981]

- **erhöhte oder erniedrigte Körpertemperatur**
  - ≥ 38 °C oder
  - ≤ 36 °C

980 Bone RC, Balk RA, Cerra FB, Dellinger RP, Fein AM, Knaus WA, Schein RM, Sibbald WJ. Definitions for sepsis and organ failure and guidelines for the use of innovative therapies in sepsis. The ACCP/SCCM Consensus Conference Committee. American College of Chest Physicians/Society of Critical Care Medicine. Chest. 1992;101(6):1644–55.

981 Muckart DJ, Bhagwanjee S. American College of Chest Physicians/Society of Critical Care Medicine Consensus Conference definitions of the systemic inflammatory response syndrome and allied disorders in relation to critically injured patients. Crit Care Med. 1997;25(11):1789–95.

https://doi.org/10.1515/9783110536522-009

- **Tachykardie**
  - Herzfrequenz ≥ 90/min
- **Tachypnoe**
  - Atemfrequenz ≥ 20/min oder
  - Hyperventilation mit $pCO_2 \leq 32$ mmHg
- **Veränderung im weißen Blutbild**
  - Leukozytose (≥ 12 000/µl) oder
  - Leukopenie (≤ 4 000/µl) oder
  - Linksverschiebung (> 10 % unreife Granulozyten im Differentialblutbild).

Kann zusätzlich zu den Symptomen des SIRS eine Infektion bzw. ein Infektionsherd diagnostiziert werden, sind die Voraussetzungen für eine **Sepsis** erfüllt.

Das SIRS kann in einen **„schweren Schock"** bzw. in einen **„schweren Septischen Schock"** übergehen, welche charakterisiert sind durch Symptome, die auf die Schädigung mindestens eines Organes hinweisen, so z. B.:
- **Enzephalopathie**
  - eingeschränkte Wachheit, Desorientiertheit, Unruhe und/oder
  - Delirium mit Störung des Bewusstseins, der Aufmerksamkeit und/oder Einschränkung von Wahrnehmung, Gedächtnis, Orientierung, Sprache,
  - wobei die Einstufung im Regelfall nach der Glasgow Koma Skala (siehe Tab. 9.2) erfolgt;
- **Arterielle Hypotension**
  - systolischer arterieller Blutdruck < 90 mmHg oder mittlerer arterieller Blutdruck < 70 mmHg über mindestens eine Stunde und trotz adäquater Volumenzufuhr;
- **Hypoxie**
  - arterieller Sauerstoffpartialdruck PaO_2 < 10 kPa (75 mmHg) oder
  - verminderter Oxygenierungsindex (Quotient aus arteriellem Sauerstoffpartialdruck PaO_2 und inspiratorischer Sauerstoffkonzentration FiO_2 (PaO2/FiO2 Verhältnis) < 33 kPa bzw. ≤ 250 mmHg (unter Sauerstoffverabreichung),
  - Ausschluss einer kardialen oder pulmonalen Vorerkrankung;
- **Akutes Nierenversagen**
  - Diurese < 0,5 ml/kg Körpergewicht/h für mindestens zwei Stunden, trotz ausreichender Volumensubstitution, und/oder
  - Anstieg des Serumkreatinins um das Doppelte des Normalwertes;
- **Metabolische Azidose**
  - Basendefizit, d. h., Basen im Blut ≤ 5 mmol/L oder
  - Laktatüberschuss, d. h., Laktat im Blut > 1,5-fach im Vergleich zum Normalwert;
- **Thrombozytopenie**
  - Abfall der Thrombozyten um mehr als 30 % innerhalb von 24 Stunden oder Thrombozytenzahl < 100 000/mm³ (wobei eine immunreaktive Thrombozytopenie oder eine akute Blutung ausgeschlossen werden muss).

Um die Lebensbedrohung durch eine Organfunktionseinschränkung besser zu erfassen, wurde empfohlen, das Ausmaß der Organfunktionseinschränkung anhand eines Punktesystems zu bestimmen.

Tab. 9.1: klinische Prüfung der Hirnfunktion entsprechend der Glasgow Koma Skala.[982, 983, 984]

Öffnung der Augen		Verbale Kommunikation		Motorische Reaktion		Punktsummen
Punkte		Punkte		Punkte		
				5	Aufforderungen werden befolgt	max. 15
		5	orientierte Konversation	5	örtliche Schmerzzufügung wird lokalisiert	
4	spontan	4	verwirrte Sprache	5	Rückzugreflex auf lokalen Schmerzreiz z. B. am Arm	
3	nur auf Aufforderung	3	unpassende Worte	3	Rückzugreflex beider Arme auf Schmerzreiz, z. B. am Arm (Beugesynergismen)	
2	nur auf Schmerzreiz	2	unverständliche Laute	2	Streckreflex beider Arme auf lokalen Schmerzreiz am Arm (Strecksynergismen)	
1	keine Reaktion	1	keine verbale Reaktion	1	keine Reaktion auf Schmerzreiz	min. 3

Punktsumme 15: keine Beeinträchtigung (volles Bewusstsein)
Punktsumme 3: tiefes Koma

Im „**Sequential (Sepsis-related) Organ Failure Assessment/SOFA**" werden jeweils bis zu 4 Punkte für die Funktionseinschränkung der folgenden Organsysteme vergeben (siehe Tab. 9.2):[985, 986, 987, 988]

982 Teasdale G, Jennett B. Assessment of coma and impaired consciousness. A practical scale. Lancet. 1974;2(7872):81–4.

983 http://www.coma.ulg.ac.be/images/gcs_comments.pdf.

984 Matis G, Birbilis T. The Glasgow Coma Scale – a brief review, past, present, future. Acta neurol. belg. 2008;108:75–89.

985 Vincent JL, Moreno R, Takala J, Willatts S, De Mendonça A, Bruining H, Reinhart CK, Suter PM, Thijs LG. The SOFA (Sepsis-related Organ Failure Assessment) score to describe organ dysfunction/failure. On behalf of the Working Group on Sepsis-Related Problems of the European Society of Intensive Care Medicine. Intensive Care Med. 1996; 22(7):707–10.

986 Vincent JL, de Mendonça A, Cantraine F, Moreno R, Takala J, Suter PM, Sprung CL, Colardyn F, Blecher S. Use of the SOFA score to assess the incidence of organ dysfunction/failure in intensive care units: results of a multicenter, prospective study. Working group on „sepsis-related problems" of the European Society of Intensive Care Medicine. Crit Care Med. 1998;26(11):1793–800.

987 Moreno R, Vincent JL, Matos R, Mendonça A, Cantraine F, Thijs L, Takala J, Sprung C, Antonelli M, Bruining H, Willatts S. The use of maximum SOFA score to quantify organ dysfunction/failure in intensive care. Results of a prospective, multicentre study. Working Group on Sepsis related Problems of the ESICM. Intensive Care Med. 1999;25(7):686–96.

988 Ferreira FL, Bota DP, Bross A, Mélot C, Vincent JL. Serial evaluation of the SOFA score to predict outcome in critically ill patients. JAMA. 2001;286(14):1754–8.

- Hirnfunktion,
- Lungen und Atmungsfunktion,
- Herz und Kreislauffunktion,
- Leber- und Nierenfunktionen und
- Blutgerinnung.

Tab. 9.2: Einstufung der Organfunktionseinschränkung (Sequential (Sepsis-related) Organ Failure Assessment/SOFA).

Organfunktion	Parameter		gering	leicht	mittel	schwer
	SOFA-Score (Punkte)		1	2	3	4
Gehirn	Funktion (Glasgow Coma Scale; siehe Tab. 9.1)		13–14	10–12	6–9	< 6
Lunge/ Atmung	PaO2/FiO2* (Oxygenierungsindex)		< 400 mmHg	< 300 mmHg	< 200 mmHg + mV**	< 100 mmHg + mV**
Herz-Kreislauf	mittlerer arterieller Blutdruck***)		< 70 mmHg			
	Katecholaminbedarf (µg/kg/min) (entweder/oder)	Dopamin		≤ 5	≤ 5	≤ 15
		Dobutamin		jegliche Dosis		
		Epinephrin		≤ 0.1	≤ 0.1	≤ 0.1
		Norepinephrin		≤ 0.1	≤ 0.1	≤ 0.1
Leber	Bilirubin im Blut		1.2–1.9 mg/dl > 20–32 µmol/L	2.0–5.9 mg/dl 33–101 µmol/L	6.0–11.9 mg/dl 102–204 µmol/L	> 12.0 mg/dl > 204 µmol/L
Niere	Kreatinin im Blut		1.2–1.9 mg/dl 110–170 µmol/L	2.0–3.4 mg/dl 171–299 µmol/L	3.5–4.9 mg/dl 300–440 µmol/L	> 5.0 mg/dl > 440 µmol/L
	Urinmenge				< 500 ml/Tag	< 200 ml/Tag
Gerinnung	Thrombozyten		$< 150 \times 10^3/\mu l$	$< 100 \times 10^3/\mu l$	$< 50 \times 10^3/\mu l$	$< 20 \times 10^3/\mu l$

*) PaO2/FiO2: Quotient aus arteriellen Sauerstoffpartialdruck (PaO_2) und der Sauerstoffkonzentration in der Atmungsluft (inspiratorische Sauerstoffkonzentration FiO_2);
**) mV = mechanisch ventiliert/beatmet;
***) mittlerer arterieller Blutdruck/MAD = Herzzeitvolumen/HZV (L/min) × Totaler peripherer Widerstand/TPR (mmHg × min/L) + Zentraler Venendruck/ZVD (mmHg)

Die Symptome des SIRS erwiesen sich in Bezug auf Vorhersage der Entwicklung eines Septischen Schocks bzw. eines MODS/multiples Organ-Dysfunktion-Syndroms bis hin zum Tod (siehe Tab. 1.4)[989, 990]

- zwar als hoch sensitiv (Sensitivität 83 %),
- jedoch als nur mittelmäßig spezifisch (Spezifität 50 %).

Andererseits erwies sich die Einstufung der Organfunktionseinschränkung durch das Sequential (Sepsis-related) Organ Failure Assessment/SOFA (siehe Tab. 9.3) zwar als hoch spezifisch, aber auch als recht aufwendig und zeitraubend bei der fortlaufenden Überprüfung von Patienten, z. B. auf der Intensivstation.

Daher wurde für die schnelle Diagnose und Verlaufskontrolle eines Organversagens das **quick Sequential Sepsis Organ Failure Assessment/qSOFA** entwickelt[991, 992, 993] (siehe Tab. 9.3). qSOFA beschränkt sich auf die Erfassung

- des systolischen Blutdrucks
  - pathologisch: ≤ 100 mmHg,
- der Atemfrequenz
  - pathologisch: ≥ 22 Atemzüge/min,
- des Bewusstseins
  - pathologisch: Glasgow Coma Scale < 15 (siehe Tab. 1.2).

Eine entsprechende Veränderung bereits von zwei dieser drei Parameter weist auf eine Gefährdung hin.

989 Singer M, Deutschman CS, Seymour CW, Shankar-Hari M, Annane D, Bauer M, Bellomo R, Bernard GR, Chiche JD, Coopersmith CM, Hotchkiss RS, Levy MM, Marshall JC, Martin GS, Opal SM, Rubenfeld GD, van der Poll T, Vincent JL, Angus DC. The Third International Consensus Definitions for Sepsis and Septic Shock (Sepsis-3). JAMA. 2016;315(8):801–10.

990 Henning DJ, Puskarich MA, Self WH, Howell MD, Donnino MW, Yealy DM, Jones AE, Shapiro NI. An Emergency Department Validation of the SEP-3 Sepsis and Septic Shock Definitions and Comparison With 1992 Consensus Definitions. Ann Emerg Med. 2017. pii: S0196-0644(17)30023-9. doi: 10.1016/j.annemergmed.2017.01.008.

991 Shankar-Hari M, Phillips GS, Levy ML, Seymour CW, Liu VX, Deutschman CS, Angus DC, Rubenfeld GD, Singer M. Sepsis Definitions Task Force: Collaborators (19), Developing a New Definition and Assessing New Clinical Criteria for Septic Shock: For the Third International Consensus Definitions for Sepsis and Septic Shock (Sepsis-3). JAMA. 2016;315(8):775–87.

992 Seymour CW, Liu VX, Iwashyna TJ, Brunkhorst FM, Rea TD, Scherag A, Rubenfeld G, Kahn JM, Shankar-Hari M, Singer M, Deutschman CS, Escobar GJ, Angus DC. Assessment of Clinical Criteria for Sepsis: For the Third International Consensus Definitions for Sepsis and Septic Shock (Sepsis-3). JAMA. 2016;315(8):762–74.

993 Henning DJ, Puskarich MA, Self WH, Howell MD, Donnino MW, Yealy DM, Jones AE, Shapiro NI. An Emergency Department Validation of the SEP-3 Sepsis and Septic Shock Definitions and Comparison With 1992 Consensus Definitions. Ann Emerg Med. 2017. pii: S0196-0644(17)30023-9. doi: 10.1016/j.annemergmed.2017.01.008.

Vergleichende Untersuchungen ergaben,[994] dass das quick Sequential Sepsis Organ Failure Assessment/qSOFA die Entwicklung zu einem Septischen Schock bzw. die Mortalität recht gut vorhersagt (siehe Tab. 9.3) und

- zwar mit einer nur mittelmäßigen Sensitivität (Sensitivität 52 %),
- jedoch mit einer hohen Spezifität (Spezifität 86 %).

Tab. 9.3: Prädiktive Symptome für das multiple Organversagen.

Definitionen 1992–2001[995, 996, 997]					**Definitionen 2001–2016**[998, 999, 1000, 1001, 1002]		
SIRS/Systemisches immunreaktives Syndrom				**Mortalität**	**lebensbedrohliche Organdysfunktion durch fehlregulierte Körperantwort auf eine Infektion**		
Temperatur	> 38 °C	oder	< 36 °C		**quick Sequential Sepsis Organ Failure Assessment (qSOFA)**	Atmung	≥ 22/Minute
Herzfrequenz	> 90 Schläge/min					Bewusstsein (GCS)*	eingeschränkt
Atmung/ $PaCO_2$	> 20/min	oder	< 32 mmHg	**7–17 %**			
Leukozyten	> 12 000/mm³	oder	< 4000/mm³			systolischer Blutdruck	≤ 100 mmHg
		oder	> 10 % unreife				
Sepsis							
SIRS + nachgewiesene Infektion + Infektionsort				**16 %**			
Schwere Sepsis: Sepsis + Dysfunktion ≥ 1 Organes				**~ 20 %**			
▼					▼		
Vorhersagekraft für Mortalität							
83 %	◄			Sensitivität	►	**52 %**	
50 %				Spezifität		**86 %**	
Septischer Schock				**Mortalität**	**Septischer Schock**		
Sepsis + Kreislaufversagen				**46 %**	Serum Laktat		≥ 2 mmol/L (18mg/dL)
					Blutdruck (ggfs. nur durch Gabe von Vasopressoren zu halten)		≥ 65 mmHg
▼				▼	▼		
MODS/multiples Organ- Dysfunktions- Syndrom							
				> 60 %			

*) GCS = Glasgow Coma Scale (siehe Tab. 9.1)

994 Henning DJ, Puskarich MA, Self WH, Howell MD, Donnino MW, Yealy DM, Jones AE, Shapiro NI. An Emergency Department Validation of the SEP-3 Sepsis and Septic Shock Definitions and Comparison With 1992 Consensus Definitions. Ann Emerg Med. 2017. pii: S0196-0644(17)30023-9. doi: 10.1016/j.annemergmed.2017.01.008.

Biochemische Diagnostik

In Anbetracht der Komplexizität von Sepsis und SIRS sind mehr als 200 Sepsis-bezogene Labor-diagnostische Parameter geprüft worden, um diese Erkrankungen relativ frühzeitig erfassen zu können. Diese umfassen im Wesentlichen:[1003]

- Akute-Phasen-Proteine,
- Zytokine und Chemokine,
- ausgewählte DAMPs und
- besondere proinflammatorische Proteine.

Bislang erwies sich jedoch noch kein einzelner dieser Parameter und auch keine Kombination dieser Parameter als ausreichend sensititiv und spezifisch, um das Eintreten einer Sepsis sicher diagnostizieren zu können.[1004]

---

995 Bone RC, Balk RA, Cerra FB, Dellinger RP, Fein AM, Knaus WA, Schein RM, Sibbald WJ. Definitions for sepsis and organ failure and guidelines for the use of innovative therapies in sepsis. The ACCP/SCCM Consensus Conference Committee. American College of Chest Physicians/Society of Critical Care Medicine. Chest. 1992;101(6):1644–55.

996 Muckart DJ, Bhagwanjee S. American College of Chest Physicians/Society of Critical Care Medicine Consensus Conference definitions of the systemic inflammatory response syndrome and allied disorders in relation to critically injured patients. Crit Care Med. 1997;25(11):1789–95.

997 Levy MM, Fink MP, Marshall JC, Abraham E, Angus D, Cook D, Cohen J, Opal SM, Vincent JL, Ramsay G. International Sepsis Definitions Conference. 2001 SCCM/ESICM/ACCP/ATS/SIS International Sepsis Definitions Conference. Intensive Care Med. 2003;29(4):530–8.

998 Levy MM, Fink MP, Marshall JC, Abraham E, Angus D, Cook D, Cohen J, Opal SM, Vincent JL, Ramsay G. International Sepsis Definitions Conference. 2001 SCCM/ESICM/ACCP/ATS/SIS International Sepsis Definitions Conference. Intensive Care Med. 2003;29(4):530–8.

999 Bellani G, Laffey JG, Pham T, Fan E, Brochard L, Esteban A, Gattinoni L, van Haren F, Larsson A, McAuley DF, Ranieri M, Rubenfeld G, Thompson BT, Wrigge H, Slutsky AS, Pesenti A. LUNG SAFE Investigators; ESICM Trials Group: Collaborators (843); Epidemiology, Patterns of Care, and Mortality for Patients With Acute Respiratory Distress Syndrome in Intensive Care Units in 50 Countries. JAMA. 2016;315(8):788–800.

1000 Shankar-Hari M, Phillips GS, Levy ML, Seymour CW, Liu VX, Deutschman CS, Angus DC, Rubenfeld GD, Singer M. Sepsis Definitions Task Force: Collaborators (19), Developing a New Definition and Assessing New Clinical Criteria for Septic Shock: For the Third International Consensus Definitions for Sepsis and Septic Shock (Sepsis-3). JAMA. 2016;315(8):775–87.

1001 Seymour CW, Liu VX, Iwashyna TJ, Brunkhorst FM, Rea TD, Scherag A, Rubenfeld G, Kahn JM, Shankar-Hari M, Singer M, Deutschman CS, Escobar GJ, Angus DC. Assessment of Clinical Criteria for Sepsis: For the Third International Consensus Definitions for Sepsis and Septic Shock (Sepsis-3). JAMA. 2016;315(8):762–74.

1002 Henning DJ, Puskarich MA, Self WH, Howell MD, Donnino MW, Yealy DM, Jones AE, Shapiro NI. An Emergency Department Validation of the SEP-3 Sepsis and Septic Shock Definitions and Comparison With 1992 Consensus Definitions. Ann Emerg Med. 2017. pii: S0196-0644(17)30023-9. doi: 10.1016/j.annemergmed.2017.01.008.

1003 Kőszegi T. Advances in the Diagnosis of Sepsis. EJIFCC. 2017;28(2):99–103.

1004 Kőszegi T, Advances in the Diagnosis of Sepsis, EJIFCC. 2017;28(2):99–103.

Inflammatorische Phase

In Ergänzung zu den klinischen Symptomen haben sich einige labordiagnostische Parameter für die Diagnose der inflammatorischen Phase der Sepsis und für die Abgrenzung zum SIRS als hilfreich erwiesen. Zu diesen gehören (siehe Tab. 9.4):[1005, 1006, 1007]

- **Presepsin** (PSEP), auch löslicher CD14 Subtyp genannt (sCD14-ST),
  - stellt zusammen mit TLR4 den Rezeptor für LPS (Lipopolysacharide) dar,
  - scheint relativ spezifisch und sensitiv für die Diagnose einer Sepsis durch gram(–) Bakterien zu sein,[1008, 1009, 1010, 1011]
  - wird in seiner Aussagekraft jedoch gemindert durch seine Nierengängigkeit;
- **LPS-Binding Protein**[1012]
  - bildet mit LPS und dem BPI Komplexe für Bindung an den LPS-Rezeptor (CD14+TLR4 bzw. TLR2),
  - ist erhöht bei Infektionen mit gram(–) Bakterien,
  - ist dem CRP gleichwertig, jedoch dem Procalcitonin geringfügig unterlegen bei der Diagnose der Sepsis;
- **löslicher Triggering Rezeptor-1 auf myeloiden Zellen (sTREM-1)**[1013]
  - wird von Monozyten, Makrophagen und neutrophilen Granulozyten exprimiert,
  - verstärkt die Aktivierung von TLR (Toll-Like Receptoren) durch PAMPs,
  - erhöht die Ausschüttung von proinflammatorischen Chemokinen und Zytokinen,
  - weist (bei 108.9 pg/ml als Schwellenwert) eine Sensitivität von 83 % und eine Spezifität von 81 % für den Nachweis einer Sepsis auf;[1014]

1005 Liu Y, Hou JH, Li Q, Chen KJ, Wang SN, Wang JM. Biomarkers for diagnosis of sepsis in patients with systemic inflammatory response syndrome: a systematic review and meta-analysis. Springerplus. 2016;5(1): 2091. doi: 10.1186/s40064-016-3591-5.

1006 Larsen FF, Petersen JA. Novel biomarkers for sepsis: A narrative review. Eur J Intern Med. 2017;45:46–50.

1007 Julián-Jiménez A, Yañez MC, González-Del Castillo J, Salido-Mota M, Mora-Ordoñez B, Arranz-Nieto MJ, Chanovas-Borras MR, Llopis-Roca F, Mòdol-Deltell JM, Muñoz G. Prognostic power of biomarkers for short-term mortality in the elderly patients seen in Emergency Departments due to infections. Enferm Infecc Microbiol Clin. 2017. pii: S0213-005X(17)30381-6.

1008 Galeano D, Zanoli L, Fatuzzo P, Granata A. Usefulness of sCD14-ST in the diagnosis of sepsis in patient with renal failure. G Ital Nefrol. 2016 Mar-Apr;33(2). pii: gin/33.2.6. PMID:27067215.

1009 Endo S, Suzuki Y, Takahashi G, Shozushima T, Ishikura H, Murai A, Nishida T, Irie Y, Miura M, Iguchi H, Fukui Y, Tanaka K, Nojima T, Okamura Y. Usefulness of presepsin in the diagnosis of sepsis in a multicenter prospective study. J Infect Chemother. 2012;18(6):891–7.

1010 Chenevier-Gobeaux C, Borderie D, Weiss N, Mallet-Coste T, Claessens YE. Presepsin (sCD14-ST), an innate immune response marker in sepsis. Clin Chim Acta. 2015;450:97–103.

1011 Wu J, Hu L, Zhang G, Wu F, He T. Accuracy of Presepsin in Sepsis Diagnosis: A Systematic Review and Meta-Analysis. PLoS One. 2015;10(7):e0133057. doi: 10.1371/journal.pone.0133057.

1012 García de Guadiana Romualdo L, Albaladejo Otón MD, Rebollo Acebes S, Esteban Torrella P, Hernando Holgado A, Jiménez Santos E, Jiménez Sánchez R, Ortón Freire A. Diagnostic accuracy of lipopolysaccharide-binding protein for sepsis in patients with suspected infection in the emergency department. Ann Clin Biochem. 2018;55(1):143–148.

1013 Colonna M, Facchetti F. TREM-1 (triggering receptor expressed on myeloid cells): a new player in acute inflammatory responses. J Infect Dis. 2003;187 Suppl 2:S397–401.

1014 Su L, Han B, Liu C, Liang L, Jiang Z, Deng J, Yan P, Jia Y, Feng D, Xie L. Value of soluble TREM-1, procalcitonin, and C-reactive protein serum levels as biomarkers for detecting bacteremia among sepsis patients with new fever in intensive care units: a prospective cohort study. BMC Infect Dis. 2012;12:157. doi: 10.1186/1471-2334-12-157.

- **C-reaktives Protein (CRP)**[1015, 1016]
  - stellt ein akutes Phasen-Protein dar, welches vorwiegend in der Leber produziert wird,
  - weist eine relativ lange Blutverweilzeit auf und bei gesunden eine stabile Blutkonzentration,
  - Expression wird stimuliert durch proinflammatorische Zytokine (z. B., IL-1, IL-6, TNFα), durch Traumata und Infektionen,
  - scheint dem PCT und dem PSEP unterlegen zu sein,
  - weist eine große Streuung der Sensitivität (30 %–97 %) und der Spezifität (75 %–100 %) auf, wie auch eine relativ große Altersabhängigkeit,
  - ist relativ gut geeignet für Verlaufsuntersuchungen bei Infektionen und Traumata;
- **Serum Amyloid-Protein A**[1017]
  - stellt funktionell ein akutes Phasen-Protein dar, welches zu den Apolipoproteinen bzw. HDLs gehört, die vorwiegend in der Leber produziert werden,
  - Blutkonzentrationen steigen relativ schnell unter dem Einfluss von proinflammatorischen Zytokinen (z. B. IL-1, IL-6, TNFα) oder auch LPS,
  - weist eine Sensitivität von 76 %–98 % und eine Spezifität von 92 %–100 % auf zur Diagnose der Sepsis;
- **Interleukin 6**[1018, 1019]
  - wird besonders für die Frühdiagnose systemischer Entzündungen eingesetzt,
  - weist in einer Metaanalyse eine Sensitivität von 80.0 % (95 % CI, 77 %–83 %) und eine Spezifität von 85 % (95 % CI, 81 %–88 %) zum Nachweis der Sepsis auf,
  - Bestimmung wird jedoch beeinträchtigt durch die relativ kurze Blutverweilzeit der Zytokine;
- **Fc-gamma Receptor 1 (FcγRI)/CD64**[1020, 1021]
  - wird konstitutiv nur exprimiert von Monozyten und Makrophagen,
  - wird zusätzlich von aktivierten neutrophilen Granulozyten exprimiert; diese Expression kann in der Durchflusszytometrie gemessen werden,
  - erwies sich dem CRP und dem Procalcitonin deutlich überlegen bei der Diagnose der Sepsis;

1015 Chan T, Gu F. Early Diagnosis of Sepsis Using Serum Biomarkers. Expert Rev Mol Diagn. 2011;11(5): 487–496.

1016 Rello J, Valenzuela-Sánchez F, Ruiz-Rodriguez M, Moyano S. Sepsis: A Review of Advances in Management. Adv Ther. 2017;34(11):2393–2411.

1017 Chan T, Gu F. Early Diagnosis of Sepsis Using Serum Biomarkers. Expert Rev Mol Diagn. 2011;11(5): 487–496.

1018 Hou T, Huang D, Zeng R, Ye Z, Zhang Y. Accuracy of serum interleukin (IL)-6 in sepsis diagnosis: a systematic review and meta-analysis, Int J Clin Exp Med. 2015;8(9):15238–15245.

1019 https://www.med.uni-magdeburg.de/fme/institute/ikc/dokumente/l2008_1.pdf.

1020 Nimmerjahn F, Ravetch JV. Fcgamma receptors: old friends and new family members. Immunity. 2006;24(1):19–28.

1021 Jämsä J, Ala-Kokko T, Huotari V, Ohtonen P, Savolainen ER, Syrjälä H. Neutrophil CD64, C-reactive protein, and procalcitonin in the identification of sepsis in the ICU – Post-test probabilities. J Crit Care. 2018;43:139–142.

- **Procalcitonin (PCT)**[1022, 1023, 1024, 1025]
  - wird bei bakteriellen Infektionen, aber auch nach Traumata von den C-Zellen der Schilddrüse und darüber hinaus von Zellen aller anderen Organe freigesetzt,
  - ist dem CRP bei der Diagnose von Sepsis und Septischem Schock überlegen,[1026]
  - weist eine mäßige Sensitivität (75 %–80 %) und Spezifität (70 %–100 %) auf,
  - kann der Verlaufskontrolle (Ausgangswert ≤ 2 ng/ml) dienen, d. h. sobald klinische Sepsiszeichen bestehen (z. B. Fieber oder Hypothermie, Tachykardie, Tachypnoe, Leukozytose oder Leukopenie),
  - ermöglicht relativ gut die Unterscheidung von (PCT-höheren) bakteriellen Infektionen von (PCT-niedrigeren) viralen Infektionen,
  - wobei Polytraumata und große chirurgische Eingriffe zu einer transienten PCT-Erhöhung bis 5 ng/ml ohne klinische Relevanz führen,[1027]
- **löslicher Urokinase-Typ Plasminogen Aktivator Rezeptor (suPAR)**[1028, 1029, 1030, 1031, 1032]
  - wird (in das Blut) freigesetzt
    - nach Bindung von uPA (Urokinase-Typ-Plasminogen-Aktivator) und/oder
    - nach Aktivierung von neutrophilen Granulozyten,
  - Plasma suPAR-Werte (Normalwert < 4.0 ng/ml) > 6 ng/mL weisen auf das Risiko von Herzkreislauferkrankungen, Diabetes oder Tumorerkrankungen hin und/oder sind assoziiert mit schweren Infektionserkrankungen wie Sepsis, Tuberkulose oder HIV-Infektionen,
  - erhöhte Blutplasma-Konzentrationen korrelieren direkt mit proinflammatorischen Zytokinen, akuten Phasenproteinen, Entzündungen und Organschäden;

1022 Galeano D, Zanoli L, Fatuzzo P, Granata A. Usefulness of sCD14-ST in the diagnosis of sepsis in patient with renal failure. G Ital Nefrol. 2016 Mar-Apr;33(2). pii: gin/33.2.6. PMID:27067215.

1023 Ulla M, Pizzolato E, Lucchiari M, Loiacono M, Soardo F, Forno D, Morello F, Lupia E, Moiraghi C, Mengozzi G, Battista S. Diagnostic and prognostic value of presepsin in the management of sepsis in the emergency department: a multicenter prospective study. Crit Care. 2013;17(4):R168. doi: 10.1186/cc12847.

1024 Meisner M. Update on Procalcitonin Measurements. Ann Lab Med. 2014;34(4):263–273.

1025 Simon L, Gauvin F, Amre DK, Saint-Louis P, Lacroix J. Serum procalcitonin and C-reactive protein levels as markers of bacterial infection: a systematic review and meta-analysis. Clin Infect Dis. 2004;39(2): 206–17.

1026 Meisner M. Update on Procalcitonin Measurements. Ann Lab Med. 2014;34(4):263–273.

1027 https://www.med.uni-magdeburg.de/fme/institute/ikc/dokumente/l2008_1.pdf.

1028 Patrani M, Tsaganos T, Kotzampassi K, Paraschos M, Katsenos C, Giamarellos-Bourboulis EJ, Mandragos K. Soluble urokinase plasminogen activator receptor informs on the progression course after multiple injuries. Biomarkers. 2016;21(7):660–4.

1029 Hahm E, Wei C, Fernandez I, Li J, Tardi NJ, Tracy M, Wadhwani S, Cao Y, Peev V, Zloza A, Lusciks J, Hayek SS, O'Connor C, Bitzer M, Gupta V, Sever S, Sykes DB, Scadden DT, Reiser J. Bone marrow-derived immature myeloid cells are a main source of circulating suPAR contributing to proteinuric kidney disease. Nat Med. 2017;23(1):100–106.

1030 Larsen FF, Petersen JA. Novel biomarkers for sepsis: A narrative review. Eur J Intern Med. 2017;45:46–50.

1031 Zeng M, Chang M, Zheng H, Li B, Chen Y, He W, Huang C. Clinical value of soluble urokinase-type plasminogen activator receptor in the diagnosis, prognosis, and therapeutic guidance of sepsis. Am J Emerg Med. 2016;34(3):375–80.

1032 Khater WS, Salah-Eldeen NN, Khater MS, Saleh AN. Role of suPAR and Lactic Acid in Diagnosing Sepsis and Predicting Mortality in Elderly Patients. Eur J Microbiol Immunol (Bp). 2016;6(3):178–185.

- **Middle-Region-Pro-Adrenomedullin (MR-ProADM)**[1033, 1034, 1035, 1036]
  - Pro-Adrenomedullin wird besonders im Nebennierenmark, in der Niere, Lunge und Herzmuskel gebildet,
    - stellt das Prohormon des ADM (Adrenomedullin, Herzkreislauf-Hormon) dar, welches sehr schnell metabolisiert und durch Niere und Lunge ausgeschieden wird,
    - die mittlere Region des Pro-Adrenomedullin (Aminosäuren 45–92) zeigt dagegen eine längere Blutverweilzeit,
  - ist deutlich erhöht bei Infektionen und bei Sepsisfällen, besonders solchen mit infauster Prognose,
  - hilft bei der Einschätzung der Prognose der Sepsis und der Unterscheidung zwischen Sepsis und SIRS;
- **Angiopoietin-2**[1037, 1038, 1039, 1040]
  - inhibiert die proangiogene Wirkung von Angiopoietin-1, zerstört die Endothelzell-Barriere, wirkt in Synergie mit VEGF aber auch proangiogen,
  - ist deutlich erhöht bei schweren Infektionen, die in eine Sepsis bzw. einen Septischen Schock münden wie auch beim SIRS;

1033 Bernal-Morell E, García-Villalba E, Vera MDC, Medina B, Martinez M, Callejo V, Valero S, Cinesi C, Piñera P, Alcaraz A, Marin I, Muñoz A, Cano A. Usefulness of midregional pro-adrenomedullin as a marker of organ damage and predictor of mortality in patients with sepsis. J Infect. 2018;76(3):249–257.

1034 Odermatt J, Meili M, Hersberger L, Bolliger R, Christ-Crain M, Briel M, Bucher HC, Mueller B, Schuetz P. Pro-Adrenomedullin predicts 10-year all-cause mortality in community-dwelling patients: a prospective cohort study. BMC Cardiovasc Disord. 2017;17(1):178. doi: 10.1186/s12872-017-0605-3.

1035 Dres M, Hausfater P, Foissac F, Bernard M, Joly LM, Sebbane M, Philippon AL, Gil-Jardiné C, Schmidt J, Maignan M, Treluyer JM, Roche N. Mid-regional pro-adrenomedullin and copeptin to predict short-term prognosis of COPD exacerbations: a multicenter prospective blinded study. Int J Chron Obstruct Pulmon Dis. 2017;12:1047–1056.

1036 Rello J, Valenzuela-Sánchez F, Ruiz-Rodriguez M, Moyano S. Sepsis: A Review of Advances in Management. Adv Ther. 2017;34(11):2393–2411.

1037 Liu XW, Ma T, Liu W, Cai Q, Wang L, Song HW, Yuan L, Liu Z. Sustained increase in angiopoietin-2, heparin-binding protein, and procalcitonin is associated with severe sepsis. J Crit Care. 2018;45:14–19.

1038 Alves BE, Montalvao SA, Aranha FJ, Siegl TF, Souza CA, Lorand-Metze I, Annichino-Bizzacchi JM, De Paula EV. Imbalances in serum angiopoietin concentrations are early predictors of septic shock development in patients with post chemotherapy febrile neutropenia. BMC Infect Dis. 2010;10:143. doi: 10.1186/1471-2334-10-143.

1039 Dumnicka P, Kuśnierz-Cabala B, Sporek M, Mazur-Laskowska M, Gil K, Kuźniewski M, Ceranowicz P, Warzecha Z, Dembiński A, Bonior J, Drożdż R. Serum Concentrations of Angiopoietin-2 and Soluble fms-Like Tyrosine Kinase 1 (sFlt-1) Are Associated with Coagulopathy among Patients with Acute Pancreatitis. Int J Mol Sci. 2017;18(4). pii: E753. doi: 10.3390/ijms18040753.

1040 Zinter MS, Spicer A, Orwoll BO, Alkhouli M, Dvorak CC, Calfee CS, Matthay MA, Sapru A. Plasma angiopoietin-2 outperforms other markers of endothelial injury in prognosticating pediatric ARDS mortality. Am J Physiol Lung Cell Mol Physiol. 2016;310(3):L224–31.

- **HMGB-1 (High-Mobility-Group Box 1)**[1041, 1042, 1043]
  - stellt ein Nukleäres Protein dar, welches als DAMP beim Zelltod freigesetzt wird,
  - stimuliert PRR, im Besonderen TLR2 und TLR4 auf Leukozyten zur Expression von proinflammatorischen Zytokinen,
  - ist erhöht mit Anstieg der proinflammatorischen Zytokine im Blut und assoziiert mit Morbidität und Mortalität bei der Sepsis;
- **(1 → 3)-β-d-Glucan (BDG)**[1044]
  - stellt einen Membranbestandteil von Pilzen (Candida Spez.) dar, welcher bei systemischer Pilzinfektion im Blut nachweisbar ist,
  - bei einer Candidaämie liegt für den Nachweis von BDG die Sensitivität bei ca. 88 % und die Spezifität bei ca. 86 % und ist demjenigen für Mannan und für die Kombination von Mannan mit Anti-Mannan Antikörpern deutlich überlegen.

Tab. 9.4: Labordiagnostische Parameter zur Erfassung der inflammatorischen Phase einer Sepsis.

Parameter	Funktion	Vorteile	Nachteile
Presepsin/ PSEP sCD14-ST	stellt mit TLR4 den Rezeptor für LPS dar	hoch spezifisch hoch sensitiv	nierengängig
LPS-bindendes Protein/LPS-bP	Komplexbildung mit LPS und dem BPI für Bindung an den LPS-Rezeptor (CD14+TLR4 bzw. TLR2); erhöht bei Infektionen mit gram(–) Bakterien	gleichwertig CRP	unterlegen Procalcitonin
sTREM-1	exprimiert von aktivierten Monozyten, Makrophagen, neutrophilen Granulozyten, verstärkt die Aktivierung von TLR durch PAMPs und die Ausschüttung von proinflammatorischen Chemokinen und Zytokinen		
CRP	Akutes Phasenprotein, Entzündungsparameter, Opsonin und Aktivator des Komplementsystems	Spezifität 75 %–100 %	Sensitivität 30 %–97 %; Blutkonzentration altersabhängig unterschiedlich

---

1041 Stevens NE, Chapman MJ, Fraser CK, Kuchel TR, Hayball JD, Diener KR. Therapeutic targeting of HMGB1 during experimental sepsis modulates the inflammatory cytokine profile to one associated with improved clinical outcomes. Sci Rep. 2017;7(1):5850. doi: 10.1038/s41598-017-06205-z.

1042 Abdulmahdi W, Patel D, Rabadi MM, Azar T, Jules E, Lipphardt M, Hashemiyoon R, Ratliff BB, HMGB1 redox during sepsis. Redox Biol. 2017;13:600–607.

1043 Yang H, Wang H, Chavan SS, Andersson U. High Mobility Group Box Protein 1 (HMGB1): The Prototypical Endogenous Danger Molecule. Mol Med. 2015;21 Suppl 1:S6–S12.

1044 Held J, Kohlberger I, Rappold E, Busse Grawitz A, Häcker G. Comparison of (1- > 3)-β-D-glucan, mannan/anti-mannan antibodies, and Cand-Tec Candida antigen as serum biomarkers for candidemia. J Clin Microbiol. 2013;51(4):1158–64.

Parameter	Funktion	Vorteile	Nachteile
Serum Amyloid-Protein A	akutes Phasen-Protein, gehört zu den Apolipoproteinen, wird vorwiegend in der Leber produziert; Blutkonzentrationen steigen schnell unter dem Einfluss von proinflammatorischen Zytokine (z. B. IL-1, IL-6, TNFα) oder auch LPS	Spezifität 92 %–100 %	Sensitivität 76 %–98 %
Interleukin 6	proinflammatorisches Zytokin	Sensitivität ~ 80 % (95 % CI 77 %–83 %) Spezifität ~ 85 % (95 % CI 81 %–88 %)	relativ kurze Blutverweilzeit (trifft für alle Zytokine zu)
FcγRI/CD64	wird konstitutiv nur von Monozyten/Makrophagen exprimiert, nach Aktivierung auch von neutrophilen Granulozyten; Messung in der Durchflusszytometrie von Granulozyten	überlegen dem CRP und dem Procalcitonin	Messung in der Durchflusszytometrie von Leukozyten/ Granulozyten
Procalcitonin/ PCT	bei bakteriellen Infektionen, aber auch nach Traumata wird PCT von den C-Zellen der Schilddrüse und allen anderen Organen freigesetzt	Sensitivität 75 %–80 % Spezifität 70 %–100 %	wird auch nach Polytraumata und Chirurgischen Eingriffen freigesetzt
suPAR	aktivierte neutrophile Granulozyten setzten suPAR frei, Plasma suPAR-Werte > 6 ng/mL sind assoziiert mit schweren Infektionserkrankungen wie Sepsis, Tuberkulose oder HIV-Infektionen	kaum zirkadiane Einflüsse, hohe in vitro Stabilität	erhöht auch bei Herzkreislauferkrankungen, Diabetes oder Tumorerkrankungen aber auch bei starker Muskeltätigkeit
MR-Pro-Adrenomedullin	Prohormon des ADM (Adrenomedullin, Herzkreislauf-Hormon), wird sehr schnell metabolisiert und durch Niere und Lunge ausgeschieden, die mittlere Region des Pro-Adrenomedullin (Aminosäuren 45–92) zeigt längere Blutverweilzeit	hilfreich bei Prognose der Sepsis und Unterscheidung zwischen Sepsis und SIRS	
Angiopoietin-2	inhibiert die proangiogene Wirkung von Angiopoietin-1, zerstört die Endothezell-Barriere, wirkt aber auch in Synergie mit VEGF proangiogen	deutlich erhöht bei schweren Infektionen, Sepsis, Septischem Schock, SIRS	
HMGB-1	wird als DAMP beim Zelltod freigesetzt, stimuliert PRR, im Besonderen TLR2 und TLR4 auf Leukozyten zur Expression von proinflammatorischen Zytokinen	ist erhöht mit Anstieg der proinflammatorischen Zytokine im Blut und assoziiert mit Morbidität und Mortalität bei der Sepsis	

Parameter	Funktion	Vorteile	Nachteile
(1 → 3)-β-d-Glucan (BDG)	Membranbestandteil von Pilzen (Candida Spez.); bei Candidaämie im Blut nachweisbar	Sensitivität ca. 88 % Spezifität ca. 86 %; überlegen dem Nachweis von Mannan und Mannan + Anti-Mannan Antikörpern	beschränkt auf Candida-Infektionen

CRP = C-Reaktives Protein; FcγRI/CD64 = Fc-gamma Receptor 1; HMGB-1 = High-Mobility-Group Box 1-Protein; sCD14-ST = soluble CD14-SubType; SIRS = Systemisches Immunreaktives Syndrom; sTREM-1 = soluble Triggering Receptor-1 on myeloid cells; suPAR = soluble urokinase-type Plasminogen Activator-Receptor; TLR = Toll-Like Receptor; VEGF = Vascular Endothelial Cell Growth Factor

In Anbetracht der Varianz der unterschiedlichen Testmethoden und ihrer unterschiedlichen Sensitivitäten und Spezifitäten und um die Genauigkeit der laborchemischen Sepsis-Diagnose zu erhöhen, wurde empfohlen, mehrere der Testsysteme für die Diagnose und Verlaufskontrolle der Sepsis simultan durchzuführen, so z. B. die Kombination von CRP, PCT und **FcγRI/CD64** (siehe Tab. 9.4).[1045]

Immunsuppressive Phase

Während der immunsuppressiven Phase dominieren diejenigen Veränderungen der Immunabwehr, welche in Antwort auf die proinflammatorische Phase diese einzuschränken oder zu hemmen suchen (siehe Kap. 8.2).

Grundsätzlich dienen die labordiagnostischen Bestimmungen dieser Veränderungen (siehe Tab. 9.5) der Erfassung der immunsuppressiven Phase.

Als besonders aussagefähig haben sich dabei folgende Nachweismethoden herausgestellt:

- **MHC-II Moleküle**[1046, 1047]
  - Expression von MHC-II kann mit der Durchflusszytometrie von mononukleären Leukozyten bestimmt werden,
  - Monozyten und Makrophagen mit mangelnder oder fehlender Expression von MHC-II-Molekülen exprimieren deutlich weniger proinflammatorische Zytokine und sind weitgehend unfähig zur Antigen-Präsentation und Bildung einer immunologischen Synapse zur Stimulierung von TH-Lymphozyten;

1045 Jämsä J, Ala-Kokko T, Huotari V, Ohtonen P, Savolainen ER, Syrjälä H. Neutrophil CD64, C-reactive protein, and procalcitonin in the identification of sepsis in the ICU – Post-test probabilities. J Crit Care. 2018;43:139–142.

1046 Rello J, Valenzuela-Sánchez F, Ruiz-Rodriguez M, Moyano S. Sepsis: A Review of Advances in Management. Adv Ther. 2017;34(11):2393–2411.

1047 Delano MJ, Ward PA. The Immune System's Role in Sepsis Progression, Resolution and Long-Term Outcome. Immunol Rev. 2016;274(1):330–353.

Tab. 9.5: Immunsuppressive Immunreaktionen während oder im Anschluss an das SIRS.

Infektionen PAMPs	**Traumata, Verbrennungen, Entzündungen, Zelltod DAMPs**

▼▼▼

Überschuss an PAMPs und DAMPs	**Superantigene gram(+) Bakterien**	Dominanz der antiinflammatorischen Zytokine der TNF-Familie (z. B. TNFα), IL-10, TGFβ

▼▼▼▼

Antigen präsentierende Zellen: *Dentrit. Zellen, B-Ly.*, Makroph. Expression von MHC-II und CD28 (↓)	*T-Lymphozyten*	
	Antigen-unabhängige Vernetzung von TCR und CD28 mit MHC-II (↑)	Expression von inhibitorischen Rezeptoren PD-1, CTLA-4, BTLA, TIM-3, LAG3 (↑)
inkomplette immunologische Synapsen (↑)		Makrophagen, Epithel-, Endothelzellen Expression von Liganden für inhibitorisch. Rezeptoren PD-L1/2, HVEM, CD80/86 (↑)

▼▼▼▼▼

TH1-/TH17-Lymphozyten (↓), *CTL* (↓)	*Treg* (↑), *TH2-Lymphozyten* (↑), M2-Makrophagen (↑) Mo-MDSC, Gr-MDSC (↑)	
Toleranz (↑), Anergie (↑) Apoptose (↑)	Expression	
	antiinflammatorische Zytokine TNF-Familie, IL-10, TGFβ (↑)	proinflammatorische Zytokine und Mediatoren (↓)

▼▼▼▼▼▼

Makrophagen, *Dentritische Zellen, T-Lymphozyten, B-Lymphozyten:* Proliferation (↓), Funktion (↓), Apoptose (↑)

▼▼▼▼▼▼

Leukopenie
antiinflammatorische und proinflammatorische Zytokine (↓)

▼▼▼▼▼▼▼▼▼

primäre Infektion (↑)	◄◄◄	Immunsuppression	►►►	**primäre Infektion (↑)**
nosokomiale Infektionen (↑)				**nosokomiale Infektionen (↑)**

(dunkel)	**proinflammatorisch**	(hell)	antiinflammatorisch

kursiv: erworbene Immunabwehr

BTLA = B and T Lymphocyte Attenuator; CTLA-4 = Cytotoxic T-lymphocyte-Associated Protein 4; gr-MDSC = granulocytic Myeloid Derived Supprssive Cell; HVEM = HerpesVirus Entry Mediator; LAG3 = lymphocyte-activation gene-3; mo-MDSC = monocytic Myeloid Derived Suppressive Cell; PD-1 = Programmed Death receptor-1; PD-L1 = PD-1-LigandTIM-3 = T cell membrane protein-3

- **PD-L1 (Programmed cell death 1 ligand 1/CD274)**[1048, 1049]
  - wird von T-Lymphozyten, B-Lymphozyten, Monozyten, Makrophagen, myeloiden dendritischen Zellen, NK-Lymphozyten und Epithelzellen exprimiert,
  - bindet an und aktiviert den immunsuppressiven PD-1 Rezeptor,
  - Expression ist deutlich erhöht in der Sepsis und beim septischen Schock;
- **Synthese von radikalem Sauerstoff (ROS)**[1050]
  - Phagozyten (Neutrophile Granulozyten, Makrophagen) bilden nach Aktivierung, z. B. im Zuge der Phagozytose, Reaktive Sauerstoff-Spezies (ROS),
  - dieser als „oxydativer Burst" benannte Prozess kann mit Hilfe der Chemolumineszens gemessen werden,
  - in der immunsuppressiven Phase kann die ROS-Bildung durch Phagozyten deutlich vermindert sein;
- **Anzahl von CD4(+) Lymphozyten im Blut**
  - durch mangelhaft ausgebildete immunologische Synapsen in der immunsuppressiven Phase der Sepsis kommt es zu einer Verminderung der Aktivierung und Proliferation von THelfer (TH-)Lymphozyten (siehe Kap. 8.2),
  - die Zahl und der Anteil von CD4(+) TH-Lymphozyten lässt sich mit Hilfe der Durchflusszytophotometrie bestimmen;
- **Zahl der Monozyten und Lymphozyten im Blut**
  - durch den Apoptoseprozess im Rahmen der Sepsis verringern sich die Leukozyten (siehe Kap. 8.2);
- **Interleukin 10**[1051]
  - weist eine Sensitivität und Spezifität zur Erfassung einer Sepsis bei Neugeborenen von ≥ 80 %,
  - Bestimmung wird jedoch, wie bei allen Zytokinen, beeinträchtigt durch die kurze Verweilzeit im Blut.

9.2 Disseminierte Intravaskuläre Gerinnung (DIC)

Klinische Diagnostik

Die klinische Diagnose der Disseminierten Intravaskulären Gerinnung ist schwierig, da die meisten Patienten keine spezifischen Symptome einer Koagulopathie zeigen. Sepsis-Patienten weisen im Regelfall Fieber, Schocksymptome und eine insuffiziente Atmung mit allen ihren Begleitsymptomen auf (siehe Kap. 9.1). Entwickelt sich im Verlauf der Sepsis

---

1048 Shao R, Fang Y, Yu H, Zhao L, Jiang Z, Li CS. Monocyte programmed death ligand-1 expression after 3–4 days of sepsis is associated with risk stratification and mortality in septic patients: a prospective cohort study. Crit Care. 2016;20(1):124. doi: 10.1186/s13054-016-1301-x.

1049 Delano MJ, Ward PA. The Immune System's Role in Sepsis Progression, Resolution and Long-Term Outcome. Immunol Rev. 2016;274(1):330–353.

1050 Chen Y, Junger WG. Measurement of Oxidative Burst in Neutrophils. Methods Mol Biol. 2012;844:115–124.

1051 Chan T, Gu F. Early Diagnosis of Sepsis Using Serum Biomarkers. Expert Rev Mol Diagn. 2011;11(5): 487–496.

oder des SIRS eine Disseminierte Intravaskuläre Gerinnung, können folgende zusätzlichen Symptome auftreten:[1052]

- kleinfleckige Kapillarblutungen (Purpura) in der Haut und in den Schleimhäuten,
- weitgehend symmetrisch auftretende ischämische Gewebenekrosen besonders an den Enden der Gliedmaße,
- diffuse Sickerblutungen über der Körperoberfläche verteilt,
- netzförmige purpurfarbene Rötungen der Haut,
- fehlende Blutungen, wenn die Haut an der geröteten Stelle etwa 3–4 mm tief mit einer Nadel punktiert wird.

Biochemische Diagnostik

Für die Diagnose einer sich anbahnenden oder bereits bestehenden Disseminierten Intravaskulären Gerinnung (DIC) ist die breite Erfassung der Gerinnungsfaktoren notwendig (siehe Tab. 9.6). Diese erlaubt es, eine DIC vom prothrombotischen Phänotyp zu erkennen, das Stadium einer Verbrauchskoagulopathie zu erfassen und diese von einer DIC mit fibrinolytischem Phänotyp abzugrenzen.

Tab. 9.6: Einschätzung der Eignung verschiedener diagnostischer Parameter für das SIRS und die DIC.[1053, 1054, 1055, 1056, 1057]

Parameter	Messwerte		Eignung		Bemerkungen
			SIRS	DIC	
bei aktivierten Endothelzellen					
E-Selectin CD62E	(soluble) sE-Selectin	↑	+++	(+++)	bei DIC widersprüchliche Studienergebnisse
	MP-E-Selectin	↑	–	–	bei SIRS/DIC nicht erhöht
Angiopoietine	Angiopoietin-2	↑	+	+++	zerstört die Endothelzell-Barriere und hemmt die Angiogenese

1052 Rello J, Valenzuela-Sánchez F, Ruiz-Rodriguez M, Moyano S. Sepsis: A Review of Advances in Management. Adv Ther. 2017;34(11):2393–2411.

1053 Gando S, Otomo Y. Local hemostasis, immunothrombosis, and systemic disseminated intravascular coagulation in trauma and traumatic shock. Crit Care. 2015;19(1):72. doi: 10.1186/s13054-015-0735-x.

1054 Hoshino K, Kitamura T, Nakamura Y, Irie Y, Matsumoto N, Kawano Y, Ishikura H. Usefulness of plasminogen activator inhibitor-1 as a predictive marker of mortality in sepsis. J Intensive Care. 2017;5:42. doi: 10.1186/s40560-017-0238-8.

1055 Boomer JS, Green JM, Hotchkiss RS. The changing immune system in sepsis, Is individualized immuno-modulatory therapy the answer?. Virulence. 2014; 5(1): 45–56.

1056 Schutte T, Thijs A, Smulders YM. Never ignore extremely elevated D-dimer levels: they are specific for serious illness. Neth J Med. 2016;74(10):443–448.

1057 Rodelo JR, De la Rosa G, Valencia ML, Ospina S, Arango CM, Gómez CI, García A, Nuñez E, Jaimes FA. D-dimer is a significant prognostic factor in patients with suspected infection and sepsis. Am J Emerg Med. 2012;30(9):1991–9.

Parameter	Messwerte		Eignung		Bemerkungen
			SIRS	DIC	
Thrombomodulin	s-Thrombomodulin	↑	++	+++	Elastase spaltet Thrombomodulin in partiell inaktives s-Thrombomodulin
	Thrombomodulin	↓			
bei DIC vom thrombotischen Phänotyp					
TF/Tissue factor	TF/FVIIa	↑	+++	+++	Elastase inaktiviert TFPI
	TFPI	↓	+++	+++	
Protein C	Thrombin-Thrombomodulin-Komplexe	↓	+	+	Thrombin/Thrombomodulin-Komplexe aktivieren Protein C
	α1-Antitrypsin, α2-Antiplasmin, α2-Macroglobulin	↑	+++	+++	Protease- Inhibitoren inaktivieren Protein C
	aktives Protein C < 70 ng/ml	↓	+++	+++	Thrombin-Inaktiv. durch Protein C wenn > 70 ng/ml
Protein S	C4bBP	↑	+++	+++	C4bBP bindet und inaktiviert Protein S
AT-III	AT-III	↓	++	+++	AT-III inhibiert FXIIa, FXIa, FXa, FIXa und besonders FIIa/Thrombin
	Thrombin/FIIa	↑			
	s-Fibrin/FIa	↑			
Thrombin/FIIa	Prothrombinase (FXa/FVa/Phospholipide/Ca^{2+})	↑	+	+	FVa wird inhibiert durch aktiviertes Protein C
	PF-1, PF-2	↑	++	+++	PF-1, -2 entstehen bei Spaltung von FII in FIIa
	s-FIa; FP-A	↑	++	+++	s-FIa und FP-A entstehen bei Spaltung von Fibrinogen/FI in Fibrin/FIa
Plasmin	PAI-1	↑	+++	+++	
bei DIC mit Verbrauchskoagulopathie					
Thrombozyten	Anzahl im Blut < 80.000/µl	↓	+	++	Blutkonzentration schwankt durch Verteilung, ist erniedrigt durch Aggregation (durch FIIa und FIa)
Gerinnungsfaktoren	FI, FII, FV, FVIII, FXIII	↓	+	+++	aktiviert durch FIIa, erniedrigt durch Verbrauch
	FIX, FX	↓	+	++	erniedrigt durch Verbrauch
	FVIII	↑		+	stabilisiert durch akute Freisetzung von vWF
AT-III	AT-III	↓	+	+++	erniedrigt durch Verbrauch (s. o.)

Parameter	Messwerte			Eignung SIRS	Eignung DIC	Bemerkungen	
Protein C	FV, FVIII		↓	+	+++	Erniedrigt durch Verbrauch/ Aktivierung von Protein C durch FIIa/ Thrombomodulin-Komplexe	
	aktiviertes Protein C		↓		+++	Erniedrigt durch Verbrauch/Aktivierung	
Plasmin	tPA		↑	+	++	FIIa aktiviert Endothelzellen zur Ausschüttung	
	Plasmin		↑	+	+++		
Gerinnungs-tests	Prothrombinzeit/PT		↑		+++	Verlängerung durch Mangel besonders an FII, FV, FVII und/oder F X	
	Quick-Test		↓				
	aPTT		↑		+	Verlängerung durch Mangel besonders an FV, FVIII, FIX, FX, FXI und/oder FXII, HMW-Kininogen und Präkallikrein	
bei DIC vom fibrinolytischen Phänotyp							
Plasmin	tPA		↑	+	+++	schnelle Ausschüttung	von aktivierten Endothelzellen
	PAI-1		↑	+	+	verzögerte Ausschüttung	
	α2-Antiplasmin		↓		+++	erniedrigt durch Verbrauch	
	Plasminogen		↓		+++	erhöhter Verbrauch	
	Plasmin		↑		+++	inaktiviert FI, FV und FVIII	
	Fibrin-Fragmente		↑		+++	durch Proteolyse des Fibrins	
		DD/ D-Dimer	↑		++		
Gerinnungs-faktoren	Prothrombin/FII		↓	+	++	erhöhter Verbrauch	
	Thrombin/FIIa		↑	+++	+	vermehrte Bildung	
	AT-III		↓		+++	erhöhter Verbrauch	
	Fibrinogen		↓		+++		
Elastase (neutr. G.)	Fibrin-Fragmente		↑		+++	durch Proteolyse des Fibrins	

(↑) = Erhöhung; (↓) Erniedrigung; + bis +++ Eignung zur Diagnose

aPTT = aktivierte Partielle Thromboplastinzeit; C4bBP = Complement C4b-Binding Protein; DD = Fibrinfragment D-Dimer; DIC = Disseminated Intravascular Coagulation; FP-A = Fibrinopeptid A; MP-E-Selectin = Mikropartikel mit E-Selectin; neutr. G. = Neutrophile Granulozyten; PF-1, -2 = Prothrombin Fragments; sFIa = soluble Fibrin; SIRS = Systemic Immunreactive Syndrome; TFPI = Tissue Factor Pathway Inhibitor; vWF = von Willebrand-Faktor

Hierbei kommt eine besondere Bedeutung folgenden diagnostischen Parametern zu:[1058, 1059]

- Menge des **Plasminogens**, des **α2-Antiplasmins**, des PAI-1 und der Ratio der Aktivitäten von **α2-Antiplasmin/Plasminogen**, wobei
  - das jeweilige Verhältnis von α2-Antiplasmin zu Plasminogen/Plasmin Aussagen erlaubt über das thrombotische (Antiplasmin im Überschuss) und fibrinolytische (Plasminogen/Plasmin im Überschuss) Potential und
  - die Menge der α2-Antiplasmin/Plasmin-Komplexe Anhaltspunkte gibt über das Ausmaß der Hemmung einer Fibrinolyse;
- Menge des **Antithrombins/ATIII**, des **Prothrombins** und der **ATIII/Thrombin-Komplexe**, wobei
  - das Verhältnis von Antithrombin/ATIII zu Prothrombin Aussagen erlaubt über das thrombotische (Prothrombin im Überschuss) Potential,
  - die Menge der ATIII/Thrombin-Komplexe Anhaltpunkte gibt über das Ausmaß des bestehenden Thrombose-Risikos;
- Menge des **α1-Antitrypsin**s, der **neutrophilen Elastase** und der **α1-Antitrypsin/Elastase-Komplexe**, wobei
  - das Verhältnis von Elastase zu den Inhibitoren Aussagen erlaubt über das Fibrinolyse-Risiko.

Das jeweilige Verhältnis von Plasminogen/Plasminogen und Elastase zu ihren wesentlichen Inhibitoren wie auch der Blutspiegel an Antithrombin III entscheiden somit, ob und in welchem Ausmaß Mikrothromben entstehen und ob Plasmin aus der Aktivierung von Plasminogen durch tPA zur Verfügung steht, um die Bildung von Mikrothromben zu verhindern oder diese aufzulösen.

9.3 Organversagen

Im Zuge der Disseminierten Intravaskulären Gerinnung (DIC) vom thrombotischen Phänotyp bilden sich Mikrothromben in den Organen, besonders in den Nieren, der Lunge und in der Leber. Durch diese wachsenden Mikrothromben entsteht (auch wenn diese vergesellschaftet sein können mit fibrinolytischen Gefäß-Abschnitten) eine Hypoperfusion der Organe gefolgt von Zell- und ausgedehnten Gewebe- und Organnekrosen. Labordiagnostisch lassen sich diese Zellnekrosen erfassen z. B. durch folgende Testsysteme[1060]

1058 Egbring R, Seitz R, Blanke H, Leititis J, Kesper HJ, Burghard R, Fuchs G, Lerch L. The proteinase inhibitor complexes (antithrombinIII-thrombin, α2-Antiplasmin- Plasmin, α1-Antitrypsin-Elastase) in Septicemia, fulminant hepatic failure and cardiac shock: value for diagnosis and therapy control in DIC/F syndrome. Behring Inst.Mitt. 1986, 79, 87–103.

1059 Karges HE, Egbring R, Merte D. Störungen des Gerinnungs-, Fibrinolyse- und Komplementsystems beim septischen Schock. Behring Inst.Mitt. 1986;79:154–163.

1060 Rello J, Valenzuela-Sánchez F, Ruiz-Rodriguez M, Moyano S. Sepsis: A Review of Advances in Management. Adv Ther. 2017;34(11):2393–2411.

- **Laktat im Serum**
  - Ein ansteigender Laktat-Spiegel
    - ist bedingt durch abnehmende Sauerstoffversorgung in den Organen und zunehmender Zellnekrose,
    - weist auf ein progressives Organversagen hin und ist direkt korrelliert mit der Mortalität (von 30 %–70 %),
  - Laktatspiegel > 4 mmol/l gilt bei Sepsispatienten
    - als ein untrügliches Zeichen für den septischen Schock, selbst bei fehlendem Blutunterdruck,
    - als Indikation für alle Notfallmaßnahmen (Antibiotika, Blutdruckkontrolle, Atemkontrolle, Sauerstoffzufuhr),
  - konstant hohe Laktatspiegel weisen hin
    - auf mangelnden Laktatabbau in der Leber und der Niere (Lactate-Clearance),
    - auf vermehrtes Organversagen und
    - auf einen nahen Tod,
  - Kombination der Laktatbestimmung im Serum mit dem klinischen qSOFA (quick sequential organ failure assessment, siehe Kap. 9.1) scheint am besten geeignet zu sein, das Risiko des nahen Todes abzuschätzen und die Mortalität vorherzusagen.[1061]
- **CO_2-Druckunterschiede (ΔpCO_2) zwischen venösem und arteriellem Blut**
  - Die Menge des produzierten CO_2 ist im Regelfall abhängig vom aktuellen Stoffwechsel und der Atmungsleistung, d. h. dem respiratorischen Quotient (RQ) zwischen der in einer bestimmten Zeit ausgeatmeten CO2-Menge und dem in der gleichen Zeit aus der Luft aufgenommenen Sauerstoff (O_2).
  - Beim anaeroben Stoffwechsel entsteht CO_2 weitgehend aus dem Bikarbonat, welches saure Metaboliten abpuffert.
  - Ist der Austausch von Sauerstoff und CO_2 im Gewebe behindert, beispielsweise durch Mikrothromben, dann liegt im umgebenden Bezirk eine deutlich höhere Konzentration von CO_2 vor, da CO_2 etwa 20x löslicher ist als Sauerstoff.
  - Die Differenz der CO2 Konzentration zwischen Arterien und Venen (ΔpCO_2) ist daher ein guter Parameter für
    - die Sauerstoffversorgung eines Gewebes und deren Behinderung, z. B. durch Mikrothromben,
    - das Vermögen, das in der Peripherie der Mikrothromben entstandene CO_2 über die Atmung freizusetzen und für
    - die Diagnose eines Organversagens durch Mikrothromben.
  - Ein CO_2-Spiegel von > 6 mmHg innerhalb von 24 Stunden bei schwer erkrankten Patienten ist assoziiert mit einer schlechten Prognose.

1061 Jung YT, Jeon J, Park JY, Kim MJ, Lee SH, Lee JG. Addition of lactic acid levels improves the accuracy of quick sequential organ failure assessment in predicting mortality in surgical patients with complicated intra-abdominal infections: a retrospective study. World J Emerg Surg. 2018;13:14. doi: 10.1186/s13017-018-0173-6.

10 Therapeutische Ziele und Strategien

Wie beschrieben, kann durch Infektionen oder durch Traumata ein lebensbedrohlicher Zustand mangelnder Blutversorgung von Gewebe und Organen entstehen, wobei

- als treibende Kraft das Systemische Inflammatorische Syndrom gilt als Antwort auf die Infektionserreger, PAMPs und/oder DAMPs,
- eine beeinträchtigte Mikrozirkulation, Hypoxie, Hypovolämie mit Zentralisierung des Kreislaufs und mangelhafter peripherer Blutversorgung, Vasodilatation und Herzdysfunktionen die vorherrschenden Symptome darstellen und
- der hierbei häufig auftretende Tod meist verursacht wird durch das behandlungsresistente multiple Organversagen gepaart mit Blutunterdruck und daher
- eine Therapie so früh wie möglich notwendig ist, um dieses multiple Organversagen zu vermeiden.

10.1 Akute therapeutische Maßnahmen

Vor dem Hintergrund der hohen Morbidität und Mortalität hat die SSC (Surviving Sepsis Campaign) in den USA Richtlinien für die Therapie der Sepsis erlassen, um deren Mortalitätsrisiko zu vermindern. Diese Maßnahmen sind zeitlich gestaffelt. So werden empfohlen (siehe Tab. 10.1)

- innerhalb von **3 Stunden** nach Sepsis-Diagnose
  - Messung des Laktatspiegels im Blut,
  - Blutkulturen zum Nachweis des Erregers und zur Erstellung eines Antibiogramms,
  - Verabreichung (Infusion) einer empirisch gewählten Breitspektrum-Antibiose,
    - möglichst sofort (innerhalb 1 Stunde nach Patientenaufnahme)
    - eine Verzögerung der Antibiotikagabe kann das Risiko des Todes steigern (pro Stunde um ca. 8 %)[1062, 1063]
    - wobei jedoch auch Studien diese enge Zeitabhängigkeit nicht bestätigen konnten.[1064]
  - Infusionen von Elektrolytlösungen 30ml/kg zur Behebung des Blutunterdrucks und/oder bei Laktat-Konzentrationen von ≥ 4 mmol/l;
- innerhalb von **6 Stunden** nach Sepsis-Diagnose
  - Verabreichung eines Blutdruck steigernden Mittels,

1062 Ferrer R, Martin-Loeches I, Phillips G, Osborn TM, Townsend S, Dellinger RP, Artigas A, Schorr C, Levy MM. Empiric antibiotic treatment reduces mortality in severe sepsis and septic shock from the first hour: results from a guideline-based performance improvement program. Crit Care Med. 2014;42(8):1749–55.
1063 Whiles BB, Deis AS, Simpson SQ. Increased time to initial antimicrobial administration is associated with progression to septic shock in severe sepsis patients. Crit Care Med. 2017;45:623–629.
1064 Sterling SA, Miller WR, Pryor J, Puskarich MA, Jones AE. The impact of timing of antibiotics on outcomes in severe sepsis and septic shock: a systematic review and meta-analysis. Crit Care Med. 2015;43:1907–1915.

https://doi.org/10.1515/9783110536522-010

    - falls der mittlere arterielle Blutunterdruck (MAP) trotz Infusion von Elektrolytlösungen bei < 65 mmHg liegt; Ziel sollte sein ein durchschnittlicher arterieller Blutdruck von ≥ 65 mmHg und < 90 mmHg;
  - Messung des zentralen Venendrucks (CVP),
    - Ziel sollte sein ein CVP > 8 mmHg und < 12 mmHg;
  - Messung der zentralen venösen Sauerstoffsättigung ($ScvO_2$),
    - falls der Blutunterdruck bestehen bleibt und/oder der Laktatspiegel weiterhin bei ≥ 4 mmol/l liegt,
    - bei einem Hämatokrit < 30 % Infusion von Erythrozyten,
    - Ziel sollte sein ein $ScvO_2$ > 70 %;
  - fortlaufende Messung des Laktatspiegels,
    - falls der initiale Messwert bei ≥ 4 mmol/l lag;
- innerhalb von **24 Stunden** nach Sepsis-Diagnose
  - Verbreichung von Glucose und/oder Insulin, um einen Blutglukosewert von 180 mg/dl zu halten,
  - keine Verabreichung von rekombinantem aktiviertem Protein C,
  - Verabreichung eines Blutdruck steigernden Mittels,
    - falls der mittlere arterielle Blutdruck trotz Infusion von Elektrolytlösungen bei < 65 mmHg liegt,
    - Ziel sollte sein ein durchschnittlicher arterieller Blutdruck von ≥ 65 mmHg;
  - Transfusion von Erythrozyten-Konzentraten, wenn Hämoglobin unter 7 g/dl absinkt.

Tab. 10.1: Empfehlungen der Surviving Sepsis Campaign (SSC).[1065, 1066, 1067]

Parameter	Ziel	Bemerkungen
Zentraler venöser Druck (CVP)	8–12 mmHg	
zentrale venöse Sauerstoffsättigung ($ScvO_2$)	> 70 %	Infusion von Erythrozyten falls $ScvO_2$ < 70 % und Hämatokrit < 30 %
Hämatokrit	> 30 %	
mittlerer arterieller Druck (MAP)	≥ 65 mmHg, < 90 mmHg	
Inspiratorischer Druck	< 30 cm H_2O	Plateau aufrechterhalten
Blutglukose	≤ 180 mg/dL	Zielsetzung: kein Wert > 180 mg/dL

1065 Martin-Loeches I, Levy MM, Artigas A. Management of severe sepsis: advances, challenges, and current status. Drug Des Devel Ther. 2015;9:2079–2088.

1066 Rello J, Valenzuela-Sânchez F, Ruiz-Rodriguez M, Moyano S. Sepsis: A Review of Advances in Management. Adv Ther. 2017;34(11):2393–2411.

1067 Surviving sepsis campaign: International guidelines for management of Sepsis and septic shock: 2016; Society of critical care medicine; European society of intensive care medicine; http://www.survivingsepsis.org/Guidelines/Pages/default.aspx.

Parameter		Ziel		Bemerkungen
Urinausscheidung		≥ 0,5 ml/kg/Std		
medikamentöse Therapie		**Indikation**		**Bemerkungen**
Breitspektrum-Antibiotika	empirisch gewählt	Ja		sofort, d. h. innerhalb 1 Stunde nach Sepsis-Diagnose
	gemäß Antibiogramm	Ja		sobald wie möglich
Infusion von	Elektrolytlösungen	Ja		erste Wahl; initial 30 ml/kg KGW nachfolgend abhängig vom MAP
	Albumin	Ja		bei Infusion großer Elektrolytmengen
	Hydroxyethylstärke		Nein	
	Erythrozyten	Ja		bei Hämatokrit < 30 %
Katecholamine	Noradrenalin/ Norepinephrin	Ja		erste Wahl bei Blutunterdruck Dosis z. B.: 0,25 mcg/kg/min alle 15 min bis der MAP > 65 mmHg
	Adrenalin/Epinephrin	Ja		zweite Wahl, in Ergänzung oder statt Noradrenalin falls kein angemessener Blutdruck erreicht werden kann
	Phenylephrin		Nein	
		Ja		nur bei Arrhythmien, hohem Herz-Zeitvolumen (CP) und niedrigem Blutdruck
	Dobutamine		Nein	
		Ja		nur bei kardialer Dysfunktion
HHL-Peptid	Vasopressin	Ja		≤ 0,03 U/min in Kombination mit Norepinephrin oder Epinephrin
Glucocorticosteroide			Nein	falls kein refraktärer Schock
		Ja		~ 200 mg/Tag, falls hämodynamische Stabilität durch Katecholamine/Vasopressin nicht erreicht werden kann
Insulin		Ja		falls Blutglukose > 180 mg/dL

CP = Cardiac Output; CVP = central venous pressure; MAP = mean arterial pressure; HHL = Hypophysen-Hinterlappen

*) bei der Wahl des Antibiotikums ist zu beachten: lokale Epidemiologie, Infektionsort, Komorbiditäten des Patienten, Immunstatus vor der Erkrankung und die Herkunft des Patienten

Gleichzeitig sind durchzuführen:[1068, 1069]

- **Abklärung der Anamnese**
  - Herkunft des Patienten und lokale Infektions-Epidemiologie,
  - Komorbiditäten, früherer Immunstatus und bisherige Antibiotikatherapie;
- **Anlegen eines zentralen arteriellen und venösen Katheters**
- **Abklärung der Infektionsursache, des Infektionserregers und der wirksamen Antibiose**
  - möglichst sofort (innerhalb 1 Std nach Sepsisdiagnose) Anlegen eines Antibiogramms zur Identifikation des Infektionserregers und für die Auswahl des bestwirksamen Antibiotikums,
    - Prüfung auf aerob und anaerob wachsende Bakterien,
  - sobald Antibiogramm vorliegt ggfs. Ablösung der empirisch primär verabreichten Breitband-Antibiose durch Antibiotikum gemäß Antibiogramm,
    - Dauer der Antibiose im Regelfall ca. 7–10 Tage,
    - Behandlungskontrolle ggfs. mit Hilfe der Procalcitonin-Bestimmung (siehe Kap. 9.1),
  - Suche nach und falls gegeben, chirurgisch-technische Sanierung des Infektionsherdes
    - Katheter, Abzesse etc.
- **kontrollierte Sauerstoffzufuhr**
  - über Atemmaske oder endotracheale Intubation, um der Hyperventilation oder Sauerstoffunterversorgung entgegenzusteuern, wobei
  - technisch folgende Voraussetzungen erfüllt sein sollten:
    - Verwendung von Ketamin statt Etomidat für die Intubation,
    - Beatmungsvolumen ca. 6 ml/kg Körpergewicht,
    - Beatmungsdruck < 30 cm H_2O;
  - bei erwachsenen Patienten mit Sepsis-induziertem akutem Atemnotsyndrom (ARDS/Acute Respiratory Distress Syndrome)
    - keine Hochfrequenz-Beatmung (HFOV/High Frequency Oscillation Ventilation),
    - keine β2-Agonisten, wenn kein Bronchospasmus vorliegt.

Ergänzende Maßnahmen[1070, 1071]

Corticosteroide sollten nur verabreicht werden an Patienten,

- welche trotz Elektrolyt-Infusionen im Blutunterdruck verharren und/oder

---

1068 Surviving sepsis campaign: International guidelines for management of Sepsis and septic shock: 2016; Society of critical care medicine; European society of intensive care medicine; http://www.survivingsepsis.org/Guidelines/Pages/default.aspx.

1069 Rello J, Valenzuela-Sánchez F, Ruiz-Rodriguez M, Moyano S. Sepsis: A Review of Advances in Management. Adv Ther. 2017;34(11):2393–2411.

1070 Rello J, Valenzuela-Sánchez F, Ruiz-Rodriguez M, Moyano S. Sepsis: A Review of Advances in Management. Adv Ther. 2017;34(11):2393–2411.

1071 Surviving sepsis campaign: International guidelines for management of Sepsis and septic shock: 2016; Society of critical care medicine; European society of intensive care medicine; http://www.survivingsepsis.org/Guidelines/Pages/default.aspx.

- die hohe und ansteigende Dosen an Katecholaminen benötigen und
- deren Laktatspiegel innerhalb der ersten sechs Stunden nicht gesenkt werden konnte
- wobei
  - eine Dosis von 200 mg Hydrocortison, gefolgt von Fludrocortison, bevorzugt wird und
  - die Corticosteroid-Behandlung die Katecholamin-Behandlung ersetzen sollte.

Blutglukose-Kontrolle
- ist notwendig, weil
  - eine ausgeprägte Hyperglykämie (Blutglukose ≥ 180mg/dl) zytotoxisch ist und das Organversagen fördert,
  - eine Hypoglykämie mit einer erhöhten Mortalität vergesellschaftet ist,
  - instabile Blutzuckerwerte bei diabetischen wie auch nichtdiabetischen Patienten eher die Mortalität fördern als eine stabile leichte Hyperglykämie,
- erfolgt durch die Ernährung und durch die Infusion von Insulin, wobei ein stabiler Blutzuckerwert (Normalwert nüchtern ca. 100 mg/dl) angestrebt werden sollte,
- sollte möglichst aus Proben vom arteriellen und nicht vom kapillären Blut erfolgen
  - bei erhöhten Blutglukose-Werten alle 1–2 Stunden,
  - sobald die Glukosewerte stabil sind alle 4 Stunden.

Thromboseprophylaxe
- Gabe von Antithrombotika zur Verhinderung einer tiefen **Venenthrombose**

Hämodialyse
- Keine Dialyse, falls nur das Kreatinin ansteigt und/oder nur eine Oligurie vorliegt und keine weiteren Parameter eine Dialyse notwendig erscheinen lassen.

Ernährung
- Einer enteralen Ernährung sollte immer der Vorzug gegeben werden.
- Falls enterale Ernährung nicht möglich ist,
  - initial Glucose i. v. bis zu 7 Tage und
  - enterale Ernährung sobald sie toleriert wird.

10.2 Behandlung der systemischen Entzündung

Obwohl der Prozess der systemischen Entzündung bis hin zum Systemischen Immunreaktiven Syndrom (SIRS) kausal zu sein scheint für das multiple Organversagen, haben bislang alle klinischen Versuche, das multiple Organversagen durch Modulation der Immunabwehr zu verhindern, nicht den gewünschten therapeutischen Durchbruch gebracht:
- Entweder konnte die Mortalität der Sepsis nicht wesentlich beeinflusst werden, oder den ersten klinischen Ergebnissen fehlte die Überzeugungskraft für eine verstärkte weitere klinische Entwicklung des jeweiligen Präparates.

- Hierbei ist jedoch zu berücksichtigen, dass sich einige therapeutischen Ansätze noch in der präklinischen Entwicklung befinden.[1072, 1073]

Andererseits ist anzunehmen, dass bei einem ausgeprägten Systemischen Immunreaktiven Syndrom, einem Septischen Schock oder einer Disseminierten Intravaskulären Gerinnung
- punktuelle nur beschränkt wirksame Maßnahmen zur Verbesserung des drastisch gestörten Immunstatus kaum noch greifen und daher keinen signifikanten therapeutischen Einfluß mit Senkung der Todesrate bewirken können und daher
- die Stärkung der reaktiven Fibrinolyse zur Entfernung der Gerinnsel in der Mikrozirkulation einen größeren Erfolg verspricht (s. Kap. 10.4).

Zu den geprüften immunmodulatorischen Maßnahmen gehört die Verabreichung (siehe Tab. 10.2)
- von entzündungshemmenden Präparaten wie
  - Inhibitoren von TNF, Toll-Like-Rezeptoren (TLR) und NFkB und von
  - Endotoxin-Antagonisten oder Inhibitoren bakterieller Superantigene oder
- von immunstimulierenden Präparaten und
- von unterschiedlich gestalteten Blutwäschen zur Entfernung von Endotoxinen und Zytokinen.

Tab. 10.2: In Prüfung befindliche Wirkstoffe und Verfahren zur Therapie von SIRS/Sepsis.[1074, 1075, 1076, 1077]

<table>
<tr><th>Ziel-struktur</th><th>Ziel</th><th>Wirkstruktur</th><th>Prüfsubstanz</th><th>Wirkmechanismus</th><th>Anhaltspunkte für klinische Wirkung</th></tr>
<tr><td colspan="6">Entzündungshemmung</td></tr>
<tr><td rowspan="3">TLR4</td><td rowspan="3">Inhibition</td><td>LPS- Analog</td><td>E5564 (Eritoran)</td><td>Makrophagen, Granulozyten: Aktivierung (↓)</td><td>nein, Mortalität Ø[1078]</td></tr>
<tr><td>kompetitiv inhibierender Ligand</td><td>TAK 242 (Resatorvid)</td><td>Expression proinflammatorischer Zytokine z. B. TNFα, IL-1β, IL-6 (↓)</td><td>nein, Mortalität Ø[1079]</td></tr>
<tr><td>Inhibitor des HMGB1</td><td>Methyl-thiouracil</td><td>die Aktivierung von TLR4 durch HMGB1 wird durch Methylthiouracil gehemmt</td><td>?[1080]</td></tr>
</table>

1072 Boomer JS, Green JM, Hotchkiss RS. The changing immune system in sepsis, Is individualized immuno-modulatory therapy the answer?. Virulence. 2014;5(1):45–56.

1073 Rello J, Valenzuela-Sánchez F, Ruiz-Rodriguez M, Moyano S. Sepsis: A Review of Advances in Management. Adv Ther. 2017;34(11):2393–2411.

Ziel-struktur	Ziel	Wirkstruktur	Prüfsubstanz	Wirkmechanismus	Anhaltspunkte für klinische Wirkung
TLR2/ TLR4	Expression (↓)	Statine		Suppression der LPS-induzierten Expression von TLR2/TLR4 durch Inhibition der Hydroxyl Methylglutaryl-coenzym A (HMG-CoA) Reduktase	?[1081]
TNFα	Inhibition	Monoklonale AK	Afelimomab	TNFα (↓)	?[1082]
		Antikörper/ Fab-Fragment	CytoFab		?[1083, 1084]
NF-κB/ AP-1	Inhibition	Macrolide		ERK-1/2 Signalweg (↓); MAPK/p38 Signalweg (↓), TNFα, IL-6, IL-8 (↓) ROS (↓)	?[1085]
		N-acetyl-Cystein			?[1086]
		alpha7-Nikotin-Acetylcholin-Rezeptor-Agonist	GTS-21		?[1087, 1088, 1089]

1074 Rello J, Valenzuela-Sánchez F, Ruiz-Rodriguez M, Moyano S. Sepsis: A Review of Advances in Management. Adv Ther. 2017;34(11):2393–2411.

1075 Shin J, Jin M. Potential Immunotherapeutics for Immunosuppression in Sepsis. Biomol Ther (Seoul). 2017;25(6):569–577.

1076 Gando S, Otomo Y. Local hemostasis, immunothrombosis, and systemic disseminated intravascular coagulation in trauma and traumatic shock. Crit Care. 2015;19(1):72. doi: 10.1186/s13054-015-0735-x.

1077 Boomer JS, Green JM, Hotchkiss RS. The changing immune system in sepsis, Is individualized immuno-modulatory therapy the answer?. Virulence. 2014;5(1):45–56.

1078 Opal SM, Laterre PF, Francois B, LaRosa SP, Angus DC, Mira JP, Wittebole X, Dugernier T, Perrotin D, Tidswell M, Jauregui L, Krell K, Pachl J, Takahashi T, Peckelsen C, Cordasco E, Chang CS, Oeyen S, Aikawa N, Maruyama T, Schein R, Kalil AC, Van Nuffelen M, Lynn M, Rossignol DP, Gogate J, Roberts MB, Wheeler JL, Vincent JL. ACCESS Study Group. Effect of eritoran, an antagonist of MD2-TLR4, on mortality in patients with severe sepsis: the ACCESS randomized trial. JAMA. 2013;309(11):1154–62.

1079 Rice TW, Wheeler AP, Bernard GR, Vincent JL, Angus DC, Aikawa N, Demeyer I, Sainati S, Amlot N, Cao C, Ii M, Matsuda H, Mouri K, Cohen J. A randomized, double-blind, placebo-controlled trial of TAK-242 for the treatment of severe sepsis. Crit Care Med. 2010;38(8):1685–94.

1080 Kwak S, Ku SK, Kang H, Baek MC, Bae JS. Methylthiouracil, a new treatment option for sepsis. Vascul Pharmacol. 2017;88:1–10.

1081 Tousoulis D, Psarros C, Demosthenous M, Patel R, Antoniades C, Stefanadis C. Innate and adaptive inflammation as a therapeutic target in vascular disease: the emerging role of statins. J Am Coll Cardiol. 2014;63(23):2491–2502.

1082 Rondon E, Venkataraman R. Afelimomab led to a modest mortality benefit in patients with severe sepsis and elevated interleukin-6 levels. Crit Care. 2005;9(5):E20. doi: 10.1186/cc3798.

1083 Rice TW, Wheeler AP, Morris PE, Paz HL, Russell JA, Edens TR, Bernard GR. Safety and efficacy of affinity-purified, anti-tumor necrosis factor-alpha, ovine fab for injection (CytoFab) in severe sepsis. Crit Care Med. 2006;34(9):2271–81.

1084 https://www.fiercebiotech.com/r-d/astrazeneca-pulls-plug-on-sepsis-drug-after-trial-tanks.

Ziel-struktur	Ziel	Wirkstruktur	Prüfsubstanz	Wirkmechanismus	Anhaltspunkte für klinische Wirkung
Super-antigene	Antagonist	inhibitorische Peptide		Inhibition der Antigen-unabhängigen Aktivierung von TH-Lymphozyten	?[1090, 1091]
Immunstimulation					
MCH-II	Expression (↑)	Interferon γ		Aktivierung von Monozyten und T-Lymphozyten (↑)	Sepsis (↓)[1092]
Immun-paralyse	Immun-stimulation	IL-2		Verminderung (↑) der Sepsis/SIRS bedingten sekundären Immun-paralyse	?[1093]
		IL-7			?[1094]
		Thymosin α1		Stimulation der Aktivierung, Proliferation und Reifung von T-Lymphozyten (↑)	Mortalität (↓) ?[1095]
		Thymosin α1 + Ulinistatin		Ulinistatin = Urinärer Trypsin-Inhibitor	Mortalität (↓) ?[1096]

1085 Kanoh S, Rubin BK. Mechanisms of action and clinical application of macrolides as immunomodulatory medications. Clin Microbiol Rev. 2010;23(3):590–615.

1086 Hsu BG, Lee RP, Yang FL, Harn HJ, Chen HI. Post-treatment with N-acetylcysteine ameliorates endotoxin shock-induced organ damage in conscious rats. Life Sci. 2006;79(21):2010–6.

1087 Pavlov VA, Ochani M, Yang LH, Gallowitsch-Puerta M, Ochani K, Lin X, Levi J, Parrish WR, Rosas-Ballina M, Czura CJ, Larosa GJ, Miller EJ, Tracey KJ, Al-Abed Y. Selective alpha7-nicotinic acetylcholine receptor agonist GTS-21 improves survival in murine endotoxemia and severe sepsis. Crit Care Med. 2007;35(4): 1139–44.

1088 Kox M, Pompe JC, Gordinou de Gouberville MC, van der Hoeven JG, Hoedemaekers CW, Pickkers P. Effects of the α7 nicotinic acetylcholine receptor agonist GTS-21 on the innate immune response in humans. Shock. 2011;36(1):5–11.

1089 Schmidt K, Bhakdisongkhram S, Uhle F, Philipsenburg C, Zivkovic AR, Brenner T, Motsch J, Weigand MA, Hofer S. GTS-21 reduces microvascular permeability during experimental endotoxemia. Microvasc Res. 2018;115:75–82.

1090 Arad G, Levy R, Hillman D, Kaempfer R. Superantigen antagonist protects against lethal shock and defines a new domain for T-cell activation. Nat Med. 2000;6(4):414–21.

1091 Fraser JD, Proft T. The bacterial superantigen and superantigen-like proteins. Immunol Rev. 2008;225: 226–43.

1092 Döcke WD, Randow F, Syrbe U, Krausch D, Asadullah K, Reinke P, Volk HD, Kox W. Monocyte deactivation in septic patients: restoration by IFN-gamma treatment. Nat Med. 1997;3(6):678–81.

1093 Rello J, Valenzuela-Sánchez F, Ruiz-Rodriguez M, Moyano S. Sepsis: A Review of Advances in Management. Adv Ther. 2017;34(11):2393–2411.

1094 Monneret G, Villars-Méchin A, Demaret J, Foray AP, Venet F. Interleukin-7, a new immunoadjuvant for the treatment of septic shock. Med Sci (Paris). 2014;30(2):160–5.

1095 Li C, Bo L, Liu Q, Jin F. Thymosin alpha1 based immunomodulatory therapy for sepsis: a systematic review and meta-analysis. Int J Infect Dis. 2015;33:90–6.

Zielstruktur	Ziel	Wirkstruktur	Prüfsubstanz	Wirkmechanismus	Anhaltspunkte für klinische Wirkung
PD-L1	Inhibition	PD-L1-Inhibitoren		Hemmung (↑) der Apoptose von Lymphozyten	?[1097, 1098]
BTLA	Inhibition	BTLA-Inhibitoren		Hemmung (↑) der Suppression von TH1-Lymphozyten	?[1099],
CTLA-4	Inhibition	CTLA-4-Inhibitoren		Hemmung (↑) der Suppression von T-Lymphozyten	?[1100]
Granulozyten, Makrophagen	Aktivierung	GM-CSF	Sargramostim, Molgramostim	Aktivierung/Proliferation (↑) von neutr. Granulozyten, Monozyten, Makrophagen, Dentritischen Zellen, T-Lymphozyten,	nein[1101]
Granulozyten	Aktivierung	G-CSF		Aktivierung/Proliferation (↑) von neutr. Granulozyten	nein[1102]

1096 Liu D, Yu Z, Yin J, Chen Y, Zhang H, Xin F, Fu H, Wan B. Effect of ulinastatin combined with thymosin alpha1 on sepsis: A systematic review and meta-analysis of Chinese and Indian patients. J Crit Care. 2017 Jun;39:259–266.

1097 Liu Q, Li CS. Programmed Cell Death-1/Programmed Death-ligand 1 Pathway: A New Target for Sepsis. Chin Med J (Engl). 2017 Apr;130(8):986–992.

1098 Chang K, Svabek C, Vazquez-Guillamet C, Sato B, Rasche D, Wilson S, Robbins P, Ulbrandt N, Suzich J, Green J, Patera AC, Blair W, Krishnan S, Hotchkiss R. Targeting the programmed cell death 1: programmed cell death ligand 1 pathway reverses T cell exhaustion in patients with sepsis. Crit Care. 2014;18(1):R3. doi: 10.1186/cc13176.

1099 Rello J, Valenzuela-Sánchez F, Ruiz-Rodriguez M, Moyano S. Sepsis: A Review of Advances in Management. Adv Ther. 2017;34(11):2393–2411.

1100 Cavaillon JM, Eisen D, Annane D. Is boosting the immune system in sepsis appropriate?. Crit Care. 2014;18(2):216. doi: 10.1186/cc13787.

1101 Bo L, Wang F, Zhu J, Li J, Deng X. Granulocyte-colony stimulating factor (G-CSF) and granulocyte-macrophage colony stimulating factor (GM-CSF) for sepsis: a meta-analysis. Crit Care. 2011;15(1):R58. doi: 10.1186/cc10031.

1102 Bo L, Wang F, Zhu J, Li J, Deng X. Granulocyte-colony stimulating factor (G-CSF) and granulocyte-macrophage colony stimulating factor (GM-CSF) for sepsis: a meta-analysis. Crit Care. 2011;15(1):R58. doi: 10.1186/cc10031.

Zielstruktur	Ziel	Wirkstruktur	Prüfsubstanz	Wirkmechanismus	Anhaltspunkte für klinische Wirkung
MIF	Inhibition	spez. Antikörper		Aufhebung der Inhibition von Makrophagen durch endogene Glucocorticoide (↑)[1103, 1104]	?[1105]
Bakterien/Viren	Inhibition	polyvalentes IgM/IgA		Toxin-Neutralisation (↑), Opsonierung (↑), Zytotoxizität (↑)	?[1106, 1107]
Hämadsorption/Blutaustausch					
Zytokine	Adsorption	Adsorptions-Säulen		IL-1β, IL-6, IL-10, TNFα (↓)	nein[1108, 1109] Organversagen (↑)[1110]
LPS		Polymyxin B-Fasern		LPS im Blut (↓)	Mortalität (↓)[1111]
		CPFA			nein[1112]
LPS	Entfernung	Blutaustausch			?[1113]

BTLA = B- and T-lymphocyte attenuator; CPFA = Coupled plasma filtration adsorption; CTLA-4 = cytotoxic T-lymphocyte-associated Protein 4; GM-CSF = Granulozyten-Makrophagen-Colonie-stimulierendern-Faktor; HGMB1 = High-Mobility-Group-Protein B1; LPS = Lipopolysaccharide; MIF = Makrophagen-Inhibierender Faktor; PD1 = Programmed cell death protein 1; PD-L1 = Programmed cell death protein 1-Ligand 1; SIRS = Systemisches Immunreaktives Syndrom; TLR2/4 = Toll-Like Receptor 2 oder 4

1103 Al-Abed Y, Metz CN, Cheng KF, Aljabari B, VanPatten S, Blau S, Lee H, Ochani M, Pavlov VA, Coleman T, Meurice N, Tracey KJ, Miller EJ. Thyroxine is a potential endogenous antagonist of macrophage migration inhibitory factor (MIF) activity. Proc Natl Acad Sci U S A. 2011;108(20):8224–7.

1104 Flaster H, Bernhagen J, Calandra T, Bucala R. The macrophage migration inhibitory factor-glucocorticoid dyad: regulation of inflammation and immunity. Mol Endocrinol. 2007;21(6):1267–80.

1105 Bozza FA, Gomes RN, Japiassú AM, Soares M, Castro-Faria-Neto HC, Bozza PT, Bozza MT. Macrophage migration inhibitory factor levels correlate with fatal outcome in sepsis. Shock. 2004;22(4):309–13.

1106 Alejandria MM, Lansang MA, Dans LF, Mantaring JB 3rd. Intravenous immunoglobulin for treating sepsis, severe sepsis and septic shock. Cochrane Database Syst Rev. 2013;(9):CD001090. doi: 10.1002/14651858.CD001090.pub2.

1107 Laupland KB, Kirkpatrick AW, Delaney A. Polyclonal intravenous immunoglobulin for the treatment of severe sepsis and septic shock in critically ill adults: a systematic review and meta-analysis. Crit Care Med. 2007;35(12):2686–92.

1108 Honore PM, Jacobs R, Joannes-Boyau O, De Regt J, De Waele E, van Gorp V, Boer W, Verfaillie L, Spapen HD. Newly designed CRRT membranes for sepsis and SIRS – a pragmatic approach for bedside intensivists summarizing the more recent advances: a systematic structured review. ASAIO J. 2013;59(2):99–106.

1109 Joannes-Boyau O, Honoré PM, Perez P, Bagshaw SM, Grand H, Canivet JL, Dewitte A, Flamens C, Pujol W, Grandoulier AS, Fleureau C, Jacobs R, Broux C, Floch H, Branchard O, Franck S, Rozé H, Collin V, Boer W, Calderon J, Gauche B, Spapen HD, Janvier G, Ouattara A. High-volume versus standard-volume haemofiltration for septic shock patients with acute kidney injury (IVOIRE study): a multicentre randomized controlled trial. Intensive Care Med. 2013;39(9):1535–46.

10.3 Behandlung der mangelnden Durchblutung

Eine mangelhafte Durchblutung im Rahmen der Sepsis oder des SIRS wird klinisch erkennbar durch eine Reihe von Symptomen. Zu diesen gehören (siehe Kap. 9.1 und 9.2):
- Blutunterdruck als erstes klinisches Zeichen, wobei der arterielle Blutdruck durchaus normal sein kann,
- erhöhte Laktatspiegel im Blut; je höher und je dauerhafter, umso größer ist das Mortalitätsrisiko,
- fleckenförmige oder gesprenkelte Rötungen und/oder rote Kapillarzeichnungen der Haut und an den Fingernägeln; sie gelten als Indikator für ein hohes Mortalitätsrisiko,
- Oligurie (weniger als 200 ml pro m^2 Körperoberfläche täglich),
- Beeinträchtigungen des Bewusstseins.

Die Optionen für eine Therapie beinhalten
- als notwendige Voraussetzung die regelmäßige (möglichst stündliche) Bestimmung von Laktatspiegel, zentralem Venendruck (CVP), zentraler venöser Sauerstoffsättigung ($ScvO_2$), arteriellem Blutdruck (AP per arteriellen Katheter) und der Urinausscheidung;
- die Infusion von (ggfs. energiereichen) Elektrolytlösungen (z. B. Ringerlösungen), wobei das Ziel sein sollte
  - ein zentraler Venendruck (CVP) zwischen 8 und 12 mmHg,
  - eine zentrale venöse Sauerstoffsättigung ($ScvO_2$) von > 70 %,
  - ein mittlerer arterieller Druck (MAP) von > 65 mmHg,
  - ein Laktatspiegel < 4 mmol/l,
  - eine Urinausscheidung von > 0.5 ml/kg/h,
  - ein Infusionsvolumen, das dem Bedürfnis des Patienten anzupassen ist; im Mittel liegt es bei etwa 3–5 l in den ersten 3–6 Stunden,
  - bei Gefahr einer „Überwässerung“ des Patienten die kristalloiden Lösungen gegebenenfalls durch Albuminlösungen zu ergänzen;
- die Transfusion von Erythrozytenkonzentraten zum Erhalt des Sauerstofftransportes in das Gewebe. Transfusionen von Erythrozyten

---

1110 Payen D, Mateo J, Cavaillon JM, Fraisse F, Floriot C, Vicaut E. Impact of continuous venovenous hemofiltration on organ failure during the early phase of severe sepsis: a randomized controlled trial. Crit Care Med. 2009;37(3):803–10.

1111 Cruz DN, Antonelli M, Fumagalli R, Foltran F, Brienza N, Donati A, Malcangi V, Petrini F, Volta G, Bobbio Pallavicini FM, Rottoli F, Giunta F, Ronco C. Early use of polymyxin B hemoperfusion in abdominal septic shock: the EUPHAS randomized controlled trial. JAMA. 2009;301(23):2445–52.

1112 Livigni S, Bertolini G, Rossi C, Ferrari F, Giardino M, Pozzato M, Remuzzi G. GiViTI: Gruppo Italiano per la Valutazione degli Interventi in Terapia Intensiva (Italian Group for the Evaluation of Interventions in Intensive Care Medicine) is an independent collaboration network of Italian Intensive Care units. Efficacy of coupled plasma filtration adsorption (CPFA) in patients with septic shock: a multicenter randomised controlled clinical trial. BMJ Open. 2014;4(1):e003536. doi: 10.1136.

1113 Rimmer E, Houston BL, Kumar A, Abou-Setta AM, Friesen C, Marshall JC, Rock G, Turgeon AF, Cook DJ, Houston DS, Zarychanski R. The efficacy and safety of plasma exchange in patients with sepsis and septic shock: a systematic review and meta-analysis. Crit Care. 2014;18(6):699. doi: 10.1186/s13054-014-0699-2.

  - sind indiziert, wenn der Hämoglobin-Wert 7 g/dl unterschreitet und
  - sollten das Ziel haben, das Hämoglobin in einem Bereich von 7 g/dl bis 9 g/dl zu halten.

10.4 Behandlung der Disseminierten Intravaskulären Gerinnung (DIC)

Die Disseminierte Intravaskuläre Gerinnung (DIC) ist charakterisiert durch[1114, 1115, 1116]

- ein hyperkoagulatorisches Stadium des Gerinnungssystems, im wesentlichen bedingt durch
  - eine relative und/oder absolute Verminderung der Thrombin-Inhibitoren Antithrombin III und Heparin-Cofactor II und
  - einen relativen Überschuss von α2-Antiplasmin im Vergleich zum tPA (tissue Plasminogen-Aktivator) und Plasminogen,
- eine systemische Aktivierung der Blutgerinnung mit fortlaufender Bildung von Fibrin im mikrovaskulären Bereich des Blutgefäßsystems.

Aus der DIC ergibt sich das multiple Organversagen. Dieses stellt neben der systemischen Fibrinolyse und der Verbrauchskoagulopathie die häufigste Todesursache des SIRS und der Sepsis dar (siehe Kap. 8.4).

Zielsetzung der Vorbeuge und Therapie der DIC muss sein[1117]

- das hyperkoagulatorische Stadium zu überwinden,
- die systemische Bildung von Fibrin im Kapillarbereich zu unterbinden und
- das systemisch in den Arteriolen und Venolen entstandene Fibrin aufzulösen.

Hierzu bestehen entsprechend dem Ablauf und der Kontrolle des Gerinnungsprozesses (siehe Kap. 4.4) mehrere Ansatzmöglichkeiten. Für einige ist die Wirkung erst in präklinischen Modellen belegt (siehe Tab. 10.3), für andere gibt es bereits Anhaltspunkte einer klinischen Wirkung. Zu diesen zählen Antithrombin III, Thrombomodulin-α, Protein C, Plasminogen und C1-Esterase Inhibitor.

Antithrombin III (ATIII)

- ATIII weist folgende Wirksamkeit auf:
  - Hemmung des FXa,
  - Hemmung von Thrombin (FIIa),

1114 Semeraro N, Ammollo CT, Semeraro F, Colucci M. Coagulopathy of Acute Sepsis. Semin Thromb Hemost. 2015;41(6):650–8.

1115 Galstian GM, Krechetova AV, Vasil'ev SA, Orel EB, Pustovoĭt LA, Egorova EO, Saridi EIu, Gemdzhian EG, Gorodetskiĭ VM. Fibrinolysis system in patients with sepsis in state of myelotoxic agranulocytosis. Anesteziol Reanimatol. 2012;(2):41–8.

1116 Simmons J, Pittet JF. The coagulopathy of acute sepsis. Curr Opin Anaesthesiol. 2015 Apr;28(2):227–36.

1117 Thachil J, Iba T. The application of anticoagulant therapy to sepsis. J Intensive Care. 2017;5:32. doi: 10.1186/s40560-017-0230-3.

  - Aktivierung von Endothelzellen zur Expression von tPA (tissue-Plasminogen Activator), welcher Plasminogen zu Plasmin aktiviert, das wiederum Fibrin (FIa) spaltet,
- bei der DIC ist der ATIII-Blutspiegel deutlich vermindert, während der Blutspiegel von Thrombin/ATIII-Komplexen dagegen erhöht ist[1118]
- verabreicht werden[1119, 1120]
  - **ATIII** (entweder als Konzentrat aus humanem Blutplasma oder rekombinant hergestellt) durch Infusion von z. B. gesamt 30 000 IU beginnend mit 6000 IU, gefolgt von 6000 IU/Tag für 4 Tage[1121] und/oder
  - **Heparin,**
    - da Heparin die Thrombin-hemmende Aktivität von endogenem oder exogenem ATIII drastisch (~ Faktor 1000) erhöht und
    - weil Heparin (oder Dermatan Sulfat) im Komplex mit dem Heparin-Cofaktor II (HCII) Thrombin inhibiert,[1122]
- die bisherigen klinischen Daten zeigen jedoch[1123]
  - dass die Verabreichung von ATIII alleine oder in Kombination mit Heparin die Mortalität bei Sepsis und/oder DIC nicht verändert. Als Ursache ist anzunehmen, dass ATIII in der gegebenen Situation nur apositionelle Thromben, d. h. das Wachstum vorhandener Thromben, verhindern, jedoch bereits bestehende Thromben, die für die behandelte klinische Situation typisch sind, nicht auflösen und damit eine Gewebsnekrose nicht verhindern kann;
  - dass andererseits jedoch die Zahl an Blutungen zunehmen (ca. 20 % der Patienten[1124]), wahrscheinlich bedingt durch das Heparin,

---

1118 Noda A, Wada H, Kusiya F, Sakakura M, Onishi K, Nakatani K, Gabazza EC, Asahara N, Tsukada M, Nobori T, Shiku H. Plasma levels of heparin cofactor II (HCII) and thrombin-HCII complex in patients with disseminated intravascular coagulation. Clin Appl Thromb Hemost. 2002;8(3):265–71.

1119 Iba T, Thachil J. Present and future of anticoagulant therapy using antithrombin and thrombomodulin for sepsis-associated disseminated intravascular coagulation: a perspective from Japan. Int J Hematol. 2016; 103(3):253–61.

1120 Gando S, Saitoh D, Ishikura H, Ueyama M, Otomo Y, Oda S, Kushimoto S, Tanjoh K, Mayumi T, Ikeda T, Iba T, Eguchi Y, Okamoto K, Ogura H, Koseki K, Sakamoto Y, Takayama Y, Shirai K, Takasu O, Inoue Y, Mashiko K, Tsubota T, Endo S. A randomized, controlled, multicenter trial of the effects of antithrombin on disseminated intravascular coagulation in patients with sepsis. Crit Care. 2013;17(6):R297. doi: 10.1186/cc13163.

1121 Warren BL, Eid A, Singer P, Pillay SS, Carl P, Novak I, Chalupa P, Atherstone A, Pénzes I, Kübler A, Knaub S, Keinecke HO, Heinrichs H, Schindel F, Juers M, Bone RC, Opal SM. KyberSept Trial Study Group. Caring for the critically ill patient. High-dose antithrombin III in severe sepsis: a randomized controlled trial. JAMA. 2001;286(15):1869–78.

1122 Giri TK, Tollefsen DM. Placental dermatan sulfate: isolation, anticoagulant activity, and association with heparin cofactor II. Blood. 2006;107(7):2753–8.

1123 Allingstrup M, Wetterslev J, Ravn FB, Møller AM, Afshari A. Antithrombin III for critically ill patients. Cochrane Database Syst Rev. 2016;2:CD005370. doi: 10.1002/14651858.CD005370.pub3.

1124 Warren BL, Eid A, Singer P, Pillay SS, Carl P, Novak I, Chalupa P, Atherstone A, Pénzes I, Kübler A, Knaub S, Keinecke HO, Heinrichs H, Schindel F, Juers M, Bone RC, Opal SM. KyberSept Trial Study Group. Caring for the critically ill patient. High-dose antithrombin III in severe sepsis: a randomized controlled trial. JAMA. 2001;286(15):1869–78.

- dass unter Berücksichtigung der erwähnten Aspekte noch größere randomisierte prospektive klinische Studien mit ATIII notwendig sind, um eine verbindliche Aussage über dessen therapeutische Wirkung machen zu können.

Thrombomodulin-α (TM-α)

- TM-α stellt den Thrombin-Rezeptor auf der Endothelzell-Membran dar, wobei
  - Thrombin (FIIa) an TM-α bindet und der Thrombin/TM-α-Komplex Protein C aktiviert,
  - aktiviertes Protein C mit Protein S und dem Endothelial Protein C Rezeptor (EPCR) einen Komplex bildet, welcher die Gerinnungsfaktoren FVa und FVIIIa proteolytisch inaktiviert und dadurch die Gerinnung hemmt,
- die klinischen Studien mit rekombinantem TM-α, verabreicht im Bereich von 130–380 U/kg/Tag über 4–6 Tage erbrachten zwar Anhaltspunkte,[1125, 1126, 1127]
  - dass nach wenigen (z. B. nach 7) Tagen die Score-Bewertung der DIC und der SIRS, das qSOFA (quick-sequential organ failure assessment), die Thrombozytenzahl und die Prothrombinzeit deutlich verbessert waren und
  - dass nach 28 Tagen die Mortalität der DIC deutlich gesenkt werden konnte (Überleben bis zu 71 %),
- andererseits konnte in einer Metaanalyse aller bisherigen klinischen Studien kein signifikanter Unterschied in der Mortalität wie auch bei Blutungen nachgewiesen werden,[1128]
  - somit sind in Ergänzung zur aktuellen Studie[1129] noch weitere klinische Studien zum Beleg der Wirksamkeit notwendig,
  - wobei Hinweise bestehen, dass ggfs. die Dosis des Thrombomodulins deutlich erhöht werden muss (auf Werte von etwa 470 U/kg/Tag), um die Mortalität der DIC zu vermindern;[1130]

1125 Hashimoto D, Chikamoto A, Miyanari N, Ohara C, Kuramoto M, Horino K, Ohshima H, Baba H. Recombinant soluble thrombomodulin for postoperative disseminated intravascular coagulation. J Surg Res. 2015;197(2):405–11.

1126 Hayakawa M, Yamakawa K, Saito S, Uchino S, Kudo D, Iizuka Y, Sanui M, Takimoto K, Mayumi T, Ono K. Japan Septic Disseminated Intravascular Coagulation (JSEPTIC DIC) study group. Recombinant human soluble thrombomodulin and mortality in sepsis-induced disseminated intravascular coagulation. A multicentre retrospective study. Thromb Haemost. 2016;115(6):1157–66.

1127 Konishi H, Okamoto K, Shoda K, Arita T, Kosuga T, Morimura R, Komatsu S, Murayama Y, Shiozaki A, Kuriu Y, Ikoma H, Nakanishi M, Ichikawa D, Fujiwara H, Otsuji E. Early thrombomodulin-α administration outcome for acute disseminated intravascular coagulopathy in gastrointestinal surgery. World J Gastroenterol. 2017;23(5):891–898.

1128 Zhang C, Wang H, Yang H, Tong Z. Recombinant human soluble thrombomodulin and short-term mortality of infection patients with DIC: a meta-analysis. Am J Emerg Med. 2016;34(9):1876–82.

1129 Konishi H, Okamoto K, Shoda K, Arita T, Kosuga T, Morimura R, Komatsu S, Murayama Y, Shiozaki A, Kuriu Y, Ikoma H, Nakanishi M, Ichikawa D, Fujiwara H, Otsuji E. Early thrombomodulin-α administration outcome for acute disseminated intravascular coagulopathy in gastrointestinal surgery. World J Gastroenterol. 2017; 23(5):891–898.

1130 Nakano K, Sugiyama K, Satoh H, Arifuku H, Fujimatsu T, Yoshida N, Watanabe H, Tokita S, Wakayama T, Tatewaki M, Souma R, Masuda H, Koyama K, Hirata H, Fukushima Y. Effect of Thrombomodulin Alfa on Disseminated Intravascular Coagulation in Patients with Lung Cancer. Intern Med. 2017;56(14):1799–1806.

Antithrombin III (ATIII) in Kombination mit **Thrombomodulin-α (TM-α)**,

- klinische Studien weisen darauf hin, dass durch die Verabreichung einer Kombination von ATIII und TM-α die Mortalitätsrate deutlich gesenkt werden kann, ohne die Zahl der Blutungen zu steigern,[1131]
  - so lag das Überleben nach 28 Tagen bei ~ 80 % im Vergleich zu 70 % bei der Monotherapie;
  - was jedoch durch weitere Studien bestätigt werden muss.

Protein C

- Protein C wird durch den Komplex Thrombin/TM-α/EPCR (Endothelial Protein C-Rezeptor) aktiviert. Aktiviertes Protein C (aPC)[1132]
  - hemmt im Komplex mit Protein S die Gerinnung durch proteolytische Inaktivierung von FVa und FVIIIa,
  - fördert die Fibrinolyse durch Hemmung von PAI-1 (Plasminogen-Aktivator Inhibitor-1),
  - wirkt antiinflammatorisch über Bindung an und Aktivierung des EPCR durch Hemmung der Aktivierung von NF-κB und hierdurch Verminderung der Expression von proinflammatorischen Zytokinen wie IL-1β und TNFα wie auch von Adhäsionsmolekülen,
- klinische Studien mit rekombinantem aProtein C zeigten widersprüchliche Ergebnisse. Eine Metaanalyse aller klinischen Daten ergab im Vergleich zur Placebo-Behandlung[1133]
  - keine signifikante Verminderung der Mortalität induziert durch Sepsis oder Septischen Schock,
  - einen deutlichen Anstieg der Blutungen;
- vor dem Hintergrund der Analyse der klinischen Daten wurde das rekombinante aktivierte Protein C vom Markt genommen.[1134]

Plasminogen

- Plasminogen stellt das Zymogen der Protease Plasmin dar, welches für die reaktive Fibrinolyse zwingend notwendig ist und welches proteolytisch aktiviert wird (siehe Kap. 4.4)
  - durch tPA (tissue-Plasminogen-Aktivator, wobei FIa als Kofaktor dient), durch uPA (Urokinase-Typ-Plasminogen-Aktivator) wie auch durch Plasmin,
  - durch FXIIa (Hageman-Faktor), FXIa und durch Kallikrein.
  - wobei die Aktivierung inhibiert wird durch die Plasminogen-Aktivator-Inhibitoren (PAI-1, -2) und durch den Thrombin aktivierbaren Fibrinolyse-Inhibitor (TAFI).

1131 Iba T, Hagiwara A, Saitoh D, Anan H, Ueki Y, Sato K, Gando S. Effects of combination therapy using antithrombin and thrombomodulin for sepsis-associated disseminated intravascular coagulation. Ann Intensive Care. 2017;7(1):110. doi: 10.1186/s13613-017-0332-z.

1132 Mosnier LO, Zlokovic BV, Griffin JH. The cytoprotective protein C pathway. Blood. 2007;109(8):3161–72.

1133 Martí-Carvajal AJ, Solà I, Gluud C, Lathyris D, Cardona AF. Human recombinant protein C for severe sepsis and septic shock in adult and paediatric patients. Cochrane Database Syst Rev. 2012;12:CD004388. doi: 10.1002/14651858.CD004388.pub6.

1134 https://www.akdae.de/Arzneimittelsicherheit/RHB/Archiv/2011/20111028.pdf.

- Plasmin stellt eine Serin-Protease dar, welche
  - Thromben auflöst durch Spaltung von Fibrin,
  - Bradykinin und eine Reihe von proinflammatorischen Enzymen aktiviert und
  - inhibiert wird durch α2-Antiplasmin und durch α2-Makroglobulin.
- α2-Antiplasmin
  - inhibiert Plasmin mit einer Halbwertszeit der Plasminaktivität von < 10ms,[1135, 1136]
  - hemmt daher jegliche Plasminaktivität und Fibrinolyse, wenn die Blutkonzentration von α2-Antiplasmin höher liegt als diejenige des Plasminogens.
- Klinische Studien an Patienten mit Sepsis-bedingtem Organversagen, denen Plasminogen-Präparate (Glu-Plasminogen, die native Form des zirkulierenden Plasminogens) aus humanem Blutplasma[1137] in einer Dosis von 1000 bis 5000 CTA E/Tag an 7 bis 14 Tagen verabreicht worden waren, ergaben[1138, 1139, 1140, 1141, 1142]
  - in Studie 1 eine deutliche Verminderung der Mortalität, welche in der Kontrollgruppe bei 47 % (9 von 19) und in der Behandlungsgruppe dagegen bei 21 % (3 von 14) lag,
  - in Studie 2 eine Wiederherstellung der Nierenfunktion in 56 % (5 von 9).
- auch wenn weitere klinische Studien notwendig sind, um die Wirksamkeit der Plasminogen-Verabreichung zur Wiederherstellung der fibrinolytischen Kapazität bei Sepsis und Organversagen ausreichend zu belegen, so bieten die aufgeführten bisherigen klinischen Ergebnisse deutliche Hinweise
  - für die Wirksamkeit (Proof of Principle) dieses Therapie-Konzeptes, nämlich, dass ein Organversagen durch Gabe von Plasminogen erfolgreich therapiert werden kann, soweit es einhergeht mit Fibringerinnseln im Gewebe, einer Abnahme des Plasminogens (Plg) und einem vergleichsweise höheren α2-Plasminogen-Inhibitor (α2-PI) im Blutplasma,
  - dass durch Bestimmung der Blutplasmaspiegel des Plasminogens (Plg) und des α2-Plasminogeninhibitors (α2-PI) diejenigen Patienten zu identifizieren sind, wel-

1135 Collen D, Wiman B. The fast acting plasmin inhibitor of plasma. Blood. 1978;51(4):563–9.

1136 Collen D, Wiman B. Turnover of antiplasmin, the fast-acting plasmin inhibitor of plasma. Blood. 1979;53(2):313–24.

1137 Johnson AJ, Kline DL, Alkjersig N, Assay methods ans standard preparations for plasmin, plasminogen and urokinase in purified systems, 1967–1968. Thromb. Diath. Haemorrh. 1969;21:259–272.

1138 Egbring R, Seitz R, Blanke H, Leititis J, Kesper HJ, Burghard R, Fuchs G, Lerch L. The proteinase inhibitor complexes (antithrombinIII-thrombin, α2-Antiplasmin-Plasmin, α1-Antitrypsin-Elastase) in Septicemia, fulminant hepatic failure and cardiac shock: value for diagnosis and therapy control in DIC/F syndrome. Behring Inst.Mitt. 1986;79:87–103.

1139 Karges HE, Egbring R, Merte D. Störungen des Gerinnungs-, Fibrinolyse- und Komplementsystems beim septischen Schock. Behring Inst.Mitt. 1986;79:154–163.

1140 Seitz R, Karges HE, Wolf M, Egbring R. Reduced fibrinolytic capacity and ist restoration by plasminogen substitution in acute renal failure. Int. J. Tiss. Reac, 1989;11(1):39–46.

1141 Seitz R, Egbring R, Radtke KP, Wolf M, Fuchs G, Fischer J, Lerch L, Karges HE. The clinical significance of alpha 1-antitrypsin-elastase (alpha 1AT-ELP) and alpha 2-antiplasmin-plasmin (alpha 2AP-PL) complexes for the differentiation of coagulation protein turnover: indications for plasma protein substitution in patients with septicaemia. Int J Tissue React. 1985;7(4):321–8.

1142 Karges HE. Glu-plasminogen – a live-saving drug for patients with organ failure?. Infection. 2017; 45(Suppl.1):51, Abstr.075.

che (bei einem Verhältnis von α2-PI zu Plg deutlich >1) von der Gabe des Plasminogen profitieren könnten. [1143]

- Glu-Plasminogen sollte daher als Therapeutikum für die Disseminierte Intravaskuläre Gerinnung und gegen das multiple Organversagen präklinisch und klinisch entwickelt werden
  - weil Plasminogen zwingend notwendig ist für die Fibrinolyse und damit für die Auflösung von Mikrothromben (s. o.),
  - weil die bisherigen klinischen Daten deutliche Hinweise auf klinische Wirksamkeit liefern und
  - weil keine Alternative zu Plasminogen in Sicht ist.

C1-Esterase- Inhibitor

- wirkt antiinflammatorisch[1144] durch Hemmung der Komplementaktivierung, i.e. durch Inhibition (siehe Kap. 4.3)
  - der Serin Proteasen C1s und C1r des klassischen Aktivierungsweges,
  - der Mannose-bindendes Lectin (MBL)-assoziierten Serin Proteasen (MASP-1,-2) des Lectin Aktivierungsweges,
  - der Spaltung von C4 und der Bildung der C3 Convertase C4b2a
  - von Kallikrein und der Bildung von Bradykinin und ßFXIIa
- hemmt die Gerinnung durch Inhibition (siehe Kap. 4.4)
  - von FXIIa und FXIa,
  - von Kallikrein und damit der durch Kallikrein bedingten Aktivierung von FXII,
- ist beim septischen Schock deutlich vermindert, [1145, 1146]
- zeigt klinische Anhaltspunkte, dass nach Infusion (von plasmatischem C1-Esterase-Inhibitor) bei Sepsispatienten
  - die Nierenfunktion verbessert werden kann [1147] und
  - die Mortalität gesenkt werden kann, z. B. auf 12 % (5 von 41) im Vergleich zu 45 % (9 von 20) in der Kontrollgruppe,[1148]

1143 Egbring R. Seitz R, Blanke H, Leititis J, Kesper HJ, Burghard R, Fuchs G, Lerch L, The proteinase inhibitor complexes (antithrombinIII-thrombin, α2antiplasmin-plasmin and α1antitrypsin-elastase) in septicemia , fulminat hepatic failure and cardiac shock: value for diagnosis and therapy control in dic/f syndrome; Behring Institute Research Communications 1986, 79, 87–103

1144 Davis AE 3rd, Lu F, Mejia P., C1 inhibitor, a multi-functional serine protease inhibitor,. Thromb Haemost. 2010;104(5):886–93.

1145 Hirose T, Ogura H, Kang J, Nakamura Y, Hosotsubo H, Kitano E, Hatanaka M, Shimazu T., Serial change of C1 inhibitor in patients with sepsis--a preliminary report. Am J Emerg Med. 2016;34(3):594–8.

1146 Helling H, Stephan B, Pindur G., Coagulation and complement system in critically ill patients. Clin Hemorheol Microcirc. 2015;61(2):185–93.

1147 Pham H, Santucci S, Yang WH.,Successful use of daily intravenous infusion of C1 esterase inhibitor concentrate in the treatment of a hereditary angioedema patient with ascites, hypovolemic shock, sepsis, renal and respiratory failure., Allergy Asthma Clin Immunol. 2014;10(1):62. doi: 10.1186/s13223–014–0062–9.

1148 Igonin AA, Protsenko DN, Galstyan GM, Vlasenko AV, Khachatryan NN, Nekhaev IV, Shlyapnikov SA, Lazareva NB, Herscu P. C1-esterase inhibitor infusion increases survival rates for patients with sepsis.Crit Care Med. 2012;40(3):770–7.

- erlaubt durch seine Bestimmung im Blutplasma die Auswahl der bestmöglichen Dosierung und die Verlaufskontrolle bei Sepsispatienten,
- bietet auf Grund der bisherigen klinisch- wissenschaftlichen Daten ebenfalls eine attraktive Möglichkeit, klinisch entwickelt zu werden
  - als Therapeutikum für die Disseminierte Intravaskuläre Gerinnung und gegen das multiple Organversagen,
  - vorzugsweise in Kombination mit Plasminogen.

Tab. 10.3: Substanzen mit präklinischer therapeutischer Wirkung bei Disseminierter Intravaskulärer Gerinnung.[1149]

Substanz	Wirksamkeit	Bemerkungen
MAB C6B7 **MAB 3F7**	FXIIa-Aktivität (↓)	tierexperimentelle Belege der Gerinnungshemmung
MAB 14E11	FXIIa-Aktivität (↓)	tierexperimentelle Belege der antithrombotischen Wirkung und der Wirkung bei experimenteller Sepsis
N-acetyl-Salizylsäure	Thrombozyten-Aggregation (↓)	Thrombozytopenie ist assoziiert mit erhöhter Mortalität beim septischen Schock, Anhaltspunkte für therapeutische Wirkung beim septischen Schock fehlen bislang
UHRA-9, -10	Aktivität von Polyphosphaten (↓)	aktivierte Thrombozyten sondern Polyphosphate ab, welche FXII wie auch Bradykinin aktivieren, tierexperimentelle Belege der antithrombotischen Wirkung
RecAP		in der Sepsis ist die Alkalische Phosphatase deutlich vermindert: Anhaltspunkte, dass Gabe von boviner RecAP die Nierenfunktion beim Septischen Schock verbessert. Klin. Prüfung von humaner RecAP im Gange[1150]
Dornase α	Abbau bakterieller DNA (↑)	tierexperimenteller Beleg der Gerinnungshemmung, klinische Wirksamkeit bei Patienten mit intensiver medizinischer Behandlung fraglich[1151]
Interferon-λ1/IL-29	Virus-Replikation (↓)	tierexperimenteller Beleg der Gerinnungshemmung

MAB = Monoklonaler Antikörper; RecAP = Rekombinante humane Alkalische Phoshatase; UHRA = Universal heparin reversal agents

1149 Hotchkiss RS, Moldawer LL, Opal SM, Reinhart K, Turnbull IR, Vincent JL. Sepsis and septic shock. Nat Rev Dis Primers. 2016;2:16045. doi: 10.1038/nrdp.2016.45.

1150 Peters E, Mehta RL, Murray PT, Hummel J, Joannidis M, Kellum JA, Arend J, Pickkers P. Study protocol for a multicentre randomised controlled trial: Safety, Tolerability, efficacy and quality of life Of a human recombinant alkaline Phosphatase in patients with sepsis-associated Acute Kidney Injury (STOP-AKI). BMJ Open. 2016;6(9):e012371. doi: 10.1136/bmjopen-2016-012371.

1151 Claudius C, Perner A, Møller MH. Nebulised dornase alfa versus placebo or hypertonic saline in adult critically ill patients: a systematic review of randomised clinical trials with meta-analysis and trial sequential analysis. Syst Rev. 2015;4:153. doi: 10.1186/s13643-015-0142-z.

10.5 Behandlung der systemischen Fibrinolyse und Verbrauchskoagulopathie

Die Mikrothromben führen solange zur Aktivierung des Fibrinolysesystems, wie Gerinnungs- und Fibrinolysefaktoren vorhanden sind und aktiviert werden können. Letztlich endet dieses Wechselspiel in einer Verbrauchskoagulopathie (siehe Kap. 8.4), deren therapeutische Möglichkeiten sich beschränken auf[1152]

- die Infusion von
  - von frischem Blutplasma,
  - Thrombozyten-Anreicherungen,
  - Fibrinogen und
- die perorale oder parenterale Gabe von Tranexamsäure,
  - welche an Plasminogen bindet und dessen Aktivierung durch Plasminogenaktivatoren wie tPA oder uPA inhibiert.

10.6 Behandlung des Organversagens

Das große Risiko des septischen Schocks, des Systemischen Immunreaktiven Syndroms und/oder der Disseminierten Intravaskulären Gerinnung ist die Organdysfunktion.

- Bei einer solchen Organdysfunktion wird versucht, den arteriellen Blutdruck aufrechtzuerhalten durch ansteigende Dosen von Noradrenalin.
- Besteht jedoch ein Noradrenalin-resistenter Blutunterdruck,
  - hat dieser im Regelfall eine äußerst schlechte Prognose,
  - kann versucht werden, diesen zu beheben durch zusätzliche Behandlung mit anderen Katecholaminen statt mit Noradrenalin, wie z. B. mit Adrenalin oder Dobutamin oder auch mit Vasopressin,
  - entwickeln sich zusätzlich zum Blutunterdruck meist kardiale Dysfunktionen und ein Versagen der Lungen- und Nierenfunktionen. In diesem Stadium ist eine Behandlung notwendig,
    - welche abgestimmt ist auf die individuelle Ausprägung der Erkrankung und
    - welche mechanische Beatmung, kontinuierliche Blutfiltrationen, Transfusionen von Blut und Blutprodukten und künstliche Ernährung umfasst und
    - welche aber auch der Lage sein sollte, die in solchen Fällen in der Mikrozirkulation vorhandenen Thromben aufzulösen.

1152 Hotchkiss RS, Moldawer LL, Opal SM, Reinhart K, Turnbull IR, Vincent JL. Sepsis and septic shock. Nat Rev Dis Primers. 2016;2:16045. doi: 10.1038/nrdp.2016.45.

11 Möglichkeiten der Prävention

Wie in allen Einzelheiten dargelegt, ist das Systemische Immunreaktive Syndrom (SIRS) mit der großen Gefahr verbunden, eine Disseminierte Intravaskuläre Gerinnung (DIC) mit thrombotischer und/oder fibrinolytischer Prägung auszulösen, welche zum Tode durch Verblutung und/oder durch das multiple Organversagen führen kann.

Bislang haben alle Versuche, ein SIRS, d. h. eine körperweit aus dem Gleichgewicht gebrachte Immunabwehr durch Immunstimulantien oder Immunsuppressiva therapeutisch zu beeinflussen und hierdurch das Auftreten eines multiplen Organversagen zu mindern, nicht den erwünschten therapeutischen Durchbruch gezeigt (siehe Kap. 10.2).

Darüber hinaus kann die Frage, ob die Gabe von Immunstimulantien oder Immunsuppressiva zumindest eine prophylaktische Wirkung gegen die Entstehung eines SIRS aufweist, wegen mangelnder klinischer Daten derzeit kaum schlüssig beantwortet werden.

Jedoch sind eine Reihe von Faktoren bekannt, welche das Risiko der Entstehung eines SIRS erhöhen. Zu diesen Einflussfaktoren zählen (siehe Tab. 11.1):

- Hemmung der Immunabwehr, wie z. B. durch
  - Immunsuppressiva, Zytostatika oder Glukocorticosteroide,
- Beeinträchtigung des Gleichgewichtes zwischen proinflammatorischen und antiinflammatorischen Immunreaktionen, wie z. B.
  - bei einigen nicht steroidalen Schmerzmitteln (siehe Kap. 7.7),
  - durch Adipokine, ausgeschüttet von den weißen Fettzellen bei Übergewicht und Fettsucht (siehe Kap. 7.5),
  - durch Distress, mangelnde Lust- und Glücksgefühle, mangelnde Bewältigung von Ängsten und Traumata, Depressionen,
- massive Belastungen des Körpers durch DAMPs und PAMPs, wie z. B.
  - bei Infektionen durch Bakterien, Viren, Pilze oder bei parasitären Erkrankungen,
    - in Folge mangelnden Infektionsschutzes und/oder unzulänglicher Hygiene,
    - erleichtert durch Beeinträchtigungen der Immunabwehr und/oder
    - bedingt durch primäre oder sekundäre Resistenz der Infektionserreger gegen Antiinfektiva,
  - durch Traumata, chirurgische Eingriffe, Verbrennungen,
  - nichtinfektiöse oder infektiöse Entzündungen der unterschiedlichen Organe.

Aus diesen Risikofaktoren können daher Maßnahmen gefolgert werden, welche das Risiko der Entstehung eines SIRS vermindern helfen. Die Maßnahmen beinhalten,

- alle Arzneimittel mit immunsuppressiven Nebenwirkungen nur bei strengster Indikationsstellung zu verschreiben bzw. einzunehmen (siehe Kap. 7.7), d. h.
  - bei Krankheiten und Gesundheitsproblemen, welche mit einer kognitiven Verhaltenstherapie gut zu heilen sind, auf eine Arzneimittelbehandlung so weit wie möglich zu verzichten, so z. B.[1153]

1153 Sedlacek HH. Selbstheilungskräfte und Arzneimittelwirkungen. Synergien und Grenzen, de Gruyter 2016:67–288.

https://doi.org/10.1515/9783110536522-011

  - bei Krankheiten bedingt durch Arbeitsüberlastungen, Stressbelastungen,
  - bei Angststörungen, Traumafolgestörungen, chronischen Schmerzbelastungen;
- gegen Infektionen alle Möglichkeiten der Schutzimpfung zu nutzen. Diese werden beispielsweise beschrieben in den fortlaufend aktualisierten Empfehlungen der Ständigen Impfkommission am Robert Koch Institut (Berlin) und umfassen[1154]
  - Empfehlungen für Grundimmunisierungen und Auffrischimpfungen gegen bakterielle und virale Infektionen bei Kindern, Jugendlichen und Erwachsenen (aufgelistet im Impfkalender),[1155]
  - Nachholimpfungen, falls Grundimmunisierungen und/oder Auffrischimpfungen versäumt wurden,
  - Impfungen zusätzlich zum Impfkalender bei Personen mit erhöhter Infektionsgefährdung durch berufliche Tätigkeiten, Reisetätigkeiten, besondere Lebensführung oder wegen einer erhöhten individuellen Empfänglichkeit;
- im Alltag die Verringerung der Infektionsgefährdung durch die Beachtung der Grundsätze der Basis-Hygiene; diese beinhalten
  - das regelmäßige Waschen der Hände und der Bekleidung und die regelmäßige Reinigung des persönlichen Umfeldes,
  - den adäquaten Umgang mit potentiell Keim-belasteten Lebensmitteln, besonders solchen tierischer Herkunft (z. B. Eier, rohes Hühnerfleisch, rohes Fleisch von Säugetieren, rohe Milch und rohe Milchprodukte etc.),
  - persönliche Vorsichts- und Schutzmaßnahmen im Umgang mit infektiösen Menschen und Tieren und deren Exkrementen,
  - eine professionelle Abfallentsorgung;
- in medizinischen Einrichtungen die Aufstellung (durch medizinische Mikrobiologen) von ortsspezifischen Hygieneplänen und Vorsorgemaßnahmen, um das Risiko einer Übertragung von Infektionserregern auf Patienten und medizinisches und technisches Personal zu minimieren, so z. B. durch
  - Hygienevorschriften beim Umgang mit Patienten und Patientenproben,
  - bestmögliche Schutzbekleidungen,
  - eine gründliche Reinigung und wirksame Desinfektion derjenigen chirurgischen und medizinischen Geräte und Medizinprodukte, die wiederverwendet werden müssen wie auch der Einrichtungen, Lüftungseinrichtungen und Böden in den Behandlungsräumen,
  - Isolierungsmöglichkeiten für infektiöse Patienten,
- die Minimierung der Gefahren der Infektion mit und Ausbreitung von multiresistenten Keimen[1156, 1157] durch

1154 https://www.rki.de/DE/Content/Infekt/EpidBull/Archiv/2017/Ausgaben/34_17.pdf?__blob=publicationFile.

1155 https://www.rki.de/DE/Content/Infekt/EpidBull/Archiv/2017/Ausgaben/34_17.pdf?__blob=publicationFile.

1156 https://www.aerztezeitung.de/medizin/krankheiten/infektionskrankheiten/article/930751/antibiotika-resistenzen-schwarze-liste-gefaehrlichsten-bakterien.html.

1157 https://www.rki.de/DE/Content/Infekt/Krankenhaushygiene/Nosokomiale_Infektionen/Downloads/Uebersicht_NI.pdf;jsessionid=1A4A74F6CABDDBB26A86F180CD2E97CE.2_cid381?__blob=publicationFile.

- einen ausschließlich Indikations-gerechten Einsatz von Antibiotika[1158] (d. h. z. B. akute Virusinfektionen nicht mit Antibiotika zu behandeln und Antibiotika auszuwählen entsprechend deren Wirkungsspektrum und möglichst auch entsprechend dem Ergebnis des Antibiogramms),
- eine ausreichende Dosierung und Dauer einer Antibiotikabehandlung, um die Entstehung von Resistenzen gegen diese Antibiotika im Patienten nicht zu fördern,
- eine routinemäßige mikrobiologische Prüfung auf Antibiotika-resistente Keime (z. B. in Abstrichen aus dem Nasenrachenraum, von infizierten Wunden und/oder in Stuhlproben) bei Neuaufnahmen von Patienten in medizinischen Einrichtungen wie auch beim medizinischen Personal,
- Isolierung und gesonderte Behandlung von Patienten, infiziert mit multiresistenten Keimen,
- durch eine Beschränkung der Verwendung von Antibiotika in der Tierhaltung, so z. B. durch Verbot von solchen Antibiotika als Fütterungszusatz, welche die Mastleistung steigern helfen, aber zugleich Resistenzen gegen pharmazeutische Antibiotika verursachen können,
- durch eine Einschränkung der Marktzulassung von solchen Pestiziden und Herbiziden, welche in Gebrauchskonzentrationen oder deren Rückstände oder Metabolite die Resistenz von Mikroorganismen, im Besonderen von humanpathogenen Bakterien gegenüber Antibiotika erhöhen[1159, 1160, 1161]

- erhöhte Zellschädigung und Freisetzung von DAMPs zu vermeiden durch
  - eine kognitive Verhaltensänderung bei Alkohol-, Nikotin- und Drogensucht (siehe Kap. 7.7)
  - eine geeignete Vorsorge zu Verminderung von Unfall- und Verletzungsgefahren,
  - durch Vermeidung von toxischen und kanzerogenen Stoffen,
- das Immunsystem zu stärken durch
  - das Erkennen und Anstreben derjenigen Faktoren, welche Glücksgefühle und Zufriedenheit im eigenen Leben bewirken könnten (siehe Kap. 7.2),[1162]
  - durch eine Energie-bilanzierte und ausgewogene Ernährung, was bedeutet,[1163]
    - die Bewältigung einer Ess-Sucht oder Hunger-Sucht (siehe Kap. 7.5),

---

1158 https://www.rki.de/DE/Content/Infekt/Krankenhaushygiene/Kommission/Ergaenzende_Informationen/MRGN_Vortrag.pdf?__blob=publicationFile.

1159 Kurenbach B, Gibson PS, Hill AM, Bitzer AS, Silby MW, Godsoe W, Heinemann JA. Herbicide ingredients change Salmonella enterica sv. Typhimurium and Escherichia coli antibiotic responses. Microbiology. 2017. doi: 10.1099/mic.0.000573.

1160 Van Bruggen AHC, He MM, Shin K, Mai V, Jeong KC, Finckh MR, Morris JG Jr. Environmental and health effects of the herbicide glyphosate. Sci Total Environ. 2018;616–617:255–268.

1161 Tincher C, Long H, Behringer M, Walker N, Lynch M. The Glyphosate-Based Herbicide Roundup Does not Elevate Genome-Wide Mutagenesis of Escherichia coli. G3 (Bethesda). 2017;7(10):3331–3335. doi: 10.1534/g3.117.300133.

1162 Sedlacek HH. Selbstheilungskräfte und Arzneimittelwirkungen. Synergien und Grenzen, de Gruyter 2016:67–110.

1163 Sedlacek HH. Selbstheilungskräfte und Arzneimittelwirkungen. Synergien und Grenzen, de Gruyter 2016:222–260.

   - die Vermeidung jeglicher modischer oder ideologisch geprägter Mangelernährung (siehe Kap. 7.7),
- durch eine ausreichende (d. h. belastende und beständige) körperliche Tätigkeit, um durch die Ausschüttung von Myokinen das Gleichgewicht in der Immunabwehr weitestgehend zu erhalten oder wiederherzustellen (siehe Kap. 7.6).

Tab. 11.1: Risikofaktoren für die Entstehung eines Systemischen Immunreaktiven Syndroms (SIRS).

<table>
<tr><th colspan="2">Einflussfaktoren</th><th>Indikationen/Beispiele</th><th>Gefahren durch</th></tr>
<tr><td>Alter</td><td>Kinder < 2 Jahre;
Senioren > 55 Jahre</td><td></td><td rowspan="12">mangelhafte Infektionsabwehr

erhöhtes Infektionsrisiko

chronische Infektionen</td></tr>
<tr><td rowspan="10">Arzneimittel,

medizinische Behandlungen</td><td rowspan="2">Immunsuppressiva</td><td>Organverpflanzungen</td></tr>
<tr><td>Autoimmunerkrankungen</td></tr>
<tr><td>Zytostatika</td><td rowspan="2">Tumorerkrankungen</td></tr>
<tr><td>Bestrahlung</td></tr>
<tr><td rowspan="3">Glucocorticosteroide</td><td>Allergische Reaktionen</td></tr>
<tr><td>Entzündungen</td></tr>
<tr><td>Stress-Belastungen</td></tr>
<tr><td rowspan="3">antiinflammatorische
nicht steroidale Schmerzmittel</td><td>orthopädische Belastungsschmerzen</td></tr>
<tr><td>orthopädische Ruheschmerzen</td></tr>
<tr><td>Kopfweh</td></tr>
<tr><td>exogen und/oder exogen bewirkte chronische Belastungen</td><td colspan="2">chronischer Stress (Distress), Arbeitsüberlastung,
Arbeitsunzufriedenheit,
mangelhafte Glücks- und Lustgefühle,
mangelhafte Angst-, Traumata-Bewältigung,
exogene Depressionen</td></tr>
<tr><td rowspan="7">Infektionen</td><td>Bakterien</td><td>gram(–) Bakterien</td><td rowspan="7">systemische Immunstimulierung durch PAMPs, DAMPs, Immunkomplexe</td></tr>
<tr><td>Viren</td><td>HIV, Denque-Virus</td></tr>
<tr><td>Pilze</td><td>Candida</td></tr>
<tr><td>Parasiten</td><td>Malaria</td></tr>
<tr><td rowspan="3">Chronische Infektionen</td><td>Harntrakt, Niere</td></tr>
<tr><td>Lunge, Leber,</td></tr>
<tr><td>Dekubitus</td></tr>
</table>

Einflussfaktoren		Indikationen/Beispiele	Gefahren durch
chronische Erkrankungen	Tumoren, Leukämien		systemische Immunstimulierung durch DAMPs und (bei Infektionen) PAMPs und Immunkomplexe
	Diabetes		
	Lebererkrankungen/Zirrhose		
	Lungenerkrankungen (COPD, CF)		
	Nierenerkrankungen		
	Pankreatitis		
	Autoimmunerkrankungen		
Ernährung	Adipositas/Fettsucht	aktivierte weiße Fettzellen	Systemische Immunstimulierung durch Adipokine
	Hungersucht	Proteinmangel, Vitaminmangel	Immunsuppression
Verletzungen der Gewebebarrieren	Traumata	Unfälle, chirurgische Eingriffe	systemische Immunstimulierung durch DAMPs, und (bei Infektionen) PAMPs
	Verbrennungen		
	Entzündungen	Colitis, Pankreatitis, Prostatitis	

12 Zusammenfassung

Bereits seit Jahrzehnten ist in den Industrieländern das multiple Organversagen die dritthäufigste Todesursache, – nach den Herz-Kreislauferkrankungen und den vielfältigen Krebserkrankungen. In Deutschland sind dem multiplen Organversagen mehr als 70 000 Todesopfer/Jahr zuzuschreiben. Die häufigsten Ursachen sind Sepsis, Polytraumata, kritisch verlaufende Virusinfektionen wie auch toxische Einwirkungen. Ausgangspunkt ist eine Zellschädigung gleich in welchem Organ, welche zur lokalen Aktivierung der Immunabwehr und der Reparatursysteme des Körpers führt. Hierzu gehören das unspezifische und spezifische Entzündungs- und Immunsystem wie auch das Kinin-, das Komplement-, das Gerinnungs- und das Fibrinolysesystem.

Gefahr droht, wenn die Immunabwehr durch das Schadensereignis absolut oder relativ überfordert ist, sodass die Schäden persistieren oder sich ausweiten können und hierdurch eine sich selbstverstärkende Aktivierungsspirale, einen Teufelskreis in Gang setzen, welcher

- die lokal eindämmenden Regulationsmechanismen durchbricht,
- zur einer körperweiten Aktivierung des Immun-, des Gerinnungs- und des Fibrinolysesystems führt mit der Entwicklung des Systemischen Immunreaktiven Syndroms, der Sepsis, des Septischen Schocks und der Disseminierten Intravaskulären Gerinnung mit ihrer prothrombotischen und fibrinolytischen Ausprägung und
- letztlich durch Mikrothromben in eine Funktionsunfähigkeit der betroffenen Organe und in das multiple Organversagen mündet.

Im vorliegenden Buch wird auf diesen Entwicklungsprozess in allen Einzelheiten eingegangen. Auf der Grundlage dieser Kenntnisse werden näher dargelegt

- die Möglichkeiten der Diagnostik,
- die akuten therapeutischen Maßnahmen, die Behandlung des Blutunterdrucks und der Hypovolämie und die therapeutischen Optionen für die systemische Entzündung, die Disseminierte Intravaskuläre Gerinnung, die systemische Fibrinolyse, die Mikrothromben und das multiple Organversagen und
- die Möglichkeiten, das Risiko einer systemischen Entzündung, einer Sepsis und eines multiplen Organversagens zu mindern.

https://doi.org/10.1515/9783110536522-012

13 Haftungsausschluss

In diesem Buch haben die Autoren den Stand der Wissenschaft über das multiple Organversagen dargelegt und, wo sie es als sinnvoll und notwendig erachtet haben, aus ihrer Sicht bewertet. Trotz aller Sorgfalt können sich hierbei Fehler eingeschlichen haben. Aus diesem Grund kann keine wie immer geartete Haftung aus der Nutzung der in diesem Buch gemachten Angaben übernommen werden. Jegliche diagnostische oder therapeutische Folgerung aus medizinischen Angaben sollte der Leser überprüfen und/oder mit seinem behandelnden Arzt absprechen. Für Verbesserungsvorschläge oder für die Rückmeldung von Fehlangaben in diesem Buch an den Verlag sind die Autoren dankbar.

Die Wiedergabe der Gebrauchsnamen, Handelsnamen, Warenbezeichnungen und dergleichen in diesem Buch berechtigt nicht zu der Annahme, dass solche Namen ohne weiteres von jedermann benutzt werden dürfen. Denn diese können auch gesetzlich geschützte, eingetragene Warenzeichen darstellen, auch wenn sie nicht eigens als solche gekennzeichnet sind.

https://doi.org/10.1515/9783110536522-013

Sachregister

https://doi.org/10.1515/9783110536522-014

Zu den Autoren

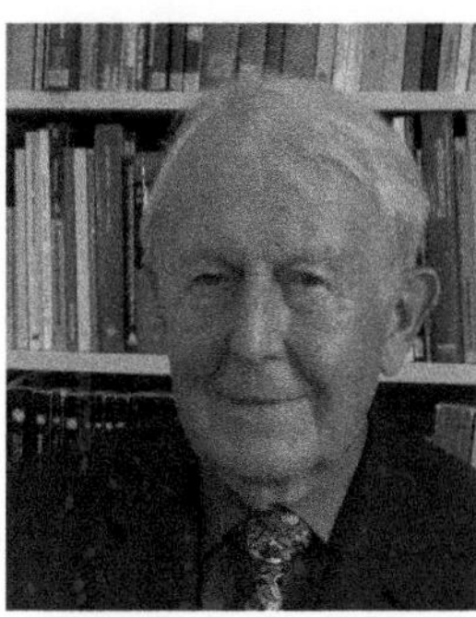

Hermann Erich Karges

Jahrgang 1938, studierte Chemie in Marburg und Heidelberg, wo er 1969 mit dem Thema „Untersuchungen zur Struktur des Fibrinogens und Fibrins“ promovierte. Von 1967–1969 leitete er das Labor für Elektronenmikroskopie am Max-Planck-Institut für Eiweiß- und Lederforschung in München und übernahm ab 1969 in Marburg Führungspositionen in den Forschungslaboren der Behringwerke. Er entwickelte Methoden

- zur Herstellung von klinisch anwendbarem Human-alpha-Interferon,
- zur Isolierung aller Faktoren der Blutgerinnung, der Fibrinolyse und des Komplement-Systems für die Diagnostik und die Therapie,
- zur Virussicherheit von Plasmaproteinen und
- zur Herstellung von klinisch anwendbaren Konzentraten von Gerinnungsfaktoren, Komplementkomponenten, von Plasma-Protease-Inhibitoren und von Plasminogen.

Seine herausragenden wissenschaftliche Leistungen auf dem Gebiet der Blutgerinnung, der Fibrinolyse, des Komplement- und des Kininsystems sind dokumentiert in zahlreichen Publikationen und Patenten.

Seit 2003 ist Hermann Erich Karges beratend tätig als gefragter Experte bei klinischen und technischen Problemen in seinem Fachgebiet.

https://doi.org/10.1515/9783110536522-015

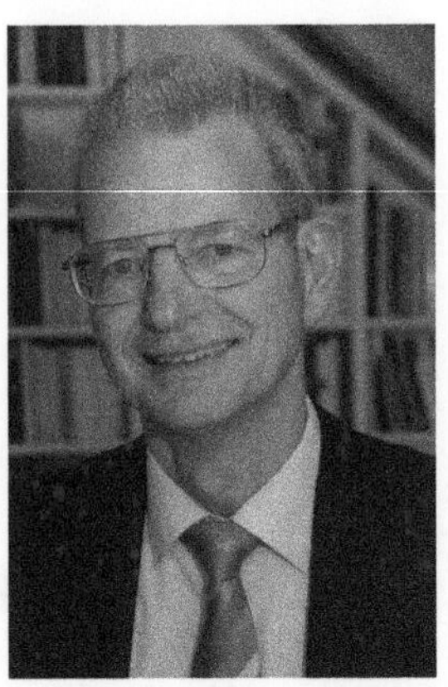

Hans-Harald Sedlacek

Jahrgang 1943, studierte Veterinärmedizin und promovierte 1968 in der Endokrinpharmakologie an der Universität Gießen. Neben seiner beruflichen Tätigkeit habilitierte er sich 1989 an der Medizinischen Fakultät, Universität Marburg für das Fachgebiet Tumorbiologie; dort ist er seit 1995 außerplanmäßiger Professor.

Seit 1969 hatte er leitende Tätigkeiten in der Arzneimittel-Forschung verschiedener Pharmafirmen (Schering AG, Behringwerke AG, Hoechst Marion Roussel/Aventis) inne, war von 2000 bis 2005 wissenschaftlicher Geschäftsführer bei vier Wagniskapitalfirmen und ist seit 2005 beratend tätig im Bereich der Arzneimittelforschung.

Seine Arbeiten umfassen besonders die Gebiete der Wirkstofffindung für die Behandlung des Immunsystems und von Tumorerkrankungen, desweiteren das Forschungsmanagement.

Die Ergebnisse seiner Tätigkeiten sind dokumentiert in zahlreichen wissenschaftlichen Veröffentlichungen und Büchern, durch eine Vielzahl von Patenten und durch den Innovationspreis der Deutschen Wirtschaft (1999, Hoechst Marion Roussel), verliehen für die maßgebliche Beteiligung an der Idee, tumorassoziierte Enzyme (Tyrosinphosphokinasen) als Zielstrukturen für die Suche nach neuen Wirkstoffen für die zellspezifische Tumortherapie zu verwenden und für die hierdurch ermöglichte Auffindung des Tumorwirkstoffes Flavopiridol (Alvocidib) als einer der ersten Wirkstoffe seiner Art